U0335705

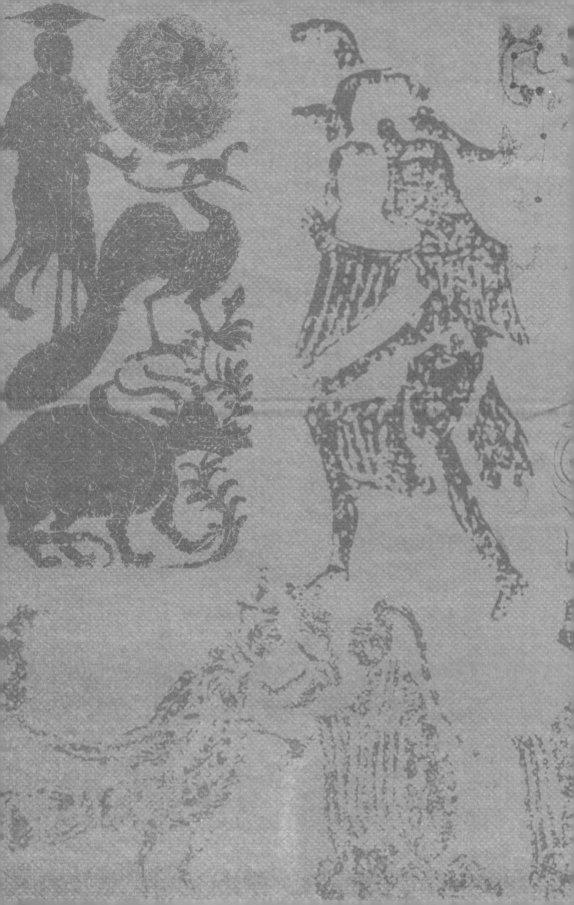

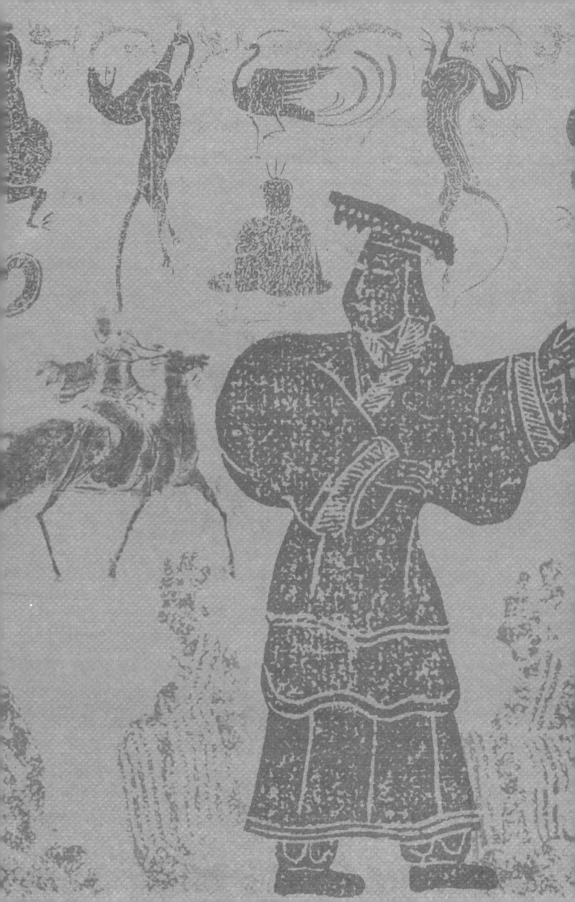

中国古医籍整理丛书

# 本草求原

清·赵其光　编

朱蕴菡　王旭东　校注

中国中医药出版社

·北 京·

图书在版编目（CIP）数据

本草求原／（清）赵其光编；朱蕴菡，王旭东校注 . —北京：
中国中医药出版社，2016.11
（中国古医籍整理丛书）
ISBN 978 - 7 - 5132 - 3492 - 4

Ⅰ. ①本⋯　Ⅱ. ①赵⋯　②朱⋯　③王⋯　Ⅲ. ①本草—
研究—中国—清代　Ⅳ. ①R281.3

中国版本图书馆 CIP 数据核字（2016）第 150716 号

中 国 中 医 药 出 版 社 出 版
北京市朝阳区北三环东路 28 号易亨大厦 16 层
邮政编码　100013
传真　010 64405750
保定市中画美凯印刷有限公司印刷
各地新华书店经销
*
开本 710×1000　1/16　印张 38　字数 373 千字
2016 年 11 月第 1 版　2016 年 11 月第 1 次印刷
书　号　ISBN 978 - 7 - 5132 - 3492 - 4
*
定价　108.00 元
网址　www.cptcm.com

# 前　言

中医药古籍是传承中华优秀文化的重要载体，也是中医学传承数千年的知识宝库，凝聚着中华民族特有的精神价值、思维方法、生命理论和医疗经验，不仅对于传承中医学术具有重要的历史价值，更是现代中医药科技创新和学术进步的源头和根基。保护和利用好中医药古籍，是弘扬中国优秀传统文化、传承中医学术的必由之路，事关中医药事业发展全局。

1949年以来，在政府的大力支持和推动下，开展了系统的中医药古籍整理研究。1958年，国务院科学规划委员会古籍整理出版规划小组在北京成立，负责指导全国的古籍整理出版工作。1982年，国务院古籍整理出版规划小组召开全国古籍整理出版规划会议，制定了《古籍整理出版规划（1982—1990）》，卫生部先后下达了两批200余种中医古籍整理任务，掀起了中医古籍整理研究的新高潮，对中医文化与学术的弘扬、传承和发展，发挥了极其重要的作用，产生了不可估量的深远影响。

2007年《国务院办公厅关于进一步加强古籍保护工作的意见》明确提出进一步加强古籍整理、出版和研究利用，以及

"保护为主、抢救第一、合理利用、加强管理"的方针。2009年《国务院关于扶持和促进中医药事业发展的若干意见》指出，要"开展中医药古籍普查登记，建立综合信息数据库和珍贵古籍名录，加强整理、出版、研究和利用"。《中医药创新发展规划纲要（2006—2020)》强调继承与创新并重，推动中医药传承与创新发展。

2003~2010年，国家财政多次立项支持中国中医科学院开展针对性中医药古籍抢救保护工作，在中国中医科学院图书馆设立全国唯一的行业古籍保护中心，影印抢救濒危珍本、孤本中医古籍1640余种；整理发布《中国中医古籍总目》；遴选351种孤本收入《中医古籍孤本大全》影印出版；开展了海外中医古籍目录调研和孤本回归工作，收集了11个国家和2个地区137个图书馆的240余种书目，基本摸清流失海外的中医古籍现状，确定国内失传的中医药古籍共有220种，复制出版海外所藏中医药古籍133种。2010年，国家财政部、国家中医药管理局设立"中医药古籍保护与利用能力建设项目"，资助整理400余种中医药古籍，并着眼于加强中医药古籍保护和研究机构建设，培养中医古籍整理研究的后备人才，全面提高中医药古籍保护与利用能力。

在此，国家中医药管理局成立了中医药古籍保护和利用专家组和项目办公室，专家组负责项目指导、咨询、质量把关，项目办公室负责实施过程的统筹协调。专家组成员对古籍整理研究具有丰富的经验，有的专家从事古籍整理研究长达70余年，深知中医药古籍整理研究的重要性、艰巨性与复杂性，履行职责认真务实。专家组从书目确定、版本选择、点校、注释等各方面，为项目实施提供了强有力的专业指导。老一辈专家的学术水平和智慧，是项目成功的重要保证。项目承担单位山东中医药大学、南京中医药大学、上海中医药大学、福建中医药大学、浙江省中医药研究院、陕西省中医药研究院、河南省中医药研究院、辽宁中医药大学、成都中医药大学及所在省市中医药管理部门精心组织，充分发挥区域间互补协作的优势，并得到承担项目出版工作的中国中医药出版社大力配合，全面推进中医药古籍保护与利用网络体系的构建和人才队伍建设，使一批有志于中医学术传承与古籍整理工作的人才凝聚在一起，研究队伍日益壮大，研究水平不断提高。

本着"抢救、保护、发掘、利用"的理念，该项目重点选择近60年未曾出版的重要古医籍，综合考虑所选古籍的保护价值、学术价值和实用价值。400余种中医药古籍涵盖了医经、基础理论、诊法、伤寒金匮、温病、本草、方书、内科、外科、女科、儿科、伤科、眼科、咽喉口齿、针灸推拿、养生、医案医话医论、医史、临证综合等门类，跨越唐、宋、金元、明以迄清末。全部古籍均按照项目办公室组织完成的行业标准《中医古籍整理规范》及《中医药古籍整理细则》进行整理校注，绝大多数中医药古籍是第一次校注出版，一批孤本、稿本、抄本更是首次整理面世。对一些重要学术问题的研究成果，则集中收录于各书的"校注说明"或"校注后记"中。

"既出书又出人"是本项目追求的目标。近年来，中医药古籍整理工作形势严峻，老一辈逐渐退出，新一代普遍存在整理研究古籍的经验不足、专业思想不坚定等问题，使中医古籍整理面临人才流失严重、青黄不接的局面。通过本项目实施，搭建平台，完善机制，培养队伍，提升能力，经过近5年的建设，锻炼了一批优秀人才，老中青三代齐聚一堂，有效地稳定了研究队伍，为中医药古籍整理工作的开展和中医文化与学术的传承提供必备的知识和人才储备。

本项目的实施与《中国古医籍整理丛书》的出版，对于加强中医药古籍文献研究队伍建设、建立古籍研究平台，提高古籍整理水平均具有积极的推动作用，对弘扬我国优秀传统文化，推进中医药继承创新，进一步发挥中医药服务民众的养生保健与防病治病作用将产生深远影响。

第九届、第十届全国人大常委会副委员长许嘉璐先生，国家卫生计生委副主任、国家中医药管理局局长、中华中医药学会会长王国强先生，我国著名医史文献专家、中国中医科学院马继兴先生在百忙之中为丛书作序，我们深表敬意和感谢。

由于参与校注整理工作的人员较多，水平不一，诸多方面尚未臻完善，希望专家、读者不吝赐教。

国家中医药管理局中医药古籍保护与利用能力建设项目办公室
二〇一四年十二月

# 许 序

"中医"之名立，迄今不逾百年，所以冠以"中"字者，以别于"洋"与"西"也。慎思之，明辨之，斯名之出，无奈耳，或亦时人不甘泯没而特标其犹在之举也。

前此，祖传医术（今世方称为"学"）绵延数千载，救民无数；华夏屡遭时疫，皆仰之以度困厄。中华民族之未如印第安遭染殖民者所携疾病而族灭者，中医之功也。

医兴则国兴，国强则医强。百年运衰，岂但国土肢解，五千年文明亦不得全，非遭泯灭，即蒙冤扭曲。西方医学以其捷便速效，始则为传教之利器，继则以"科学"之冕畅行于中华。中医虽为内外所夹击，斥之为蒙昧，为伪医，然四亿同胞衣食不保，得获西医之益者甚寡，中医犹为人民之所赖。虽然，中国医学日益陵替，乃不可免，势使之然也。呜呼！覆巢之下安有完卵？

嗣后，国家新生，中医旋即得以重振，与西医并举，探寻结合之路。今也，中华诸多文化，自民俗、礼仪、工艺、戏曲、历史、文学，以至伦理、信仰，皆渐复起，中国医学之兴乃属必然。

迄今中医犹为国家医疗系统之辅，城市尤甚。何哉？盖一则西医赖声、光、电技术而于20世纪发展极速，中医则难见其进。二则国人惊羡西医之"立竿见影"，遂以为其事事胜于中医。然西医已自觉将入绝境：其若干医法正负效应相若，甚或负远逾于正；研究医理者，渐知人乃一整体，心、身非如中世纪所认定为二对立物，且人体亦非宇宙之中心，仅为其一小单位，与宇宙万象万物息息相关。认识至此，其已向中国医学之理念"靠拢"矣，虽彼未必知中国医学何如也。唯其不知中国医理何如，纯由其实践而有所悟，益以证中国之认识人体不为伪，亦不为玄虚。然国人知此趋向者，几人？

国医欲再现宋明清高峰，成国中主流医学，则一须继承，一须创新。继承则必深研原典，激清汰浊，复吸纳西医及我藏、蒙、维、回、苗、彝诸民族医术之精华；创新之道，在于今之科技，既用其器，亦参照其道，反思己之医理，审问之，笃行之，深化之，普及之，于普及中认知人体及环境古今之异，以建成当代国医理论。欲达于斯境，或需百年欤？予恐西医既已醒悟，若加力吸收中医精粹，促中医西医深度结合，形成21世纪之新医学，届时"制高点"将在何方？国人于此转折之机，能不忧虑而奋力乎？

予所谓深研之原典，非指一二习见之书、千古权威之作；就医界整体言之，所传所承自应为医籍之全部。盖后世名医所著，乃其秉诸前人所述，总结终生行医用药经验所得，自当已成今世、后世之要籍。

盛世修典，信然。盖典籍得修，方可言传言承。虽前此50余载已启医籍整理、出版之役，惜旋即中辍。阅20载再兴整理、出版之潮，世所罕见之要籍千余部陆续问世，洋洋大观。

今复有"中医药古籍保护与利用能力建设"之工程，集九省市专家，历经五载，董理出版自唐迄清医籍，都400余种，凡中医之基础医理、伤寒、温病及各科诊治、医案医话、推拿本草，俱涵盖之。

噫！璐既知此，能不胜其悦乎？汇集刻印医籍，自古有之，然孰与今世之盛且精也！自今而后，中国医家及患者，得览斯典，当于前人益敬而畏之矣。中华民族之屡经灾难而益蕃，乃至未来之永续，端赖之也，自今以往岂可不后出转精乎？典籍既蜂出矣，余则有望于来者。

谨序。

第九届、十届全国人大常委会副委员长

许嘉璐

二〇一四年冬

# 王 序

中医学是中华民族在长期生产生活实践中，在与疾病作斗争中逐步形成并不断丰富发展的医学科学，是中国古代科学的瑰宝，为中华民族的繁衍昌盛作出了巨大贡献，对世界文明进步产生了积极影响。时至今日，中医学作为我国医学的特色和重要医药卫生资源，与西医学相互补充、相互促进、协调发展，共同担负着维护和促进人民健康的任务，已成为我国医药卫生事业的重要特征和显著优势。

中医药古籍在存世的中华古籍中占有相当重要的比重，不仅是中医学术传承数千年最为重要的知识载体，也是中医为中华民族繁衍昌盛发挥重要作用的历史见证。中医药典籍不仅承载着中医的学术经验，而且蕴含着中华民族优秀的思想文化，凝聚着中华民族的聪明智慧，是祖先留给我们的宝贵物质财富和精神财富。加强对中医药古籍的保护与利用，既是中医学发展的需要，也是传承中华文化的迫切要求，更是历史赋予我们的责任。

2010 年，国家中医药管理局启动了中医药古籍保护与利用能力建设项目。这既是传承中医药的重要工程，也是弘扬优秀民族文化的重要举措，不仅能够全面推进中医药的有效继承和创新发展，为维护人民健康做出贡献，也能够彰显中华民族的璀璨文化，为实现中华民族伟大复兴的中国梦作出贡献。

相信这项工作一定能造福当今，嘉惠后世，福泽绵长。

国家卫生和计划生育委员会副主任

国家中医药管理局局长

中华中医药学会会长

王国强

二〇一四年十二月

# 马 序

新中国成立以来，党和国家高度重视中医药事业发展，重视古籍的保护、整理和研究工作。自1958年始，国务院先后成立了三届古籍整理出版规划小组，分别由齐燕铭、李一氓、匡亚明担任组长，主持制订了《整理和出版古籍十年规划（1962—1972）》《古籍整理出版规划（1982—1990）》《中国古籍整理出版十年规划和"八五"计划（1991—2000）》等，而第三次规划中医药古籍整理即纳入其中。1982年9月，卫生部下发《1982—1990年中医古籍整理出版规划》，1983年1月，中医古籍整理出版办公室正式成立，保证了中医古籍整理出版规划的实施。2002年2月，《国家古籍整理出版"十五"（2001—2005）重点规划》经新闻出版署和全国古籍整理出版规划领导小组批准，颁布实施。其后，又陆续制定了国家古籍整理出版"十一五"和"十二五"重点规划。国家财政多次立项支持中国中医科学院开展针对性中医药古籍抢救保护工作，文化部在中国中医科学院图书馆专门设立全国唯一的行业古籍保护中心，国家先后投入中医药古籍保护专项经费超过3000万元，影印抢救濒危珍、善、孤本中医古籍1640余种，开展了海外中医古籍目录调研和孤本回归工作。2010年，国家财政部、国家中医药管理局安排国家公共卫生专项资金，设立了"中医药古籍保护与利用能力建设项目"，这是继1982～1986年第一批、第二批重要中医药古籍整理之后的又一次大规模古籍整理工程，重点整理新中国成立后未曾出版的重要古籍，目标是形成并普及规范的通行本、传世本。

为保证项目的顺利实施，项目组特别成立了专家组，承担咨询和技术指导，以及古籍出版之前的审定工作。专家组中的许多成员虽逾古稀之年，但老骥伏枥，孜孜不倦，不仅对项目进行宏观指导和质量把关，更重要的是通过古籍整理，以老带新，言传身教，培养一批中医药古籍整理研究的后备人才，促进了中医药古籍保护和研究机构建设，全面提升了我国中医药古籍保护与利用能力。

作为项目组顾问之一，我深感中医药古籍保护、抢救与整理工作的重要性和紧迫性，也深知传承中医药古籍整理经验任重而道远。令人欣慰的是，在项目实施过程中，我看到了老中青三代的紧密衔接，看到了大家的坚持和努力，看到了年轻一代的成长。相信中医药古籍整理工作的将来会越来越好，中医药学的发展会越来越好。

欣喜之余，以是为序。

中国中医科学院研究员

马继兴

二〇一四年十二月

# 校注说明

　　《本草求原》系清代赵其光编，为岭南地区重要的本草学专著。赵其光，字寅谷，冈州（今广东省新会县）人。本书由赵其光及其子赵廷椿、侄赵廷芬共同校订，历经七年，几易其稿，始得著成。清道光二十八年（1848）得新会外海乡陈某资助而付梓。

　　全书正文二十七卷，载中草药九百余种，附《奇病症治》一卷，载各种奇难病症一百余种。仿《本草纲目》体例，对中草药进行系统分类，较为全面地反映了清代道光以前的岭南本草学成就，代表了清代岭南本草学发展的较高水平。

　　《本草求原》现存版本仅有两种，分别为清道光二十八年戊申（1848）远安堂本和清养和堂本。其中清养和堂本为残本，仅存卷一至卷二十六。远安堂本刻工精善，字形清晰，错误较少，作为此次校注整理的底本，以清养和堂本为校本。

　　具体校注原则如下：

　　1. 改繁体字竖排为简体字横排，并加标点。

　　2. 底本明显写刻致误者，径改不出校。

　　3. 古字、俗字、异体字，凡不涉名物训诂者径改，不出校。

　　4. 通假字保留原字，习用者不出注，生僻者首见出注。

　　5. 中药名尽量保持原貌，少量错字径改，不出校。

　　6. 原书目录在凡例之后，附奇病症治卷目录在二十七卷正文后，今一并置于正文之前。原书目录存在大量药名脱漏、目录与正文药名用字不同、注音释义文字前后互异、简称与全称互用等现象，现据原文重新整理目录。

7. 原书目录前题有"冈州赵其光寅谷氏著，男廷椿、侄廷芬校正"字样，今删。

# 序

不晓症脉,不知病原;知病原,而不知物性,亦不知病之何以治。即知某药治某病,而不知其所以治,则用古人方,仅守古人之法,仍不知古人制方之意。《神农本经》一书,从五形、五色、五臭、五气、五味,及生长收藏之时令,推测而得其所以治五脏六腑、十二经脉之故。故同治一症,而或从或逆,或反或正,各有其原。汉长沙《伤寒》《金匮》诸方,悉从《本经》精义而出,故一加减,而治症各异,效如桴鼓。自梁陶宏景作《别录》,增《本经》而倍之,其言气、言味与《本经》多有异同。后之集本草者,遂不讲《本经》,徒增药品,止录其当然,而不推求其所以然。其他賾賾①者固无论矣。即李濒湖之《纲目》,亦徒多杂浅说,矜其博洽。虽以《本经》冠众说之首,而其义蕴毫无发挥,是等之存羊②而已。汪讱庵之《备要》,从《纲目》出,间出己见,亦有好处,而背经旨者亦复不少。惟前明仲淳缪子所著《本草经疏》,颇能开凿经义,而拘泥尚多。刘潜江③又旁及张洁古、李东垣、王海藏、朱丹溪诸说,而汇以己意,为药四百九十种,其精深微妙,能发前人所未发。但词重意复,洋洋乎八万言,世之苟且图利以求捷径者,莫不厌其繁而置之高阁。至我朝名医,如徐灵胎、叶天士、陈修园等,皆仿张隐庵之法,句疏字解,而发挥其所以主治之故,其于《本经》一书,各有探本穷原之妙,修园尤参契于《灵》

---

① 賾(suǒ 索)賾:象声词,状贝类摩擦声。引申为细碎。《六书正讹》借为賾屑字,即琐碎之意。

② 等之存羊:没改变,维系原样。

③ 刘潜江:即刘若金,潜江人,故称刘潜江。著《本草述》。

《素》《难经》，与仲景之书而详说之，彼四子者，真神农之功臣也。但各于《本经》摘释，而各有未全，且于诸家治验，概置不录，则中人以下，犹恐其重视而畏远之。予乃采杂众说，从长弃短，而伸以己见。其间有各家主治难明之处，亦引《内经》及长沙方法与名医方论，贯通而曲畅之。其诸家治验，有足与经义相发明，或为经旨所未及者，均系焉。又于《本经》三百六十五品外，为世俗所常用，与食物生草便于采取，而确有专长殊效者，悉备列焉，以便查阅。计药九百余种，良方、单方不啻数万，较《纲目》似约，而切于时用，大有加焉。至《纲目》所载，为不常用，与乎不易得者，概删不录。稿凡几易，七越冬夏，而书始成，使读者深识其所以然，因此悟彼，而古人立方治病之义，凡所为顺逆反激，与乎升降互用、滑涩互用、寒热互用、补泻互用之法，灼然可据。而后杂病杂治，方可自制，庶不致专事坦夷，徒守不寒不热数十种，开口动言稳当，以为逢迎富贵之捷径，而为浅陋之庸医也。虽不敢自谓毫无遗义，而较于世之传书，颇为明备，号曰《本草求原》，非夸也，道其实也。所以明刘、徐、叶、陈四家之注，一皆疏解《本经》主治之原。予则求原于四家，为之增其类、补其义，以无失古圣前贤先后同揆之原，非敢专执一人之说以鸣高也，故又名之曰《增补四家本草原义》。古有云："群言淆乱，当折衷于圣。"此则予之志也，四家先得我心也。岁在戊申孟秋，旸谷陈兄见此书于外海纫兰之馆，喜其详明且备，谓使人人得而阅之，亦足为日用养生之一助，因慨然助赀而付于梨枣。但古今土产各殊，如牛黄、首乌等，已非前时所产，气味不同，功效亦别，欲详考其实，而耳目所及无多，犹俟高明正之。倘有时下新出之品，果见殊能，堪采治者，亦望识者增予之所不逮焉。

道光二十八年岁次戊申季秋冈州寅谷氏赵其光自题于养和堂

# 凡 例

本草自李时珍泛引唐、宋以后之臆说，世人咸奉为圭臬，论者且谓《本经》为张机、华佗所附托。然伊圣制方吻合于前，长沙及近代名医阐发于后。凡遵《本经》者，俱登轩岐之奥窔①，为济世之圣贤，谓为神农之书可也，谓非神农之书亦可也，吾亦取法乎上而已。

《神农本草》三百六十五种，上品百二十有五，为虚人久服补养之常用；中品百有二十，为通调气血却病之暂用，不可久服；下品百有二十，为驱寒、逐热、攻坚之急用，中病即止。今不分品第，以类聚之，非变经也，欲人便于查阅，经义明而性品自见也。

某药入某经、治某病，皆从形、色、气、味而出。盖天有五气，地生五味，以应人之脏腑。如春气温，应于肝胆；夏气热，应于心与小肠、命门；秋气平，应于肺、胃、大肠；冬气寒，应于肾与膀胱；四季之气冲和，应于脾胃，此以气治也。酸属木，入肝、胆；苦属火，入心命、小肠；辛属金，入肺、胃、大肠；咸属水，入肾、膀胱；甘属土，入脾、胃，此以味治也。红入心，青入肝、胆，黄入胃、脾，黑入肾、膀，白入肺，此以色治也。凡禽兽之心入心，肺入肺，及沙苑象肾入肾，牛膝象筋入筋，橘柚之皮象毛孔、走毛皮之类，此以形治也。又虎啸风，蝉鸣风，皆去风，此以类相从也。他若犬咬以虎骨，鼠咬以猫粪，鸡内金能化谷而治谷哽之类，是以相制而治也。

---

① 窔（yào 要）：喻深奥境界。

蝉蜕、蛇蜕善退脱而去翳；谷麦本属土，发芽则曲直作酸；土得木疏，故消食，此以意治也。唐、宋以后，不讲《本经》，指寒为热，指苦为甘、<small>如柚本苦，以为甘，为酸，如芍本苦，以为酸。</small>其所谓入某经、治某病者，遂纷淆而不足为准。今气味悉遵《本经》，其《本经》所未载者则参之《别录》，考之方书，不敢妄从臆说。

上古以司岁备物，如厥阴风木司岁，采散风药；君相二火司岁，采热药之类。皆因人之有病，悉属脏腑有偏，必得物之偏气以治病之偏，其效乃速也。后人不能司岁备物，又以相反之药制之，失其性矣，是为识力不及者，防其误用之过也。然亦有加制以助其力，或加制以为引经，或加制以杀其毒，或加制以就脏腑之脆薄者，法亦不可废也。故理有可取则从之，如粟壳蜜炙则涩减，姜、附泡淡则烈除，生姜经煨则辛散，轻而温中亦微之类是也。其于理不合者辨之，如归、术加炒，则液亡；熟地烧炭，则枯燥无用之类是也。张隐庵概从气运论治，陈修园则力辟制法，皆偏见也。既不敢是古而非今，又何敢人云而亦云。

古人采药，多用二、八月，以二月萌芽，八月苗未枯而易识耳。其实，用根采于秋、冬而后实，<small>人参春、夏采则轻浮。</small>或采于未花之时而色鲜；<small>紫草是也。</small>用芽叶者，采于芽初叶长；用花者，采于花盛；用实者，采于成实之时，此其大概也。

药先标其形色、气味、生禀，所以主治之功能于前，令人识其本原，而后以《本经》主治或《别录》主治继之；再又以各本草、各方书之症治继之。其句疏字解，半宗前贤，今不能一一录其所本，详其姓氏，顺文气也，惜字工也，非敢淆乱而略美也。

鸡逾岭而黑，鹦鹉逾岭而白，山川水土之异也。故受清、受补，各有随地之殊。酒有饮斗石而不乱，有濡唇而颠眩者，赋禀厚薄之异也。故受攻、受补，亦各随人而别。丹溪好清，景岳重补，因其所处不同，一生之见功亦异，故各举其所见以为言。若偏执一说，则虚虚实实皆所不免。乃论者且谓古人之禀受皆厚，今人之气质尽薄，止守不寒不热者，以求稳当。岂古人寿皆百年，而今人尽皆夭折耶？此亦谬之甚者矣。

药有相须、相使、相恶、相反之说，虽不必泥，而亦不可不知，今节而录之。

古方言云母粗服，则着人肝肺；枇杷、狗脊不去毛，则射人肝肺。世俗似此之论甚多，皆谬也。盖人有咽、有喉，咽以纳饮食，则直入胃，乃传于广肠，及于大、小二肠，不入五脏；喉则上通天气，下通五脏，以行呼吸。其五脏之气，正如冶家鼓铸，凡饮食药饵①入腹，藉真气所蒸，则细研之石类，皆飞走其精英而达于肌骨，一如天地之气，贯穿金石土中毫无留碍；其余草木鸟兽，则气味亦洞达于五脏，及其气尽，则渣滓入于大肠，湿润渗于膀胱，皆败物不能化，惟当退泄耳。凡所谓某物入肝，某物入肾之类，皆气味到彼耳，非其质能到彼也。故谓毛能刺咽，粗石恐阻膀胱则可，谓其射肝着肺则不可。

目录每部留余地者，正欲俟高明增予之所未及也。

---

① 饵：原作"弭"，据文意改。

# 目 录

## 卷之八　乔木部

## 卷十八　虫部

## 卷二十一　水部

# 卷之一 山草部

## 人 参

禀瑶光星之精华，生山谷高厚之处。得厚土之气，故一名地精。夜则茎叶发光，日久根成人形。故又名神草。味甘，微苦，得地中冲和之火气，入心、脾、胃。生则气微寒，熟则微温，故《本经》言微寒，《别录》言微温。此水火合和之天气也。如初春时，或微寒，或微温，皆春阳生升之气也，入肝肾，与偏寒、偏热，为火水独至之气者不同。具水火之气味。背阳向阴以生，故入脏阴。其阴含有阳，则合乎肝肾；阳含有阴，则合乎心肺；得厚土之气而甘，则合乎脾胃。故大补脾胃气，以行于三阴三阳，能扶元气于垂绝。元气根于肾水，主于肺金，成于心火，尤赖中土为转运。凡补气之品，必先入脾胃。脾胃虚，宜同苓、术、甘；有痰，加陈、夏；气满，加姜、香附；呕恶，加丁藿香、橘、半、生姜、竹沥之类。为开胃进食之神品，无毒。《本经》凡上品补药皆无毒。主补五脏，偏寒偏热者，止补一二脏，此则通补五脏。安精神，定魂魄，凡五脏所藏，如心神、肾精、肝魂、肺魄，皆受益而安。止惊悸，真气充则心不内动。除邪气，气充则虚邪自散，故参苏饮、败毒散皆用之。明目，五脏之精皆上奉于目也。开心，心神足则益明。益智，脾气充则智巧出。久服甘缓之品，皆可久服。轻身延年。气充则力健身轻而寿。已上《本经》，以下诸本草及方书，后皆同，不重赘。治阳欲脱，肠胃冷，同姜、附、北味。房后寒厥呕清、脉微、小腹绞痛，名夹阴伤寒，同生附子、炮姜。肾泄，同五味、吴萸、故纸、玉蔻。中寒泄泻，同桂、附、甘、姜、术。寒厥甲青、便清，<sub></sub>同姜、附、桂。慢惊、慢脾，<sub></sub>同术、附、芍、甘、苓。房劳过度、下部虚冷，<sub></sub>同附、桂、冬、味。霍乱胸满，气逆腹痛。皆中寒之病。此皆阴中之阳虚极，合姜、附等驱阴以回阳也。气不归元，胸胁逆满，同沉、芍。喘急欲绝，上气鸣息，参末，汤服，日五六次。产后瘀血入肺，眩晕发喘，同苏木为末，童便煎下；或加当归，补气兼化瘀。身热喘渴，脉洪而大，同黄柏，因相火乘脾也。此肺虚有火，俱用生参。取苦寒降肺，使肺统气以归于下也。肾阴阳俱衰，咳嗽不止，同生姜陈皮汤，化参膏服。患痢又犯房事，昏迷大汗，痰鸣尿失，脉大无伦，先灸气海，次灌参膏。房后困倦，陈皮汤调参膏。皆用参膏者。参久煎，则先益阴中之阳，以生阳中之阴，为阴亏阳绝之治也。心虚，客邪作痛，同茯神、沉香。思虑过度，心下结硬，噫呃，多食则吐，陈皮加倍，研末，蜜丸饮下。此益心阴以交肾阳，因心肾阴阳互宅，心中之血，即肾水所生；肾中之火，即心火所归。气生于水火，参得水火合和之气以善其根阴根阳之用也。且困倦咳嗽，则参倍于陈；行结气，则陈倍于参，其义可思。怔忡自汗，心气不足，熟猪腰同归煎，食腰饮汁。惊悸则心脾俱病，取渣焙干，淮山糊为丸，枣汤下。一方加乳香。藉猪腰引参入肾，亦心肾互宅之意；加淮山，则兼补中以益肺元矣。产后血虚，发热自汗，同归等分，为末，以猪腰、糯米、葱白煮汁下。以血化于心肺之阴，根于肾中之阳，而实本于中焦之汁，故补血先补脾肾，加葱白透阳于阴中，使滞血化而阴为阳守也。仲景治下利亡阴，阳因以脱，大汗而厥，用通脉四逆亦有葱白，亦是此意。血大吐大崩，皆用参。论详于下。霍乱呕恶，不泻。气逆不降，参汤入鸡子白，再煎服，或加丁香。反胃、食入即吐，鸡子白、虈①白、米煮粥，和参汤服。胃寒、气满少食，同生附子、生姜煎，冲鸡子白服。**横生倒产**，同乳香、丹砂研，鸡子白、姜汁调，以归两许，煎水吞。皆用鸡子白之象天以为清降，而必主以参之升者，元气之降，先本于升也。**久泻**，同吴萸。**胎漏**，同鹿胶、归、地、杜、续。用参提元以举气陷也。**寐则神魂飞荡，寤则身外似有身**，名离魂。同龙齿、赤茯、朱砂。此心神虚而肝魂不归舍也。《经》曰："两精相搏，阴阳相结也。谓之神。"又曰："根于中者，命曰神机"，"随神往来者谓之魂。"参补中以及四脏，则气血和，营卫通，五脏舍心而神魂内守矣。《经》曰："阴阳不测之谓神"，"阴阳者，神明之府"。**妊娠吐水**，同炮姜末、生地汁为丸。胎结于下，下不通而上亦不降，用参补中以通行上下也。**闻雷即昏**，气怯也，同冬、味、归。凡伤寒时疫，危笃脉沉，统用独参。及阳虚人吐泻大作，或久泻大汗后，或房色过度、元气暴脱，先炒葱白熨脐下，次合姜、附、桂、术、木香，大剂灌之。倘男女交接，暴脱昏迷，切勿放开，须两阴交合，服药后，气还始放。一切虚症，五痨七伤，肺胃阳虚，气少短促，并须用之。盖五脏为形之主，元气又为五脏主，五脏虚则神气去。参补元气以益五脏，通行营卫，使形归气，神归形，自不致失神而死。《经》所谓"五脏舍心"，先哲所谓保中守神者，此也。

　　元气本于肾，主于肺，《经》曰："脐间动气者，人之元气也。"呼吸之门，必肾间有水降火升之气，而后上至于肺，以神其呼吸。实成于心。心之总系，上贯于肺，而息由以生。《经》曰："宗气积于胸中，出于喉咙，以贯心脉，而行呼吸"。必心肾水火合和，

---

① 虈：《本草纲目·草部·人参》作"蘆"。

而后元气乃生。故《经》曰："少火生气"。少火者，水内之火，冲和之化也。参微寒苦降，由心肺入肾也；熟则气温，肝之升气也。呼吸之气，本于肾而气藏，合于肝而气乃升于上；成于心而气浮，合于肺而气乃降于下。其鼓水火以煽动真气，又藉脾胃谷气居中转运，以行于三阴三阳。中气虚，不能招肾阳以上升，即不能招肺阴以下降，则升降息而气立孤危。人参急补中州以神其升降，使天地交而营卫大通，是补后天以回先天，先升以为降，升提即补也。凡脉沉微细弱，结代欲绝，为元气内陷，皆宜参以提之。若脉浮大无根，大汗肢冷，为元阳外脱，必加桂、附摄纳。倘徒用参以提之，是速其死耳。徐灵胎曰："元气下陷，不能与精血相贯。人参提之使起，如火药藏炮内，不能升发，则以火发之。若炮中已无药，虽投火中，不能发也。"况补气药皆属阳，惟参则补气而具阴质，故入脏阴以提补冲和之元气，非补火也。人见阳胜之人服参，周身俱热，遂认提阳为热耳。

人身上焦属阳，而阳中有阴，阳乃随阴下降；下焦属阴，而阴中有阳，阴乃随阳上升。如下焦阳虚而阴不虚，宜参、芪佐桂、附以补阳；若阴虚而及于阳，则寒之固损阳，甘温亦损阴，止宜六味等养阴，加温阴之品以益阳，忌用参、芪。如上焦阴虚而阳不盛，则以归、芍补后天元阴，参、芪亦可佐入；若由阳盛以涸阴，则宜甘寒抑阳，以寓生阴之义。芩、连之苦尚防化火，参、芪益恐其亡阴矣。

古人失血症，多用参，何也？血以气为帅也。气之阳属卫，气之阴属营。《经》曰："卫气先行皮肤，充脉络。脉络先盛，营气乃满，经脉乃盛。"可知血乃气之充也。《经》又曰："五脏之道，皆出于经隧，以行血气。"气不和，则不得至于经以行其血。不入心以主血，不入脾以统血，不入肝以藏血。由是经隧不守，而血乃失，善治血者，守经隧焉。经隧者，脏腑之大络也，守经隧者，益主气之肺，肺为气主，五脏六腑皆以受气。以通经络，而行血气。如阳气虚而血不摄，是血无主乃乱也，所谓阳虚阴必走也。须熟参加温中之品，补土以生金，是纯用其味以守之也。凡大吐大崩，以十灰散止之，仍用独参汤者，守经隧使不复失也，非仅阳生阴自长之说也。如阴气虚不能为阳之守，则阳上僭而血亦乱，是阴虚则无气，而血不藏也。又宜生参或丽参。凉降清肺以补土，是纯用其气以为守也。如由七情酒色者，合侧柏、荆穗末、飞面同调服，或同百合、飞面、北芪为丸，茅根汤下。衄血，合莲子心；齿衄，合赤茯、麦冬；阴虚尿血，同盐炒北芪研，以蜜涂红皮萝卜片炙干，蘸药食，盐汤送下。并治沙石淋。

又按：气血各有阴阳，阳气虚者，脉沉迟微弱，结代自汗，恶风寒，少气，滑泻，尿频，参合桂、附、芪峻补；阴气虚者，脉浮缓虚大，倦怠发热，崩淋，吐衄，眩晕，参合甘、芪、术、芍、冬、味、元参缓补。阳分血虚，肺虚生热，气短自汗，脉浮而芤，阳分病，阴分未病。是名虚热，《经》曰：阳虚生寒，寒生湿，湿生热。宜参合苓、归、远、冬补之；倘阴分血虚，阴火上凌肺金，痰结气壅，脉弦而数，是名虚火，《经》曰：阴虚生火，火生燥。忌用参，止宜知、柏、龟、地、元参，俟弦数减，始用参、甘建中。至弦长紧实，滑数有力，为痰火内实，或寒包热邪，郁遏在肺，止应攻散，从无用参，即气虚外感，亦于疏散剂中，加参生津益中以拓邪，断无用熟地、首乌等，同入感证方中者。参徐灵胎。惟里虚久病，吐利胃弱，虚痛喜按，脉弦而软，面黄、面白、面青、鳖悴，面黑、面赤则否。必须用参。东垣谓其泻火补正，而虚热自退也；谓其破积消痰，气运痰积自化也。

畏五灵、人尿、咸卤等。然交泰丸、皂荚同用，是相恶、相使也。治月闭，四物加参、五灵，是相畏、相使也；痰在胸膈，合藜芦，是反激之使吐也。忌铁，宜咬<sub></sub>音釜，嚼也。咀。熟用则酒润透，隔水焙。

古时多用潞州上党今潞安府。紫团参，及幽冀、辽东、今之盛京。高丽所产。其地俱在京师东九度内、北极高四十一度以下。其功长于益阴液。若扶元，则惟吉林、宁古塔、长白山所出独胜，长白山者更胜。但前明以奉天府东百七十余里为中外界，从此讨柳条数百里为吉林，又东为宁古塔及长白山。其地皆在东十一度外，北极高四十二度以上。地以二百五十里当天一度。其地最东最厚，故其参得春升之气最足，最能补中提阳。故长白山所出江水号"人参水"，冬天冷饮亦不伤人。宁古塔西百余里觉罗村，为本朝发祥之地，其参向未入中国。天聪元年，高调文等窃参来卖，尚治以法。天聪二年是崇祯元年。厥后与明使议和，愿答以参，而中国从此始大用焉。其参体实，皮黄润，纤长有心，俗名"金井玉兰"。迄今真参日罕，人采其子与根之小者，于各地栽种。参，春苗，夏花，秋结子熟如红豆。冬取根则坚实，春、夏取则虚软。大失东升之气、厚土之味，止可清食气之壮火，而不能提阳。每见阳虚之人误用之，其病愈甚。陈修园以为阴柔，谓形寒饮冷反伤肺者，此也。更有以沙参、荠苨、桔梗根伪造者。但沙参、荠苨，俱体虚无心；桔梗体坚有心，味大苦；参微苦，不可不辨。

## 高丽人参

气亦微寒，得天之秋气入肺。味甘，似葛，得地之土味入脾。

无毒。主补肺阴，以益五脏之津液，五脏以肺为之长，肺阴充则五脏之阴皆旺。安精神，定魂魄，止惊悸，开心益智，皆五脏阴充之效。明目，肺金精明，则能鉴物。除邪气，阴虚则壮火食气，火即邪气也。生津止渴，治肺虚有火咳嗽，合天冬。暑热伤气，大汗大泄，欲成痿厥，或肺虚作喘，同麦冬清金滋水，佐五味生精收气。相火乘脾，烦热渴喘，脉洪大，同黄柏。脾阴虚，同甘、芍、大枣、枣仁、圆肉。血虚腹鼓痛，同芍、甘。妊娠呕吐，同藿香、瓜、橘、竹茹、枇杷。精神恍惚，魂魄不定，惊悸，同神、远、智仁、枣仁、麦冬。自汗、盗汗，同芪、芍、五味。阳气虚者，以老人参加白术。劳伤元气，热渴头疼，入白虎汤。目昏，同归、地、杞、菊、沙苑、柴、甘。腹痛赤痢，同连、芍、滑石、升麻，久则加乌梅、莲肉、玉蔻。惊痫，同茯、远、牛黄、犀角、竺黄、藤钩、丹砂、雄黄、真珠。气虚久疟，同生姜皮等分煎，露一宿，五更温服。不寐，卫气行阳则寤，行阴则寐，阴充而神安则寐。产后不语，同菖蒲、莲肉。中风不语，同菖、杞、芪、味、牛膝、天冬。喘急鸣息，肺无火者，当用老山参。胃虚少食，同姜汁、白蜜熬膏。产后虚热自汗，同归研，入猪腰，糯米、葱白煮粥。产后便秘，同麻仁、枳壳。肺热声哑，同诃子。肺虚久咳，同鹿胶，以薄荷、豆豉汤调呷之。痰嗽，同明矾醋丸，含化，或合花粉蜜调。虚劳发热，同银胡、姜、枣。虚痢，同鹿角炒研，米汤下，或加建莲、姜汁炒川连。筋骨风痛，酒浸焙，同土茯、山茨菇、蜜丸，米汤下。惊后瞳侧，同阿胶、糯米煎。酒毒目盲，脉涩，酒伤血瘀也。苏木汤调下，得鼻及两掌紫黑则血行；再合四物，加行血、行气之味数服。风痫瘈疭，同蛤粉、辰砂、猪心血为丸，金银汤下。消渴。研鸡子清调；或同花粉、甘草、猪胆汁、冰片，蜜丸，麦冬汤下；或同葛、蜜炖膏。得升麻，泻心、肺、胃虚火；得茯苓，泻肾中虚火。

补气有两法。《经》曰：气者火之灵，少火生气。言水下有火，则釜暖而气生也。长白参补阴中之阳，使阴随阳升而上焦之阴自裕，是釜底添薪，气为水母也。《经》又曰"壮火食气""阴虚则无气"，言火上无水，则满釜皆烟而气绝也。高丽参补阳中之阴，使阳随阴降，而下焦之阳亦裕，是釜中添水，精足化气也。如火亏之极，仍佐桂、附；气虚热甚，必佐二冬。

高丽，即古之朝鲜，其会宁府东七百里外，即宁古塔之黄龙府。今则百济、新罗皆属焉。丽参近紫体虚，百济参白坚且圆，新罗参亚黄味薄。其地较长白山偏西七百余里，得西金之气胜，且地低于长白五百余里，土气略薄，故气较凉，而补中之功亦逊。陈修园以为阴柔，洁古谓沙参可代者，皆以此等参为言耳。不知明朝以前，长白参未入中国，故仲景一百十三方，用参者一十八方，皆汗吐下伤阴之后，用其甘寒以救阴液，而一切回阳方绝不用参，恐其阴柔有缓姜、附之功也。其四逆加参者，因利后亡血耳。后人治久痢、房劳、汗脱及血脱、脉大无伦，用人参膏以橘姜汤下，皆阴先亏而阳无依，致浮阳欲脱，用之益阴以维阳也。又理中、附子、吴茱三方用之，亦是辛刚方中取其养阴以配阳耳。《经》曰："形寒饮冷则伤肺。"故仲景于肺寒方中不用参。王好古曰：肺热还伤肺。言肺脉坚，有实火也。若右寸虚大，虽有火邪，正当用之，故泻火之白虎汤、攻下之黄龙汤皆用之。又元气素虚，疮不起发，及溃后血多出，肉不长，参为要药。盖阴充则血足而气自行，血脉通而脓亦排也。研末和猪膏酒服，最能聪耳明目，充肌益智。

考《圣武记》云：自奉天府东百七十五里至柳条，又数百里至吉林，又七日之程至宁古塔，其地极寒，暮春冻解，草木尚未萌芽。国初，兆骞至戍，煎参服之，反泄，惟长白山参则不然。长白山阳亘混同江、宁古塔而南数千里。后汉人日众，其气渐暖，参之寒气渐减，是吉林前日参且近寒，则古之辽参其寒可知。而今吉林以外之参日罕，多是各方取苗子而秧者，则地力失而寒更甚，而伪丽参之寒，又不待言矣。若不辨地产，而概以为提阳，或概以为阴柔，其失为均。又五劳七伤，固有卫阳伤及营宜温者，亦有营阴伤而及卫宜滋者，须凭症脉以别应用何参为是。

参条横生芦头上者，性横行，专治肩背、指臂之病，补中之力薄。

参须性下行，利水。治胃虚呕逆，咳嗽失血。若久痢精滑，去脓血过多，忌之。

参芦，性升，主吐虚痰。虚人痰阻膈上，昏仆发厄，举身跳动，气不得降，及经络痰饮，泻痢脓，崩带、精滑亦宜。若气虚火炎、喘呕嗽血，最忌。一人服疟药，变为热病，舌短痰嗽、脉洪数而滑，以此煎汤和竹沥服，吐出胶痰，次以参、芪、归补之。

参叶清肺，止烦渴。

## 沙　参

色白，多汁，气微寒。金水之气。清肺滋肾，味甘淡带苦，散心脾郁热以和营卫。主血结惊气，热郁伤心营，则肺阴不能入心以生血也。除寒热，肺阴降则卫和故也。补中，阴者中之守脾郁去，则中焦之汁充。益肺气，脾阴充，则散精归肺而皮毛之气和，故除寒热。治胸痹心腹痛、结热头肿痛，皆心热也。肺热咳嗽、咯血，肺痿，同寸冬、枇杷、款冬。皮肌浮风着痹，肺脾相为升降，肺伤热则脾气不守，胃气不清，经气不为使也。小便赤涩，心热移于小肠。白带，七情郁结，肺失注节，宜此开肺也。为末，米饮下。养肝气，散血分积，常欲眠而多惊烦。皆肝病，肺清下行则肝平，故凡入肺经气分而兼益血者，皆能理肝。卒疝、小腹阴中相引欲死，为末，酒服。长肌肉，脾汁充故。治一切恶疮疥癣身痒，排脓消肿。皆宣风散热之功。

肺主气，补气药多燥，滋肺药多滞。惟沙参九月乃白，得金气之全，在土气成功之后，又得土之和气，为肺受火刑、血阻于肺之良药。润而不滞，清气兼理血，血行风自灭。似人参中黄外白、轻松者良。水洗去芦用。恶防风。

## 防党参

气平，得阳明秋天之气。退肺胃之虚热以除烦渴。味甘，和脾胃，补中益气。津液复于中州，自能散精归肺以生气。

上党，即今之潞州，本出人参，今已无。其所出防党，和平养肺，不似沙参之寒。但真者少，根有狮子盘头者真，硬纹者伪。

## 西洋人参

气寒，清肺肾。味甘，微苦重。偏于阴。凉心脾以降火，生津液，除烦倦，消暑，解酒。

肺气本于肾，凡益肺气之药，多带微寒。但此则苦寒，唯火盛伤气、咳嗽痰血、痨伤失精者宜之。

## 黄 耆

质轻皮厚，气微温，春升之气。达三焦及胆气上行肺卫而走皮毛。中黄外白，味甘，土味。补脾胃气，外通血脉而长肌肉，脾主肌肉。为外科要药。主痈疽，肌肉病为痈，血脉病为疽。久败疮，三焦之气不能温肌肉以化营血，则疮不合。排脓，毒血化则脓成。止痛，血化痛自止。大风癞疾，脾主湿，胆主风，三焦主热。风湿郁于经脉而成热毒，则为厉风。五痔，脾津行，则大肠湿热亦化。鼠瘘，即瘰疬，皆三焦与胆风热上淫于脉也。温能散。补虚，益阳化血，以调血肉。小儿百病，儿乃少阳之稚阳，脉未盛，肉未完，止宜轻浮微补，达少阳生气，益后天以培血肉。益元气，补卫气以召元气，上出而不下陷，便益。治伤寒尺脉不至，卫气生于胃之水谷，行于肺之呼吸，实本于肾之元阳。卫气充，三焦周流，则气为水母，经脉自旺，故曰：三焦为元气别使。咳血虚喘，有热者，佐生、甘。肾虚耳聋，皆阳虚阴滞也，提以化之，则热散阴降。气虚尿秘、尿血，阳气下陷于膀胱也。同参研，以蜜炙萝卜点服；有蓄热者，佐冬、地升阳以解热。肠风下血，同黄连。吐血，同紫背浮萍、姜、枣，鼓血以归肌腠，则血自止。血崩，泻阴火，阳陷阴中之火。解肌热，卫虚感寒，或营虚阴失守，致热郁皮毛，须此走表以微汗之，如补中、建中、当归补血之类是。泻痢白浊，同茯苓。白带，胎动，同糯米、川芎。皆气虚不摄也。卫阳虚，同桂枝、附子。湿毒臁疮，同苍、柏、生地、牛膝。虚渴，同甘草。脾阴虚，入建中汤。阴虚盗汗，同二地、连、柏、芩、归。老人肠秘，同陈皮、麻仁、白蜜。足甲边赤肿，同茜根，醋浸煎，入蜜搽。痘疹，阴疮不起。

芪之功在举陷，其止汗、发汗全在佐使。如六黄汤，大寒以清热，热清汗自止；芪附汤，大热以回阳，阳回汗自止；玉屏风，解肌以驱风，风去汗自止。三方不重芪之能固，却得其引药达表以奏效耳。昔人病风不语，以玉屏风数斤煎熏而愈，可知其性矣。但其达表，是益下焦之卫元而达之使上，则表气行而开合有权，固与散表不同，亦与补火固表者有异。凡热郁营表者，用之达表郁，则表气通，病自愈，不同大汗伤营之比。

参、芪皆补气，但参补气调中，芪补卫行表，如同剂并用，须分主辅。内伤脉微者，参为君；表虚浮弱，阴疽不起，芪为君。

同参、术，益气；得归，益血；同术、防，运脾湿；同防风、防己，去风湿；同芷、及、银花、皂刺、甘草，排脓。

阳虚者宜。表实，胸闭火喘，阳盛阴虚，上热下寒，多怒肝郁，疮痘血分热者，均忌。茯苓为使。恶龟版、鲜皮。

皮黄肉白，折之如绵者良。升阳，酒炒；敛表，醋炒；补中，蜜炒、白水炒。世以盐炒治崩带淋浊，不知此是下病取上法，气升肾自固，非欲其入肾也。盐炒，谬。

# 白　术

质多脂液，气温，少阳春升之气。味甘，微带苦辛。火、土、金之味。能和运脾土，升达三焦，外通皮肉，内通经脉以去湿。主风寒湿痹，湿伤血则风寒并至，而筋骨拘挛。死肌，脾主肌肉，湿侵则麻木而肌死。痉，脾主四肢，湿流关节，则筋强劲急。疸，脾色黄，湿伤则身、目黄。止汗，湿热交蒸则自汗。除热，湿困脾阳，则阴滞热作。消食，湿去脾运则易化。作煎饵久服。脾喜燥恶湿，然非湿润又不能灌溉四旁，如地得雨露始能生物。术之功在燥，尤妙在多脂，燥而能润，温而能和。当以生术去皮煎服，为丸亦宜，炖膏而后存其本性。若炒，燥则脾约而不行。轻身延年、不饥，能食之效。生脾津，阳升则阴化而津生。除胃热，脾为胃行其津液，则热不留于胃。同气药补气，同血药补血。逐饮消痞，同枳实。化痰，入二陈。止汗，同芪、芍。发汗，同辛散。补虚则汗止，达阳则汗发也。止虚泻，同白芍、玉蔻。滑泻，同苓、淮、参、糯米。久泻，同半夏、丁香，姜汁糊丸。暑湿泻，同车前。肠风痔瘘，脱肛，泻血，同生地。脾虚胀满，同陈皮。盗汗，加牡蛎、浮麦、石斛；肌热，加芍、苓、甘；少食，加猪肚、谷芽。气血虚而肌热，心下水气，同泽泻。下血，同熟地炭、姜炭、北味。痿躄，同斛、芍、柏、冬、苡、瓜、味。酒癖饮停，同姜、桂。肢肿，同大枣。膈满呕逆癥癖，枳实丸生用，以健胃、除逆满；枳术丸熟用，以助脾。且荷叶包饭为丸，能清肝以鼓克运。冲脉为病，逆气里急，脐腹痛。冲脉系于肝，脐主于肾，肾、肝、脾皆起于下，先由真气以化谷气，次从谷气以充真气。脾阳运，阴湿化，则下施而达肝、肾之阴。若阴虚阳盛之急痛，又忌术燥肾矣。利腰脐血以安胎，经隧者，气血从出之道。湿去气行，经隧无阻，则营通而归血海，而胎之系于脾者，蒂亦固。佐黄芩以除胃热，胎自安；加枳壳，则瘦胎易产。祛劳倦，脾主四肢。补肝风虚头眩痛、目泪，脾土能培木，阳虚阴不化则肝阴化风，病于血分为虚风，宜同活血以化阴。若脾阳盛而肝阳化风，病于气分为风实，又忌术。风瘙瘾疹，为末，酒下。齿浮长，名齿溢，煎嗽咽之。舌本强，身重。湿也。

　　同归、地、芍，益脾血；加枳实、姜炒川连，除脾湿热；加干姜，逐脾寒湿；同姜酒煎，治产后呕逆；同苦参、牡蛎、猪肚为丸，治胃湿热；佐麋衔，能统血。

　　糯米泔浸蒸，藉谷气以和脾也。蜜炙、人乳蒸，入肺胃久嗽药，润以制燥也；土炒，则健脾去湿；枳实水或香附水蒸，则行滞；或薄荷芩桂汤浸蒸，亦同姜汁拌蒸，去湿痰。

　　潜州於术，气清不滞，多脂养血。入补中及风痹、利水破血药，宜生煎；去湿痰，宜上蒸法，忌炒。若云术、台术、狗头术，气浊多壅，惟泻痢滑脱，宜土炒用；脾湿肾燥者，煅炭用。

《本经》止有白术，至仲祖始有苍、白之分。白术茎绿，皮褐肉白，老则微红，根小而长，下悬一颗，形微圆，俗名金线吊芙蓉者真。先甘、微辛，次苦，土得火化，从其母也。故健中而守，补脾之功多。苍术茎紫，根如老姜，皮苍肉黄，老则有朱砂点。微甘，次苦，辛独胜，土顺金化，从其子也。故宽中疏发，行胃之功多。欲补脾，用白术；欲运脾，用苍术；补运相兼，则兼用。燥湿同而略异，故止汗，惟白术能之，苍术反是。

## 苍　术

温，甘、苦、辛而燥，芳香四达，升发谷气，疏泄胃气，以解诸郁。胃气不升，则不能召宣脾肾之阴上行于肺以为降之本，则湿传于脾，脾不能行气于三阴三阳，而饮食痰血反郁于胃。以此升之，则水谷之悍气即为真气之充，而上、中、下皆通，故腹中窄狭须之。佐香附，一升一降则郁散，而下气最速。强脾，止水泻，同芩、芍、桂；脉弦头痛去芍，加防风。飧泻，同川椒，醋糊丸。伤食暑泻，同神曲，米糊丸。脾湿下血，同地榆、麦冬、四物；肠风加荆、防，以皂角汁制。逐饮澼，痰挟瘀血则成澼囊，每五七日饮满于囊即呕。以麻油制，煮枣肉为丸，散上部痰湿，并治时行头风痛，名神术汤，此转燥为清法。治一切痛痹、死肌、痉、疸、发汗，唯发汗开腠，故治诸症，与白术健运不同。合芪、斛、地、菖、甘、薜、苡、芄、瓜、桑寄、蚕砂，治痹，关节不利。寒加桂枝；热去蚕砂，加黄柏。加赤豆、桑白、芍、橘，治水肿；日重加参；夜重倍芍、地。脾虚有湿、蛊胀，为末，米饮下。及诸湿肿满身重，热合黄柏；下焦加牛膝、石斛；在中加陈、朴、甘；在上、在表加葱白、麻黄。**反胃、霍乱转筋**，同藿、橘、参、苓、猪、泽、砂仁、木瓜。胃寒加生姜；热加竹茹、枇杷、芦根。**辟恶气，散风寒湿，为治痿要药。**阳明虚则宗筋弛纵，带脉不引，故痿。合黄柏名二妙；加牛膝名三妙，治下部湿热。加冬、斛、芍、瓜、苡、味，治痿。同苦参、牡蛎，治胃湿热。**痰湿下流、带浊**，精生于谷，脾湿则精不敛，宜合二陈、白术、升麻。**疳癖**，为末，入羊肝，煮为丸。**疳虫、好食生米**，蒸饼为丸。**眼昏涩**，同木贼研，茶、酒任下。**青盲**，为末，羊肝或猪肝点服。**风牙肿痛**，盐水浸，煅研擦。**腹坚、脐出水，变作虫行，痒甚**，同麝，水调下。**开胃进食**，同六君、建莲、芍。**治疝**，同故纸、川椒、黄柏、茴香、青盐。**湿泻、腹中雷奔。**同葛、苓、甘、车、猪、泽、防风。

出茅山，坚瘦多毛，甘香带糖，肉如白归者良。常用米泔浸三日，逐日换水，晒干用。加黑豆汁蒸，或桑葚、生地、首乌煮汁，童便、酒、醋、盐水分制，则引合于水，添精明目，黑发，壮筋骨。加蜜、人乳，拌晒，或芝麻油炒黄，蜜拌蒸，次以秋后泔水浸透，晒露一月，是润之使合于金气而不燥。加石南叶、甘、归、楮实汁分制，治风湿肿。加酒、醋、盐水、小茴、川椒、故纸、黑牵牛、川楝、黄柏煮汁制，则升水降火，固真元，止崩带、淋浊、疝气。酒蒸，安胎。得山栀，则燥解。

白术健中而燥肾闭气，中虚无湿者，同枳实以防闭，尚可权用。但不宜于七情气闷，胃有实热耳。苍术散邪利气，益阴之功更少。湿热者，须与苦寒并用。阴虚而兼痰湿，须知上文制法。倘阴虚燥结、多汗、消渴、少血、痰火、骨蒸，最忌。

## 甘 草 —名国老

气平，秋分之平气，入肺。味甘，无毒，土中至甘之味。气降味升，专补肺脾，以调和脏腑阴阳之正气。主脏腑寒热邪气，肺主气，为五脏之长；脾统血，为万物之母，脏腑皆受气焉。二脏调和，则阴阳通贯、邪气自退，不但甘解寒、平清热也。坚筋骨，清肺，则平肝主之筋、生肾主之骨。长肌肉，脾主肌肉，形不足，益之以味。倍气力，脾肺气充，则心力亦足。金疮肿，刀伤肉热则肿，平以清之。解毒，毒入土即化。凡饮食时预服之，一中诸毒即吐出。以麻油久浸，合大豆汁解百药毒，并吐初生小儿脏毒，牛、马肉毒。同芪、防，运豆毒于表。同连、芍，解热毒、滞下。同管仲，解蛊毒。久服，轻身延年。生用，清补脾胃而泻心火。后天之阳气，出于脾胃。土虚则心火不能生之，而反乘之。是阳不生阴而反以厉脾阴。故腹中急痛，此火了可以苦寒泻，宜甘以缓正气，即以养阴血。佐白芍，使甲己化土。得川连、木通、生地，泻心火。中虚者，甘草为君。炙用，温补三焦元气，除食气之壮火，补生气之少火，则元气自足。去咽痛，甘缓泻热。合桔梗，则泻肺热；合元参、花粉、阿胶，则去痰。肺痿，嗽脓血，童便调下。若尿数、吐涎而不咳，是肺冷，宜合干姜。初生便闭，同枳壳煎。尿血，煎服。月儿目闭肿出血，名慢肝风，猪胆汁炙研，米饮下。赤白痢，淡浆水煎，寒者合玉蔻霜。舌肿，浓煎含。口疮。同白矾嚼咽。消诸痈疽，缓正解毒，养阴生肌之效。为末，和麦面涂，并酒下。痘疮烦渴，同花粉煎。谷道悬痈，赤肿如莲子，破则难治，惟水炙熬膏酒下可愈。阴痒及阴头生疮，煎洗。冻疮裂，煎洗，次同芩、连、柏、轻粉，麻油调敷。心脾血枯，表里不调，同参、地、冬、阿胶、姜、枣、麻仁、桂枝，名复脉汤。缓正气，止急痛。热药得之缓热，而不上僭；寒药得之缓寒，而不急下。建中汤用之缓脾急，凤髓丹用之缓肾急。载表药上行以解肌，和脾以除寒热。入金石凉药则留中泻热，如白虎泻心之类。入润剂则养阴血，舒阳即以裕阴。下气，中气旺，则可升可降。宜合苏子、枇杷用。入寒热攻补互用之剂则不争。通经脉，利血气，一切阴痿、血沥、虚损而有热者，宜之。

土实中满勿用。虚胀仍用。呕吐、湿肿、酒家均忌。

大而结者良。补中、散表，炙用；泻火、解毒，生用。重用乃收奇效。今人用止数分，可笑。中黑者有毒，勿用。反大戟、芫花、甘遂、海藻，然十枣汤与之同用，是欲引入病所以通泄也。白术、苦参、干漆为使。恶远志。

甘梢，生用，治胸中积热，去茎中痛，止淋浊。加酒煮胡索、川楝尤妙。

甘头、节，生用，行厥阴、阳明二经污浊之血，消肿导毒，宜入吐剂。

## 桔　梗

气微温，少阳春气，入胆。先苦后辛，金火之味，入心肺。有小毒，是金得木火以为气之元，苦泄以降气于下，仍归辛温以达气于上，为上、中、下三焦气滞之良药。张元素以为舟楫之药，载药上浮，大失《本经》之旨。主上焦胸痛满，阳气不降也，同枳壳用。肺痈，少阴咽痛，俱同甘草，调寒热以通阴气。肺热干咳、喘促，痰火郁遏肺气也，童便煎服。喉痹毒气，水煎服。喉咽口舌各病，加甘、翘、荆、防；失音，加诃子；声不出，加半夏；上气，加陈皮；涎嗽，加知、贝；咳渴，加五味；酒毒，加葛；少气，加参；呕，加姜、夏；吐脓血，加紫菀；肺痿，加阿胶；目赤，加栀子、大黄；面肿，加茯苓；肤痛，加北芪；发斑，加荆、防；疫毒，加牛蒡、大黄；不得眠，加栀子。寒实结胸，同川贝、巴豆。鼻塞，口舌疮，同甘草。齿痛，同苡米。牙根肿，枣肉为丸，绵包咬之。牙疳臭烂，同茴香，烧研敷。表寒头痛，痰壅，肝风睛痛、眼黑，同黑丑蜜丸，温水下。**中焦胁痛如刀刺**，肝胆气不升也。**肠鸣幽幽**，肺不能通调水道，则湿热郁于肠中。**下焦腹满**，足三阴从足走腹，肺不通调，则三阴之气不治。故同生姜治妊娠中恶，心腹痛。**惊恐悸气**，胆者，担也，敢也。胆气不升，则果敢之气失，故气上而惊，气下而恐，气动而悸。又治鼻衄，吐下血，俱同犀角研服。**中蛊下血如鸡肝**，同犀角末，酒下。**瘀血在肠内**，为末，米饮下。气行则血活也。又排脓，利水，入生脉散。补内漏，治客忤，死不能言，烧研，同麝香，米饮下。皆气血流通，阴浊自降也。

同牡蛎、远志，治恚怒；同石膏、葱白，升气于至阴之下；同硝、黄，降泄于至高之分。可升可降，故湿脚气方多用之。此张隐庵所以据《本经》力辨元素谓载药上浮、邪在下者忌用之，非也。但苦泄之品，上下虚者均忌。气逆非因于郁，风寒而无滞气者，勿用。

米泔浸一宿，焙干用。

其芦，生研，白汤下，探吐膈上风热实痰。

**荠苨** 似桔梗而味甘，一名明党。

寒，滋肾以利肺。甘，益脾而解百药毒、五石毒，俱捣汁，或煎服。**蛊毒**，研末饮下。**强中茎举**，不交精出，**消渴**，渴后即发痈疽，皆恣欲或饵金石致肾热也。同猪肾、石膏、参、茯、知、葛、苓、甘、花粉、磁石、黑豆煎。一方有熟地、骨皮、元参、石斛、鹿茸、沉香，无知、葛、苓、膏、猪肾，用猪肚为丸，盐汤下。**疔疮**，**肿毒**，捣汁服，渣敷。**毒箭伤**，**蛇虫咬**，**热狂温疾**，取汁饮，或末服。和中，明目，止痛，作羹粥食。辟沙虱，去面皰瘢痣。同玉桂研酢浆水日服。

按：痢疾宜桔梗，以苦能降也；解毒，治干咳嗽，宜荠苨，以苦不能解毒，甘能润也。

皮白钿光似沙参者，真。

## 葳　蕤即玉竹

气平，属秋。质多津，味甘。湿土之味。能清肺以平肝风，肺阴降则肝阳随之以下，不致阳扰而成风。而滋中焦之汁。主中风暴热，不能动摇，脾主四肢，脾虚肝乘则风淫四末；脾热津伤，则不能调营卫，以濡肌腠。跌筋结肉，脾血不濡，则筋不和柔，如跌折；肉无膏泽，而结涩凝滞。诸不足。言已上诸症，皆肺脾阴虚不足之病，时解谓其不寒不燥，无往不宜，非。久服好颜色，去黑野，面上黑气也。轻身不老，津液充足之功。泽肌肤，除烦渴、心腹结气，肺脾分野，枯燥之病。风湿自汗，湿毒腰痛，虚损头、腰、脚疼痛，茎中寒，目赤痛、黑花，眦烂泪出，肺为津液之原，脾为胃行其津液。肺脾阴虚不能行其化，则膀胱为津液之府，自湿热郁而成毒。膀胱经起目眦，下项挟脊，抵腰中络肾，其支下膝后出外踝后至小趾。有湿热，则随所结而为寒、为痛；火灼，则目痛泪烂；阴亏，则黑花。同薄荷、生姜少许煎服，又同归、芎、川连熏洗。虚劳客热，时疾寒热，狂热劳疟，寒热痹肉热如鼠走，皆肺脾阴虚，营卫失其生化也。老人便秘，合北芪。尿淋数，同芭蕉根煎，调滑石末。乳石发热，同炙甘、生犀。漏气走哺，脾胃热呕也，麦冬汤、人参汤用之。阴虚臂痛，同豺漆叶，即五加皮叶也。此乃阴虚风湿之缓剂，使阴气行而风湿自除，是治其本也。性虽润而不犯脾胃，无夺食泻泄之虞。但力薄，大症难以倚仗，内寒更忌。时珍用代参、芪，谬甚。

高世栻云：玉竹根色如玉，茎节如竹；叶密，似对生而实不对，其对生叶者即是黄精。今浙人采年浅、根细长者为玉竹，年久、根大而圆者为黄精，其实止是一种。予求真黄精种，数十年不能得。

取根，以竹刀刮去皮节，生用，或酒浸蒸焙，则散风热；蜜拌蒸，补。肥白者良。畏咸卤。

## 知　母

寒，冬气。入肾，滋水。苦辛，火金之味。清心肺，泻火，使金水相滋，而水知有母，故名。主治消渴，热中，火烁津而水不能制也。除邪气，去皮毛燥火之邪气，以其皮外多毛也。肢体浮肿，下水，肾燥，则开合不利；肺热，则不能调水以归膀胱。故水蓄而为浮肿。《经》曰："热胜则浮，火胜则肿①。"补不足，补肾水之不足。益气，除食气之壮火，则水化，即气化。《经》曰："阴虚则无气"，言精不化气也。治久疟烦热，尸劳骨热，胁下邪气，久嗽，同杏仁、姜水炒，煎服。次以莱菔、杏仁、川贝糊丸，姜汤下。停饮，加巴豆同炒。胎动子烦，焙研，蜜丸，米饮、参汤任下。产后蓐劳，惊悸，热厥头痛，下痢，喉中腥臭，腰痛，嗽血，喘淋，口病，尿血，呃逆，盗汗，遗精，痹痿，癥疝，风汗，内疽，皆是阴虚不能化阳，而湿热为病也。此清肾气分，黄柏清肾血分，故相须为用。同冬、贝、橘、鳖、膝、青蒿、石膏，治久疟烦渴。同柏、车、通、甘、天冬，治强阳不痿。入建中汤，治脾虚胃热，多食而烦。同地、芍、膝、甘、桂枝、桑枝，治手足牵引。同芍、甘、桂枝、花粉，治柔痉惊呼不安。连根、叶，取汁饮及煎洗，解溪毒工。醋磨，擦紫云风；烧研，掺嵌甲肿痛。

但苦能化燥，泻脾，寒能伤胃。若真阴亏，而非湿热伤气、

---

① 热胜……则肿：语出《黄帝内经素问·阴阳应象大论》，原文作"热胜则肿，燥胜则干，寒胜则浮，湿胜则濡泻。"

本草求原

二〇

相火有余者，用之反有泄泻减食之虞。

肥白者良。酒炒上行，盐炒下行。去毛，忌铁器。

### 天　麻 即赤箭之根，一名定风草。

气平，味甘辛，无毒。气味皆金，而归于土。有风不动，无风自摇，妙动静之机，故能制风以平木。根形如魁芋，有二十四子周环于外，以仿二十四气，得土味以居五运之中。又茎直如箭，有羽，有弧矢示威之象，主杀鬼精物，蛊毒恶气。久服益气力，长阴肥健，甘辛升阳则气生，平以降阴则血生。通血脉，利关窍，治诸风湿痹，拘挛瘫痪，肝为风脏，即血脏。肝血虚，则阳太升而为风，阴亦下郁而为湿。痰厥，头眩痛，冷痹，风痛惊气，肝阳虚，则清不升，浊亦不降，致湿郁而为寒风内振。利腰膝，强筋骨，通女子经脉。

同术、陈、苓、车，治饮在心下。同术、夏、苓、前、陈，治痰厥头痛。同半夏、细辛，熨腰脚痛。同星、陈、苓、前胡、白前，消一切风痰。同川芎为丸，茶酒嚼下，则补肝虚，治风热头痛，语言不遂，烦眩欲倒，肤痒，面目虚浮，诸风麻痹，小儿痫惊。

罗天益谓天麻治内虚之风。虚风有二：一是肝阳虚，郁而为风；一是脾虚，肝乘而为风。盖肝木挟元气上升，由阴达阳，不升则郁而病，太升亦乘脾而病。天麻，一茎直生，有自内达外之功，能畅肝气以上升。子熟则透空入茎，落地复生，有归根复命之理。又能降肝气而不致太升，且辛能润血，平益肺，调水以行湿。故无论肝阳虚、阴虚，皆得佐之，以调其升降，为补益上药。《本经》列为上品，是宣通升降而风自静，非燥散也。今人止用之治风，故时珍惜之。

独活，亦有风不动，无风自摇，但不能透空复生，升而不降，故无补益。天麻惟还苗归根，根之功即同于苗茎，《本经》止言采根用，后人分赤箭用苗，天麻用根，故沈括非之。又御风草，功略似天麻，但随风动摇，子不还筒，性温，有小毒，无补益。今人以姜汁制用，皆此伪充耳。故吴世铠①谓其燥，治虚风，宜主以养阴。寇氏谓攻补殊剂，须分佐使者是也。

真天麻，根如芋，大者八两，或五六两，皮黄，肉坚白，明如羊角，蒸过如干酱瓜。若形尖空薄如元参者，不堪用。以湿纸包煨熟，酒浸蒸焙用。

## 狗　脊 一名百枝，一名强膂，一名扶筋。

根坚似骨，叶有赤脉。味苦就下，温肾燥湿。甘益血。气温，达肝，无毒。能达肝肾气血，去凝滞之寒湿，以通血脉而利筋骨。主腰背强，腰为肾腑所行，人之大关节也。气虚有湿，则屈伸不得。机关缓急，两腋、两肘、两髀、两腘，皆机关之室，气血所游行，邪气恶血留滞，则气血不濡布而弛缓拘急。周痹寒湿。气血不濡布，则或寒或湿，闭而不周于身。膝痛，两腘尤肾所主，故再言之。颇利老人，精血衰，则机关多不利。毒风脚软，湿郁久而木不达，则成风毒。风邪淋露，失溺不节，温肝达阳，阴滞自化。少气目暗，湿郁而胆汁、肾水不上奉。固精，同神、远、归，蜜丸，酒下，以温心肾。止白带，冲任虚寒，同白蔹、鹿茸，以艾、醋煮，糯米糊丸，酒下。诸风。煅同苏木、草薢、生川乌，醋和丸，酒、盐汤任下。

佐补阳药，治寒湿；佐活血去风湿药，治风湿；佐补心肾

---

① 吴世铠：字怀祖，海虞（今江苏常熟）人。撰《本草经疏辑要》。

药，治脚气，藉之引入筋骨，不得专恃此为攻补。同二陈、芎、杜、升麻，治肾气衰，寒湿挛痛。得牛膝、木瓜、五加叶、菊花、杜仲、菟丝、沙苑，利关节，壮腰肾。肾虚有热，尿赤短，口干苦，皆忌。

草薢为使。有二种：一种根黑如狗脊骨；一种有黄毛，如狗形。春、秋采根去毛，酒浸蒸用。

## 远 志 苗名小草。

根荄骨硬，入肾。气温，入厥阴心包壮气。味苦，降心火。辛，散心郁。无毒。是以辛温达肾阳，使水随火上，奉入心以为血。即以苦泻心热，使心火随血下归于肾，为交通心肾之品。主咳逆，火郁刑金则咳逆。伤中，火郁土中则伤中。补不足，补阴中之阳不足。除邪气，心肾交通，郁热之邪自除。利九窍，温通疏达，则水上濡阳窍，火下行二便阴窍。益智慧，心脾通利则智巧出。耳目聪明，心君通灵，五官之神亦全。不忘，《经》曰："营卫留于下，久之不以时上，故善忘。"精上奉则不忘。强志，志者，心之所之，静中初动之机，藏于肾，用于心，精感离阳以上达，则动而不诎。倍力，心主力，畅则力伸。久服，轻身不老。水火交，气血通和也。治心昏塞或悸，同滋肾药。镇心定惊，同参、地、枣、神、丹砂。神不守舍，失志阳痿，同参、冬、归、味、苓、神、甘、沉、枣仁、柏仁、智仁。喉痹痛痦，末吹出涎。胸痹心痛，同桂、附、姜、细辛、川椒蜜丸，食后米饮下。阴虚盗汗，入当归六黄汤。肾气不足，方中加地、远、丹皮。遗精，肾积奔豚，肤热面目黄。助筋骨，壮阳，皆通阳除郁之功。益心血。同补血药。米泔浸洗，为末，酒调，澄清饮，以滓敷之，治一切痈疽发背，吹乳疬毒，不论阴阳皆效。盖蕴热除，则毒血行，火不伤中，则肌肉长。

《抱朴子》云：陵子仲服远志二十年，有子三十七人，开书所视，记而不忘，此轻身不老之征也。凡《本经》言久服者，皆作服食之品。故《经方》治急病之剂，并无此味，此心肾气分之药。心有实火，应用连、地者忌之。

始出太山，今河洛、陕西皆有。四月采根，去骨取皮，甘草水浸晒，因苦下行，以甘缓之，使上发也。陈久勿用，恐油气戟喉也。

## 元　参

味苦，向阳火而下降。兼咸，润下软坚。气微寒，色黑，微有腥气，是禀少阴寒水之精，兼春阳之和，为肾气方萌之兆。能启肾中氤氲之气，与生地补肾精不同。上通于心肺，故腥。为少阴枢机之品，使天水一气上下环转，而阴中浮游之火自降。前哲谓其管领诸气，清肃上下，而分清浊是也，故无毒。主治腹中寒热积聚，上下一气，则热不积于上，寒不聚于下。女子产乳余疾，产后脱血，阴衰而火无制。用寒凉则伤中，用峻补则拒隔，惟此清而微补，滋中焦之汁，为产后要药。补肾气，令人明目。黑水神光属肾，补肾目自明。

按：阴中之气受伤，致无根之火或炎、或结。惟此补阴气者，乃能清热而散结气。故热结之气，不限上下，不分虚实，随其主辅皆可用。所以三焦积热，同黄连、大黄。胃热发斑，同升麻、大黄、犀角。伤寒汗下后余热不散，心下懊烦不眠，同知、冬、竹叶。上焦热痰作渴，同蒌、贝、枳、桔、芩、连、升麻、甘。口舌肿痛，方同上。心脾壅热，舌疮、木舌、舌肿，或连颊项肿痛，同赤芍、升、犀、桔、芩、甘、贯众。喉咽不利，会厌后肿、舌赤，午后语言微涩，同升、连、芩、翘、僵、甘、防、蒡。此治其实者也。虚劳六极，有元参汤。三焦虚热，痰涎，怔忡，惊悸，咽干，天王补心丹加之。中气虚热，口舌如无皮状，清热补血汤。舌疮，目涩痛，体倦食少，清热补血汤。此治其虚者也。盖气并于邪而实，惟启阴气能散之；气并于邪而虚，惟补阴气能助之。故除邪中，皆佐此以益阴于气分。时珍谓真阴失守，孤阳无根，用之壮水以制火，是等于地黄之补阴精。阴气无形，阴精有质。其何以散热之结聚，而合于《本经》补肾气之说乎？古方风剂中及目疾虚实症多用之，可以思矣。益水以滋肝，则热去而风不旋。虚寒人忌。

酒蒸晒用，忌铜、铁。

以阴阳浅言，则气阳血阴。深言之，则阳有阳气，阴亦有阴气。阴气无形，是脏气方萌之机，随阳气循行于内外，不同五脏欲藏之精血，独行于经脉中也。阴气可谓之阴，亦可谓之阳。凡多汗多下，皆能伤其阴气。

丹参色赤，禀君火之气，下交中土；元参色黑，禀寒水之气，上交于肺。

咽痛，喉痹，同牛蒡，半生半炒末服。瘰疬，捣敷，又同翘、贝、薄、甘、花粉、枯草、牡蛎煎服。鼠瘘，浸酒日饮。赤脉贯瞳，研，以米泔煮猪肝，日点食。鼻生疮，研涂。胃热发癍，同升、犀、大黄。小肠疝气，炒为丸，酒下。是上、中、下血中之热结皆治也。《别录》又言咸能软坚，故治血滞癥瘕，颈核肿毒，瘿瘤。

性寒滑，脾弱忌用。

滋阴，酒蒸用。忌铜、铁。反藜芦。

## 地　榆

微寒，滋肾水以制火。味苦，带酸涩，泻心肝火以燥湿。

色赭入血，故治下焦血中湿热。主乳产病痉，去血多，肝风内生，宜清肝养血。七伤，带下五漏，或吐血，劳饥饮食，忧悲房室，伤其营卫经络，内有干血，皮肤甲错，则带下五色，或吐血，醋煎热服。止痛，止汗。血滞则痛，血虚则汗出也。除恶肉，治金疮，皆和血之功。血痢，同银花、芍、甘、枳、连、乌梅；心热加犀角。久痢，一味研末掺羊血上，炙熟食，稔头汤下。肠风痛痒，同苍术煎。阴结下血，同炙草、砂仁。赤血痢，熬膏服。小儿疳痢，方同上。血久崩，经不止，皆血热而虚。若气虚下陷，忌之。蛇、虎、犬伤，煎饮并敷。面疮赤肿，煎洗。汤火伤，烧灰，油调涂，借火气引散血中火毒也。消酒止渴，明目。汁酿酒，治风痹。

但新热痢防其涩，寒痢又忌其寒。

切之如绵者良。止血用上截，酒洗，炒用。其梢专行血，不可混施。

## 丹　参

气微寒，初冬之气。泻小肠湿热，色赤，味苦，降心火下交以活血生血。主心腹邪气，寒热积聚，烦满，湿热客于小肠，不能传心，夹于下则瘀滞为病。肠鸣幽幽如走水，小肠通达，脾土温和，则水亦走。破癥瘕。火中有水，则血生火下；合于水，则血化。盖血得温和之气以运行脉中，自然瘀化新生，通流无滞。益气，经隧者，气血从出之道。热清血行，气亦不病。养神定志，血活之功。安生胎，落死胎，止崩带，不问胎前产后，经水多少皆治，为调经脉之神品。并治湿热疝痛，自汗欲死，俱为末，酒服。骨节疼痛，四肢不遂，脊强，肾虚有湿也。合草薢、杜、续、瓜、膝、豨莶。乳痈，同白芷、白芍，醋腌，合猪膏，膏煎涂。热油火灼，研以羊脂调涂。**脚弱**，为末，水丸。又同芪、地、柏、牛膝，则健步。虽不破泄，而长于行血。妊娠无故勿服，大便不实者忌。

又排脓，止痛，生肌，亦活血通脉之功耳。同鼠屎炒研，浆水下，治小儿风热拘急汗出。同当归、牛膝、细辛，下死胎。同麦、味、沙参、花粉、青蒿、甘草，治烦满。浸酒饮，治风痹，脚弱。

元参滋水，以上交之功多；丹参泻火，以下交之功多。

## 紫　参 即牡蒙、童肠

苦辛，微寒，得五月阳气开花，专入心、肺、肠、胃血分，除热，散结气，逐瘀血。治心腹积聚，寒热邪气，通九窍，利大、小肠，止下痢。肺痛及腹痛，一切血病、金疮、痈肿积块用之，可无过寒血涩之患。但少真者。

## 琐　阳

甘，温，无毒。补阴气，益精血，养筋，润燥。虚人燥结，煮粥食。甘，温，故止泻；润燥，故又滑肠。治腰膝弱，固精。总皆滋补精气，补益相火，功与玉苁蓉相近。解见下。

酒浸，去皮及心中白膜，酒蒸焙用。胃气虚人服之，恐其呕泻；强阳易泄者，忌之。

## 肉苁蓉

得天阳之温气，入肝。地阴之甘味，入脾。已从阳归阴，制后酸、咸，色黑，又合木、水、土之化，专温润肝、脾、肾，以益精血，补阴即以益阳，温达故也。温而不燥。与故纸补阳化阴者不同。主补中，精血生于肝肾，实由中土水谷之气以行其生化，咸降温升，使水火阴阳会归中土，则火化神而精血自充。**五劳**，劳伤五脏之真气，《经》曰："劳者温之。"**七伤**，七情伤真阴，宜温润元阴。**除茎中寒热痛**，精虚则或寒或热，结于精道而痛，补精以会阴阳，则虚火除，而着者去。**养五脏**，益阴则藏阴之脏得养。**强阴**，温肝血，则宗筋自振。**种子**，同参、茸、杜、狗茎、鹿胶、故纸，则精足阳兴，自然多子。**妇人癥瘕**，咸软坚，滑去着，温达血结之功。**久服轻身，治遗精白浊**，同淮、苓、鹿茸。**崩带**，绝阳绝阴，劳伤精败，**面黑**，煮烂，焙研，以羊肉煮粥食。**肾气衰**，同北芪。**水泛成痰**，同北味。**虚人汗多，便秘**，同沉香、麻仁。**寒痢**，单服。**热痢**，同芍、曲、芩曲，皆滑以去着也。**消中易肌**，同黄肉、五味，加淮、杞、芪、归，治肾燥泄泻。**壮阳**，此生精，同菟丝益肾气。**除膀胱邪气，冷气腰痛**，同牛膝浸酒，益肾。**长肌肉，强筋，壮腰膝，益髓**。中土生化阴精，自上还于脑中至阴之。骤用，恐妨①心，滑大便。

刘潜江曰：苁蓉乃陇西马精入土而生，形扁，色黄，得金土之气，专使金归水火之气于中土，以行其化于上下。故益髓，治健忘，是本金气以益肾肝之精血，与泛泛入肾益精者不同。得地、杜、归、麦冬、鹿胶，治妇人不孕。今人以盐制金莲根及草苁蓉伪充，功用稍劣。

酒浸，去浮甲劈破，去内筋膜，酒蒸半日，或酥炙焙干用。忌铁。

### 巴戟天 即不凋草

辛温上达，即由辛归于甘润，以达元气之用于下。经冬不

---

① 妨：原作"防"，据清·汪昂《本草备要·草部·肉苁蓉》改。

调，故达阳更能生阴，与入阴补阳者不同。使肺气归血海以化精，为肾胃属金。冲脉血分之良药。凡元阳衰，阴精亦亏，不受刚燥者宜之。主大风邪气，风气通肝，血少阳陷，则旋而为风。辛温达肝阳于阴中，上媾于肺以生血而杀风，遂变为和风，非辛散及制肝之比。**阴痿**，肝阳达，宗筋自起，是治阳虚之痿。羊藿则治阴虚之痿。同五味、苁蓉、柏仁、鹿茸、故纸。**阴虚白浊**，上方去茸、苁，加冬、地、车前、牛膝、黄柏。**强筋骨**，肝肾益，则所主之筋骨自强。**安五脏**，**补中**，胃为五脏之原，温阴助胃，则谷食增，而脏自安。**化痰**，**消水肿**，**增志益气**，肝主敢决，肺主气，肾藏志，肺连于水，以生血养肝故也。**治梦遗**，同鹿角、柏仁、天冬、远志、黄柏、盆子、莲须，元气上达则摄。**头面风**，同菊、菖、山萸、首乌、刺蒺、天冬。**酒人脚气**，同糯米炒，去米，合大黄炒，蜜丸，是达肝肾气，使大黄得以除湿热也。**下气**，小腹及阴中相引痛，同橘核、荔核、黄柏、牛膝、萆薢、川楝、川瓜。**嗽喘**，**溲血**，**腰痛痹痿**，**眩晕**，**泄泻**，**食少**，**目疾**，**耳聋**，**尿不禁**，皆上达下归，元气周流之效。

此乃元气之主剂，立其主，可随寒热而佐之，以达下焦之主气，故磁石丸益肾阴，苁蓉丸益肾阳，俱用。

相火盛，大便燥，忌之。

去心，酒浸焙，覆盆为使。恶丹参。

# 仙　茅

辛热有毒。补三焦命火，益肺气以壮阳道，健筋骨，长精神，明耳目，黑须，强记。命门之系通于心，相火足，君火自振。同杞子、二地、车前、苓、茴、柏仁，酒糊丸，统治之。精冷无子，老人失溺，心腹冷气，少食，腰脚冷，挛痹难行。暖筋骨。益皮肤，荣卫亦温。一切风虚。阳微之风。

功齐附子，但雄附起贞下之元，此深淫业之毒，惟偏于阴寒者可用。若阴虚及阴阳两虚，补阳尤主补阴者，咸忌。中其毒者，舌胀出口，急以小刀破之，合则再破，以血出为度；服硝黄，以渣敷之。

出庾岭、川蜀者良。竹刀去皮切，糯米泔浸，去赤汁以出毒用。

忌牛乳、牛肉、铁器。

## 淫羊藿—名仙灵脾

气寒而香，味辛带甘，金上合德，能畅胃气上致于肺，复使肺气归胃，以嘘枯竭而润益肾精。凡因阴气虚而绝阳不兴，《经》曰："阴虚则无气"，又火灼中筋则软也。绝阴不产，阴伤则不孕。腰膝挛软，入补中益气汤以畅阳。盖人生之后，真阳托于后天，后天衰而元阳不升，用此引之入肾而畅之耳。世以为温补命门，大失《本经》之旨。三焦咳嗽，同五味、盆子。牙疼，为末，泡汤漱。茎中痛，尿不利，火郁于中，宜辛散之，寒降之，肺肃则水行。浸酒饮，大能兴阳，去腰膝爽。病后青盲，同淡豆豉煎服。痘疹入目，皆治。同灵仙研，米汤下。益气力，辛益肺气，寒润肾气，则壮火不至食气。强志，肾足则志刚大。坚筋骨，消瘰疬，赤痈，下部疮，洗出虫。偏风不遂。水涸火动生风，浸酒日饮。

北地有羊，食此，一日百合，故名。

去枝取叶，羊脂拌炒，山药为使，得酒良。

## 黄　精头

甘，补脾阴以生精；平，助肺气以行湿。故宽中益气，充肌肉，调五脏，润心肺，壮筋骨，除风湿，补髓，兼下三虫。湿热则虫生。阳衰者忌。

茎紫，花黄，叶对生似玉竹者真。今真者甚少，辨见玉竹内。叶尖有毛勾子者名钩吻，能杀人。九蒸九晒用。

其叶，消黄气。煲鱼肉食。

# 黄　连

气寒属水。胜火；味苦属火。燥湿，兼辛散郁。惟川连兼辛，别产则否。色黄，入脾，使水交于火。得土以和之，故除水火相乱之湿热内郁。七情气郁，则火不合于水而化热；六淫外郁，则肺阴不入心而化热；热郁久则清中之浊不降而化湿。脾脉注心中，为胃行湿热，黄连泻心，实泻脾胃。主热气，生煎，泻心火；猪胆汁炒，泻肝胆实火；醋炒，治肝胆虚火；酒炒，泻上焦火；姜汁炒，泻中焦火；盐炒或朴硝炒，泻下焦火；气分郁结肝火，吴萸汤炒；血分块中伏火，干漆水炒；食积火，黄土炒。诸法不独为之引导，乃辛热制寒，咸寒制燥也。目赤痛，心热舍肝，木不升水于上也。研，鸡子清调搽，并搽足心；或入生竹筒内封，浸井中一夜服，并加冰片点或乳浸点；或同归、菊、白矾、铜绿蒸洗。风热加荆芥、芎、蝉。弦烂眦伤泪出，心系合于内眦，心系急，则热泪伤烂。同槐花、轻粉，乳蒸拭之，熨之。目昏及翳障青盲，同羊肝，酒丸，浆水下。肠澼腹痛下痢，妇人阴中肿痛，心火、相火交炽也，苦寒能就下。久服令人不忘。苦寒药不可久服，惟此阴中有阳，济君火而养神可久服，而列于上品。治上焦痰火，姜汁炒。中焦郁热，烦躁欲吐，心下痞满，及肠中积滞，同木香、枳壳。肝火，或吞吐酸水，同吴萸。痧疹已透，烦躁不止，同西河柳，入三黄石膏汤。痧疹后泄泻，同甘、葛、升、芍。火症盗汗，同芪、地、芩、柏、归、枣仁、圆肉。伏暑发热，渴呕，酒糊丸。阳狂，同寒水石研，甘草汤下。骨热黄瘦，童便煎服。三消骨蒸，冬瓜汁七次浸晒为丸，大麦汤下。五疳，入猪肚蒸为丸，或以酒、蜜、土、姜四炒，同使君、芍、木香。消渴，尿多如油，生姜入猪肚蒸，同冬、味、花粉、生地为丸，牛乳下。思想成白淫，同茯苓，酒糊丸，故纸汤下。酒痔下血，水蒸搽，又酒、姜炒，糊丸；秘结，加枳壳。吐血，豉汤调下。口舌疮，酒煎含，或同干姜掺。口疳，同芦、苓研，蜜下；走马疳，同蟾灰、青黛、麝香。小儿食土，煎汁拌黄土，晒干与食。预防胎毒，初生，煎灌并浴，则少疮斑、丹毒。腹中儿哭，煎浓，母常呷之。因惊胎动出血，末，酒下。子烦渴不卧，酒蒸研，米饮下。痈疽肿毒，已溃未溃皆可，同槟榔研，鸡子清调搽。中巴豆毒、利不止，同干姜研，水下。邪结胸痞，同干姜。最治酒病，同葛、味、麦冬。口糜，同五味、甘草含；口疮，同细辛。一切疳热，同五谷虫、芦荟、青黛、白槿花、白芙蓉花。下血腹痛，同乳、没、枳、槐花。五痢，吴萸炒，同木香、大黄，蜜丸。胸中嘈杂作痛，同术、陈、神曲。肝热作痛，同吴萸、神曲。除水，调胃厚肠，川连之功，别产不能。益胆，止惊悸，长肉，解时热，杀虫，心积伏梁，伏梁在左，吴萸制；在右，益智制。去心窍恶血，交心肾，同玉桂。敛痔，同赤小豆。诸痛疮疥皆属心火。镇肝凉血，肝为血脏，凉血即镇。胁及小腹边痛。清心热，不使舍于肝。

　　按：心主血，又主火。气者，火之灵也。黄连入中土气分，又清心调血，故气热、血热皆可用。同赤茯、灯心、灵脂入小柴胡，则清心去瘀，治热入血室，症似少阳。

　　按：黄连为治痢要药，因痢皆由心肺湿热下行肠胃而为澼也。下血曰澼。从七情，则由心入胃，黄连本心火之母以就燥，能清心散湿而厚肠胃。芩、柏亦苦燥而非心药，又不能散郁。肠胃皆燥金，同气相求，固为主治。即外邪伤经络，湿热不外达，由肺而入肠胃，亦必肺阴不得入心生血，以还为心病，故仍以黄连为对症。其必佐以木香者，黄连寒苦主降，木香辛苦热主升，又除肺中滞气，以寒治热，更调升降而除滞，故为妙剂。至制炒，则各视其受病何如。如心病，生用。若姜汁炒，或生姜同煮，是达肺胃气分之气也；吴萸水煮，或同炒，因心热舍肝，肝不能达寒水以上升，而脾益病，故助苦燥以行肝经血分之热也；暑伤胞络，则酒炒。久冷及脏毒下血，用煨蒜捣丸，是辛通以散血滞也；鸡子白为丸，则益大肠庚金；土炒，醋调，仓米为丸，则益脾胃。冷、热痢，则合姜、附，或合诃子、玉蔻；久痢，则加龙骨。酒煮，则去下重。同参、莲，治虚痢；口噤，加石莲；渴，加乌梅、阿胶；肠风，槐花拌炒，正不但以寒治热已也。又赤白痢及肠风，黄连、吴萸等分，泡过同炒，拣出，各以米糊为丸。赤痢，甘草汤下黄连丸；白痢，姜汤下吴萸丸；赤白痢，米汤下二丸，各十五粒，方甚简妙。

解乌头、附子、巴豆、轻粉毒。忌猪肉。恶菊花、元参、鲜皮。畏款冬、牛膝。大泻实火。虚火妄投，反伤中气，阴火愈炽，是热又从火化也。故阴虚潮热，脾虚泄泻，五更肾泻，妇人产后虚热，滞下者，和人参、莲子用。痘疹气虚作泻，及行浆后泄泻，均忌。

川产者，细小中空，色如赤金，状类鹰爪，连珠者良。云南水连次之。

# 黄 芩

芩者，黔也。一名妒妇，一名空肠。外皮黄，清肌肉。而内空黑青，入膀胱、胆。气平，入肺、胃、大肠。味苦，入心。无毒。**主治诸热**，心为热主，肺为脉宗。苦平清心肺，则诸经之实热皆除。**黄疸**，诸经之热归于胃，则湿郁乘脾而土色现。**肠痹泄痢**，湿热归大肠也。**逐水**，肺气清肃则气化，下及膀胱而水自行。**下血闭**，心主血，肺阴降而入心，则气行血化，瘀自下。**恶疮、疽蚀、火疡**，疮疽腐溃不收，火伤成疮，皆热留于心主之痛痒，肺主之皮毛也。**三焦实火**。三焦者，肺气之所终始，肺清则三焦亦清。

内空者为片芩、枯芩，性升上行，**凉心肺，清肌表风热，内郁之湿，肤热如火，吐痰烦渴，昼甚，属气分者**。青黄木土合德，使胆至于胃，以上行于肺，肺气通调则水精四布。**消胸膈热痰，化谷清胃**，湿热降，痰食自化。**利胸中气**，热伤气，清热即保气。**天行热疾，目赤肿痛，火嗽肺痿，喉腥，烦燥渴饮**，皆气分热，酒炒一味顿服，或佐桑白。**寒热往来**，柴胡宣通少阳之枢，黄芩开泻胆胃之湿郁，合以上达，故相佐为用。**上部积血，湿热头痛**。

内实为条芩、子芩，性降，**泻大、小肠火，小腹绞痛，血闭淋露下血，热毒骨蒸，关节烦闷，五淋**，皆小肠、膀胱热也，此补膀胱寒水，故治。又**安胎**，血热则动。**诸失血**，血热则妄行，一味子芩极妙。**产后养阴退阳，治丁疮、乳痈排脓**。

**小儿惊啼**，同参研，水饮下。**肝热生翳**，同淡豉研，猪肝点食，忌酒、面。**太阳、少阳头痛**，酒炒研，茶、酒任下。**风热有痰，眉眶痛**，同白芷、天麻，茶下。**上下诸失血**，末服或煎服。**经水不断**，米醋浸炙七次，醋糊丸，酒下。**妊妇胎热**，同归、芎、芍、术，加神曲糊丸，米饮下。**产后血渴**，同寸冬煎。**灸疮血出**，酒炒研，酒下。**火丹**，末，水或鸡子清调涂。**骡马负重伤**。主生肌，敷之。

按：枯芩皮厚，象肌肉；中空，象肠胃；黄又金土之色。条芩内青，象肝胆，为诸经热湿要药，此以形治也。酒炒，则上行；童便浸，则下行；猪胆汁炒，泻肝胆火；肝滞，吴萸水炒；平常生用，或水炒。同连、芍、甘，治腹痛下痢；加半夏，止吐泻；同川芎，平心热止血；同芍、甘、连、升、滑石，治滞下腹痛；同连、朴，止腹痛；同桑白，泻肺火；同连、芍、升、防、车前、甘草，治湿热，泄泻，腹痛。但苦寒损胃，凡气虚、血虚、阴虚并忌。畏丹皮、丹砂。

黄芩治热湿伤肺气，黄连治湿热伤心血。至黄芩治血积、血闭、失血者，亦由肺热，除则肺阴入心生血，入胃而泌津液以变血，入二肠以化血，亦是气化行而血乃畅耳。小柴胡用之，则亦欲其由胆至胃，以上达于肺也。

## 胡黄连

色青黄，气寒，味苦，无毒。清肝、胆、心、肾、肠胃之湿热、邪热，骨髓阴分伏热，使肝达寒水，上至于胃，以效用于肺，故明目，**治骨蒸劳热，五心烦热**，手足心、心窝热，为末，米饮下。**三消**，心热上消，胃热中消，肾热下消。**五痔**，湿热下流伤血，迫于肛门。**温疟**，同柴胡。**血痢**，同乌梅、灶土。**冷热泻痢，久痢成疳**，同川连、朱砂研，入猪胆内蒸，加麝香、芦荟，饭为丸，米饮下。**疳泻**，同炮姜为末，甘草汤下。**疳热腹胀**，同五灵，猪胆汁和丸，米饮下。**疳眼**，同鸡肝。**小儿潮热**，同柴胡，蜜丸，酒化，加水下。**自汗、盗汗**，方同上。**黄疸**，同川连为末，入黄瓜内，面包煨，为丸，温水下。**吐、衄血**，同生地，猪胆汁丸，茅根汤下。**小儿目赤**，为末，茶调涂手足心。**厚肠胃**。与黄芩、大黄伤胃异。**治痈疽**，已溃、未溃，同煅山甲为末，茶或鸡子清调搽。**霉疮**，同归、甘、猪胰，酒、水煎。**杨梅疮毒**，同猪胰。**伤寒劳复发热**，二便如血，同栀仁，蜜炙焦，猪胆汁丸，生姜、乌梅、童便，食后温下。**消果积**，同干姜。**解烟毒**，合茶服。**搽痔肿痛**。鹅胆汁开搽。

出波斯国，心青黑，外黄，折之出尘如烟者真。畏、恶同川连，功亦相近。忌猪肉，犯之令人漏精。

# 秦艽

纹左旋而微辛，入肺。主升，气平，属金，入大肠与胃。味苦，入心。又主降。《别录》曰：微温，苦，辛。温又入肝，主升，能先升以为降。故凡阳气不达于上而病湿，与阴气不达于下而病风者，咸主之。先贤谓其入胃、大肠，以其治湿也。又谓其入肝胆者，以其治风也。无毒。治寒热邪气，肺主之皮毛，感寒邪，则辛温能散；感热邪，则苦平能泻。寒湿风痹，二气合杂，则气血不行，结滞于经络而为痹，苦辛散结。肢节痛，身痛，挛急不遂，皆阳明有湿也。日晡潮热，阳明客热也。下水，通淋，利小便，辛平以通降肺气，则水道通调。治酒黄疸、酒毒，亦阳明湿热耳。同干葛、茵陈、五味、川连、扁豆、木通。五种黄疸，目赤，多痰，恶心，一味浸酒，取汁服，小便闭者以牛乳煎服，并治伤寒烦渴。一方加芒硝，因大便亦闭也。舒筋活络，安胎，同甘草、阿胶、艾叶为末；或加鹿胶为末，以糯米汤煎服。发背初起，疑似者，以牛乳煎服，得快利即愈。疮口不合，为末掺之。

前贤以为风药中润剂，散药中补剂，无论风虚风实、肺虚虚劳、肺实热劳，一挟客邪，症见寒热，或浮肿，皆可投主剂，血虚补血，气虚补气。而佐此行气活血络以祛风逐湿。倘气血虚痛，与下体虚寒酸痛枯瘦，非关客邪，而小便清利者，咸忌之。今人不辨左文①右文，一遇痛症即用之，误矣。

---

① 文：纹理；花纹。《礼记·乐记》："五色成文而不乱。"

按：秦艽，纹右旋者，发脚气，不堪用。左旋者，治风湿为良。盖天体左旋，人之脏腑窍络皆通天气，阳左升，阴乃右降，人身直者为经，横者为络，络之下注者为孙，外邪由孙入络而后溜于经。若客邪外伤，则肝不左升，肺亦不右降，是以经络不通而壅闭散解之症作也。《本经》主治，是举外壅内闭而概言之耳。诸家用治小便难，或转胞腹满急，一味煎服，或加冬葵以酒煎。口噤、目暗、耳鸣、牙痛，即风湿内闭九窍也。用治痛疽，黄疸，急劳烦热酸痛，同柴胡、甘草末，滚水下。小儿骨蒸潮热，上方去柴，加薄荷。即风湿外壅肌肉也。用治拘挛不遂，即卫气散解也。

土、木、水、火交相为用，风热病于肝，必刑胃土；湿热病于胃，必及乎肝。其治肠风下血者，肝风淫于肠胃，则血溢也；其治痛痹者，湿郁而心血内结，则肝筋无所荣也，惟此风湿合治，故主之。至盗汗肢痛，面黄肌瘦，与鳖甲、干漆同用；虚荣盗汗，与青蒿、鳖甲、香附、川芎、台乌同用，则皆虚中有实，营卫不调，用之以通经活络耳。

拭去毛，洗土用。恶牛乳。

## 柴　胡 即茈胡

十一月根生蒻，二月生苗，香气直达云霄，鹤翔其上，香入脾胃中土。七月开黄花，八月采根淡赤，气平，中正之平气。味苦，属火。故入胆经中正之官、相火之府，升达木火之清气，以疏泻中土之滞气。凡伤风寒不从表解，致太阳之气逆于中土，不能枢转外出，用此透阳以宣阴，则阳畅而阴自和。主心、腹、肠、胃中结气，心为阳中之太阳，腹为阴中之太阴，肠胃居心腹之中，其宣化皆取决于胆，木能疏土也，木气达则结气自散。饮食积聚，饮食入胃，藉木火之气散精归脾，以上于肺；胆气达，则肠胃之物乃化。**寒热邪气**，出地之阳，谓之少阳。邪入少阳胆经，不能从阴出阳，则并阴而寒，并于阳而热。**推陈致新**，此总上三者言之。结聚除，旧物化，则气血生新。**久服轻身**，阳气通而土气和，则康健。**明目**，阴气出阳，以上奉故也。**益精**，阴从阳以上出，即从阳化以下降。

　　**治阳气下陷**，邪气逆于中土而不出，则阳气久郁而内陷，故补中益气用之，以佐参、芪。**头眩，头偏痛，口苦，耳聋，心下痞，胸膈痛，气冲，呕吐，心烦，胁痛**，皆少阳胆病之见症，宜小柴胡加青皮、川芎、白芷。又左胁痛，宜活血行气；右胁痛，宜消食行痰。**诸疟寒热**，疟多伏于半表半里少阳之界，即纯热，为温疟、瘅疟；纯寒，为牡疟，宜偏清、偏补，亦必返于少阳之界，使阴阳和而后愈。故脉虽屡变而终不离弦，总宜小柴为主，看其所兼何经而佐引药。又时气客于肠胃之间，膜原之下，古方达原饮，用常山涤膈膜之痰，槟榔达盲原之气，草果、厚朴除肠胃之浊，芩、知清肠胃之热，菖蒲透膜，青皮达下，甘草和中，亦必加柴胡，同常山引邪气，胃气从阴出阳以上行。**热入血室**，冲为血海，即血室也，男女皆有之。柴胡在经主气以达阳，在脏主血以达阴，故主半表半里。同芎、芍、地、归尾、泽兰、母草、青蒿。**痰热结实**，同巴豆、三棱消坚积；同黄连去心下痰结烦热，疏达之功也。**伤寒时疾**，伏暑余热不解，同甘草。**胎前、产后诸热**，小柴合四君或四物。**小儿痘疹，五疳羸热，骨热，烦渴盗汗**，合人参以行经，则治虚劳，热在皮肤；佐黄芩以畅血脉，则治热在脏腑；同丹砂、猪胆、桃仁、乌梅，以治热在骨髓。**湿热黄疸**，同甘草、白茅根煎作茶。**目昏暗**，同草决研，以乳调敷。**积热下痢**，同黄芩。**升阳散火**，同升、葛。**疮疽血凝气聚**，推陈之功。**经脉不调**。小柴合四物，加秦艽、丹皮；有血积，加三棱、莪术。所治皆中土结聚之病，故徐灵胎以为肠胃药。其治少阳病者，少阳位居太阳、阳明之间，而伤寒传经，则过阳明而后入少阳。邪至此有表又有里，表里不分，阴包乎阳，表散与攻下俱不可施。惟用此轻清疏达之品，透土以出，则少阳之邪仍归阳明以化，一如初春之时，少阳出于土中，而生气自裕也。盖脏主藏，腑主泻，胆腑独主藏精而不泻，为出土之阳，为三阳之枢。从阴出阳，三阳症皆可佐之以枢转，引阴气以出阳，使阴包阳邪郁于土中者，一转而解，是透阳于阴中，其用在不泻，故能益精。治痰热血结气聚，皆内热除，而外热自解也。故卢氏谓其自内而外，自上而下。刘潜江谓不得认为表散者，此也。考苏颂①、陈承②则谓一根两用，近芦头有须者上行；根下截如鼠尾者中行。然则去头不清，亦未免表散矣。若竟以为表药，则少阳有禁汗之例，及内伤劳倦、阳陷阴中者，何以并用？同芍、甘、枳，名四逆散，治胸胁痛，肢冷。

北产如前胡，细软、皮赤者良。南产者强硬，不堪用。苗黑、肥短者，主达外邪。内伤升清，用根，酒炒；有咳汗者，用梢，蜜水炒。佐黄芩，行手足少阳；佐黄连，行手足厥阴。元气虚而气逆与阴虚火浮者，俱忌之。前胡、半夏为使。恶皂角。火炒则力缓。

---

① 苏颂：字子容，原籍福建泉州同安县（今属厦门市）。宋代天文学家、天文机械制造家、药物学家。著有《图经本草》等。

② 陈承：宋初名相陈尧佐曾孙。北宋元祐间以医术闻世。其将《嘉祐补注神农本草》《图经本草》合并，附以古今论说和个人见闻，编成《重广补注神农本草并图经》，还参加了《印剂局方》的校正增补工作。

## 银柴胡

产银州，今之延安府。色白，质稍实，软不轻浮，气寒味甘，无毒。清肺、胃、脾、肾热，兼能凉血。治五脏虚损，肌肤劳热，劳者，牢也。宜与青蒿同用。骨节烦痛，湿痹拘挛。皆热在脏中血分也。宜此凉血以清热，故龙脑鸡苏丸用之熬膏，以治上下诸血。

按：《谈薮》云：人有病劳疟，热时如火，年余骨立，服小柴三剂而安。孙琳曰：热有在皮毛、脏腑、骨髓之分，都非柴胡不解。银胡则一服见效，北胡力减，故须三服。可知《本经》柴胡条下言明目，益精，与诸家治痘疹，疳热，骨热，劳热，方俱见上条。皆用银胡。若阴虚里热，非关外邪，而误用北胡以升阳，则发热咳嗽，愈无已矣。《本经》但言银州者胜，而未分言，故别之。

## 前 胡

气微寒而平，味先甘后大苦，无毒。权曰辛。清肺胃热以平风，治心火刑肺，肺气不降，阳邪结于心腹、大肠，气平，入大肠。胆经，胆寄相火，苦能入之。阴液不化而生痰，是长于下气，为化痰热之要药，与柴胡纯阳上升者不同。故治痰满，气下则火降，痰亦降。胸胁下痞，心腹结气，气结则生痰而作痞。风头痛，伤寒寒热，时气内外热，风为阳邪，风淫则气结化热，苦寒清热，辛平散结。同归、甘、芩，治伤寒寒热；同柴、葛、芩、羌活、花粉，或单煮，治时疫寒热。风热痰喘，反胃呕逆，皆邪热气实之病。风热目痛，同甘菊、丹皮。破癥，开胃，下食。主霍乱转筋，骨节烦闷，安胎，除痞积气，皆指气结病言。小儿夜啼，一味蜜丸，滚水下。**明目，清火，**气通则阴上奉。**益精，**气寒助阴。

功在去邪散结。凡阴虚火动，气虚逆满，非因外感实热而寒热有痰者，禁用。入滚痰丸，用代黄芩，治实痰更胜。

白而味苦者，良。酸者，野蒿根也，令人反胃。去黑皮并芦尾，用竹沥浸晒更妙。

## 防　风

**气温，**春气入肝胆。**味甘辛，**金土之味。入肺、脾、胃，兼入手足太阳。**无毒。能崇土泻木，**以达肺中之风火湿结，肝风乘脾胃，则风阳伤阴，而肺阳上郁，结成火湿。**治大风，**人居风轮之中，风气通于肝，以行呼吸，和风生人，疾风杀人。肝胃虚而春气不行，则风失和，宜巴戟之温润以和之；肝风实而乘土，则宜此崇土以防风。**头眩痛，**肝经与督脉会于巅顶，风入肝而火结阳位，则眩痛。**恶风，**风伤皮毛之故。**风邪，**一切风化温之表邪。**目盲无所见，**风害肝窍。**风行周身经络，**肝脾司经络。**骨节疼痛、身尽痛，**肝受风，不能引阳上升以化阴，则阳滞而痛；湿留，关节亦痛。**腰脊痛，项强，**此太阳受风，不能上合于肺之症。**头目滞气，**风郁则阳结于上。**疮在胸膈以上，**散上焦阳结。**上部见血，**血主于肝，肝不能引阳以化阴，则风淫，反以蚀阴。《经》曰："肺伤者，脾气不守，胃气不清，真藏坏决，经脉傍绝，五脏漏泄，不衄则呕。"可知阳结于上，即病于血也。**风入胞门血崩，**一味糊丸，酒下。惟血清稀，脉浮弦宜之。若脉数，色赤而浓，又宜一味子芩。**瘫痪拘挛，冷泪，伤风自汗，**同北芪，面炒为末，猪皮汤下。**盗汗，**同芎、参为末，饮下。**破伤风，**同荆芥、白芷、生地、地榆、北芪；牙关紧急者，同南星为末，童便煎服。**偏正头风，**同白芷，蜜丸，茶下。**久服轻身，**土强而风湿去，则轻捷。**为补脾胃之引药。**风木之气本于元气，常藉土气居中转运。防风崇土泻木，使木不侮土，则木气与元气、胃气合和为一。解乌头、芫花、野菌、诸热药毒。一味擂，冷水灌，已死、心头尚暖，可救。得葱白，行周身；得归、芍、阳起石、禹余粮，去子脏风；得杀虫活血药，治疠风。忌纯用风药。

其根实表，同芪、芍、浮麦，治表虚自汗；同参、芪、术、附，治阳虚自汗，盗汗。

再按：防风质黄而香，味又甘，专禀土精以和木气。《易理》：两土同崩则为剥，土木无忤则为复。故大病必顾脾胃，病转必和肝脾。土气厚，风自和，故曰防风为去风之润剂。日华子[1]谓其补中益气，有裨劳伤，诚以土气行则关脉通也。羌活亦黄香而甘，故《本经》同列于上品，皆一身风痛之召药。东垣乃以为风药卑卒，随所引而至痛处，误矣。然性升散结，凡肺虚、脾虚、阴虚、血虚、阳虚而不因于风寒、寒湿者，均忌之。羌活，治湿胜化风，散阴结也；防风，治风胜化湿，散阳结也。

黄润者良。叉头者，令人烦喘；叉尾者，发人痼疾。上部用身，下部用梢。恶干姜。杀附子毒。

## 独 活

出中国。一茎直达，有风不动，无风自摇，又名独摇草。生则黄白，干则褐黑，形实节疏。气平，益肺制肝，以御皮毛之风寒；香甘，补土燥湿，以御肌肉之风寒；味苦又下达肾阳，上行益火宁心，以去少阴之伏风，兼御荣卫之风寒。故主风寒

---

[1] 日华子：原名大明，以号行，四明（今浙江鄞县）人，一说雁门（今属山西）人，唐代本草学家。著《诸家本草》，此书早佚，其佚文散见于后代各家本草，如《本草纲目》等。

所击，不摇风而治风，与浮萍不沉水而治水，制所胜也。**金疮止痛**，和荣卫，长肌肉，完皮毛，行气血之功。**奔豚**，寒水上奔，犯心火，土能御之。**痫痓**，风木害土，则液聚成痰，痰并于心则为痫；流于关节，则项背强直，手足反张而痓。惟金以平风，土以制痰湿。**女子疝瘕**，经行之后，血假风寒湿而成，平风胜湿，血脉自行。**久服轻身耐老**，湿散则身轻，阳达血和则耐老。**通达周身诸风冷湿**，宜合细辛，治厥阴头痛，目眩。**伤风头痛**，**眩晕百节风痛**，**两足湿痹腰痛**，皆肾经伏风而湿郁深入筋骨也，此能入阴升阳除湿，亦宜与细辛同用。**中风不语**，酒煎淬，入炒黑豆中饮。**产后风虚**，同白鲜皮，酒、水任煎。**历节风痛**，同羌活，酒煎。**奔喘逆气**，**风牙肿痛**，皆肾风也，宜合地黄用。**皮肤苦痒**，**手足挛痛**，所治皆风寒湿相搏，而血不行之病。若气血虚、身痛、阴虚足软，忌之。

　　独活沉而升，入肾；羌活浮而升，入膀胱。如太阳少阴合病，头痛，骨痛，又见腰痛，二者合用，极验。否则一表一里。不得混施。

　　香而紫黑者真。形紧实，故气沉。

# 羌　活

　　产西羌川蜀。香而色紫，体轻虚，软润，密节。气温达肝，味苦通小肠，火腑。辛散太阳膀胱。治厥阴、太阳风湿相搏，头痛、肢节痛，太阳气达，主骨节之肾血亦行。合松节用。**一身尽痛**，**不可屈伸**。苦燥湿，辛散风，风湿去，则阴血畅而筋骨自濡。**督脉为病**，**脊强而厥**，非此不除。太阳会诸阳于督之大椎，夹督而行。太阳治则督亦治。**通经络**，阴畅血裕，则气自化，而肝主之，经络自通。独活不通经络，非肝药也。**治风秘**，风淫血燥，则大便秘。**目赤**，肝风血燥，则目病。**伤寒太阳头痛**，同麻黄、甘草。瘟疫太阳头痛，同前胡、芩、甘、寸冬。疟疾太阳头痛，疟药加之。兼阳明头痛口渴，葛根汤加之；甚，再加石膏、知母、竹叶。风热牙痛，同地、芍、甘、丹皮、石膏。产后中风，或腹痛，或产肠脱出，一味酒煎。风水浮肿，妊妇浮肿，同莱菔子炒，只取羌活为末，酒下。喉闭口噤，同牛蒡煎，入白矾少许。睛忽垂至鼻，痛不可忍，或兼便血，名肝胀，一味煎服。阴厥头目赤痛，同川芎。贼风失音，多痒，手足不遂，口面㖞斜，血癞。所治皆寒水内郁，致湿伤血脉，而化为风之病，是畅阴即以达阳，寒湿者宜之。防风治风病成湿，是泻阳实所蓄之阴，风重者宜之。予尝治劳力感寒，于补中益气汤加之；治冒雨伤风、伤寒，于风寒剂中加之，取效更速。若气虚、血虚诸痛无湿者，均忌。

# 升　麻

气平，入肺。微寒，入太阳、膀胱。味甘苦，入心、脾、胃。无毒。纹如车辐，有升转循环之用。防风、秦艽、防己、木通、泽泻、台乌皆然。能升太阳水中之清阳，从中土以上达于肺，太阳本寒而标阳，其气行于皮毛，而上于胃脾，为胃行其津液；又常藉下元之气以散精归肺，故脾与肝同会于关元。使天气与水气相通而转运。主解百毒，太阳当空，光明清湛之效，又甘能解毒也。杀百精老物殃鬼，光明通达，幽暗自清。辟瘟疫瘴气、邪气，太阳之气达于表，则天地郁塞之气自散。蛊毒入口皆吐出，初中，升麻吐之；久中，乙金①下之：二味合服，则不吐即下。举脾胃之元以上升，则阴毒无所容。中恶腹痛，开发胃气也。时气毒疠，头痛寒热，清升表达也。风肿，甘和之，苦寒清之，升散之。风热疮痏毒卒

---

① 乙金：即郁金。

肿，磨醋涂。喉痛，口舌疮，同黄连清散上郁之火。久服不夭，升阳于阴中，则阴精上奉。《经》曰："阴精所奉，其人寿。"轻身，清气上腾。延年，阴阳环转也。引甘温药上行，补卫实表，以举元气下陷，柴胡升少阳清气，此升阳明，故补中益气并用之。阴虚阳陷带下，同四物、柴胡、二术、知、柏、夏、姜、茯苓。带脉纵急，同葱白、白芷。便秘，肺痿吐脓，下痢后重，同连、芍、莲、甘、红曲、滑石，治滞下；醋炒，同参、莲，治噤口痢。清气升，浊阴自下也。久泄，清气在下，则生飧泄。脱肛，崩中，疮肿黑陷，升阳之力。目赤斑疹，同芍、甘、葛，去胃热。阳明热郁，同干葛。牙痛，同石膏，或加地、丹皮、冬、知、柏、翘、元参。湿盛脾痹，散火郁。痘疮，初起宜之，见点少用，泄泻则忌。阳明风邪，同葱白。及风热头痛，同知、冬、竹叶、石膏。尿血，同冬、地、牛膝、蒲黄。热痱①瘙痒，一味煎饮，并洗。又治喉痹。明目。大便难，四肢大热，同芩、犀、硝、黄、栀、豉、蜜丸。又辟瘴。

再按：升麻举阴中之阳，上升以扶阳御阴，其性属阳，故淋带、泻痢、脱肛用之，因气陷也；噤口痢用之，引参、莲助胃也。凡下元虚弱，阴虚火动，致气逆咳嗽，失血多痰，均忌。景岳补阴益气煎用之以治阴虚外感，此症宜桂枝汤啜粥以补阴。举元煎用之以治亡阳，害人无算。惟阴虚痎疟，阴虚便结，补阴益气，同归、地、淮、参、甘、陈、柴胡。尚为合剂。一味煎，多饮，可解各药毒。

质轻，色黑，坚实者良。发散，生用；补中，酒炒；止咳汗，蜜炒；治滞下，用绿色的醋炒。

---

① 痱（fèi 肺）：痱子。《集韵·未韵》："痱，热疮也。"

# 苦 参

花黄白，土金之化。叶似槐，故《本经》名水槐，《别录》名地槐。气寒，水之精。味苦，无毒，火之味。能以寒水之精，专滋肾阴，上平君相之火，以泄气血之热，兼燥脾胃之湿，苦燥湿。以除风毒。湿热久郁，灼血成毒，则阳扰而风亦炽。治心腹结气，癥瘕积聚，黄疸。皆湿热内郁。溺有余沥，水精布则行也。逐水，苦下泄也。杀虫，风湿所生。除痈肿，热清则荣血活。补中，湿热去则阴能守中。明目，水精上交于君火。止泪，相火清，肝胆之热泪自止。疠风疥癞，瘾疹瘙痒，风毒坏烂，同皂角丸，温汤下；同荆芥丸，茶下。又一味煎水洗湿烂者，一味为末掺之。同芎、归、秦艽、胆草、地、冬、芷、荆、菊、白蒺、首乌、胡麻、牛膝、漆叶、豨莶，治大麻风。痔蛔，胃热也。同牡蛎、白术、青黛。谷疸，失饥大食，胃脘湿热，同牛胆汁丸，麦汤下。热病狂邪，及小腹热痛，色青黑或紫，为末，薄荷汤下。时疾结胸，醋煮饮妙。毒热足痛，酒煮渍之。梦遗，同牡蛎、白术末，猪肚煮烂为丸，米汤下。中恶心痛，醋煮饮，取吐。饮食中毒，方同上。热痢，肠风下血，血痢，炒焦研，米饮下。脱肛，同五倍、陈壁煎洗，木贼末敷之。齿缝出血，同枯矾末揩之。鼻疮脓臭，虫也。同枯矾、生地汁滴。肺热遍身生疮，为末，米糊丸，饮下。上下痔漏，水煎洗，醋煎服。瘰疬结核，牛膝汁丸，滚水下。赤白带，同牡蛎末，猪肚丸酒下。汤火灼伤，为末，油调搽。养肝胆，平胃进食，非湿热伤者，勿用。醒酒止渴，去肠澼，溺赤，恶虫，胫酸。

糯米泔浸，去腥；蒸用，治皮肌烦躁；酒煮，解时毒；醋煮，治肠风；疳虫，炒至烟起。

苦寒之性，少用则去湿热以助阴，明目，固齿。多用、误用则伤肾，每致腰重脚弱。

## 白鲜根皮

臭膻，入肝，故又名羊鲜。色白，入二肠、肺。气寒，味咸，入肾清热。苦，入心燥湿。无毒。苦寒合咸入血，大能入血分，清肺、肝、脾、胃、二肠湿热所化之风。治头风，金制风。黄疸，清热燥湿之功。咳逆，白益肺。淋沥，金水气通，则水道调。女子阴中肿痛，湿痹，死肌，不可屈伸行步，皆湿热在肌骨也。通关节，利九窍血脉，肺清则治节行而关窍通；肝和则脉濡。产后中风，虚人心脏中风，恍惚错乱，木火血滞而生风，故牛黄散用之；或一味，新汲水煎服。一切热毒风，风疮，疥癣赤烂，眉发脱落，肌急，皆血滞病。鼠瘘已破、出脓血，煮汁服。小儿惊痫，时疾头痛，眼疼。

此乃诸黄风痹要药。得苍、柏、苡、斛、牛膝，治一切下部湿热顽痹。世人但以此方加防己、银花治下部湿疮，浅矣。

## 延胡索

色黄，入脾胃。气温，行肝之逸气；味辛，达肺之郁气；血藉气行，血能濡，气能嘘。气行血自畅。肺郁，则经气不为使；肝郁，则所司之经络皆滞，而五脏之气亦不能出于经隧以行血。故主破血。独用为末，酒下，其功更专，杂以他药，则力反缓。凡一身上下血中气滞，气中血滞而致痛者，皆宜。治胃脘痛，食滞气留而血病。月经不调，腹中结块，产后血滞诸病，跌坠伤痛，为末，豆淋酒下，或醋炒，同归、橘，酒糊丸，醋、艾汤下；或同归、桂。鼻衄，为末，绵包塞耳，左衄塞右，右衄塞左。尿血淋露，同芒硝末，水煎服。崩中，皆肝调达血自归经也。暴血冲上，血为邪郁也。因损下血，气弛卫薄则血流，酒煮服，鼓气以止之。血晕，同归、地、牛膝、母草、童便之类。经阻腹痛，上方加芎、归、乳香、香附。蓄血，再加芒硝。气块痛及膜外气疼，为末，猪胰蘸服。疝气危急，盐炒，同生全蝎去毒研，盐酒下。血寒腰痛、体痛、肢节拘痛，同桂、归，酒下。偏正头痛，同青黛，牙皂温水下，随左右口咬铜钱一个，当有涎出。下痢腹痛，湿热伤气而血凝也。为末，米饮下。热厥心痛，或作或止，身热足冷。同川楝，酒、水任下。小便不通，同上方，白汤滴油数点下。咳嗽，同枯矾末，软饧和含之。落胎。

黄小而坚者良。酒炒，上行活血；盐炒，下行调血；醋炒，治中止血；生用，破血。气血虚，有瘀滞者，补气血中少用，无瘀勿用。

## 川贝母

气平，微寒。味甘淡，无毒。得土金之精，专开肺、胃、大肠之郁热内结。主伤寒烦热，寒闭成热。心下实满，胸腹逆气，皆膻中病见于肺部，甘寒解烦热。同知母、前胡、甘、冬、葛用。淋沥邪气，肺清则气化及于膀胱。疝瘕，肝经湿热干①包络，金清则木平。喉痹，喉为肺窍，大肠脉又上循喉咽，同元参以通肺清心。乳难，阳明热结不通，则肺津亦涸。同知母、通草、珊瑚树、猪蹄煎。金疮风痉，肺之皮毛与阳明之经脉受伤，则津液不行，宗筋不利，热结生风而成痉。忧郁不伸，姜汁炒，姜汁糊丸。《诗》曰："言采其虻。"寓解郁结之义。化痰降气，同厚朴丸，并消食除胀。半夏燥湿滞之痰，此清热润燥，以去热郁之痰。孕妇小儿咳嗽，面

---

① 干：此下原衍"干"字，据文意删。

炒黄，砂糖丸。**吐血**、**衄血**，炒研，浆水下，肺清则阴降入心生血。**妊娠尿难**，同苦参、归，蜜丸。亦肺气通调之功。**小儿鹅口**，满口白烂，郁热在上也。为末，蜜水煎，抹之。**难产**，为末，酒下。**痰疟**，同陈皮、前胡、知母、麦冬、竹沥，或同生南星炒黄研，姜汁下。**痰郁**，同乙金、苏子、香附、陈皮。**火郁**，同芩、连。**气郁身痛**，同川芎。**肺痿**，**肺痈**，去肤翳胬肉。同白丁香、乳汁点。

川产，味甘，尖小，底阔而白，开瓣者良；西产，味淡者次之；各土微苦，又次之。尖上色黄，身不开瓣者，名金利子，殊无效。独颗无瓣者，名丹龙睛，误服，令人筋不收持。去心，糯米拌炒，或姜汁泡炒。

同桔梗，治肺痈；同百部、百合、苡仁、麦冬、苏子、乙金、童便、竹沥，治肺热吐脓血。寒痰、湿痰忌之。

## 浙贝母

气平，味苦辛，内开郁结，外达皮肤，功专解毒，兼散痰滞。治疝瘕，喉痹，乳难，金疮，风痉，方解俱见上。**吹乳作痛**，研，吹鼻。**乳痈**，初起，研酒服；或同白芷、蒺藜服，令人吮之。**项下核及瘤瘿**，同连翘。**一切结核**，瘰疬，乳岩，俱同乙金、橘叶、翘、蒡、花粉、枯草、山豆根、山茨、元参。**妊娠尿难**，同苦参、归。**便痈**，同白芷煎，酒服，渣贴。**紫白癜斑**，同南星，或同百部末，生姜汁调擦。**人面疮**，烧灰油调，或加青黛。**蜘蛛、蛇蝎咬**，缚定咬处，勿令毒行，为末，酒服至醉，疮口出水尽，以末塞之。**敛疮口**。火郁散则敛，应是川贝。去心用。

### 山慈姑即金灯花根，又名鹿蹄草。

甘，微辛，小毒。散坚解毒，治痈疽，疔肿，疔疮瘘，瘰病，结核，醋磨涂，又同苍耳末，酒下。面黚瘢痕，先用碱水涂患处，次同轻粉、硼砂少许涂之，盖太乙膏，日易一次，俟疙瘩消尽，以鹰屎、陀僧，蜜调涂，数日勿见风。牙龈肿痛，煎漱。风痰痫疾，为末，日中茶调下，取吐，不吐，食热茶。紫金锭用之，亦是解毒耳。眼胞上下不可用，以其剥人面皮，眨动不辍也。又治苦伤，同猪肉。理蛇伤。

叶，治疮肿，乳痈，便毒，及中溪毒生疮。同蜜捣涂。花，治小便血淋涩痛。

## 水仙花

治妇人五心发热，同干荷叶、赤芍末，白汤下二钱。泽肌，埋发，去风。作香泽涂。其根苦，辛，寒滑，治痈肿及鱼骨哽。

### 白茅根 即地筋

色白，气平，味甘，无毒。生于春夏木火之交，具土金水相生之气化，是于阳中裕阴，故能畅阴于中土以和上下之阳，清脾胃伏热，生肺津以凉血，肺阴入心则生血，入肾则生精。为热血妄行上下诸失血要药。一味煎服，使阴阳和而行止，自不失其度。劳伤尿血，同姜煎，蜜服。治劳伤虚羸，肺脾津充则肌肉生。补中益气，阴者中土之守，阳得阴化则气足。血瘀，血闭，清肺以平肝，则血活荣经。寒热，血闭而气不外达，则为寒热。淋沥尿秘，月事不调，皆血分虚，肺不下输。因热饮水而哕①。同枇杷煎作茶。温病胃热，胸满哕逆，同葛根。伤寒哕逆，同参、冬、竹茹、石膏。反胃上气，同芦根。肺热气喘，水煎，食后服。劳伤内热，

---

① 哕（yè 叶）：干呕。

同冬、地、杞。**虚后水肿**，同赤小豆，或加苓、车、苡、通、川瓜、石斛。**诸黄疸**，煮猪肉食。**中酒毒**，捣汁饮。**尿血**，同地、冬、车、茯、柏、味、牛膝、杞子、童便。**止诸血**，同地、冬、苏子、枇杷、甘、芍、童便、蒲黄。**肠胃客热作渴**，阴和阳宣之功。**血热经枯而闭**。同生地、牛膝、童便。

茅花，甘，温。止尿血，吐血，衄血，俱煎饮，又塞鼻。刀箭金疮血，罨之。灸疮不合。

茅针，甘，平。溃痈疖，酒煮服，一针一孔，二针二孔。下水，止渴，破血，止血。

屋上败茅，苦，平。治吐血，酒煮。痘疮溃烂，焙干研掺之。妇人阴痒，同荆芥、牙皂煎，熏洗。卒中五尸，腹痛胀急，气上冲胸胁，或魂礧①涌起，或牵引腰脊。以布覆腹烧茅，随痛处逐之。此平寒解毒，兼受雨露霜雪之气，以辟秽燥湿也。

## 草龙胆

苦，大寒，泻心、肾、膀胱，味又涩，类酸。茎如竹枝，花开碧青，又更大泻肝胆相火湿热，治骨间寒热，苦走骨燥湿，寒益肾。除惊痫邪气，肝与包络俱热也。同冬、芍、神、甘、木通，并治时热，热黄口疮。续绝伤，肾主骨，肝主筋。定五脏，腑脏皆取决于胆。杀蛊毒，山下有风曰蛊，风气升则愈。蛔虫攻心，肝肾湿热乘胃，则化风生虫，水煮服。中、下二焦湿热，非此不除。脐下至足肿痛，寒闭湿而成热之脚气肢痛，姜汁浸焙，煎服。黄疸，同苦参，牛胆汁丸。劳疸，加栀子。一切盗汗，研，入猪胆内，酒调服。小儿

---

① 魂礧（kuǐlěi 傀儡）：亦作"魂磊"。垒积不平的石块。因以喻郁结在胸中的不平之气。

身有热，同防风，米饮下。咽喉热痛，擂水服，则寒水上滋。暑气目涩，同黄连浸汁点。眼漏脓，同归末，水下。卒尿血，煎服。伤寒热狂，为末，入鸡子清，凉水、蜜调下。痄热狂语，并疮疥，同苦参、蛀虫灰、青黛。时气温热，温痢，赤睛胬肉，合柴胡。客忤痫肿，口干，益肝胆气，肝胆以泻为补。但大苦大寒伤中，非相火乘胃、胃有伏热而误用之，反从火化而助火，故脾胃虚人虽有湿热，服之每至呕泻，空腹服亦令人小便不禁。

甘草水浸晒，性本下行；同防己酒浸、酒炒，则上行外达。

按：相火在包络，三焦为先天，在肝胆为后天。胆草治后天实火病及先天者，以肾为肝母，心为肝子，子母相连故也。若先天真阴亏，又当禁用。

# 细　辛

气温达肝，味辛达肺，无毒。一茎直上，其色赤黑，属水。是具肝阳之升气，开发肾与膀胱之阴水，外行皮毛而内合于肺者也。肾气原藉肝气为使，以上至于肺。主咳逆上气，太阳寒郁，则循行失职，水气不能上通，故咳逆。头痛脑动，太阳脉起目内眦，从巅络脑，阴郁阳而失职则痛动。百节拘挛，风湿痹痛死肌。太阳合肺，主皮毛，少阴主骨髓，二者不通，合则风湿闭于筋骨而拘挛，痹于肌腠而肌死。久服明目，利九窍，阴结开，则水精上濡空窍。轻身延年。生升之气条达。治阳明热齿痛，同石膏。目痛，同鲤胆、羊肝、甘菊、草决。伤寒咽痛，同甘草。鼻齆①不闻香臭，风寒郁于脑也。为末吹。口舌疮，同川连或黄柏。风寒风湿，头痛鼻塞，同风湿药。诸阳头痛，督脉病，脊强而厥，太阳夹脊而行，

---

① 齆（wèng 瓮）：鼻道堵塞，发音不清。

水气通行，荣液濡布则寒燥俱失。乳结，血闭，胸中结滞，痰结聚，湿火内郁，喉痹，风眼下泪。惊痫卒倒，鼻瘜①，为末吹鼻。耳聋，为末，黄蜡丸塞耳。客忤，同桂纳口中。齿䘌②肿痛，煎水含。皆阴胜阳郁之病。取其通阳以行阴，阴纾而肝胆自润，非仅辛散、辛润之旨也。故仲景麻黄附子细辛汤，因少阴内寒而太阳外热，用附子助太阳之表阳，以内合少阴；麻、辛启少阴之阴，以外合太阳，是交合内外阴阳法。麻黄附子甘草汤，因少阴病二三日无里症，应解太阳之表热，又恐过汗伤肾液，故减辛加甘，取中焦水谷之津以为汗。可知细辛原不仅散寒之比，乃达阴之用，所以少阴头痛，独活为使。虚寒呕吐，同丁香研，柿蒂汤下。并用之。

《本经》列此为上品。辛香之物，本可久服，惟血虚火郁而非寒胜热郁者忌之。且辛烈之性，单用亦不可过一钱，宜也。若谓多服反闭气，则恐辛香之物未有能闭气者。

产华阴及辽东者良。其辛不甚，可多服。形小而辛甚者，能通心窍。拣去双叶，醋浸一宿，晒为末。反藜芦。

### 杜　衡—名马蹄香，又名杜葵。（又见芳草部）

辛，温，无毒。形似细辛，药肆以之代充细辛，亦能散头目风寒，下气行水，止咳消痰，破血，杀虫，治瘿瘤。但气浊，不能达少阴之水以纾阴而上交于太阳，使水脏水腑相通耳。同瓜蒂、人参末，汤服，治饮水过多，停胸作喘，取吐即愈。此吐药也。俗名金锁匙，喉闭肿痛，捣汁饮。

---

① 瘜（xī 息）：寄生在身体局部的肉疙瘩。
② 䘌（nì 逆）：虫食病。

# 白　薇春生草

根黄白，气平。土金之气色，入肺、胃、大肠。肺主气，行于皮毛，而太阳标阳之气，亦合于皮毛。味苦咸，无毒。水火之味，入心肾冲任，而太阳本寒而标阳，从下上行，亦水中有火。《本经》名为春生，言其启寒水之精，随春生之气以升，即得苦咸之味，引心肺之阳下归，而益阴血以和阳火也。主暴中风，身热肢满，太阳外感，气不周于皮毛四末。忽忽不知人，狂惑邪气，风邪中于头目，或淫于心包血分，则郁冒狂惑。又有汗，多伤血。气并于血，阳独上不下，气壅塞不行，忽如死人，移时气过，血还方寤。用参、归、甘合治之，名白薇汤，症名血厥，小引阳归阴耳。寒热酸疼，瘫痪，风淫肌腠及于经脉，则营血不行。中风血厥，热淋，温疟洗洗，发作有时，先热后寒，身如水洒，名温疟。大阳气达，阴阳气通则已。妇人阴虚难产，伤中淋露，胎前产后遗尿不禁，或血淋、热淋，亦阳不归阴，致阴气不约耳。方合白芍酒调，收阴以归阳。宫冷不孕，阳不入阴则宫冷，阳胜于上则血枯，而冲任不利。方合归、地、芍、杜、山茱、苁蓉、丹参、白胶以调经。产虚烦呕，同枣、甘益中，竹茹、石膏除烦；有热倍此，以化阳归阴。产妇虚弱，同鸡炖食。肺实鼻塞、不知香臭，同冬花、贝母、百部末，米饮下。金疮血出，为末掺。下水气，利阴气。总之阳归而阴自利，足尽此物之功。俗本谓其大寒抑阳，岂宫冷虚风亦可用大寒之品耶？

同羌活、防风、石膏，治风淫。同参、芪、术、甘、玉竹，治虚风，鼻鼾，汗出，身重，语难，脉浮。同利水药，能行膀胱气，上合于肺，以行治节。弘景用治惊邪、邪鬼，亦即《本经》狂惑之义。

去须，酒洗。恶大戟、干姜、干漆。

# 白　前

色白，甘，辛，微温，无毒。恭曰：微寒。专泄肝、肺、胃、大肠气实以降痰。治胸胁逆气，肺位胸中，主气以行呼吸。肝治胁，为升降之道路，气实而逆，久患嗄[1]呷，为末酒下。久嗽上气，体肿不卧，常作水鸡声，同紫菀、半夏、大戟煎服，忌羊肉、饴糖。贲豚肾气，下气实也。久嗽唾血。同桔梗、桑白、炙草，忌猪肉。

俗名嗽药，又名石蓝。似细辛略大、白，又似牛膝，长坚易断者是。白而短小、柔软能弯者，白薇也。白薇升阴降阳，细辛通阳行阴，此则专泄风水之实气。凡阴虚而气不归，中虚而气失守者，均忌。

甘草水浸，去头髭，焙干用。

## 贯　众　即凤尾草、草鸱头，俗名管仲。

味苦，微寒，有小毒。生于山阴近水处，得阴气最厚，专解腹中邪热，诸毒，杀虫，治鼻衄，为末，水下。诸下血，为末，醋糊丸，米饮下；或煅同麝，为末服。血崩，酒煎。血痢，便毒肿痛，俱酒煎。产后亡血气痛，醋炙研，米饮下。年久赤白带下，方同上。久嗽脓血，同苏木末，淡姜汤下。劳瘵[2]，为末，鱼鲜蘸食。癥瘕，斑疹，痘疮不快，同淡竹、甘草、升麻、赤芍，皆泄热散结之功。辟时疫，浸水缸中饮之。化骨鲠，浓煎水连进，或同砂仁、甘草末含咽最效，是又能软坚也。治中风，因邪热毒入于腹，故危而急，宜先解毒，故保命、活命二金丹用之。头疮白秃，同白芷末油搽。漆疮作

---

① 嗄（xiá 霞）：咽，吞咽。《集韵·麻韵》："嗄，咽也。"
② 瘵（zhài 债）：病。

痒，为末油涂。**轻粉毒发，齿缝臭肿**，同黄连煎，入冰片少许漱之。**酒痢、血痔**，方同上诸下血。**止金疮，理诸病**，汁能制三黄，化五金，伏钟乳，制汞。同黑豆煮，晒至汁尽，日食豆五、七粒，可食百草木叶以救荒，可知解毒之功大也。恶赤小豆。

根似狗脊而大。金星草，亦名凤尾，但其叶如柳，此如凤尾，叶两两对生，根直多枝，皮黑肉赤，又名黑狗脊，黄者不取。去皮用肉。

## 紫　草根

色紫，水火之色。气寒、臭香，味苦，甘，咸，走血。无毒。此本水火之精，以滋中焦之汁，即精中土以行水火之气化，故能解心包、肝、脾、肾茎赤，节青，故又入肝之结热毒气，以**活血，凉血**。血本于水，成于木；火必得脾胃散精归肺而后入心，以成其生化。《经》曰"中焦取汁，变化成赤谓之血"是也。此物花子俱白，又入肺。**治心腹邪气**，血热之邪。**五疳**，疳者，干也，湿热伤血则血干，而成惊食筋骨气之五疳。**补中益气**。中焦阴液足则气受益。**利九窍**，九窍为水注之气，胃主之。补中益气则如雾，如沤，如渎，而水气环布也。**通大、小肠**，九窍利，则二便通调。**水肿，胀满，淋沥**，为末，井花水下。**身黄热有赤点**，黑点不治，宜烙手足心、背心、百会、下廉，同大蓝、川连、木香煎服。吾尝治二人身橘黄，二便闭，周身黑点如淡墨，脉微，以姜、附合连、柏治之而愈。**痈疽便秘**，同萎仁煎服。**白秃**，煎汁涂。**恶虫咬**，煎油搽。**恶疮面皶①，瘑②癣，斑疹痘毒**。

---

①　皶（zhā 扎）：同"齇"。鼻上的小红疱，俗称长有红疱的鼻为酒糟鼻。《玉篇·鼻部》："齇，鼻上疱。"

②　瘑（guō 郭）：疮。《玉篇·疒部》："瘑，疽疮也。"

色深紫而脆者良。淡紫、质坚者，曰紫梗，不入药。

紫草四月开花，至九月结子，刈苗采根则赤黯。性寒，功专凉血利窍，故痘疹隐隐，欲出未出，色赤干枯，及已出而便闭，色紫黑者宜之。毒不得越，血凉痘自出。同陈皮、葱白煎。痘夹黑疔亦宜。同雄黄末，胭脂汁调点。若痘已齐布红活，二便通调，则改用紫草茸。茸者，二月春社前采嫩苗连根，其根头有白毛如茸，得春升之温气，元素曰苦温，指茸言。于血热未清，用以活血，而寓升发之义也。若红活，二便滑及白陷者忌之。至灰滞而便滑，则又宜虫部之紫草茸，宜参观之。

每斤用蜡二两，溶水拌，蒸至水干，去头并两畔髭用。同红花、生地、贝、甘、丹皮、犀角，治痘疮黑陷，痘疔危急，干枯便闭；痘毒加芪、蒡、银花；夹斑疹①，加石膏、知母、竹叶、麦冬。

## 白头翁

正月生长，苗白，叶叶有白毛，近根又有白茸，金色。有风则静，金能制风。无风自摇，性同独活。气寒清热。味苦，燥湿坚阴，湿热则伤阴血。又具辛达风动升阳之用。凡肝胆风动火郁肝胆司相火。而湿不化，致肺、胃、大肠血滞者宜之。故为厥阴热利下重，脉沉弦木内郁则沉弦。而渴肝热则消渴。之主药。仲景治热入厥阴，急则承气下之，缓则猪苓汤分利。不合分攻者，以白头翁同连、柏、秦皮泄肝热以散阳邪，四味皆苦，救肾阴以清脾湿。并治毒痢，血痢，升阳散火，是下者举之也。下痢，咽肿，同黄连清上，木香醒中。温疟，狂佯寒热，邪久伏而伤肾阴，仍取木气透发母邪。癥瘕积聚，瘿瘤，瘰疬，逐血，止腹痛，皆热邪内

---

① 疹：原作"彦"，据文意改。

结之病，结散则血活痛止。**疗金疮**，逐瘀解毒之功。**阴㿗①偏坠**，捣涂一夜，当作疮而愈。**齿痛**，肾主之骨。**骨节痛，衄血，秃疮**，捣敷。**外痔**。捣涂。

产齐鲁、河南洛阳。苗长、叶白者良。今人于柴胡中拣出短小紫皮、头有白毛者用之，功多在少阳而力薄。得酒良。

# 白 及

辛，平，散结热。苦能泄热于下，以致阴于上；涩能收阴护阳以保肺。花开红紫，又能逐瘀，故入肺，**止吐血**，试血法：吐水内，浮者肺病，沉者肝病，半浮沉者心病，各随所见。以羊心、肺、肝点白及末，口口食。**令肺损复生**。肺土上焦之阳，得阴以化则不伤。为末，米饮下。**敷痈肿恶疮**，为末，水调贴。**败疽，伤阴死肌**，热壅血伤，则肿腐而肌不生。**胃中邪气**，气平清中，生胃汁以除邪热。**贼风鬼击，痱缓不收**，皆湿热伤血所致。**鼻衄**，为末，津唾涂山根，仍水调服。**心气痛**，同石榴皮，蜜丸，艾、醋汤下。**重舌鹅口**，乳汁调，涂足心。**阴脱**，同川乌研，绢包纳阴中，腹热即止。**打跌骨折**，酒调服，功同自然铜。**刀伤**，同煅石膏掺之。**手足皲裂**，水调涂。**汤火伤**，油调末搽。**白癣芥虫，面生黑气，面疮，金疮，发背，瘰疬，痔漏，止痛生肌**。**喉中血泡溃烂**，吹药中加之。**止惊邪，血痢，痫疾，风痹，癥结，温热，疟疾**，皆散结和阴之功。**令人肌滑**。

同白蔹、黄药子、乳、没、冰、麝，治一切痈疽肿毒，止痛，散结，排脓，神效。凡吐血不止宜加之。痈疽溃后，不宜同苦寒药用。

---

① 㿗（tuí 颓）：同"㿉"，阴部病。《黄帝内经素问·至真要大论》："丈夫㿉疝，妇人少腹痛。"

# 白 蔹

与白及功近，详于蔓草部。

**三 七**即山漆，又名金不换。其叶左三右四，故名。

温达肝血，甘升，苦降，以行血入心、肝、胃血分。止血，散血，定痛，为金刃、箭疮要药，为末掺。吐血，衄血，崩中，下血，血痢，产后恶血不下，为末，米汤下，或酒下，或加入四物汤中。杖扑伤损，青黑瘀肿，罨之即消。受杖前后，杖前服，血不冲心；杖后服，尤佳。赤眼太重，磨汁涂四围。目赤痛肿疼痛，醋磨涂，已溃干掺。蛇伤虎咬，米饮下，并涂。独用尤良，功专故也。

一种庭砌种植，叶如菊艾，以苗叶或根捣敷肿毒、折伤，血病亦效，亦散血，止血之功也。

细考田州三七，红皮、黑心，有菊花纹者真，如人参者上，有节者次。

## 七叶一枝花蚤休 三层草（又见毒草）

甘，益脾汁；平，升胃之清气，上行于肺以益血。血是中焦之汁，升于肺，入于心而成。行气，温达则气通。壮精益肾，温以畅阳化阴于上，平即降阴于下。已痨嗽内伤，活血止血，消肿解毒，甘益土之功。乃草中之王。或谓其功兼参、茸。三七为劳伤上药，治瘟疫，消痈肿，神效，吾尝试之。味甘，微苦，惟苦平下降，故能令肺阴入心生血也。谚云："七叶一枝花，紫背黄根节生涯。每节一窝者真，一寸九节者上。每从甘石山头上，日出昆仑是我家。生高山上，得太阳之气。大抵谁人寻得着，万两黄金不换他"。

出广西、交趾。皮黄质重者上，皮黑质轻者次。<sub>另详毒草。</sub>

### 马鞭草<sub>即龙牙草</sub>

甘，苦，寒，小毒。去脏毒，通经，退上部火。治痔疮，马鞭疮，<sub>俱同硫黄擦。</sub>洗痔，理跌打内伤。形似倒扣草而无扣，花紫一串如马鞭，从下开上，冬凋春长。又治骑马痈。

### 倒吊炉

叶如五爪，根名入地牛。苦，平。去腐生肌，消疮解毒。治瘟①疥癞，洗之。敷蛇伤烂。

### 五指柑<sub>即蚊枝叶，又名布荆子。其子即蔓荆子，见灌木。</sub>

甘，苦，温，无毒。治小儿五疳，<sub>煎浴。</sub>散身热骨肿痛，止呕泻，<sub>同米炒，淬水饮。</sub>洗瘟疥热毒，治沙屎虫食脚烂。<sub>用叶擦，或火烧熏。</sub>

### 布渣叶<sub>即破布叶</sub>

酸，甘，平。解一切蛊胀药毒，清热，消积食，黄疸。作茶饮佳。

### 山荖叶

花如桃花，六、七月子熟，红黑色。叶对生。涩，平。止

---

① 瘟：字书无考。应是"蟖"之俗写。"蟖"，粤语，指小昆虫或由细小虫类引起的皮肤瘙痒性疾病。如：广东人称猫狗感染皮肤寄生虫作"生蟖猫狗"，植物蚜虫称"生蟖"，阴囊湿疹称"油蟖"，口角生疮称"生飞蟖"。故"蟖"为广东人对导致疥、癞、癣类疾病的病原微生物之统称。

血，止痢，生肌，治疳积，消疮，洗痔痔，热毒，瘑疥，烂脚，理蛇伤。

其子甘，平，生采晒干。止痢，赤白带，生肌，止血。

根，治心气痛。

## 山 橙 即屈头鸡

苦，甘，平。滋阴，消热积气痛，功同罗汉果。其壳，洗皮肤血热毒，搽湿癣，疥癞。存性开油。

## 鹧鸪茶 即紫背金牛、金不换、蛇总管

甘，辛，香温。主咳嗽，痰火内伤，散热毒瘰疬。理蛇要药。

根，治牙痛，疳积。

## 倒扣草 即土常山

苦，温。止骨痛，治疟疾，小肠气痛。

## 鹿衔草 即千里光

草尾有球。酸，甘，平。滋阴健骨，舒筋活络，化痰，去瘀生新，理酒伤，敷跌打，浸酒妙。又名人字草、铁线草。

## 斑骨相思 即六月霜、土牛膝、白须公、多须公

甘，平。壮筋骨，健腰膝，理跌打。马食良。

## 丁癸草

甘，平。消大疮。根，解热毒，散痈疽。煎酒饮。牙痛，敷

马嘴疔及牛马生疔，同蜜捣。消蛇疮，理蛇伤。存性掺之。理
疮口。

## 金樱子

见灌木十。

### 尖尾风 即赶风晒、赶风帅

辛，苦，温。散风湿肿痛，酒风手足痹痛，理跌打。取根
浸酒良。

## 川破石

甘，平。壮筋骨，祛风，消蛊胀，活血，理跌打。治酒顶，
酒风。浸酒良。

## 山橘叶

辛，温。祛风，散瘀生新，敷跌打，止燥嗽。同猪粉肠。
根，去湿风及酒风。

### 黄　姜 即臭屎姜

辛，温。功同山橘，更消肿。

## 独脚柑

甘，淡，平。消疳积，黄肿。

### 独脚仙茅 即蟠龙草，花黄，似茅。

甘，淡，平。壮精益肾，治内伤痰火，同长颠茄蕴煎肉食。

理白浊，<sub>泡肉食。</sub>乌发，黑须，延年，去膈噎。去黑皮，糯米泔浸一宿，九蒸九晒，砂糖藏之，每晨送茶妙。

### 韩信草 <small>即大力草、耳挖草、金茶匙</small>

甘，辛，平。祛风，散血，消肿，治跌打，<sub>取汁酒调。</sub>壮筋骨，理蛇伤。浸酒妙。

### 鸭脚树根皮

淡，甘，辛，温。治酒顶，洗烂脚，敷跌打。九蒸九晒，浸酒，专门追风。

### 老虎利

苦，平。止泄泻，浸痄疮，痔漏，散毒疮，止瘰疬。茎、叶俱有刺。子蓝色，可食。

### <small>黄白</small>茅　根

甘，寒。清热。黄者止水泻，理心气热痛，小肠气痛；白者入肺，止嗽，利水，通淋，<sub>汁调蜜服。</sub>散血，止吐下衄血，内伤，敷疮。详上六十一页宜参①。一株独生者胜。

### 葫芦茶

涩，平。消食，杀虫，治五疳，退黄疸，作茶饮妙。

---

① 详上……宜参：原六十一页为白茅根"清肺以平肝……燥湿也"至草龙胆"中下二焦"。

## 丢了棒 即追风棍、赶风柴

叶苦，辛，微温。治一切风湿，酒风，酒顶，擂酒饮。敷跌打，消肿，去瘀。根功同，浸酒妙。

## 老鸦胆

其头名苦参，功治已见前，三十五页①。又治牛生疔，并中牛毒。擂米饮。其子，能腐肉，止积痢。去油，以粥皮包吞。叶，洗热毒，理跌打。

## 羊角纽

苦，寒，有毒。能杀人，不可入口。止瘙痒，治疥癫热毒。其子似羊角，角内有花，极止刀伤血。

## 走马胎

辛，涩，微温。壮筋骨，已劳倦，远行宜食。祛风痰，理酒病。与走马风异物同功，又治走马风。俱浸酒良。

## 生漆叶

凡中漆毒，忌洗暖水及饮酒，宜此取汁搽，或煎水候冷洗，或樟香煎水洗亦可。

## 鱼腥草

专治囊痈及鱼肚疮。

---

① 三十五页：原三十五页为肉苁蓉"骤用恐妨心……忌铁"至巴戟天"头面"。

## 凉粉草

涩，甘，寒。清暑热，解脏腑结热毒，治酒风。虚弱人勿服。

## 千年健

辛，温。祛风，壮筋骨，已劳倦。浸酒妙。

## 油柑叶 皮名茱卷皮

见虫部油柑虫。

## 黑面神

一名钟馗草，言其叶黑也。苦，甘，微寒。散疮，消毒，洗腐烂，治漆疮，解牛毒。

根浸酒，祛风，壮筋骨。

## 鸡骨香

见芳草、蔓草。山豆根宜参。

## 倒吊蜡烛根

淡、腥而平，无毒。治跌打。煎酒服。

其子内花，似羊角纽花，亦止刀伤血，但不可与之混用。

## 山夜兰根 鬼画符

辛，大寒。散皮肤、头面热毒，解中百药毒，双桥丸以之熬膏为君。煎酒饮，治杨梅疮毒。一服即头面俱消，而后以托补解脏毒之剂继之，其效如神。浸酒良。

# 入地金牛根

治痰火、疬核，并急喉痰闭危笃，去外皮，煎水饮。如喉闭，水饮不入，则擂烂同黄糖煮，做成弹子，含化①，其效如神。细叶者良。

## 英雄草 即料吊

根、叶、茎同用，治跌打散瘀。

## 山猛草 亦名黑面神

其子如谷，人山行即粘衣裙裆，俗呼无姐仔。取根煎肉食，治小肠气，经验。

---

① 化：原作"花"，据文意改。

# 卷之二　芳草部

## 当　归

花红，入血。根皮黑，肉黄。益脾汁。苦入心；温达肝，以和营去寒；血寒则涩。辛入肺，通脉以行血，使血得气而各归其经，以补血之动，为血中气药。血本于水为阴，成于木火为阳，必木升水归脾，脾散精归肺，而后金孕水气下注于心以成血。《经》曰："毛脉合精"，又曰"中焦取汁，变赤成血"是也。芍、地主降，益阴补血之静；芎、归主升，行阳益血之动。无毒。主咳逆上气，肺贯心脉以行呼吸，气以血为家也。血枯而木火刑金，景岳贞元饮合地、甘纳之，使气得血而归也。温疟，寒热洗洗在皮肤，心肝血少，不能营脉而充皮毛，唯补血则肝风心火俱熄。故一味水煎露服，治单热温疟；同鳖甲、柴胡，治寒热疟；同牛膝、鳖甲、姜、陈，治阴分久疟。妇人漏中绝子，补肝以藏血则漏止，胎从厥阴而结，肾精从胞中上交于心包，乃有子，补心肝即所以种子。诸恶疮疡，皆属心火无血以制。金疮，损伤血而成，养血则肌生。破伤风，同芎、地、芷、荆。跌折疼，同续、杜、牛膝、桂、地、鹿角。煮汁饮之。受气取汁而成血，煮汁所以助气，又滋中焦之汁也。今人炒用，涸其汁液，大失经旨。

治血虚发热，脉大无力，合炙芪。一切失血眩晕，同川芎，水、酒煎。衄血，同知母。尿血，同牛膝、甘梢，酒煮。经不利而脐下气胀，同干漆煅，蜜丸，酒下。产后血胀，同炮姜。产后腹痛，蜜水煎。妇人血虚，同生地。胎动及胎死，同川芎、砂仁。产后自汗、盗汗，同芪、芍；血热加芩、连、地、柏。面黄色枯，同白术。调经，同芎、芍等分，香附三倍。**热病**，郑语神昏，同麦冬、甘草。**肾燥泄泻**，同淮山、苁蓉、小麦。**痹疼**，同桂枝、术、菊、牛膝。**血不营筋**，同血药入牛膝、苡米。**筋寒湿毒**，同参、苡、川乌、台乌。**心虚不眠**，同枣、远、神、参。**经逆**，先磨墨汁服止之，次用尾同红花通经。**经闭**，归尾、红花、乳、没浸酒。**难生倒产**，同芎、参。**血闭无子**，同地、芍、白胶、杜、续。**纯血痢**，里急后重，同地榆、银花、红曲、滑石。**久痢**，以吴萸水制，蜜丸，米饭下。**和肝止痛**，同木香、芍。又治痢。治妇人胎产诸虚百病，同四物、姜炭、炒黑豆、泽兰、牛膝、母草、蒲黄。**血虚头痛**，齿痛，眼痛，同川芎、细辛。**目暗**，同附子。**心下痛，臂痛**，酒煎饮。小油头痛。**大便秘**，同白芷，米煎。**堕胎下血不止**，同葱白，酒煎。肝风内动者，君以巴戟。**产后中风**，同荆芥、童便，酒煎。**小儿好啼**，感寒成痫，为末，乳汁调下。**小儿脐湿**，不治则成脐风肿赤。同胡粉、麝香掺。**汤火伤疮**，油煎去渣，加黄蜡涂之。**风痉**，血无气煦则不能温达血脉，而筋急强直。**温中**，润肠胃、筋骨，泽肌肤，血主濡之。**脉细欲绝**，脉者血之府，血不充则细。**血壅腰腹诸痛**，血寒涩滞，以辛温和之。**湿痹挛蜷，癥瘕宿血，痿躄**，足下热痛。温伤血停，宜归尾以行之。**冲脉为病，气逆里急；带脉为病，腹痛，腰溶溶如坐水中**。冲脉起于肾，夹脐上行至于胸中，渗诸阳，灌诸精，下行入足，渗三阴，灌诸络，为十二经脉之血海。带脉围腰，而约诸脉，如冲带之血不能上行，外达经络，灌溉胸中，腰腹则病。宜当归、四逆加吴萸。**生肌**，血旺则肉长。**排脓**，血脉通则脓成。**止痛**。血和故也。

辛，温，能行，使气煦而血和，故血滞可通，血虚可补，血寒可暖，血乱可抚。但善走而润滑，便溏、食少者忌之。

血有阴阳动静，四物汤一升一降，以调其阳动阴静之体，用为治血总方。佐参、芪，补气摄血。血冷，加桂、附、吴萸；热，佐芩、连；虚，加人参、赤石脂。归同棱、莪、牵牛，破血积；同硝黄，治血燥；有痰，以姜制。至气虚血病，又非四物辈所能治。诚以脏腑之血，出于经隧，行于经络，散于脉外，充于皮毛，皆由胃之谷气与肺之真气周流运达所致。若气虚而不能至于经以行其血，则须君以参、芪乃可。

归头，上行，止血。身，养血，守中。尾，下行，破血。全用，活血而不走。酒蒸洗，上行，外达。醋浸，止血。

秦归，头圆尾多，色紫肥润，善补。镜归，色白，尾大，坚而枯，止能发散。川归，则善攻。

# 川 芎

芎䓖者天，天气常通于肝，肝藏血，常引水中，生阳上达于肺，而后条达无郁。肺主天气，《经》曰："三阴至于肺，一阴为独使。"三阴指肾，一阴指肝。芎产于川蜀，花白，子黑。金水气。辛，温，上升达肝阳，上致于肺以接天气，则血中气行，如天之转运，而血郁自畅，故名无毒。主中风入脑头痛，肝经与督脉会于巅顶，血郁则肝阳不化，而风化不行，故宜辛温以畅阳，非谓其祛风也。寒痹筋挛缓急，血郁不能热肤养筋，则寒而血泣为痹，筋结而挛，纵而缓，缩而急，阳畅则愈。金疮，辛金之气达血于皮毛，则肌肉生。妇人血闭、无子，胎从厥阴而结，肝血疏通则胞门清净而受胎。凡一切头痛，痹挛，俱可单用。米泔浸晒为末，治一切头痛，气虚，或风热，或风痰，俱茶下。偏正头风，有痰加天麻。又同槐子、生犀，加麝少许，蜜丸，茶酒下，最清头目之风火；若有痰，加朱砂、牛黄、铁粉；目昏，加细辛；口眼㖞斜，加南星。一切心痛，末，酒下。试胎，经闭三月，生研，艾汤下。腹内微动为有胎，不动则非。**跌扑胎动或死**，酒下。**崩中下血**，同生地，酒煎，阳畅则血归。**吐衄**，**尿血**，**齿衄**，煎含。**酒癖胁胀**，**呕吐**，**腹有水声**，或寒湿相搏而滞于阴，或火湿沸腾而滞于阳则病。此能于下焦阴中以透阳，即能于上焦畅阳以化阴。合三棱末，葱白汤下。**脑热**，**目赤肿闭**，同薄荷、朴硝末吹鼻。**牙疼**，入旧糟内藏一月取焙，同细辛研揩之。**齿败口臭**，煎含。**止涕泪**，**消瘀血腹坚**，**下胞衣**，**开诸郁**，木郁达之，是指阳陷阴中，阳郁不能畅阴之病。**搜肝气**，**润肝燥**，血行则润。**补肝虚**，肝以辛散为补。**诸风湿**，**血虚头痛**，诸风眩掉，皆属于肝，清阳上行，阴湿自降。气郁亦能头痛，故头痛必用之。至各经风寒，须加引经药，太阳羌活，阳明白芷，少阳柴胡，太阴苍术，少阴细辛，厥阴吴萸。痛甚加蔓荆。**寒冷气**，**疝气**，**湿泻**，皆通阳散郁之功。**血痢**，散血归肌腠，痢自止。**脑痛**，**疮痍**，**瘰疬**，**瘿赘**，**痔瘘**，皆荣血不行所致。**排脓长肉**，**产后乳长垂至小腹**。名曰乳悬，苦痛危亡。同归各八两煎，频服。另以之烧烟熏口鼻，又用蓖麻肉贴顶心。

　　芍守阴，芎达阳，升降之妙也。血是胃汁所变，故熟地补之；血以疏达而畅，故用川芎开导。但性升散，少用则畅真气，多用则散真气。血虚而滞者，须君补药，即实滞而病，亦中病即止，不可多服。所治皆阳陷阴中，及阳不畅阴之症。至阴虚而阳上僭，及上阳盛而阴不主者，均忌。

　　芎治风虚目疾。盖肝为风脏，本风升之气以达于上，而开窍于目；生气条达，上通则血和，风自熄，目自明也。

　　川产者，形圆实色黄，不油，辛而甘为上，主补。次则广芎、浙江台芎，散风湿。江西抚芎，小而中虚，开郁宽胸，血虚勿用。各产坚白，辛烈，止可煎浴。

　　其叶名蘼芜，可煮食。辛温，止咳，定惊，辟邪恶，蛊毒，鬼疰，杀虫，止泻，去老风。

白芷为使，恶黄连。

## 蛇床子

苦，辛，温热，得君相之火气，专助命门三焦之火。主治男子阴痿，同五味、菟丝，蜜丸，酒下。湿痒，同白矾煎洗。妇人阴痛、阴肿，为末，鸡子黄调敷。男子同。此以热治寒湿也。除痹气，利关节，火气外通经脉。癫痫，心虚寒病。恶疮，心气虚而热邪盛所致，温助心气，阳疽宜之从治，阴疽用以正治。赤白带下，同枯矾，醋糊丸，纳阴中。子宫冷，方同上。阴脱，同乌梅煎洗，亦治阴痛。脱肛，同甘草煎服，并为末敷。痔肿痛，煎汤熏洗。癣疮，和猪脂涂。小儿甜疮，头面耳边连引流水，痒极，加轻粉研，油调搽。耳内湿疮，同黄连、轻粉吹。风虫牙痛。煎漱。冬月喉痹肿痛，不可下药。烧烟瓶中，口含瓶嘴吸之，痰自出。

此药助男子阳事，又大益妇人，《本经》列之上品。今人但用为疮药，惜哉！

## 藁 本

辛，入肺。温，入肝。无毒。达肝气上行于肺，以散寒湿，使气通而血行。治妇人疝瘕，疝音翼，与音山异。是乃寒湿郁伤于血而心痛也。阴中寒肿痛，厥阴之脉络阴器，厥阴之筋结阴器，寒湿致病，温散即愈。腹中急，肝脉抵小腹，其性急寒，则血燥急引。除风头痛连脑督脉病，脊强而厥，风气通肝，肝脉与督脉会于巅顶，肝虚为寒所郁，则虚阳益以化风。胃风泄泻，风木侮土则湿不化。大实心痛，利后同苍术煎服，以彻其毒。金疮，疥癣，皮肤，面䵟，酒齄，粉刺，俱煎洗。排脓，阴得阳化，则脓不内塞。长肌，辛益肺，皮毛自长。**作面脂悦颜色，**阳不郁则阴不滞，荣气流行，肌肤自润，故老人滋阴方与阳虚受风症，俱多用之。**擦头屑。**同白芷夜擦且梳，垢自去。

羌活亦治寒湿，但苦胜辛，其用在下，是于阴中达阳。此则辛胜苦，其用在上，是于阳中化阴。凡阳虚受风，风益郁阳，非此无以举阳而化阴滞。今人但知其治头痛，同芎、细、葱、羌活。而不知其治湿泻同苍术。等症，遂以为太阳经药，谬甚。

血虚与内热之头痛，均忌。

去芦，洗用。

## 白　芷 即芳香

春苗，气温，达肝风；夏秀太阴主令。而香，燥脾湿；秋结子，而味辛，走肺、胃、大肠之气，凡风湿郁热，致阳不上透而阴不化者，能治之。无毒。**主女子漏下赤白，**风湿内陷所致。同芪、归、地、续、杜、母草、香附、白胶。加牛膝，治血闭阴肿。**血闭，**胃阳不达则肺脾之浊不化，而肝血亦结，阳通阴自利。**阴肿寒热，**厥阴之筋脉络阴器及女子牝户，湿胜则肿，风湿相搏则寒热。**头风侵，**肝经会督脉于巅顶，风气通肝，肝有风，头面诸疾，宜以萝卜汁浸晒为末，白汤下，并嗜鼻。偏正头风，加炒川芎、炒甘草、川乌半生半熟等分末，茶、薄荷汤下，绝效。一味蜜丸，茶清、荆芥汤下，治头风眩晕，并胎前产后伤风头痛，血风头痛；又头痛挟热，项生磊块，皆效。**眉棱骨痛，**风热有痰，同酒芩，茶下。**一切眼疾，**肝有风则肝窍病，同雄黄、朱砂，蜜丸，茶下。**涕泪出，**同荆芥、菊、决末，茶下，治风热；风寒加细、藁、蒺、辛夷研，葱白汤下；仍以姜汁调芷末，涂太阳穴。**时行风寒，**同生甘、姜、葱、枣、豉煎。**牙痛，**风热，同朱砂；风寒，同吴萸，擦妙。**口臭，**同川芎，蜜丸，含。盗汗，同朱砂末，酒下极效。血风反胃，炒研，以猪血点服。脚气肿痛，同芥子、姜汁涂。崩漏难产，同百草霜、滑石末，芎归汤或童便下。又能调经。大便风秘，末，米饮和蜜下。气秘，醋浸，焙研木通、甘梢，酒下。鼻衄，以所出血调芷末，涂山根。尿血，同归末，米饮下。肠风下血，为末，米饮下。痔瘘出血，方同上，并煎熏。痔肿痛，同皂角烟熏，仍以鹅胆调芷末搽。一切热毒痈肿，同大黄末，米饮下；同醋，调涂。乳痈初起，同贝母，酒服。疔疮初起，同生姜，擂酒服。丹瘤游走，入腹则死，急同寒水石、葱汁调涂。刀箭伤疮，涂之。诸骨哽，同半夏末，水下。解砒毒，水调服。蛇螫伤，以麦冬汤下，仍搽之；伤溃烂，加胆矾、麝香掺，神效。长肌肉，作面脂泽颜色，肺脾主肌肉、皮毛，清阳上达，浊血俱化也。阳明头目昏痛，阳明之脉营于面。同荆芥，蜜丸，茶下，治一切胎产头风，血风头痛。破伤风，方同上。鼻渊，肺经风热上灼，则脑渗为涕。同细辛、辛夷、麦冬。痘痒，皮肤燥痒，同白芍。产后伤风，血虚头痛，自鱼尾上攻，多在日晚，宜合四物；若气虚头痛，多在早晨，宜合参、芪、芎、藁。排脓活血，肠中有湿浊及败脓血，致淋露带下腥秽，脐腹冷痛，必须同红蜀葵、白芍、枯矾，蜡丸以排之；同芪、甘、地、冬、北味则长肉。消肿，同芪、甘、茜、皂、地、芍、枯草、银花亦排脓。止痛，阳达血行之功。目痒，弩肉，奸疵瘢，瘰疬，疥癣，心腹腰痛。血滞则痛。所治皆风湿郁伤于血之病，达阳以除风湿则血自行。至其治胎漏及胃虚泄泻，同苓、术、甘，炒芍。则又升阳举陷之力也。

种白芷，可辟蛇。当归为使，恶旋覆。制硫黄、雄黄。

徐灵胎曰："去风药多燥湿伤液，惟白芷极香，又极滑润，故去风湿，利血脉而不耗液。"

色白、不蛀者良。微焙用。漏下等症，炒焦用。时人以石灰蒸煮，防其易蛀，但本性失矣。

## 芍 药

冬芽，春长，夏花。气平，金气。味苦，火味，入心。无毒。本阴极阳升之时以生，而反得苦泄平降之气味，是本阴之阳以升，遇肺而阳中之阴，反以下降之义也。为泄阳以和阴，使肝制于肺，而反本归根，不至肆虐伤脾，而血自生也，非收阴补养之物也。血不升动不行，故以芎、归；不降泄不守，故以白芍。主邪气腹痛，风木之邪伤中土，脾络不能从经外行则痛。合甘草，补土泻木。热加芩，寒加桂。除血痹，血涩不行而麻木，泻血中之气则行。破坚积、寒热疝瘕，止痛，血滞久成积，则寒热不调，或心痛，或小腹下痛，皆为疝，或假物成形为瘕，及一切血涩气滞而痛，皆宜此伐肝泄气以行血。利小便，肺气降，则治节行，水道调。益气，治噫逆，肺胀，喘咳，皆壮火食气之病，肺气清降则愈。烦热消渴，脾热也，同甘草煎。下痢后重，泄气行滞之功。目涩，肝血不足，泄阳存阴之效。妇人胎产诸病，如四物，芎、归升阴中之阳，此降阳中之阴，是阴阳屈伸之理也。脚气肿痛，同甘草末，白汤下，是脾虚肝乘，伐肝阳以补脾阴。风毒骨痛。同虎骨，浸酒。至其治五淋，同槟榔。衄血，咯血，同犀角。崩血，腹痛带下，炒，同香附末，盐汤下；或加柏叶，酒煎。经水不止，同香附、熟艾。金疮血出，熬黄为末，酒下，并掺之。血痢必用，如建中汤，补土泻木是也。无非泻肝阳以救阴，而血自止耳。若阳气衰而腹痛满急，补中益气加之。肾寒而小便不利如真武汤，苓、姜、术、附、芍。亦用之者，因精血亦伤也；桂枝汤用之者，表虚发热实卫，尤须泻经脉之邪热也。桂枝合甘草，化阳以和卫；白芍合甘草，化阴则和营，兼滋阴以为汗地；建中汤用之者，阳邪内陷而腹痛，培土尤须泻风木以通经脉也。<u>太阳变少阳脉弦，故用之。</u>桂枝甘草汤去之者，误汗而伤心之液，则心气虚，欲补中扶阳，忌其苦泻也。时说以白芍酸寒，监桂枝之发散，何以症因发汗过多，反减白芍，而不俱其太散乎？且酸收之物，岂能破积消肿，治血闭乎？少有知者，当自悟矣。<u>参观桂枝自明。</u>

陈修园曰：白芍，苦，平，破滞，本泻药，非补药也。同甘草，则滋阴止痛；同姜、枣、玉桂，则和营卫温经；同术，则补脾；同归、地，则补血；同川芎，则泻肝；同川连，则止痢；同防风，则发痘疹；同桂、姜，则急收阳气，归根于阴。又为补肾之品，古人用芍，或取其苦以泄甘，或取其苦以制辛，或取其攻利以行补药之滞，皆善用其泻以为补，非以其补而用之也。观《本经》主治，皆攻泻之用。故古法新产恶露未尽多用之，里虚下痢泄泻悉减之。必不得已，酒炒焦用。又治虚痢，<u>同参、莲、升、葛、甘、连、扁、滑、曲。</u>肠风，<u>同荆、防、芪、地、甘。</u>产后虚热，<u>同归、地、牛膝、续、味、冬、炮姜。</u>表虚自汗，<u>同芪、术。</u>中恶腹痛，<u>同陈、藿、甘、木瓜。</u>脾湿腹痛，<u>同四苓、陈皮。</u>赤白带下，<u>同干姜熬黄研，米饮下。</u>痘疮血虚发痒，<u>同白芷。</u>此泻肝安脾之功。其一切血症用之者，血本于脾汁，脾阴虚而肝乘，泻肝火即以救脾阴也。若血寒而用，则全凭温热佐使。

生用，攻下；醋炒，入肝，治血。酒浸蒸，升阳行经；酒炒焦，则避泄滑。川椒同炒七次，可去土中之湿。

# 赤 芍

《本经》止有芍药，并无赤、白之分，后人宗时珍及缪氏①之说，谓白者由木媾金而酸涩，入气分，主收主补；赤者由木归火而有苦，入血分，主泻主破。因花有赤、白，根亦随之。颐②则曰：白芍根白，赤根亦白，须切片，各以酒润之，覆盖一宿。白者仍白，味酸；赤者转赤，味苦。吾尝依法试之，同一根，而有变赤者，有不变者，以口尝之，味俱极苦，而后带微涩。故刘潜江曰：赤、白虽分，究不甚异。张隐庵、高世栻曰：赤芍、白芍，花异根同。今药肆中一种赤芍，不知何物，庸医、儿医③多用之，为害殊甚。又或于白芍中寻取近赤者用之，皆拘于白气、赤血，而过为细分耳。不知血原于水，成于火，火即气之灵。白者媾金，由气以致血，即《经》所谓"毛脉合精"也。心主脉，肺主皮毛，肺液入心，则金得火而化血。赤者归火，由血以致气。盖肝藏血，为出地之少阳，归于脾，络于胃，其由阴出阳，必得火苦之气，乃能合于膻中，以布心、肺、胃之天气而下济，是阴随阳升，血生而气亦长。《经》所谓"至阴虚，天气绝"者，此也。白芍，芽于冬，长于春，茎皆赤，是阴得微阳以出地也。其苦而微涩者，正出地之阳，仍不离乎阴也。若阳离阴以暴出，则气化，危矣。故曰：曲直作酸，

---

① 缪氏：缪希雍（1546－1627），字仲淳，号慕台，海虞（今江苏常熟）人。明代医学家，著有《神农本草经疏》《先醒斋医学广笔记》等。
② 颐：即卢之颐（约1598－1664），字子繇、繇生、子薱，号晋公，自称芦中人。明清间医学家，钱塘（今杭州）人，名医卢复之子。曾以十八年精力著《本草乘雅》，不幸为兵火焚毁，后凭记忆重新整理，仅及原稿之半，遂题为《本草乘雅半偈》，刊行于世。
③ 医：原作"酱"，据《本草崇原·芍药》改。下一"医"字同。

伸而仍屈。乃木气归根之妙理。其花赤而根白者，气原于水火，统于金，为血生之初也。其味苦而带涩者，血原于水，成于火，而藏于肝也。金无火不能生血，非苦涩下行，则血上溢。故宗奭曰：芍药单叶红花者佳。正有合于《本经》无分赤、白，皆得以苦泻为补也，安得以白为酸敛哉？

## 牡丹皮

气寒，清肾与小肠、膀胱之热。故肾气丸用之，功胜黄柏。色红，味辛而香，能开发陷伏之邪。凡热伏血中，相火胜肾，无汗骨蒸，肾热则骨蒸，心热则汗液涸。自汗者勿用，恐其走散津液也。以为要约。无毒。土寒热，太阳寒水不足，不能制心火以固皮毛，则邪风中入血脉，而火陷阴中，致火郁则寒，火发则热。中风瘛疭，惊痫邪气，风火相搏而害其筋，则瘛疭。痰随火逆而乱神魂，则惊痫。丹皮本水气以制心火，本金气以平血脉之风，故治。除肠胃藏坚瘀血，风火结于血中，则经脉之血不能渗灌于络脉，遂留舍于肠胃瘀积藏坚。丹皮寒除热，辛散结。热结去，血自行，非其能破瘀也。安五脏，脏，藏阴者也，肺为之长，肺阴足，则脏俱安。疗痈疮，心火降，营血通行于太阳所主之皮毛也。通关腠经脉，结散则血脉通调。治血热吐衄，经滞，沥血，腰痛，皆血因热郁。风痹，血热化风。神志不足，心血热则元神不主，肾精伤则志为火扰，故补心丹用之。泻阴胞中火，胞络系于肾，胞脉属于心，乃男藏精、女藏血之所，为冲任督之所起。肺亲心火，则气化为血。心气入肾，肾上承肺气，则血化为精。清肺肾以制心，使水、火、金相交，而精血盈，则胞安，故六味用之。排脓，消扑损瘀血，同盲①虫，末，

---

① 盲：据文意，应作"虻"。

酒下。妇人经滞恶血，同干漆炭，水煎服。**金疮，内漏，中蛊毒**，俱为末，水服。**癫疝气胀偏坠**，同防风，末，酒下。**血热齿痛**，入清胃散。**解毒化癥**，同犀、地、芍，名犀角地黄汤。**痘疮瘀滞**。

痘疹初起勿用，恐散血而根脚阔也。妇人妊娠及血崩，并经行过期不净，属虚寒者忌之。酒拌蒸。

按：牡丹种类不一，其千叶密瓣者，止供玩赏。惟单叶单瓣野生者，取其根皮入药。此物冬芽春叶，三月开花，五色俱有，结子黑色，止用红、白花者。其根，皮红内白，具心火之色，兼金水相生之气味，荣于木旺之时，故能入心肝血分，通经脉以行留滞。《本经》主治皆肝心血气留滞之疾，留滞去，五脏自实。其除热通经之功，近白芍。但芍苦而泻，此辛而散。

# 木 香

一茎五枝，一枝五叶，一叶五节，土数。色黄，臭香。气味辛、温，能达肝脾之气，上至于肺。又苦，能降气入地，是升降诸气使上下相通，为三焦气分药也。无毒。**主邪气**，香以正之，辛温以散之，则阴寒留着之邪气自除。**辟毒疫瘟鬼**，阳从地升，复从天降，则太空光明，而天地郁塞之气自消。**强志**，肾藏志，神所存也。魂魄既辛温通达，则志亦静而明。**主淋露**，胃阳升则气化出，肺阳降则治节行，故水道调。同没药、当归末，荆棘心汁为丸，盐汤下，治尿浊如精状。**久服不梦寤魇寐**，阳气清明则寤中无梦，阴气四散则寐中无魇。**治一切气痛**，苦泄上焦肺气，香运中焦脾气，温达肝之郁气，辛散下焦大肠之滞气，行膀胱之化气。但辛温升达，惟气郁不达，由于冷滞者宜之。若阴火冲上者，反助火邪，当君以知、柏方可。**九种心痛**，同炒皂角为丸，汤下。**阳衰气胀懒食**，同诃子，蜜丸，酒下；有热，牛乳下。**内钓腹痛**，同乳、没，水煎服。

膀胱、小肠冷疝，酒煮，日饮。气滞腰痛，同乳香，酒蒸饮。血气心痛，同延胡。耳内痛，以葱黄染鹅脂点末，纳耳中。呕逆，反胃，霍乱，下痢，皆气滞病。同黄连、白芍，惟身热，呕逆，口渴者勿用。安胎，气顺则安。除冷痰、痃癖、癥块，升降不息，则留滞皆化，非以其破也。气冲烦闷，冲脉为病，逆气里急，肠风下血，同川连，入猪肠内煮烂为丸。胃热风湿阴肿，同枳壳、炙甘煎。天行赤黑斑，蛇虺伤，俱水煎服。溃疮伤风，臭败不敛，同川连、槟榔，末，油搭。阴与腋湿臭，醋浸研敷。牙痛，同麝揩之，盐汤漱之。杀虫，同牵牛、雷丸、槟榔。

生用理气。同橘皮、砂仁、白蔻、紫苏，调一切气不通顺，及冷气攻痛作泄，大怒后气逆，胸胁胀痛。煨熟，健脾实肠，止泻。但香燥，肺虚有热，元气虚脱及阴虚血枯人忌之。

番舶上来，淡黄，形如枯骨，味苦、粘牙者良。若皮黑、臭腥、味咸者，番白芷伪充也，勿用。

原名青木香，后人以马兜铃根名青木香，故改呼此为广木香。

## 甘松香根

甘，温，无毒。香升而窜，醒脾胃，以开气郁。主恶气，卒心腹痛满，风疳虫牙，同腻粉、芦荟末，炒猪腰点贴，有涎吐出。肾虚止痛，同硫黄末，泡汤漱。脚气膝肿，煎洗。面黚，同黑丑、香附末，日用洗面。熏劳瘵，同元参烧。得白芷、附子良。海藏曰：兼理元气。同桑寄、地、苓，治尿血，是阴中元气流行也。

## 山　奈 即山辣、三奈

辛，温，无毒。香，入脾胃，暖中正气，辟瘴疠、恶气，治心腹冷痛，同丁香、归、甘丸，酒下。寒湿霍乱，风虫牙痛，同甘松、花椒、食盐入肥皂内，面包煨红研擦。面上雀斑，同鹰屎、陀僧、蓖麻子研，乳汁开搽。去头屑。同甘松、零香、樟脑、滑石研，夜擦日篦。

## 杜 衡 即杜若，一名山姜。(参山草部)

叶似姜，有文理，根似良姜而细，生紫花，无子。辛香而温，无毒。主胸胁胃冷，气逆腹痛，明目，去皮间、脑户风痛，眩晕。

## 高良姜

辛，热，主升散结滞；苦又主降，能壮心肺之阳，以升降脾胃，无毒。治胃寒噫逆，胃司升降之枢，喜暖。同干姜、橘皮。霍乱，炒焦，酒煮；或煎取水煮粥。反胃，同大枣煎，冷服。脚气欲吐，水煎服。胃脘痛，酒洗，同醋洗香附研。因寒者，姜二、附一；因怒者，附二、姜一，以米饮、姜汁、盐少许，煎水下。心脾冷痛，用四两，分四分，各以陈米、东壁土、巴豆、斑蝥同炒，取姜，再同吴萸酒炒为末，糊打为丸。或加五灵，醋汤下；有痰，陈皮汤下。脾虚寒疟，寒多热少，以麻油炒，同炮姜等分，猪胆汁和丸，酒下，甚效。以寒发于胆，用胆汁引入胆也。目卒赤头痛，为末，吹鼻。风牙痛肿，同全蝎末，掺之，盐汤嗽，甚效。风冷痹痛，土以和风而奠，以冷风而伤。冷癖，止痢，解酒，消冷食，治口臭。同草蔻煎饮。

炒用。出岭南高州。寒疝及产后寒瘀，小腹痛，每加用之。

红豆蔻，即其子也。辛，温。温肺，散寒，醒脾，燥湿，消食，解酒，止肠虚水泻，止痢，去寒湿反胃腹痛，补命门火，故正元丹用之。但动火，伤目，致衄，不宜久服。东壁土炒用。

## 草豆蔻

辛散外寒，温淡而香，大温中土。味又先苦，故燥湿。凡寒冷食滞，及寒痰湿郁而成病者，宜之。无毒。主呕吐，健脾，消食，冷气胀满，短气，泄泻，虚弱不食，同川瓜、乌梅、益智、麦芽、炙草、生姜。痰饮积聚，噎膈，霍乱烦渴，同川连、乌豆、生姜。及客寒侵而心胃痛，腹痛，腰痛，著痹，癥疬。但耗气伤肺，损目，阴虚血燥人忌之。

产于闽，如大龙眼，形圆，壳黄白、薄，有棱，仁如砂仁，亦名草果。其实形用与草果略别，面裹煨熟，取仁用，忌铁。

一种小的，如白蔻，市人以之伪充白蔻，然味苦，功同草蔻。

## 草果仁 亦名豆蔻

辛，温，芳烈，无毒。其散寒，破滞，燥湿，健脾，开胃，功同草蔻。尤善消冷食，停痰，破瘴治疟，凡气虚瘴疟，或热少寒多，或虚热不寒，或单寒，同附子、姜、枣煎。寒热瘴疟，合常山、知母。取草果，一阳以治太阴之寒；知母，一阴以治阳明之热。脾肾虚寒泄泻，以小茴炒，合故纸水炒吴萸、黄肉水炒卢巴，酒糊丸，盐水下。赤白带下，连皮，同乳香面包，煨焦黄，连面研，米饮下。水肿，滞下，由于寒湿郁滞者，均宜。又治口臭，酒、面、鱼肉诸湿毒。故食料用之，烟瘴更宜。但功专消导，助脾热耗气，必兼补益而用。若湿热伤暑，尿赤口干及疟非寒瘴，忌之。

产滇、广，大如诃子，微长锐，壳厚黑而皱，去壳生用，亦有煨炒者。

草蔻，专入脾胃，散中土之冷食寒湿。草果，则深入膜原，提散瘴疠之外寒内陷。

# 白豆蔻

气大温而香，以达木火之滞气。味辛而凉，阳中之少阴。又由升散而降收金气，故能流行三焦，消磨水谷以下气。无毒。治肺胃冷积，吐逆反胃，同土炒仓米及砂仁、丁香末，姜汁和丸。恶心欲吐，生嚼，或研末，酒下。小儿吐乳，同砂仁、炙甘、生甘末，掺口。产后呃逆，同丁香末，桃仁汤下。中酒呕吐，同木瓜、五味、扁豆、陈皮。寒痰作吐，同二陈、姜、术。上焦气滞，同陈、藿、木香。秋疟少食，同参、术、陈、姜，使三焦行，营卫转，症自平。白睛生翳，天寒则阴云四起，金翳则不明。同陈、术、蒺、决、木贼、蒙花、甘菊、菊精。目外眦红筋，太阳风寒也，用少许。宽膈，解酒。

按：此味辛温而又凉，能和寒热之气，故升阳剂中、降收剂中，与寒热互用之剂皆可用之。佐入血药，又能通润二肠，使气行血自润。不论血寒、血热，俱可于寒热方中少佐之，以行其升降。故海藏谓其理脾胃元气，补肺气，收脱气。

番舶者良。忌见火。去壳膜用，留膜令人膈满。凡草蔻、草果、砂仁皆然。

## 缩砂蔤 即砂仁

阳春所产，先辛酸而咸，次微苦，苦尽则甘淡，是由水木生火归土，得辛散、辛润之气以畅达土化。水火者，气之元也，其枢属中土，故肾味咸，脾味亦咸。咸者水气，土之原也。火苦土之生，木酸土之用，金辛土之化，合五行中和之气，以宣土化也。故能升能降，为行气散结，温中和脾，开胃之妙品。功超行气诸味，亦不同于他品之补火生土也。且花实在根，仁粒列八，膈包裹，味又兼涩，有退藏收敛之意，故能理脾肾之气归宿丹田，故地黄用之同蒸，取其达下。无毒。虚劳，冷滑，泻痢，阳虚作劳，则土气益耗。为末，拌羊肝焙干，同姜、附、朴、陈皮，丸。吐泻不食，涩能止泻。同参、苓、陈、甘、藿、芍。宿食不消，腹虚寒痛，大便下血，为末，米饮频服。小儿脱肛，入猪腰内煮食，次服白矾丸。身与前阴肿满，同土狗等分研，酒下。痰气膈胀，以萝卜汁浸焙研，白汤下。火衰或跌坠胎动，及子痫昏冒，连壳炒黑研，米饮或酒下。血崩，方同上。霍乱转筋，同藿、橘、木瓜。干霍乱，炒一①两，入盐三钱，研，滚汤，冷服。热拥咽痛，壳为末，水服。齿痛，常嚼之。口疮，壳煅擦之。咳逆，炒，同生姜杵，热酒下。鱼骨哽，同甘草末，绵包含咽。误吞金银诸物，煎汤饮，快气之功。解食毒，噎膈，却痛，去饮，镇惊痫，下奔豚。能升能降之功。

得人参、益智，运脾；得黄柏、茯苓，入肾；得赤、白石脂，入大、小肠。

土产者，温燥耗气，不能入肾。

去壳略炒，吹去衣，研用。孕妇气虚勿多服，恐致难产。

## 益智仁

温而香，达肝以开脾郁，辛散肺寒，开结而润下，苦益心火以坚肾。无毒。主遗精虚漏，温能固，苦能坚。小便频数、余

---

① 一：此下原衍"一"字，据文意删。

沥，肺寒不收，则注节失司。盐炒，同台乌，山药糊丸；或同盐炒山萸、人参、五味，盐汤下。**尿滑白浊**，同茯神末，白汤下；赤浊，加远志，酒糊丸，姜汤下；腹满，加厚朴、姜。**益气安神**，肺暖则气生，气温神亦定。**补不足**，治手足三阴之阳气不足。**利三焦，调诸气**，君相火足，则三焦无滞，真气与谷气并充周身。凡胀满积聚，膈噎、痞痹，胁痛等症皆除。**摄涎唾**，胃肾冷，则火溢化阴之浊，留阴之清，全赖火以摄水。同参、陈、苓、半、车前，立效。**止气逆**，同藿、苏子、枇杷、橘皮、木瓜。**胃冷吐泻**，同参、姜、藿、橘。**冷气腹痛**，火足则土生，气宣则滞化。**血崩**，为末，米饮入盐下。**漏胎下血**，同砂仁为末，白汤下。功能摄水健脾，故名益智，脾主智也。同甘草研，舐之，去口臭。

去壳炒，或盐水炒，研用。原出交趾，今岭南多有，形如枣核。君相火衰，忽泄不止。浓煎饮。

## 荜茇

辛散胃、大肠之浮热，温达肝，安胃下气，为头风痛、鼻渊要药。俱为末，吹鼻。无毒。补腰脚，杀腥气，消食，除胃冷、阴疝、霍乱吐泻，同良姜、干姜、玉桂糊丸，姜汤下。**冷痰恶心**，为末，米汤下。**心痛**，口流清水，同姜汁，炒川朴，入鲫鱼肉为丸，米饮下。**风虫牙痛**，同木鳖仁吹鼻；同胡椒，蜡为丸，塞鼻；或为末，揩之。**妇人血气痛**，或下血，经不调，盐炒，同炒蒲黄，蜜丸，酒下。**瘴气成块**，同生军末，入麝，蜜丸，酒下。**脏腑虚冷肠鸣**。同参、桂、姜、诃子。但辛热耗散，走泄真气，不宜多用。

醋浸，去皮、子，免伤肺上气。

## 肉豆蔻 即肉果

气温达肝，味苦辛而凉，火中金气。令肺气下归于胃、大肠，而能运能收，金本于火，则降而能运；火终于金，则运而能收。《经》曰："魄门为五脏使。"言肺气下归而收摄也，世人以为涩者，陋也。无毒。主温中下气，消皮外络中气，岂涩者亦能消气乎？开胃消食，解酒，善运之功。暖脾，止泻，止痢，醋调，面包煨，连面研，入炒米粉为丸；老人虚泻，加乳香；久泻，肠滑，加附子、粟壳，醋糊丸。同参、陈、砂、藿、麦芽、曲，为开胃、消食、止泻上品。除冷痰，同半夏、木香。积冷心腹胀痛，霍乱反胃，中恶吐沫，为末，白汤下。小儿吐乳冷泻，同乳香，以姜汁炒为丸，米饮下。

同参、吴、味、故纸，治肾泄及冷泻，黑锡丹用之，以治上盛下虚，诸逆上冲，元阳上浮而头痛，皆取肺气之降收以归元也。又治水肿，虫痛，则善运秋金之气也。得川连、木香，治气虚湿热痢。

出岭南，似草蔻，外有皱纹，内有斑纹，如槟榔。去壳，糯米粉或面包煨熟，去油用。忌铁。

### 补骨脂即破故纸

色黑，形如肾。大温，苦辛，为火中之金，能收敛神明，使心胞之火与命门之火交通，火降水中，则阴得阳以化精，而骨中脂充，故名。无毒。主五劳七伤，下元久冷，一切风虚，五脏化薄，则五气消亡，五行离决，而为劳，为极，为痹，由是食、忧、饮、房、饥、经络、营卫七者俱伤。营卫阳伤，则风易入而病冷，皆损先后二天真气而成。此入肾壮阳以生土，使后天与先天相续，腐水谷而化精微，所谓劳者温之也。又风者，出地之阳，阴中阳虚，则化为冷风。酒浸晒干，以黑芝麻和炒至声绝，去芝麻，醋糊丸，酒、盐汤下。骨髓伤败，手足沉重，气盛则精充而益形。同胡桃、乳香、没药、沉香，蜜丸，盐汤、酒任下。**肾冷精流**，青盐等分研，米饮下。**尿多**，同茴香盐炒，酒糊丸，以盐汤及米煨猪腰汤下。**妇人血气**，温肺益气，则津液之化源足，而血脱气陷可除。**固胎**，胎藉脾气以长、肺肾气以举。如脾虚有火，以芩、术安之；脏寒，则同桃、胡以温固。**治腰膝冷痛**，酒炒，同姜汁炒杜仲、胡桃，以蒜膏为丸，酒、醋任下，名青娥丸。**囊湿**，**诸冷痹痛**，气生精，精生形，形归器，囊、骨皆肾器也。**脾肾虚泻**，肾为二便之关，火不生土，则肠鸣腹胀，五更作泻。以此补肾，合玉蔻、枣肉以补脾，名二神；再合五味、吴萸以收之，名四神；或更加木香以运之，功尤捷。**水泻久痢**，同粟壳，蜜丸，姜枣汤下。**肾虚牙痛**，同青盐炒，研擦。**瘀血腰痛**，同茴香、桂枝，热酒下，气行则血归痛止。**玉茎不痿**，**精滑而痛**，名肾漏。同韭子研，水煎服，日三次。**引火纳气**。君相交通，而功在补髓，使血归气，气统于肺，而下藏于肾。

同茯苓，以酒化没药为丸服，至老不衰，以故纸壮阳返精，苓定心，没药养血也。又唐郑相国方，故纸酒蒸十两，胡桃去衣廿两，酒、蜜调服，益气明目，水得火运则化气。补髓生神，交通君相则火生神，而神志内敛。以胡桃属木，入心，润燥养血；故纸属火，入命门，故脱生气，交通心肾，有木火相生、气血合化之妙。

《经》曰："水精为志，火精为神。"志者，骨之主，髓者，骨之充，是志为骨髓之用，而神更为志之先，以裕水化，必火精静敛，而后水精充盈，是水火原同宫，而神志乃相应，知此可晓故纸之功矣。

出南番。补肾，用童便或乳浸，或盐水浸炒；止泄，酒浸蒸，或面炒。一法以盐水、杜仲水、黄柏水或生地水，三制故纸，合鱼胶、蛤粉炒为末，胡桃油蜜丸，治老人阳虚及肾冷无子。然世有肾阴虚冷者，忌用。即肾气虚冷由于肾阴虚者，亦当酌主辅。

忌芸薹、羊肉、猪血。

# 姜 黄

苦，益火生气；辛温，达火化气。气生化则津液行于三阴三阳，清者注于肺，浊者注于经，溜于海而血自行，血藉气行。是理气散结而兼泄血也。辛通散，苦降泄。无毒。主心腹，心肺之分。结积，气寒则血涩结而成积。痎疟，寒湿内疟，与性相忤，苦辛散之。下气破血，苦降泄也。除风热，风郁之热，辛以散之。消痈肿，气行血活，自不逆于肌肉。治癥瘕血块，经闭，扑瘀，产后血痛，同桂末，酒下。功力烈于郁金。乙金苦寒，入心，专治血；姜黄辛香，入脾于气中，治败血攻心；莪术色青，入肝，亦治气中血，故化血更速。治冷气心腹胀痛，小儿腹痛，啼哭吐乳，便青，冷汗。若惊搐，同乳、没，蜜丸，钩藤汤下。风寒湿气臂痛，三痹汤用之。若血虚臂痛，非因气血滞者忌。得归、地、牛膝、延胡、玉桂，治一切积血腹痛。同玉桂醋下，治心寒痛。

一女子感寒，服五积散，凡头、身、腰、腿、臂痛皆愈。惟背重痛不应，后以姜黄、甘、术、羌活而痊。因背为胸中之府，为太阳，常独静，阴邪常客之。故阴寒不论自外入、自内生，多踞于背，此味达上焦胸中之阳，凡痞满喘噎、胃脘、肩臂寒痛皆治，不徒以治血见长也。

川产者，色黄嫩，有须，折之中空有眼，切之分为两片者，名片子姜黄，忌见火。恐去其辛也。生江、广者，质粗，形扁如干姜，耗气而无治疗之功。

# 郁　金

禀水之寒气，入肾、小肠。金火苦辛之味，入心肺。金中孕水，得火而化，故能开郁气，降逆气，破血积。心血周流，每藉肺气之畅。治吐血，衄血，唾血，血腥，血淋，尿血，皆恶血内滞之病。产后败血冲心及宿血心痛，妇人经逆，或怒气伤肝吐血，俱宜同降香为末，以韭汁、姜汁、童便下，或加归、地。痰中带血，加竹沥。此皆血热阻气，气降则火降而血下，乃血分之气药。若阴虚火炎致逆，非因气分拂逆，肝气不平所致，勿用。**惊忧痰血入心而致癫狂**，乙金四两，明矾一两，米糊丸，朱砂为衣，名白金丸，以其入心去痰，破血兼安神也。**痘毒入心**，用一两，以生甘二钱半煮干，去甘焙，研末，冰片五分，每用一钱，加入生猪血五七滴，新汲水下，治癍痘始有白泡，忽搐入腹，紫黑无脓者。**下蛊毒**，初中其毒，胸膈腹痛，同升麻末，米饮下。**止金疮血**，生肌，疮口热则腐烂血流，苦寒之品为末，外治佳。**厥心气痛**，同姜、附，醋糊丸，朱砂为衣，男酒、女醋下。**吐衄血**，为末，并水下。**胃热痛下血**，同牛黄、皂角子末，醋浆水煎服。**风痰壅滞**，五倍、藜芦末，温浆水下。**解砒毒**，同蜜，冷水下。**痔肿**，水调末，搽。**耳内痛**，水调末倾入，即倾出。又同葱白煎服，止尿血，烧存性，醋下。治产后败血冲心，涂乳上。止自汗。

按：古人以郁金合秬黍①、香草酿酒，为郁鬯②，欲其阴达九渊，阳彻九天，以降神。故之颐谓："条畅上下，非纯阴之品，所以寒水上厥心气痛亦用之。"且上而头目，下而二便皆治，非以其能升能降乎？若内外色黄，皮起细横纹，折之中空，

---

① 秬黍：即黑黍。
② 鬯（chàng 畅）：古代祭祀、宴饮用的香酒，用郁金草合黑黍酿成。

其气烈而不香者，片子姜黄也。

出川、广，尖圆如蝉肚，外黄内赤，微香，味苦带甘，置生鸡血中化成水者真。但香虽能畅气，究属苦寒，降火以降气，若非瘀血阻气而气滞，误用则有血脱之患。

磨汁，或末调，更效。又同香附、甘草，水酒煎服，治血热入胃，胃痛引两胁并背难忍。

## 蓬莪术 即广茂

色黑，气温，入肝经血分，味苦，辛，火金之味。香烈利窍，故入心肺，以破气中之血，苦泄辛散，温则通行。无毒。主一切积聚冷气，醋煮，调木香末服。心腹诸痛，或客邪，或中恶，鬼疰，气血壅滞所致。炒研，酒下。霍乱，吐酸水，饮食不消，行气之力。通经，消瘀，妇人血气游走作痛，同干漆末，酒下；腰痛，核桃酒下。肝经聚血，跌扑损痛下血，及内损恶血，气短不接，是血泣气中，血行气自畅。同川楝、煅硼砂研，酒或盐汤下，兼治尿赤滑泄。上气喘急，酒煎。男子奔豚，疝癖，皆肾积在小腹至心下。小肠气痛，研，葱酒下。小儿盘肠内钓，以阿魏水化，浸一日夜，焙研，紫苏汤下。妇人癥瘕，饮食停积，同六君、棱、芽、木香、肉蔻。初生吐乳，入盐、乳煎，和牛黄服。心脾滞痛，食醒脾药反胀，面包煨研，酒、醋煎。浑身燎泡如棠梨，泡破水出，内有石片。泡复生，抽尽肌肉，不可治矣。同三棱末，酒连进。

辛温香烈本走气，因色青黑入血，故凡血结实于气中，或气滞而致血停，虽未至结，皆宜此从气入以破血。但破泄太过，须君补脾胃之品，使气旺而积乃磨。

根如生姜，术在根下，色青黑，似卵不齐。醋炒，入肝；火煨、酒炒，入心脾；羊血或鸡血拌炒，配入四物，则调经。

# 荆三棱

苦，平，金火气味。治血，金亲火，则血生。因色白入气，故治血中所壅之气，是从决血以破血中之气，治老块坚积，恶血，血晕，昔有人以癥瘕死后人剖视，得病块如石，遇三棱而化，足见其削坚之能。故熬膏酒服，治癥瘕鼓胀。同陈皮、青皮、木香、槟榔、玉蔻糊丸，姜下，治痃癖气块，或加大黄。然非有老块，未可遽用。调经堕胎，止心腹膈痛，胸满，同莪术，青皮、陈仓米，俱醋浸过，入巴豆炒，去豆为丸，米汤下。反胃，同丁香研，水下。通乳，煎汁洗奶。治疮肿硬。

**色黄，体重，似鲫鱼而小者良。**醋浸炒，或面裹煨。又经闭痛，并产后一切血结，入四物，加桂、膝、延胡、红花、青皮、灵脂。消食积，同参、橘、青、砂、楂、芽、玉蔻、川连。一切坚积，同参、桂、莪、延、蛎、青皮、香附、鳖甲。治心积，脉沉而芤，名伏梁，同六君、枳、朴、三棱。

## 香　附 即莎草根

先辛，甘，后苦而微寒，微寒即秋之平气，无毒。甘而苦，是土中有火，出土之阳，乃阴中之少阳，故入心脾及少阳三焦火府，通行经脉之气。辛苦，微寒，又由阳入阴，由肺气入心生血，令血无病，则三焦之气不致化火，故为血中之气药。舒经络，宣气，解六郁，除胸膈热，充皮毛，痰、火、气、血、湿、食六郁，则上焦热滞，伤阴伤血，而皮毛焦。辛达气，苦寒和血，则郁热解，皮毛自充。长须眉，生血之功。久服令人益气。火不食气而调达，即益。治霍乱吐逆，饮食积聚，痰饮痞满，血生气和，则脾胃无邪火之扰。同皂荚水浸，半夏一两，白矾五钱，姜汁、面糊丸，姜汤下。**升降一切气**，血中气行，则血得气运，气得血和。凡怒而气上，惊而气乱，及火伤气结者，得苦平以降之，即恐而气下，喜而气缓，悲而气消，劳而气耗。一切虚怯挟滞者，亦同补益以收功，以其辛香升达，阴中有阳也。不知者乃谓其耗气燥血，陋矣。同砂仁、炙甘，治一切气滞；加沉香，治痞胀噫酸，并辟瘴。**心腹痛**，同台乌、炒甘草，盐汤下。**心窝痛**，醋浸略炒，同良姜，以酒浸洗七次，略炒，分研收贮。因寒者，姜二、附一；因气者，附二、姜一，炒。**少腹痛**，并血气痛，以祈艾醋煮，去艾为丸。**疝癖疼痛**，同南星，姜汁丸。**小肠疝胀**，末，以海藻煎酒下。**腰痛**，姜汁浸，炒黄研，入盐，揩牙数次。**血崩下血**，童便炒透，合煅木耳，存性为末，酒、醋、米饮任下，屡验。**气郁吐血**，同茯苓末，童便下。**肺破咯血**，末，米饮下。**尿血**，煎服后，又服地榆汤。**血淋**，同陈皮、赤茯。**诸下血**。酒醋制，加百草霜、麝香，秫米糊丸，米饮下。**血气刺痛**，同荔核炭研，米饮下。观诸血症皆用之，何云燥血？**交心肾**，心血少，不下交；肾气衰，不上交。营卫不和，致多惊，痞塞，少食，遗精。滋补无效者，每一斤同茯神四两，炙草蜜丸；或同桂心、芜荑，蜜丸及浸酒饮，治心中客热，膀胱连胁下气阻，心松不乐。**开胃暖脏**，同姜、盐煎。**酒肿**，**虚肿**，醋糊丸，米饮下。**血热上逆**，同酒炒黑大黄。**偏正头痛**，热上攻者，水煮淡，蜜丸，醋下；风寒，加乌头、炙草、葱，茶下。**血衰头晕**，同茯苓、炙草、橘红。**妊娠恶阻**，头风睛痛，俱同藿香、炙草，盐下。**肝虚睛痛冷泪**，同枯草。**耳卒聋**，同莱菔子。**聤耳出汁**，绵包送入。**各牙痛**，同艾煎漱，又为末擦。**牢牙去风**，炒存性，加青盐、生姜擦。**久消渴**，同茯苓末，陈米饮下。**安胎**，末，紫苏汤下。同砂仁、炙草，服一月则易产。**赤白带**，同赤芍，盐水下。**血晕狂言**，同生姜、枣。**妇人经不调**，腹胁胀痛，心怔头晕，恶心堕胎，一切百病，每斤分四分，以童便、盐、酒、醋分制，入熟艾四两糊丸，醋、酒任下。瘦人加苓、泽，气虚加四君，血虚加四物，癥积加蚕砂、莪术、归身。痈疽疮疡，皆气凝血滞所致。姜汁浸研，白汤下。初起、溃后作茶俱佳。蜈蚣咬，涂之。肾气脚气，寒湿伤气而病于血，非辛寒而苦不治。时气、寒气疫。香能正气。

去毛。生用，上行胸膈，外达皮毛；熟则下走肝肾，彻腰足。炒黑，止血；童便浸炒，入血补虚；盐水及蜜炒，润血燥；青盐炒，益肾；酒炒，行经络；醋炒，敛肝，止痛，消积；姜汁炒，化痰饮。稻草同煮，则不苦；同川芎、苍术，解郁；同栀、连，降火；同茴香、故纸，引气归元；同艾，治血、暖子宫。老人血枯，惟气是赖，得此引血约至气分以生血，则气日充，形日固。忌铁。

## 茉莉花

辛，热，无毒。去积寒、虚热、疽疮、毒瘤。蒸油，泽头，长发；作面脂，润燥，香肌。入茶茗亦佳。

小者名素馨，功同。

根，热毒，酒磨一寸服，昏迷一日，二寸二日，三寸三日。凡接骨用之，则不知痛。

## 排香草根

辛，温，无毒。辟臭，去邪恶气。烧之，治鬼魅时疫。同土姜、芥子煎浴，治风疟佳。

## 藿　香

气微温，初春木气。达肝胆，味辛甘而香，又宣肺以调畅脾胃，故温中快气，同香附，升降诸气。开胃进食，火者气之本，出于地，亦藏于地。甘温辛通，则火归宿土中，而金亦宣化于土，故胃气行。止霍乱吐泻，脾胃行气于三阴三阳，肝又为升降之使，肺受邪不能宣化于土，则土木相忤。阴阳乱，而升降失，正气通，则逆乱除。同砂仁、陈皮煎服。暑月吐泻，同滑石、丁香研，米泔下。心腹痛，亦肺脾气乱耳。主风水毒肿，风气通于肝，温则散。水湿毒归脾，甘温可除。去恶气，香能正气。补肺，入顺气乌药散。补脾，入北芪、四君。肺虚有寒，上焦郁热，外寒郁，或七情饮食内郁成热，皆各随泄散补益，而加此以定乱。胎动吐酸，同香附、甘草末，盐汤下。酒毒，口臭，煎汤漱。下蛊毒，贴冷露疮烂。同细茶烧灰开油。又同参、陈、砂仁、苓、木瓜，治霍乱吐泻转筋；同苓、夏，治风水毒肿；同木、沉、乳香、砂仁，治中恶腹痛；同参、姜、木丁香、苏叶，治暴中寒吐逆。

出交、广，方茎有节，揉之如茴香者真，如薄荷者伪。

## 零陵香 即熏香

甘，香，辛温上达，无毒。明目止泪，去臭恶，风冲心，心腹痛，头旋，同藿香、香附末，茶下，日三。伤寒下痢，同归、连。狐惑食肛，同黄连、酸浆浸一宿，煎服。鼻塞，同羊髓熬膏擦背。鼻瘜，单用，嗅之。头白屑，同白芷煎，入鸡子白敷。牙痛，煎漱。牙疳，同炒荜茇末掺。梦遗，同参、术、地、芍、神、甘、桂。断产，酒服一两，一年停孕，香散血也。五色诸痢，盐、酒浸半月，炒干一两，入木香钱半，里急者，冷水下钱半，通了二三次，以米饮下止之，忌生梨。伤寒头痛气逆。多服耗气，令人喘。得酒良。酒煎，治血气腹胀。得升麻、细辛，治牙肿；浸油饰头，令体香。

# 香薷

《别录》气微温，禀初春气，入肝以散营卫之凝结。味辛，得金味，助肺以理清化。又甘而香，是畅脾胃，宣肺郁以调营卫，所谓藏真高于肺，以行营卫阴阳也。为解表利水之要药，无毒。气味俱升，但苗于四月，花于九月，是生于火土，成于金水，阳中之阴物也。主霍乱腹痛、吐下，湿热伤肺，则金郁而失其清化。凡胃中游溢上输之阴气，不能通调下降，则上焦清浊相干，乱于胸中，而诸症作，此能散金郁。散水肿，肺主皮毛汗孔，为水道上源。又《经》曰："藏真高于肺，以行营卫。"金郁则汗孔闭，水道藏真，皆失将行，故水聚。辛温解表，得金水之气以利水，则金郁可泄。伤暑无汗，中热有汗，宜白虎、清暑等方。若无汗，或有汗而恶风，为外伤暑风，暑必兼湿，无湿则为干热，非暑也。香薷功专利水，古人极言其治水甚捷，亦兼彻表，故又借以治暑，因治暑必兼利湿也。后人竟以为治暑专药，而此外用之寥寥，惜哉。止衄，吐血，藏真理，营卫调，肝血藏矣。暑疟，发于夏秋之交，兼见霍乱吐泄等症，皆伏暑而然。脚气，亦湿热病。口气。煎汤含漱。陈者胜。取汗，热服，或酒调末服。治水，冷服。

熬为膏，合白术丸，米饮下；或胃苓汤吞，治水肿，脉沉大，沉主水，大主虚，虚而冒风，名曰风水。久病，加参、瓜、苓、橘、芍，以尿利为度。同乙金，调达营卫。

之颐曰："凡水病，本风、本寒、本虚、本实、本营卫饮食不调，皆宜加香薷。"《肘后》治舌出血如钻孔，《圣惠》治衄，《外台》方治吐血如涌，李仲南[1]治发迟方，皆用香薷。

---

[1] 李仲南：一作中南，号栖碧，元代安徽黟县人。撰《锡类钤方》22卷，后经孙允贤补订，改名《永类钤方》。

# 薄 荷

《唐本》气温，生于杪春，初夏入肝。味辛，无毒。得火气以生，而俱金味，有转夏为秋之能，故卢复①谓气温性凉，搜肝气，清利肺热。主贼风伤寒，贼风者，中风也。风为阳而伤卫，寒为阴而伤营。此味辛温，佐温散以治风寒，则金为火用。又性凉，佐清解以治风热，更能达火之化。发汗，与荆芥俱辛温而凉，能引寒热诸药以入营卫，佐寒降解邪而不伤脾，凉本温也。恶气，心腹胀满，恶气必从肝入，辛温能散肝。霍乱，肺失清化，则阴阳交乱于胸中，清肺自愈。宿食不消，肝气达则散精。下气，肺脉贯心而行呼吸，辛润肺，凉清心，则金得心阴以纾阳，而肃降自正。煮汁服，芳香理脾，阳虚不耐暑者，合姜茶煎饮，则寒茶不损脾胃也。亦堪生食。清利头目，诸热上壅化风，中风者，下焦阴虚，元阳失守，而致风也。头目风热者，上焦阴虚，阳无所依，热化为风，或阳郁化风也。三者皆阳之为患，清利则阳得阴依而下降。治头晕痛，眼、耳、咽喉、口、鼻、齿诸病，皆热淫化风，壅塞上窍之症。风癫，风痫，昏冒，心阴无以育神，则热化风而病癫，下阴虚而热上壅，则病痫，皆归于气不清耳。风痰，风因热化，痰因风涌。中风失音，痰阻舌木也。肤痒，瘾疹，疮疥，风热伤营血也。瘰疬，达肝之效。惊热，心清则惊止，风散则热除，故治小儿惊风俱用之，煎汤调。血痢，凉，清心生血；辛，散郁去滞。虚人勿多服。疏表泄气故。

苏产者，良。茎燥，宜用叶。薄荷，猫之酒；蜈蚣，鸡之酒；桑椹，鸠之酒。被猫伤者，薄荷汁涂之。

---

① 卢复：字不远，号芷园，钱塘（今浙江杭州）人。明代医学家，其所辑之《神农本草经》为现存最早辑本。

同川芎、冰片、桔、甘、防、辛，蜜丸，茶清下，治风壅痰涎，头目眩痛，项背拘倦，肤痒鼻塞，面上游风如虫行。入含化丸，以之为君，治阴虚肺热咳嗽；加生干姜，治风寒咳嗽。专为末丸，治风热上壅。同皂荚，取汁熬膏，合连翘、青陈皮、黑丑，半生半炒，末，皂仁同捣丸，连翘汤下，治瘰疬结核。

## 荆 芥

《本经》气温，味辛，无毒。得春升之气，西金之味，而辛中兼凉，是温升之中，具有凉降之用。故能由阴以达肝胆相火于上，即由阳以降肺阴于下，有阴阳合化之妙焉。**主寒热**，邪客少阳，则寒热往来，宜温以达风木之气。**鼠瘘，瘰疬，生疮**，皆少阳火郁也。辛能发相火之郁。**破结聚气**，饮食入胃，散精于肝，肝不散精，则气结而积聚。温以升达肝阳，则阴滞皆畅。**下瘀血**，肝藏血，血随气行，肝气滞，则血亦滞而为瘀。温以达之，则阳畅阴中而血脉通；辛凉降之，则阴和阳内而血气生矣。**除湿疸**，疸成于湿，辛入肺而调水道，水道通，则湿自降。**治吐、衄血，下血，血痢**，血赖升以举，赖降以归，升而兼降，故治。**妇人崩漏，及产后血虚劳风**，血虚则肝热化风，风动则血益燥而不行，因之崩漏经阻，或血不荣而筋骨烦疼，或热盛而气壅满，或胸中之阳无阴以依，又为虚汗背脊痛，名曰血风劳。阳升而阴畅，则风脏之血不病；阴降而阳和，则血脏之风不生。其所以平风者，皆凉降生血以除热之力。故凡风寒外郁，及七情内郁致肝抑成热而为风，皆可佐清降以治之，以风脏不离乎血，血行风自灭也。《本经》不言其治风，但言下瘀，主寒热，正以其和血也。不知者乃以散风之味概视之，则末矣。华佗愈风散，荆芥穗焙末，酒调，治中风口噤；豆淋酒调服或童便调，治血虚病风及崩漏。风药多燥以竭阴，而产后及失血、汗后风症，止此一味投之，便有奇功，于此可思。**疗风化热结，烦渴目黄**，风气内传，肝抑为热之病，阴阳合化则结热除，故清龙散用之为君。穗尤佳，苗于春，结穗于秋，穗在巅善升，得秋气又善降。宜生用。今人治血俱炒黑，欲杀辛升也。不知血以升举而行，失其辛温则不能达，变凉为燥，又不能降，大谬。又按：调血者必治肝，以肝藏血，血成于金水，肝由水中之阳以升，复由金中之阴以降也。此味专入肝以神升降，故为血病致风之要药。

为末服，治产后衄血。以童便下，取其裕阴以和阳，治崩中，中风口噤，兼产后风噤迷闷，及一切目疾，偏正头痛目眩。以酒下，取其纾阴以达阳。同桃仁，治产后血晕，风虚昏冒，喘加杏、甘。烧存性，合麝少许，汤下，治产后痢；去麝，陈皮汤下，治酒色太过，口鼻出血如涌。同槐花，治下血；同生地，治疥疮。同犀、栀、翘、芩、滑石、石膏、防风，治中风。以上皆治热淫之风病。同川草乌、苍术、石斛，名如圣散，治风寒外受而阳郁者。于此可知，寒热之剂皆得用此味也。

## 紫 苏

《本经》气微温，禀春气入肝。味辛，得西方金味而色赤，入肺以行血中之气。无毒。气味俱升阳也。主下气，肺阳畅于上则治节行。杀谷，除饮食，温达肝而香和脾，则肝能散精，而脾亦健运。辟口臭，香能胜臭。去邪毒，辟恶气，香为天地正气，正气胜则邪恶散。久服通神明，气爽则神清。除寒中，苏叶蕃于五、六月，当大火之时，而得辛温之味。火金合德，则心肺合而营诸阳，而中州之脾亦温。轻身耐老，气行则无病。达表解肌，肺气行则宣发。和血，金火合德，则肺气下降入心而生血。宽胸膈，上焦气行。止霍乱，天阳上布，则地土皆敦，而中焦不乱。疗脚气，阳畅于极上，气自归于极下，而壅瘀不留。利大、小肠，火为金用，则毛脉合精，行气于腑，而下焦亦通。解鱼蟹毒，蛊毒，定喘。气下归则喘定，故亦治脚气冲心。忌鲤鱼。叶以两面紫者良。

同陈皮、砂仁，行气安胎；同藿香、台乌，温中止痛；同香附、麻黄，发汗解肌；同芎、归，和血散血；同木瓜、厚朴，散湿解暑，霍乱脚气；同枳、桔，利膈宽肠；同杏仁、莱菔，消痰定喘。同橘皮酒煮，治感寒上气。

生，取汁饮；干，煮作饮。治干霍乱。同参，治咳逆短气。

苏子，采于季秋，得金气尤厚，而善降。下气尤速，叶和气而散，子和气而降。消痰定喘，止嗽，利膈宽肠，润心肺，开郁结。有苏子降气汤。解散风气，宜用叶。表气虚，忌多服。降利上下郁结，宜用子。肠滑、肺虚者勿用。

制方：微炒，酒浸饮，顺气利肠。同良姜、陈皮，蜜丸酒下，治冷湿风气，腰脚疼。干末，米饮下，治休息痢，二便频数。炒，研细用，入汤剂，煎好加入，二三沸即倾。五月采叶，九月采子，后时则无功。

苏梗，下气宽胀，治噎膈反胃心痛，功稍缓，虚者宜之。旁梗小枝，通十二经关窍脉络。

## 鸡　苏—名水苏，一名龙脑薄荷。

气微温，味辛，无毒。气味同紫苏，但紫苏温胜于辛，叶背面皆紫，蕃于五月，得火之旺气，功归于畅气，气畅而血亦化也；水苏，辛胜于温，叶面青，蕃于七月，得金之进气，功归于益血，血益而气亦清也，故不同。主下气，肺肃降以和火，使火归宿水中，是气得血而愈清也。恶气，辛香能辟。消谷，肝能散精之效。治吐、衄血，咳、唾血，下血，血淋，血痢，崩漏，肝气温达，则能藏血而纳于血海。况肺得清化以降，则木随金下，升已而降，不致木火相煽而妄行。头风目眩，产后中风，血少则肝阳不化而病风，理血以化气，则风木自治。口甜苦，口臭，喉腥，邪热诸病。皆肺气清化之效。

又按：《经》云："伤肺者，脾气不守，胃气不清，经气不为使，经脉傍绝，五脏漏泄，不蚵则呕"。可知血病由于肝气不升，更由于肺不肃降，徒以苦寒退血热，何若此等金木合治之为得哉。

方茎，中虚，似苏叶而微长，密齿面皱。七月时收。霜后采则气味失。

# 兰　香

植之庭砌，二十步内即闻香，俗名香草，又名辟汗香，佩之能辟汗湿气。其子能去目翳，故名翳子草。芳香，辛，温，入肺、脾、胃、大肠，专走气道，故利水，肺气化则能出。调肝和脾，消食，杀虫毒，辟恶气不祥。辛香以散肺胃之郁，则阴郁之气皆消。止呕逆，功倍藿香。脾瘅，肥甘留于脾，则口出甜水也。消渴，《经》曰："数食肥甘，传为消渴，治之以兰，除陈气也。"故东垣生津饮用之。牙疼口臭，神功丸用之。无，以藿香代之。除痰癖，津液行则痰不生。治疠风，散肺胃湿热、虫毒也。止反胃，和蔗汁饮。小儿鼻疳赤烂，叶烧灰二钱，铜绿五分，轻粉少许，研敷。久服益气。

《纲目》菜部有兰香，名曰"罗勒"，其茎叶较兰香稍粗大，形虽极类，而气晕浊，以嫩时可食，仅入菜部，不堪入药。与此不同。

其子，治目翳及尘物入目。以三五粒入目中，殊无防碍。少顷，其子湿胀，与物并出。主暴赤眼，后生翳膜，以一粒入眦内，片时连膜俱出。小儿食肥甘，口臭齿黑，名曰崩砂。渐至出血，齿落，龈烂。名曰溃糟。以子末、轻粉各一钱，陀僧醋淬五钱，研匀敷之，内服甘露饮，立效。

须三月枣生叶时种之乃生，常以鱼腥水、泥沟水、冷泥水浇之，则香而茂。着粪水则萎。其子大如虿，而褐色不光，七月收之。种时防蚁，湿则有脂浮胀，须以浮炭末掩之。

# 泽 兰

气温达肝以行营血，味甘和脾血，苦泄心热，辛散肺郁。无毒。养血，破血，调经，产后血败，流于腰股，拘挛疼痛，捣汁酒浸，温饮。频产血气衰，益肝肺以行营卫之功。以芎、归、童便佐之，为产科要药。功胜于益母。通九窍，利关节，长肌肉，芳香舒脾之功。消癥瘕，除水肿，面目四肢浮肿，同防己末，醋酒下，治产后水肿，血虚浮肿。同己、芩、泽、术、滑、蛎、车、苈、附子、木通、通草、瞿麦，治水肿肾沉、膀胱浮者。主金疮，痈肿，疮脓，散血之功。头风目痛，辛温散浮热。补而不滞，行而不峻，故同黑豆炒四物、牛膝、母草、灵脂，治产后恶露作痛，冬月加桂，阴虚多火人加童便。产后百病，去五灵，加人参、鳖甲、香附、麦冬。肺滞，去参。一名千里急，又名石辣。祛风，去瘀，生新，止血。

按：泽兰，兰草一类二种，俱生湿地，紫茎素枝，赤节绿叶。叶，两两对生，边有细齿。但以茎圆节长，叶光有歧，气浓浊者为兰草，即今之省头草也。茎微方，节短，枝叶间有白毛者，为泽兰。与今之兰蕙不同，俗名孩儿菊，吴人呼为香草。

夏月采置发中，则发不膱①；浸油涂发，去垢香泽，故名泽兰。以其达肝血，故消肿破瘀，且生水中，茎虚而香，能疏利经络骨节湿热，故治水肿及乳妇内衄。亦阳明经络湿热也。兰草气寒，味辛，甘，走气分，利水除痰。汪讱庵曰：今之山兰叶，行水消痰甚优。是生于湿地者，概属泽兰；生于山者，为兰草。《本经》言泽兰，所以别乎山也。然徐灵胎则甚言泽兰治水湿之功，俟考。

# 蒟 叶

辛，温，无毒。下气，温中，破痰，散结气，祛风，解瘴疠。今人以之合槟榔食，亦取其辛香破瘴耳。

其子名蒟酱，可以调羹，亦荜茇之类也。

叶洗风毒，脚肿，疥癞。

## 鸡骨香 即土沉香，俗名山豆根。（参山草）

辛，温。祛风，壮筋骨，浸酒妙。消疬，治咽喉肿痛，心气冷痛。功与蔓草部山豆根略殊。

## 五爪龙 即九龙根

叶有五指，甘，辛，气平而甚香。山槟榔亦五爪，而爪不香，宜辨。消毒疮，洗痔痔，去皮肤肿痛。

根，治热嗽，痰火内伤。又祛风，壮筋骨，理跌打。浸酒妙。又详蔓草部。

---

① 膱（zhí 直）：黏。

## 千里香 即满山香

蔓生，叶如指头，辛温而香，止痛消肿，通关利窍，杀虫蟨，止皮肤风痒。煎洗。浸酒，散脾经风湿。

## 香芙蓉 即假白薇

又名番柠檬，无子，味香，功同柠檬，敷疮，散毒，理跌打。

# 卷之三　隰草部

## 牛　膝

气平，属秋，入肺。味苦酸，属火木，入心包、肝。无毒。是秉木火之化，以升阴于上，仍归金水以降阳于下，根直下生故也。使阴得阳宣而不滞，阳随阴降而血不泣。故主寒湿痿痹，入肺以通调水道，则足三阳下行，而湿热寒湿皆除。四肢拘挛，膝痛不可屈伸。入肝活血养筋也。逐血气，行血中气，则血因气凝之病可逐，非破血之比，以其入心包，苦能泄实也。伤热火烂，苦能泻火，故热汤之伤、火伤之烂可完。堕胎，苦伐生生之气，兼酸则涌泄而又下行，故胎堕。久服轻身耐老，统言其流通血脉之功。疗伤中少气，阴者中之守，以阳为化原，气著为病，则阴伤气少。益肾，利阴气，填精髓，续绝，宣上顺下以入于至阴之肾也。通经，通淋，止尿血，茎痛，产后腹痛，血晕，痈肿，伤折，阴分久疟，尿秘失溺。

生用，去恶血。川产，酒浸焙，补肝肾。粗而黄者更生精。但性太下降，凡血虚、筋骨痛软、脾虚下陷而泄痢、腿痛、膝肿、血崩，均忌。

按：逐血中气如何？营之精专在脉中，卫之浮气行脉外而不入脉，然必卫气充周，乃能调和脏腑而入于脉。脉之内外，总是一气。卫弱而营不行，则血中之气著而为病，由是寒则疼，热则肿，而为癥瘕，为淋痢，为暑疟，瘾疹，阴分久疟，根、苗同用，浓煎，调鳖甲末服，胃虚加陈皮、参。必得此上升而下行者，功乃捷。

怀庆、川产者，长大至三五尺，肥柔而润，兼补精髓。一名百倍。各处所生，名。

## 土牛膝

短而细，专破血气。治小便淋痛，尿血，或沙石胀痛，不论川生、土生并效。浓煎，调乳香、麝香。喉痹，乳蛾，鲜者取汁，和人乳灌鼻，即痰涎从口鼻中出，加艾汁尤妙。痢下先赤后白，名肠蛊。酒捣浸服。妇人血块，尿秘，茎痛欲死，酒煎，或为末酒调，连叶用更佳。无名恶疮，金疮。生捣敷。

### 甘菊花一名节华，应重阳节而华也。

华于秋，饱霜不陨。茎、叶味苦，能降肺阴入心。花味甘，气香平，无毒。禀金精而兼水化，故能滋肺肾之阴，以平肝火而生肝血，为祛风要药。金能制木，肝血足则风熄。主诸风头眩肿痛，凡香物皆治头目肌表之疾，而性皆多燥。惟菊清肃不燥，故于头目风火尤宜。目欲脱、泪出，肝主目，为阴经之尽，乐趋于阳。风火上淫，目痛欲脱而泪出，火降则热除风熄。皮肤死肌，恶风湿痹，风湿痹于皮肉，不知痛痒。金气走皮肤，甘香属土，治肌肉。久服利血气，肝藏血，司经络，肺阴入心，则毛脉合精而生血，血生则风升之用畅，而脉利肢调。轻身延年耐老，利血气之效。疗眼目昏花，同川椒为末，生地汁为丸，茶清下。免终身目疾，同杞子蜜丸久服，兼令不中风及生疔疮。头眩发落，胸中痰壅，头旋欲倒是。夏收白菊软苗阴干，为末酒服，或合花用，或和羹粥饮，日三次。去翳膜。膜亦因风而生。

菊花不论大小，以香甘者入药。气恶味苦者为野菊，名苦薏，伤胃，忌用。三月采叶，五月采茎，九月采花，皆阴干用。

黄者，入金水阴分；小者，童便浸，晒干，更生精；白者，入金水阳分，去风，黑发；红者，入妇人血分。皆用甘者，盖益气、益血不离甘，离甘则为偏阴、偏阳之气。

茎、叶并用，同甘草浓煎，最治五疔，杨梅疮、血线疔尤宜，或加皮胶，有瘀者加枯草。以诸疔皆肝经风火之毒也。

# 艾 叶

生，辛胜于苦，气温；熟，热苦胜于辛。无毒。《博物志》① 言：削冰令圆，举而向日，以艾承其影，则得火，故艾名冰台。是阴中之阳，水中之火。凡阴血中阳虚，不能化湿，郁为血病，得之则阳达阴化而血生。与纯阳耗阴者不同。故温下元，逐冷湿以开阴滞，肝冷腹痛，子宫冷不孕，有艾附丸。经不调，阳虚下陷而胎动，漏血腹痛，血崩，产后下血，四物加之以益阳固阴。及霍乱后下痢，腹胀而汗出，风冷入中泄痢，白术汤有艾。阴气承阳而吐、衄，固用之，即血热吐血，四生丸用之。血虚不孕，同香附、童便煮，入六味丸。经行先期，血少经不调，醋浸煮，同阿胶、枳壳入四物，以敛阳归阴。产后血虚，下痢，下血，蒲黄散用之。妊娠下血，崩漏属阴虚者，四物加阿胶以益肺阴，加艾以温肝、脾、肾之阳，升降气血以和之。皆于补阴及寒凉剂中加之，是欲阴得阳为主，不令阴寒伤阳，而后阴化以完阴也。又肝热血滞目痛，烧艾，烟出以碗盖之，取碗中煤，和黄连，水化洗或点之。风冷目泪，羌活散用之。肝热痫病，蕁苈苦酒汤。及熏疥疮，木鳖三钱，雄黄二钱，硫黄一钱，入艾绒中，安阴阳瓦

---

① 博物志：十卷。西晋张华编撰，分类记载异境奇物、古代琐闻杂事及神仙方术等。为我国第一部博物学著作。原书已佚，今本《博物志》由后人搜辑而成。

内，置被里烘熏。皆达郁之用也。又熟艾治丹田畏冷，入布袋包脐。寒湿脚气，夹入袜内。作炷，灸风湿痹疼，瘰热，阴疽初起。辛窜，开利关窍之功。

不拘州土，生田野，类蒿，复道者佳。俗称甜艾为上，火艾次之，今人皆尚祈艾，考之，《经》注：祈州艾，叶背白，有芒，实九牛草耳，非艾种。

治血痢，吐血，宜生用取汁。入丸散，宜熟艾醋煮干，捣成饼，烘干，再研末，入些茯苓同研则易碎。作炷，以陈久为良，新则伤肌脉。中风口噤，灸承浆一穴，颊车二穴，各五壮。中风掣痛，不仁不随，并以大嘴瓶烧艾，嘴向痛处熏之。癫痫诸风，丁阴裹下、谷道止门当中间，随牛岁炙之。头风久痛，揉艾为丸，常嗅之，以黄水出为度。妊娠胎动，或腰痛，或抢心，或下血，或倒产，子死腹中，酒煮艾饮。胎动腹痛，醋煎艾服。

## 茵陈蒿

《经》云："春三月，此为发陈。"茵陈秋后茎枯，经冬不死，春因旧苗而复生，故名茵陈。气平，入胃。微寒，入肾。味苦微辛，香如艾，能疏利健行。其丝如腠理，如脉络，是因冬令水寒之气，具阳春发达之机，使土中之水由木而达。凡诸邪成热，从腠理脉络而内薄中土以为黄疸者，皆散而出之。主治风湿寒热邪气，春阳生发之气能散，辛又主散。热结黄疸，得水寒之气则内热除，如熏黄而晦，合栀子、大黄，泻肠胃之湿热，以治阳明之里。如橘黄而明，合栀子、柏皮，清心胸之热，以治阳明之表。二方皆治阳黄。又治寒湿阴黄，理中汤加之。便溏之湿胜为黄，加入五苓散。少阳之疟黄，加入小柴胡。及酒疸，同酒炒黄连、黄柏、干葛、五味、砂仁。醉后入水，心下懊痛，足肿，尿赤是。又田螺煮酒食。**谷疸**，因伤食而得，同二术、苓、泽、车、通、橘、红麴①、麦冬。**女劳黄疸**，房劳后入水，致身目黄，额黑，小腹满急，大便溏黑，发热恶寒。同生地、川瓜、石斛、牛膝、黄柏。又饮花粉汁，并以猪膏煎发至枯，去渣服。**劳疸**，因劳而得。同胆草、栀仁，猪胆汁为丸，麦饮下。**食疸**，同胆草、苦参，牛胆汁为丸，伤酒酒下，余以姜汤、麦芽汤、山楂汤任下。**风疾挛急**，同秫米、酒麴酿酒饮。**通关节，利小便，除湿热，治时疾热狂，头痛头旋，风眼，久服轻身益气耐老**，皆生阳上升，水化行，土化达之功。令面白悦，因陈生新故也。所治皆外感之阳黄、阴黄，与内伤湿热之症。若阳虚虚劳，寒湿痿黄及蓄血发黄勿用。

叶紧细，有八角，背白，香如艾。采，阴干用，勿犯火。以无花实，名毛茵陈者佳。有花实者，名铃儿茵陈，少效。

# 青 蒿

气寒，属阴。味苦，已出于阳。无毒。叶青、细而香，入脾。望春早生，是具水之精，得少阳生升之气，能从阴引阳以出，达肝快脾，以化液生血，为补阴退热之妙品。与苦寒除热伤胃，及甘寒益血不能退热者异。**主疗瘙痂痒恶疮**，皆风热之淫于外者，得风升之气。又香能入脾，以行气于三阴三阳，则脾阴化而肌腠之病愈。**杀虱，治留热在骨节间**，肾阴虚血少，则阳陷阴中，骨内蒸蒸作热。同童便熬浓，去渣熬成膏，入猪胆、甘草末为丸。**虚劳盗汗，烦热口干**，熬膏，同沙参、麦冬末为丸，米饮下。**诸经血热，血虚有热，蓐劳虚热**，化液生血者脾也，脾气行则血生热除。**明目，益**

---

① 麴（qū 区）：酒曲。也作"麯"。《本草纲目·谷部·麴》："麴以米麦包罨而成，故字从麦从米从包省文，会意也。酒非麴不生，故曰酒母。"

水达肝之功。**疗风毒心痛**。肝藏血主风，血与风本同元，血滞或血虚而成热，则血热不散，即为风毒。所谓血热流迸，风入肠胃，而主血之心亦病。**疟疾寒热**，端午采叶阴干，同桂等分为末，先寒，热酒；先热，冷酒，五更下。**单热多痰温疟**，童便浸焙，入黄丹一半，白汤下二钱。**鼻衄热黄**。生捣服汁。**生捣敷金疮，止血止疼**。

叶细而香，春生苗，至夏则高五六尺。凡蒿叶淡青，秋即黄，惟此独深青，秋不黄，开细淡黄花，结子如麻，花实俱香。春夏用苗、叶，秋冬用子、根，须炒过，以受金气厚，恐伤少阳生气也。治下焦阴虚，童便制；治上焦血分结热，宜生捣汁服。

按：苦寒直入心包。暑伤包络，猝倒，心痛欲死，同参、连、神、蓍、术、藿、半夏。暑热发紫斑，身大热，将发狂，同连、升、二冬、荆芥、元参。暑月湿霍乱，同蓍、术、苓、陈、砂仁。产妇暑湿吐泻，同参、芎、归、桂。皆重用之，多效。

### 益母草一名茺蔚，一名萑，又名野天麻。

茎、叶、花穗气寒，味甘，微苦辛，无毒。二月生，近水田野，夏高三四尺，叶如艾，茎方，节节生穗，充盛蔚密，故名五月采穗，性极耐旱，《诗》云："中谷有萑，暵①其干矣。"得水湿之精，具辛窜之味，故滋养皮肤。主治瘾疹，可作浴汤。又清热凉血解毒，但专于行血，惟经脉内滞难产，胎衣不下，血胀、血晕，瘀血薄心，恶露腹痛，血风，血闭经阻，经行作痛，俱宜端午采紫花的，捣汁晒干，和蜜、参、珀、乳、没、血竭、沉香、丹砂、灵脂。宜之。若胎产挟虚，必兼子用。今人泥益母

---

① 暵（hàn 汉）：干燥，热。

之名，而专用草，往往误事。

生捣汁服，消肿毒疮疡，五疗，乳痈，丹游等，兼敷之，并打扑内瘀，二便不通。取汁和童便，下死胎，及热入血室，发热烦躁。同生地、冬、芍、枇杷、青蒿、五味、阿胶，治血热胎漏，经行先期。同甘菊、苍耳、银花、紫地丁、川贝、蒡子、僵、及、菝、翘、甘、地、枯草，消一切疗肿发背，无名肿毒。

## 茺蔚子即益母草子

春生苗，五月间穗开小花，每萼内有四小实。夏至后，茎叶皆枯，其子褐黑色，辛散兼润。甘，入脾。微温，无毒。是禀水土之气化，具春温木德之全，充盛于夏，不受秋之降气。故主升散，入肝胆血分，补而兼行，为胎前、产后要药，以胎从厥阴始结，产自少阳发伸也。主明目，得水精而达肝，凡风热血滞目病俱宜。瞳子散大勿用。血不足也，此味行血甚捷故。除水气，土气衰，则液化水；土气盛，则液化血，血归精。益精，通血脉，养肝。凡肝气虚而滞，致经脉不调，崩中带下，最宜。又安胎止痛，同四物、杜、续、阿胶。久服轻身。精气充蔚也。

五月开花结子时，连根、叶并采，采红花的，白花不用。阴干，根煅为末，酒服，攻瘀下胞，落死胎，功同黑神散。叶、花、子，石器研细，忌铁。蜜丸，名济阴丹，统治胎产诸症，妇久不孕，经不调，俱酒下。胎前、产后脐腹刺痛，胎动下血，归汤下。胎作声，米饮下。产后童便化服，能安魂定魄，调血气经络，诸病不生。胎死胀满，横生，胎衣不下，炒盐汤下。产后诸症，如血晕见鬼，血结成块，恶露冲心，胸满闷及中风偏废，牙关紧急，或月内咳嗽，自汗发热，久成骨蒸，或鼻衄舌黑，口干，俱童便、酒下，或薄荷汤下。喘嗽，胸膈不利，恶心吐酸水，面目浮肿，胁痛，酒下。泻血水，枣汤下。血崩漏下，或两太阳穴痛，气短羸瘦少食，血风身热，肢麻节痛，糯米汤下。痢疾，米汤下。赤白带下，胶艾汤下。二便不通，烦燥口苦，薄荷汤下。

按：茺蔚之充盛在花、子，若舍子用草，是舍密从疏矣。以草专行血，血崩忌之；子亦兼散血，故瞳子散大忌。惟热血欲贯瞳人者，与凉血药同用。凡用子，微炒香，或蒸晒燥，舂簸去壳取仁。

忌铁者，以其入肝畏金也。

## 夏枯草

冬至后发生，夏至后枯。气寒，味苦辛，是具寒水之阴气，遇阳而生，迨饱三阳之气，即阳尽而趋阴以化，阳得阴化则血生。与苦寒制阳不能化血者殊。故凡阳盛于上不得阴化，致气结而血亦结者宜之。主治寒热，厥阴郁结所致。瘰疬，同翘、贝、元、薄、栝楼、银花、紫背天葵、蓖麻、甘草。马刀，不问已溃未溃，日久成漏，一味熬汁，炖成膏服，并涂。虚甚，以十全大补，加贝、远、香附。鼠瘘，皆肝胆阳结不化。破癥，散瘿，结气，乳痈，乳岩，同蒲公英。消一切痈疽肿毒，煎浓汁，同紫地丁、半枝莲、银花、翘、及、蓤、甘、地、芷、菊。时疫头痛喉肿，捣烂渍水，去渣，加酒服。未病服之不染。脚肿湿痹，得三阳之化，自下彻上。肝虚睛痛，冷泪不止，血脉痛，羞明怕日、至夜尤甚，点苦寒药更甚。见寒则阳愈结也。同香附研末，茶调下。失血后不寐，阳不入阴也。古方有半夏秫米汤治不寐。半夏亦遇一阴而枯，但性燥，血症不宜，故以此代之。血崩，为末，米饮调。产后血晕，心气欲死，捣汁服。皆阳化归阴而肝血生化之功。

叶之功胜于茎，为退肿消疬圣药。

# 红　花

色红，象血。气温，入肝。味甘，入脾。辛，辛甘发散为阳。而终归于苦，属火归心。为肝心冲任血分之药，无毒。少用，入心养血，佐当归，生新血。行血脉，血脉欲行不欲壅。活血润燥，多用则破血。辛温走散太过。通经，破结块，同四物、延胡、牛膝、母草。治产后血晕口噤，恶血腹痛，胎死腹中，胎衣不下，酒煮，或加童便热饮。止痛散肿，瘀行则肿痛止。喉痹壅塞，捣汁，或浸湿绞汁，煎服。噎膈拒食。端午采头花，酒拌焙，同血竭炖酒徐咽。亦主蛊毒。破血，酒煮，热者加童便。养血，水煎。

古有徐妇产晕已死，胸膈微热。陆名医曰："血闷也。"以红花数十斤煮汤，盛三桶于窗格之下，置妇其上熏之，汤冷再加，半日乃苏。此得唐许氏以黄芪汤熏柳太后风病之法也。

# 大蓟　小蓟

花皆如红花，略紫青，二者根、叶俱苦甘，气平，不用花。得土之冲气，能升能降，能破血又能止血。故皆治吐、衄、崩下血，止金疮血。又治瘀血作晕，扑损。生研，酒并童便服。但大蓟则以甘先升阴于上，后以苦降阳于下，使亢阳不致上逆，则气下而血自归经，营气下也。是行而兼补，无论或热或虚，皆可从主剂用之。故令人肥健，阴气充则形体丰。消肠痈，痈肿，营气行，则不逆于肌理。止女子赤白沃。

小蓟则甘平胜，不甚苦，专以退热去烦，使火清而血归经，是保血在于凉血，不能如大蓟之由中充外。故心热吐血口干，捣汁饮。心热舌衄如涌泉，同升麻、茜根、寒水石、艾叶煎，入生地汁服。食辛热伤肺，呕吐血，同桑白、蒲黄、犀、升、杏、甘、桔。崩漏不止，同大蓟根、白茅根，酒煎。堕胎下血，同母草煎。此皆治其热者，兼堕伤血于内者也。故又治热毒风，并胸膈烦热，开胃下食，养精。夫凉血者多滞，而此则能行；行血者无补，而此又保血。特不能如大蓟之补耳，所以气虚吐、衄，同参、地、芎、归、乌梅、蒲黄。血虚嗽唾血，同二地、参、冬、淮、远、五味、柏仁、防风、阿胶、卷柏、鸡苏、茯苓、百部为丸，小麦汤下。肠痈、腹痛、小腹痛，同地榆、茜草、牛膝、银花，俱捣汁和童便饮。皆用大蓟根。但血虚极，脾胃弱亦忌。刘潜江曰：贱物而有至贵之用，宜审用之。

叶俱多刺。大蓟生山谷，高三四尺，叶皱。小蓟生平泽，高尺许，无皱。五月采叶，九月采根。阴干微焙，或捣汁服。消肿，捣汁。止血，烧灰存性。

## 川续断

此以形治。因其枝、茎、根、节，有肉有筋，宛如经脉、筋骨。色又紫带黑，专入肝主筋。肾，主骨。气温，宣达。味苦辛，润而散。微甘，益血。无毒。是得心胃火土之气化，专补阴中之阳气，以运达中焦。还少丹阳弱加之可悟。故能宣通经络血脉而理筋骨。主伤寒，寒伤经络能散。补不足，舒阴中阳和之气，即以益阴。金疮折跌，伤筋骨。续筋骨，气行瘀散即续。痈疡，温活血，苦清热，肌肉之病自消。妇人乳难，充血通滞之功。伤中，阴者中之守，肝肾阴虚则中亦伤。微温以达肝肾之血，故治。久服益气力。肝者罢极之本，益肝肾以强筋骨则力健。又治崩中，盖上逆之血，多属阳中之阴病；下走之血，多属阴中之阳病，故此治崩中而不及吐逆。胎堕，跌伤，恶血，诸瘟毒，肿痛，宣血脉，利机关，疮疡内溃，腰痛脚软。足三阴之气乃营血之母气，苦温兼甘，补足三阴之气，于阴中舒阳畅血，故治症如此。肠风，血痢，时痢，以二钱半，同平胃散一两，米饮下，每服二钱。妊娠漏血，皆阴气不畅也。固膀胱，暖子宫，缩小便。

川产良，状如鸡脚，皮黄皱，折之烟起者真。酒浸，去硬筋，炒用。忌同苦寒治血病，同辛热治胎前。

独用，治产后诸症。同归、桂、延胡、牛膝，行血理伤。同芪、参、杞、地、杜、萸、味、冬、鹿、阿胶，止血治崩。同凉血、补血、顺气之味，安胎。同桑寄，治腰痛脚软。同杜仲、枣肉丸，治胎动及胎漏，乳难，产后血晕。同地、丹、羌、味、川瓜、牛膝，治产后火升。同杜、瓜、牛膝、萆薢，名续断丹，治肝肾风寒湿痹，筋挛骨痛。同芎、归、夏、陈、羌、桂、甘，治肝劳虚寒，胁痛胀，拘挛烦闷，名续断汤。同杜、苡、薢、地、牛膝、防风、加皮、羌活，以木瓜煮酒成膏，加青盐为丸，名续断丸，治肝肾风虚，脚弱腰痛。同归、薢、芎、防、附子、天麻、乳、没，名续断丸，俱酒下，治肝肾及脾虚，风湿著痹。同地、甘、桔、味、桑白、竹茹、紫菀、赤豆、小麦，名续断散，治肝肾病及心肺，骨蒸劳热，盗汗烦燥，气喘咳嗽脓血。

### 旋覆花一名金沸草，又名盗庚。

《本经》气温，味咸，有小毒。得水木之气味，叶上露滴地，而生于水旁。六月开花如金菊，故名夏菊，又名盗庚，言其当火土正旺之时，能盗窃金气，使金水相涵以生气，金水相涵以化液，而水饮不留也。主结气，水归金，金归火，则水化气，气化液，而液中之结气自除，不仅咸耎坚、温散结之泛泛也。**胁下满**，肝得温而散精之故。**惊悸**，去心下水则神安。**除水**，**去五脏间寒热**，痰饮郁滞于五脏，则不能裹气于肺以藏阴，而生寒热。**补中下气**，咸降润下，则水消痰行，中气自然受补。**吐痰如胶漆**，耎坚之力。**噫气**，噫气属不足，亦有挟痰、挟火者，本水气之化，上际金气以下降，则吐纳自灵。**上焦及膀胱留饮**，**水肿**，肺气通调，下输膀胱故也。**利大肠**，肺与大肠一气所贯。**通血脉**，水得金气化液，液得火气化血。水盛气结，则液不化，而聚于经脉，荣血自结。**风气湿痹**，血脉结，则风不化，而湿益留。**头目风**，温亦兼散，故风寒风热可随主剂而佐之。**头眩目晕**，痰饮结于上而生风热，散之降之，头目自清。**虚人勿多服。**走散故也。

去梗、叶，蒸晒用。其根能续筋，捣汁连渣敷之，半月不开，筋断者自续。

同参、甘、姜、枣、半夏、代赭，治伤寒汗下后心下痞坚，噫气不除。用三两，同葱十四条，新绛少许，治半产漏下，虚寒相搏，脉弦而芤。


# 刘寄奴

气温而香，入肝脾。味苦，入心。无毒。**主伤损成瘀**，温能通，苦能下，香能补损。**伤筋臂痛**，筋伤成瘀，有琥珀散。**折伤成瘀**，同骨碎补、延胡索。**大、小便血**，为末，茶调，空心下。**霍乱成痢**，取汁饮。已上二症，亦气血虚损而成瘀者。**血气胀满**，取穗实为末，酒煎。**经脉癥结**，**产后余疾**，皆瘀成于伤损后者。**止金疮血**，为破血之补药。**多服令人痢。**脾虚易泄者勿服。

叶、茎、花、子并用。

又治水泻，水胀，汤火伤，心气痛，痔疮血出。

# 苎麻根

甘寒而滑，无毒。得水土气味，入心、肾、脾、胃。大补阴，甘故也。而行血滞，泻热，润燥，治天行热疾，大渴大狂，诸淋，血淋，独用妙。赤白丹毒，凉血之功。胎动，血热而动，合生地用。胎漏尤效。去黑皮，同银煎浓汁，酒下，治妊娠胎动，漏下黄汁如胶，或如赤豆汁，腹痛难忍。痰哮，肛肿。脱肛。

苎叶，治冷痢白冻，五月五日采，阴干为末，冷水下。忌食热物，令人闷倒。散血，能化血为水。瘀在腹内，顺流水绞汁，或煎服。痈疽发背，金疮折损，和石灰杵烂，晒干，为末，敷之，止血易痂。同苏叶擂烂，敷金疮亦妙。鸡、鱼骨鲠。捣如龙眼，鸡骨，鸡汤下；鱼骨，鱼汤下。

沤苎汁，治消渴。以苎麻作枕，止产妇血晕。安腹上，止产后腹痛。散瘀之功。

## 芭蕉根 又详果部

寒，甘，治天行热狂，烦闷消竭，产后血胀，并捣汁服。涂痈肿结热，为末油调，霜后者佳。热病发秃，取汁搽之即生。牙痛，含汁。浸痱妙。

蕉叶，清心火，肝热生风，除烦解暑。

## 胡卢巴

气大温，味苦，能于水中摄火，召元阳于阴宅，命门火衰者得之，敛阳气以归元。温能通阳，苦能入地，与故纸同是运火于水中，非同辛热祛寒之比。故上盛下虚，如黑锡丹、沉香磁石丸，既有桂、附、硫黄以祛寒，仍用此以敛摄也。膀胱冷气疝瘕，同荞麦面、小茴、胡桃丸，盐酒下。大便出白脓，除根，盖得小茴、胡桃，尤易归纳。**寒湿脚气**，酒浸，同故纸研，入木瓜内封固，蒸，捣烂为丸，酒下。**阴癫肿痛偏坠**，同沉、木香、小茴，酒糊丸，盐酒下。亦治小肠疝气，下元虚冷。**肾冷目昏**。一味久服，至目如虫行即愈，此消阴翳之功。

出岭南番舶者良，是番莱菔子也。酒浸晒，或蒸或炒。又方：同小茴、巴戟、川乌、川楝、吴萸，治寒疝阴肿，及小肠奔豚偏坠，小腹有形如卵，上下走痛。

### 牛蒡子 一名恶实，一名鼠粘，又名大力子。

《别录》气平，味辛，无毒。气味皆金，主降，以裕肺经之阴。**主明目**，肝木风升之病，平清热，以媚肝；辛降阴，以除壅，则金光而明。**补中，除风伤**。中者阴之守，中气与风升之气无二。上焦之阴不降，则阳上壅为风淫，而中气病；下焦之阳不升，则卫气郁为风虚，而中气亦病。辛平降肺阴下行，而皮毛之合自然通达。是以降为补，即以降为疏散者也。故风淫热病，风虚阳衰皆治。**散结消肿，理痰嗽，除痹挛，筋骨烦热，疮疡诸毒，内外诸障，消斑疹**，皆风淫壅闭，而血气凝结于上下。**润肺利咽，通十二经**。人身十二经脉，皆上循咽喉。唯肺气周于一身，乃能通行十二经而开咽膈。类明曰：风毒之肿，忌用寒剂，止宜辛润。盖指此也。**性冷而滑，风虚风淫，血中有热者最宜**。气虚泻泄勿服，惟痧疹不忌泄，故用之。服之腹痛，温剂加火酒可制。

实，如葡萄而褐色，酒浸三日，去其冷滑。焙干用。消毒肿须半生半熟，以解表里。

根，苦寒，竹刀刮净，绞汁，蜜和服。治中风，汗出乃愈。捣和猪脂，贴疮肿及反花疮。肉反出如花状。

同浮萍末，薄荷汤下，治风热瘾疹。同紫草、犀角、生地，治痘血热干枯不出。独为末，水下，治风水，身肿欲裂。同覆花研，茶清下，治痰厥头痛。同桔、甘，治风热咽痛，兼涎唾，加荆芥。同朴硝、蜜，和酒下，治便痈肿痛。同新豆豉、炒羌活研，白汤下，治历节肿痛，手指麻木，背膝攻痛。

## 苍耳子

气温，味苦，甘，无毒。能达阴中之真阳以上通天气，主阳微而病风虚者。治头痛，目暗，齿痛，鼻渊，为末，白汤下。皆天气不明于上。肢挛，痹痛，阴中之阳郁而成湿也。炒蚬肉食，消风，治疥癞，散毒疮，又治痈疽，疔肿。阳郁成热，阳畅则热化，此治其标也。填脑髓，暖腰膝，脑髓者，至阴之精液所生。然所以上入巅顶、内渗骨空、下达腰膝者，阴中之阳也。阳气通达则暖矣，此治其本也。遍身瘙痒。作汤浴。

炒去刺，酒蒸用。忌猪肉。

茎、叶，微寒，苦，辛。清心生血以静风。治大风，癫痫，头风湿痹，风毒在腰膝、骨髓，妇人血风攻脑，头旋倒地，为末，酒调，久服，风出如疥痘，针刺之愈。痈疽疔燋，瘰疬疥疮，皆天气不通，郁热所致。熬成膏，童便下，再以猪脂封贴之。牙疼，敷牙上。喉痹，酒开含化。反花疮，产后痢，捣汁饮。风脏即血脏，其能治风者，皆其奏功于血也。生肌。一名痴头婆。

## 豨莶<sub>音轩</sub>草

苦，辛，有猪膏气，其臭臊，入肝血分。生则寒而涌吐。治热虫，烦满，疟痰，捣汁服，取吐。一切恶疮肿毒。关窍不通之故，苦泄热，辛达血疏滞。同乳香、枯、白矾为末，酒调，得汗即愈。五、六月采叶及嫩枝，秋则气收。酒、蜜拌，九次蒸晒，则温养元气，活血祛风，苦味减而变微甘，则活血祛风之性未改，而温和有加，气生于温和，血活于气通，且变香而开脾，透骨搜风之力斯倍。四肢麻痹，筋骨冷痛，腰膝无力，时时吐涎，口眼㖞邪，半身不遂，因六淫、七情血凝气滞，热郁而生风者，生用；因肝肾阴虚，血滞生风者，熟用。势缓者，单服，重则补气血化痰之中加入此味，极效。瘫痪。阴干为末十斤，一次以川乌、葱，二次以生姜、草乌，三次以泡苍、灵仙，四次以羌、独活，五次以加皮、薏米，六次以牛膝、桔梗，七次以生地、当归，八次以防风、续断，九次以天麻、石斛，每味俱六两，切碎铺末面，蒸晒，九蒸足，蜜为丸，好酒或盐汤下五六十丸。须忌铁器。明目，洗痔，消瘤，消肿，去瘀痛，理跌打，反胃吐食，焙为末服。除湿爽，热郁则成湿而爽，郁通则湿燥而坚。行大肠气，滋阴益阳。昔有八十老人，大便燥，尿赤，常服滋阴益阳药，有功而不瘥，制服此，匝月而愈。捣汁熬膏，以甘草、生地煎膏、炼蜜三味收之，酒调服尤佳。此物得少阳生气而生，不应有毒。书言其小毒者，以生令人吐耳，法制则不吐而功全。

# 芦　根

甘，开胃进食，同厚朴用。寒，降火消痰。治呕哕反胃，胃火太升也。同乌梅、麦冬、竹茹、枇杷叶用。消渴，胃阴足，脾阴亦和，而散精于肺。伤寒内热，时疾烦闷，合竹茹、麦冬、青黛。止小便数，脾阴达于肺，肺就胃而归之下，乃得司其通调水道之常，自不致数急难忍。泻痢亡阴而渴，脾为胃行其津液。孕妇心热，骨蒸肺痿。胃热则血伤，而壅于关节、心肺。合麦冬、地骨、生姜、茯苓、陈皮以取汗，则壅去，阳得阴化而下降。解鱼蟹、河豚毒。

取逆水底下浮水面者无功。肥厚者，去须、节、皮用。

# 麻　黄

气温，入肝，肝主疏泄。味苦入心，心主营，主汗。轻清入肺，皮毛为肺之合。故泄营气，通血脉，为太阳膀胱表症无汗之猛药。血脉、营气皆太阳寒水所化，营血病则太阳亦郁，而阴中之阳不能上合于肺。《本经》主中风，肝血以寒水为化原，肝木举寒水以升，则血脉行而风息。伤寒头痛，恶寒发热，皆真阳不透于表，致三阴不至于首之见症。温疟，热甚，无汗，头痛，亦用之发汗，以真阳之透，原不离于水中也。止咳逆上气，肺被寒郁，不能行其呼吸。破癥坚积聚，此因阴寒之气，凝结于阴分之中，积累而成。汗之则从阴出阳，阳透而阴自散。寒胜火之时疫，凡君火客气，为主气寒水所胜，致寒上逆，而火内郁，头痛，恶风，鼻涕，嗽痰，宜理中合五苓以先治寒水，次以麻黄汤去杏，加参、姜、芎、夏，透阳于阴中。痫狂，龙齿丹等用之，透阳入心，为神志之助。水肿，毛孔开，血脉通，则水化。诸痹，心、胃、腰、胁诸痛，毒风、风肿，皮肉不仁，目赤肿痛，皆阳郁阴中之病。赤黑斑毒，失汗所致，宜清热佐之。风寒冷食，遏抑成泄。木盛土衰，宜升扬。

发汗，去节，煮十余沸，去浮沫，或蜜炒用。免其太发。止汗用根节，取其引止汗之药透达于表，而仍有节守，非自能止汗也。自汗有虚实，虚者，芪、归加此尤捷。又麻黄根同蛤粉、米粉、白矾为末，袋盛扑之佳。汗虽心液，各经亦有之。《经》曰："饮食饱甚，汗出于胃。惊而夺精，汗出于心。持重远行，汗出于肾。疾走恐惧，汗出于肝。摇动劳苦，汗出于脾。"

根节一两，归一钱，同炒黑，加麝嗜鼻，治内外障翳。寒伤营，营血不能外通于卫而无汗，故用麻黄从阴达阳，由营通卫，仍佐桂、杏以行肺卫，是开肺窍以透火郁，而寒水之上合于肺者乃畅也。风伤卫，卫不能内护于营而有汗，故用桂枝通利三焦之阳气以充达肌腠，仍佐白芍以和营，甘草以守中，姜、枣行脾之津液，是畅卫阳以和阴血，为理脾救肺之用也。同桂心为末，酒调下，治风痹冷痛。同附子、甘草，治水肿脉沉。

## 木　贼

温入肝，藏血。微甘入脾，统血。苦入心，主血。中空直上，凌冬多节，能于血中透阳，达湿去风，血因湿病则火郁而风生。治目翳，止泪，肝邪遏抑，血不上注，同谷精、决明子、蒙花、甘菊、白蒺、生地、蝉蜕用。肠风血痢，风木湿郁，血热流迸，则风入肠胃。崩中，月水不断，土湿而血不化，肝亦失其藏血之职。疝痛，脱肛，痔瘘。皆血中风湿之病。去节，童便浸焙佳。焙过易发汗。

得牛角䚡、麝香，治休息痢。得余粮、芎、归，治崩中赤白。得槐、蛾、桑耳，治肠风下血。得槐子、枳实、苍耳，煅存性，地榆、茜根，或同枳壳、干姜、大黄并炒黑为末，米饮下，治肠痔下血。同香附、朴硝，治血崩；色黑者，酒下，色赤者，水调下，脐痛加乳、没、归。忌生冷、猪、鱼、油腻、酒、面。目疾由于暑热、怒气暴赤者勿用。

## 生干地黄

《本经》气寒，入肾。味甘，入脾。《别录》又曰：苦，苦入心。《经》曰："营出中焦"，又曰："中焦取汁，变化成赤，是谓血。"是血原于水，成于火，生化于中土。凡种地黄之地，土便变苦，十年方得转甜，是其大夺土味，以归于主之心，以为凉血、活血、生血之上品也。故曰地曰黄，又名地髓，岂非谓其地气精专，水土合德，乃能滋阴济火，以扶地气哉。**无毒**。**主伤中**，血者，真阴之化醇。阴者，中之守，守中之阴血有伤，宜甘寒以补其精汁。**逐血痹**，血寒固泣，血热亦虚闭而不行。滋脾益肾，则阴血充，而闭者流通矣。下文主治皆逐痹之功耳。**填骨髓**，血痹于骨，则肾水不能内充。**长肌肉**。脾血行，则肌肉丰。**作汤**，**除寒热积聚**，阴热而气不化血，必作汤，而后甘寒能宣，滑可去着也。**除痹**，不但逐血痹，即皮肉筋骨之痹亦除，诚以脾血和，则结者散；脾阴润，则闭者开也。**折跌绝筋**，血液通流，则折亦可续。**生者尤良**。生采捣汁服，则宣通凉血之性全。**久服轻身不老**。先后二天交接，则元气与谷气俱纳也。

各本草补五脏内伤不足，五脏属阴，寒乃一天之阴气，且味厚能填阴。**补肾水**，汁液多而色又黑。**劳瘦骨蒸**，**日晡寒热**，**耳鸣**，皆肾水虚而相火乘之。**凉心**，**泻丙火**，小肠之火。**惊悸**，**昏烦**，血痹于心，病亦有心胆虚怯，及水停心下而悸者，亦宜佐此以交通心肾。**目赤齿痛**，血痹于上。**痈肿**，痹于肉。**咳嗽**，阴火上升，津液不化血而化痰。上阻于肺，利血制火，痰有除。**身热**，火燥血壅。**肤燥**，**筋痿**，血枯不濡。**诸失血**，**崩漏**，皆血不流通，随其所痹而泛滥为病。痹于肾，则随唾而出，或随痰咯出，或带血丝；痹于肝，则吐；痹于肺，则衄，或咳痰带血；痹于胃，则呕出成盆；痹于冲任，则崩漏，皆血热妄行也。**利二便**，润下之功。**热积成斑**，血痹于皮。**寒积成疝**，亦指血痹所生，《肘后方》拌鸡蒸汁服。**便血**，**尿血**，痛为血淋，不痛为尿血，由心肾气结，或忧思，房劳所致，多有虚寒，不可专作热治。**泻脾胃湿热**，阴虚阳亢，气不得血以化，则反病于湿，而更滋热。**理胎产血晕**，**经闭腹痛**。血瘀之痛。**又杀**

虫,《海上方》捣汁和面,作傅饦①食,能利出虫,忌用盐。因虫心痛,亦湿热内瘀而生虫耳。**痘症大热**。热则血瘀干黑。

按:干地黄,乃补宣并行,为因虚得实之良药。古方黄芩汤,治心劳实热;小甘露饮,治脾劳寒热;地黄汤,治肾劳实热;麦冬汤,治脉实极为病,咸用之。夫既曰虚劳,而又云实者,何也?《经》曰:"精气夺则虚,邪气盛则实。"因精虚以致邪实,因邪实而益致精虚。故宜此宣邪以补虚,而后乃用纯补,方有次序。古人于外感症,虚而有热者多用之,使阴虚热盛,及产后血晕,与夫虚中挟邪,而遽用泥补,岂不误甚!故《本经》止言干生者,不言熟者。唐以后改用熟地,苦味尽除,惟阴虚而热不实,入于温补丸剂,尚颇相宜。若入汤剂,及养血、凉血、祛邪等方,甚属不合。盖生地专取其性凉而滑利流通,熟则腻滞不凉,全失本性矣。徐灵胎辨之甚详,无如世人执迷不悟耳。因其得地气精专,先入脾胃,凡胃弱少食,及脾胃有湿者误用之,则脾滞不能行其津液于三阴三阳,欲滋水,反以绝水之上源矣。惟阴虚土燥者用之,滋中焦之汁,则精血旺,而胃反开,故好用熟地者,当审之。

出江、浙者,受南方阳气,力微。出怀庆,北方纯阴,肥厚菊花心者,力大。种植之地变苦,十年转甜,方可再种。否则,味苦形瘦,能伤胃,不堪用。

凡胃弱,脾泄,及痰多不由阴火者,咸忌。脉洪者,捣生汁用。姜炒,则不泥膈。酒浸,则上行外达。乳汁浸晒,最生血。忌莱菔、葱、蒜、铁器。

取汁和粥食,治咳唾血,劳瘦骨蒸。合童便、鹿胶,治肺

---

① 傅饦(bótuō 博托):即汤饼。古代一种水煮的面食。

损吐血，或舌上有孔出血。同地龙、薄荷末，冷水下，治鼻衄。取汁和牛皮胶、姜汁，治吐血，便血。取汁，同车前叶汁，治血淋。取汁和鸡子白，治胎动。姜汁浸生地，生地汁浸姜一夕，次早各炒黄，再互相浸，干焙为末，酒下，治产后中风，胁不得转，名交加散。合豆豉、猪膏露一夜，煎，入雄黄、麝，治温毒发斑。同盐杵烂，面包煨至烟断，入麝贴之，治牙疳宣露，脓血口臭。疗肿乳痈，生捣贴之，热即易，最消肿。同青蒿、枇杷、地骨、寸冬、芍、淮，治月事先期。同苎麻根汁炒砂仁末，治胎动下血。同翘、薄、菊、甘、木通、黄连，治目暴赤痛。同归、芍、乳、没、桂、荆子炒为末，酒下，治跌打瘀血。同瓜、姜糟，生姜炒热罨之，治折跌绝筋。同二冬、杞、味、阿、牛膝、车前，治溺血。

## 熟地黄

甘而微苦，微温。假烹炼以发阴中之阳。补肾水生血，使真阴随阳以上通于天，火候足则天气通。填骨髓，长肌肉，因血痹阻其化机，则用生者以宣通，是不化则不生之义也。此则精不内充，用厚味以填之也。聪耳，得血能听。明目，得血能视。乌发须。同首乌、甘菊、桑椹、川椒、鳢肠。治劳伤，脐下痛，属肾血虚。病后胫股酸痛，调经，阴虚经闭，胎产百病。丹溪谓胎前以清热养血为主，产后以大补气血为主。然世有阳虚而胎不固者，不可妄用寒凉；有产后风寒未尽，瘀血未净者，不可妄用峻补，宜审症而治。又治阴虚火逆而耳聋，目昏，气喘。

陈修园曰：百病之极，穷必及肾。及肾，危症也。有大承气汤之急下法，有桃花汤之温固法，有四逆汤、白通汤之回阳法，有猪苓汤、黄连鸡子汤之救阴法，有真武汤之行水法，有附子汤之温补法，皆所以救其危也。自张景岳创其说，谓百病之生，皆从肾治，专以地黄为主。后人喜其不寒不热，易于投合，以为藏拙弄钱张本，不知《本经》于甘缓上品，每加"久服"二字，正为虚弱无病之人能食之时，制入丸剂，久服滋填，以当菜果之用耳。《经》曰："五谷为养，五果为助，五菜为充，毒药攻邪。"凡攻邪以去病，多用毒药，取其药到病疗，无须久服。久服者，病后调理之方耳。盖地黄滋润胶黏，有邪者敛邪入阴而无出路，以后虽服姜、附不热，服芩、连不寒，服参、术不补，服硝、黄不下，因其胶黏善着，如油入面，一着遂不能去也。看胎孕用四物为主，随症加入攻破发散而不伤，以四物汤中之熟地能护胎也。知其护胎之功，便可知其护邪之害矣。况脾胃为生精、生血之源，胃弱少食之人，虽无他邪，而遽用腻补，则食愈减，而水之源愈绝矣，可不戒哉！

以好酒拌砂仁末浸，蒸晒九次用。其性寒，得火及酒与日，九炼始温熟。又泥得砂仁则利气，且能引五脏冲和之气归宿丹田。若以酒一煮便售，不可用。看固本膏，虽经日煎熬，仍生熟并用，以为心肾兼治，通补合施之法，可知非一煮便温者。

合当归、黄连，以酒浸焙为丸，治冲任伏热，经不调而无子。合生姜炒为末，酒下，名黑神散，治产后血痛有块，并经后腹痛。天冬引生地入于生精之处，寸冬引熟地入于补精之处。同沙苑、苏、鹿、芪、味，益精。同参、杞、冬、味、车、鹿、菟丝、盆子，令人有子。同连、柏、枣、味、芪、芍、冬、圆肉、牡蛎，治阴虚盗汗。同砂仁，治胎动下血腰痛。同芎、归、蒲、续、杜、鹿、炮姜、黑豆、牛膝、母草，治产后血虚发热。同女贞、白蒺、甘菊、杞子，益精明目。凡胸膈多痰，气不利，少食，禁用。

按：血之动者为阳，芎、归主之。宜行血者，治以芎，归。血之静者为阴，归、芍主之。宜止血者，主以地、芍。血之阴不足，须除芎、归；血之阳不足，姜、桂亦当加入。

## 紫　菀 其色紫，水火之合色也。

气温，入肝。味苦，辛，苦入心而达下，辛入肺而能通。且其质阴柔，得水气能润。无毒。能启太阳水气从皮毛而合肺，肝升水气于上也。即能降肺阴入心以生血，而心火不致于刑金。金水合，则益血化以助气化；火金合，则由气化以畅血化。《本经》主咳逆上气，肺脉贯心以行呼吸，毛脉合精，肺自肃降。胸中寒热结气，胸中心肺之部，血泣而火郁，则结而寒热。气化血畅，则三焦通利。去蛊毒，水火通利，则脾土运行。痿躄，是肺热叶焦，水不生木，而筋失养之病。安五脏，水火交则阴阳合。益肺气。火为金用，以行其气化。疗咳唾脓血，血畅，则不泣于肺而咳，泣于肾而唾。消痰，热散气降之效。劳气虚热，热结久，则肺伤成劳。利小便，淋浊，气降之效。小儿惊痫，亦虚中挟热痰所致。喉痹。亦血涩郁成之风火耳。取一茎纳喉中，取出恶涎，更以马牙硝津咽之愈。

心劳而火郁于肺，则不能降阴生血而血泣。心血泣而不生，则肺阴更不能由阳以降。此味和合金、水、木、火之气，用其色可润燥，用其气可通滞，用其味可顺火而益金，故为阴虚、虚劳、血涩之上品。希雍乃以其能取恶涎，疑其辛散，亡走肺津，则又何以解于治劳痿哉？但虚劳而无血涩气结者，不可多用、独用，宜与二冬、桑白、百部同用。刘潜江曰：虚劳都因泣血而成，紫菀和血散结，寸冬复脉通心，两者皆由心血以致肺阴下降而滋真元，皆虚劳之要药。

去头须，蜜水浸焙用。根作节，色紫，润软者良。人多以车前、旋覆根、赤土染伪之，大耗肺津。白者名女菀，入气不入血。

方书多用紫菀茸，曰"茸"，知非根也，而《本草》并未之及。款冬为使。恶天雄、瞿麦、藁本、远志。畏茵陈。

同款冬、百部末，生姜、乌梅汤下，治久嗽。同五味丸含，治吐血后咳。之颐曰：金非水不阖，非火不开。水火俱为金用，开阖①神矣。

# 麦门冬

气平，入肺。味甘，入胃。无毒。又质性柔润，凌冬不凋，得水之精。其心微苦，又心之品也。禀水气以滋胃汁，上致于脉中，而归于肺，故能清金复脉通心。心主脉，肺朝百脉，又曰脉起中焦。盖必胃汁上通，离中有坎，而后血充脉旺，流达经气而归于肺。《本经》主心腹结气，心肺清而阴下降，则气化通达中州。伤中伤饱，守中之阴伤，则胃之津液不行而伤饱。胃络脉绝，脉主于心，朝于肺，而实出入于胃之大络，名虚里；胃阴伤则脉络不相接。羸瘦，补胃则生肌。短气，心清则肺降而呼吸神，肺降则水生而气纳。久服轻身不老，不饥。先天与后天俱足之效。心肺虚劳客热，肝肾阴虚而热，久则为劳，心肺阴虚热伏，名客热。咳血，脉溃则血溢，脉伤则咳。经枯，火燥则经气竭。乳闭，乳亦血所化。行水治肿，肺清则水道调，而水之精液布于五经以成血，不入于经，则热胜而浮，火胜而肿。生津止渴，肾水上腾。痿躄，心胃热，上蒸于肺，则肺叶焦，发为痿软。呕吐，胃火上冲。肺痿，焦燥则痿。明目，金清能鉴，血足能视。夏月力乏。脉者，人之元气，湿热太蒸，则元气升泄而脉痿顿，故生脉散为夏时之要剂。但其性寒润，止治火亢而湿不化，若湿滞成热及胃卑弱者，禁用；与生地同用，更非胃弱

①　阖：闭合。

所宜。

　　肥大者良。入丸散，瓦焙熟，风干，或汤浸捣膏，或酒浸擂佳。地黄、车前为使。恶款冬、青葙、木耳。

　　按：《经》曰："伤肺者，脾气不守，胃气不清，经气不为使，真脏坏决，经脉傍绝，五脏漏泄，不衄则呕。"是言脉绝皆本伤肺气。而此独言胃脉绝者，胃为水谷之海，实肺气心血之化原，阳亢阴涸，则彼此皆能连及为病。况肾之元气，又并谷气而归肺，元阴元阳有亏，脉皆微绝，更不得徒恃此以生脉也。

　　张隐庵曰：人身十二络，加任之屏翳，督之长强，胃之虚里，脾之大络，名大包，共十六络。惟麦冬根颗连络，一本有十五六枚，象人之络。《本经》言其解结，复伤，续断，皆取其中心之贯通，以通达上下脉络耳。况物之凉者，其心必热，热者，阴中之阳也。知去热而不知用阳，何能通阴中之气？今人以麦冬心苦，令人烦而去之，正不穷物理之甚矣。又曰：冬主闭藏，门主开转，天、麦二冬，咸名门冬，皆以其开转冬藏之水气上达也。后人谓天冬补中有泻，麦冬泻中有补，不知何据，可笑！

　　同生地、阿胶、麻仁，润经血复脉，治心肺虚热及虚劳。同五味、杞子，生脉。同参、味，治肺伏火脉绝。心肺润，血脉自通，故痿症必用。同石膏、知母、竹叶、参，治胃疟，大渴或呕。有痰，加贝、橘。同苓、芍、苡、柏、斛、膝、桑白、天冬，治肺痿吐脓，止并渴，消肿。同覆盆、蒺藜、五味，止精滑。同苓、连、猪、泽、车、斛，治心腹结气，身重目黄。同黄连，止渴；同沙参、五味，治虚劳客热；同石膏、知母、粳米，治胃热狂渴。

**冬葵子** 葵四时皆有，惟秋葵复种，

经冬至春作子者，名冬葵子。春葵不堪用。

甘，寒，益精；淡，滑，润燥利窍，通营卫经络，能使塞者开。其叶，倾向太阳而护足，又能使通者藏。

《本经》主脏腑寒热，羸瘦，皆肾精不藏，气脉不滋之病。癃秘，窍不利。久服坚骨，长肌肉，益精之功。通乳，气脉塞。乳痈，痈肿，经络滞。下丹石毒，通大便，消水，止渴，滑胎，治痢，行津液。皆属久藏而发之病。但发旧病，凡有风疾宿病、犬伤等，食之则有卒中之虞。

根、叶同功。取子炒，同砂仁末，酒服，治痈肿，乳痈，乳闭。煎水，入猪膏、鸡子顿服，治关格胀满，二便不通欲死。炒为末，酒下，治倒生，及下死胎，或牛膝同煎。痈肿无头，取二百粒，水吞下，即开。同滑石末，顺流水下，催生。取根浓煎，治下消尿多。取红色单叶阴干，最排脓血，治带下。同白芷、枯矾、白芍末，黄蜡为丸，米饮下，治一切内痈，败血腥秽，脐腹冷痛，待脓血尽，以十宣散补之。

按：凡葵子皆轻虚，今之冬葵子如橘核者，伪也。服之反涩，损脾胃，功不如蜀葵子。

蜀葵子，功同冬葵，以之炒入宣毒药中，最验。蜀葵子大如指头，皮薄而扁，内仁如马兜铃仁，最易生，故最利胎产。

蜀葵花，咸，寒，治目中溜火。赤者治血燥赤带，白者治气燥白带，黄者治沙淋，花子并炒为末，米饮下。血淋，同煨大黄、人参、蛤粉等分。亦利二便关格。皆润滑通窍之功也。

## 款冬花

生水中，凌冬独秀。气温，入肝。味辛甘，入肺胃。无毒。

禀水中之生阳，达阴上通于肺。

《本经》主咳逆上气，善喘，上焦之阳随阴以降，皆赖下焦之阴从阳以升。太阳寒水之气，从毛皮外交于肺，则肺阳自化阴下降。喉痹，厥阴少阳木火之气结于喉中所致，得金水之合，金平木，水制火；且辛能润，温能通，甘能缓。**诸惊痫，寒热邪气**。诸者，此病所致不止一端也。寒水之气，上行外达，则阴阳合化，水火交会，而一切阳不依阴之戾气悉除。**润肺，止渴，消痰，肺痿，肺痈，咳吐脓血，音哑，劳热**，凡咳嗽不分寒热虚实，皆可施用。辛中有甘，阳和以畅，是阴中含阳、阳达阴出之药。彼以为纯阳不可治热，或曰独可治热，皆谬。但世多以枇杷蕊伪之。

花未舒者良。去梗、蒂，甘草水浸，晒用。杏仁为使，得紫菀、川贝良。

同百合为丸或为膏，薄荷汤下，治痰嗽带血。得川贝、桑白、紫菀、枇杷、花粉、百部、天冬、杏仁，通治喘咳。加生地、沙参，治阴虚劳嗽。阴火盛，加知、柏、芩、芍。骨蒸加丹、骨皮。兼泻者，大肠亦病也。兼发热者，阴火炎也，难治。款冬烧烟，以管吸之，治嗽良。同麻黄、杏仁、桑白、甘草，治风寒郁于肺而咳。

## 决明子 狗屎豆

甘，入胃。苦，入心泄热。咸，入肾走血。平。入肺以平肝热，和肝气。

《本经》治青盲白膜，指热伤血一切之目疾。血足则水能照于丙，即金能鉴火亦能照，不但肝得血能视也。风眼赤泪，是风因热生，非风寒所宜。唇口青，作枕，治头风。明目功胜于黑豆、青葙。得沙苑、甘菊、杞、地、女贞、槐实、谷精，或六味丸去黄、淮，加归、菊、柴、车、元参、香附，最益精，补肝明目。得生地、甘菊、荆芥、川连、元参、连翘、木通，治风眼赤泪。其子形如马蹄，杵碎煎。恶麻仁。又消五痔，治癣，解热毒。春采为蔬妙。

## 葶苈 (见毒草)

辛能散，苦能泄，寒能降，滑润而香，专泻肺气，下走大肠、膀胱以逐水。凡癥瘕积聚寒热，喘满肿胀之从水气结聚者，悉能破之。其治肺痈痰嗽，亦水湿泛溢之疾耳。大黄之泻从中焦始，葶苈之泻从上焦始，故承气用大黄，陷胸用葶苈。大黄泻阴分血闭，此泻阳分气闭。有甜、苦二种，甜者性缓，虽泻肺而不伤胃；苦者性急，下泄而伤胃。然肺中水气膹<sup>①</sup>满急者，非此不除。宜佐大枣，补土以制水，水去即止。

子如黍米，色黄，合糯米，微炒用。

炒为末，枣肉和丸，桑白汤下，治通身面目肿满。同枣肉煎服，治肺痈及肺水壅，喘息不得卧。隔纸炒黑，或绢包饭上，蒸用，亦可。

## 泽泻

凡水本于胃，皆自胃上行而后下降。凡味之甘淡者，皆先升而后下。泽泻咸寒下降，甘淡上升，能启水气上滋中土而复下，为逐湿行水之捷品。湿去则阳不郁而化风，阴不滞而为寒，故风、寒、湿三气之痹能治，肾脏风疮可除。水精滋于中土而为汁，故主乳难。邪水去则真水化液以生阳，而水精四布，灌溉四旁，五脏循环受益。于是胃得水精以化气，则消水，不饥，

---

① 膹（fèn 奋）：通"愤"，积。《黄帝内经素问·至真要大论》："诸气膹郁，皆属于肺。"王冰注："膹谓膹满。"

肥健；心肺得水精化气，而气力两益；肝得水精化气，而目明；肾得水精化气，则湿不扰精，而淋止，耳聪，精固；脾湿去，则肿胀、泄痢除。且形得水精之气而体轻，色得水精之气而面光泽，一生得水精之气而延年。行在下之水，使阴化阳而上行，则阴器起，阴汗除，尿血已。但过利亡阴，肾虚而无湿热者，多服反致目昏。脾胃湿热则头重，耳鸣，目昏，脚弱。湿热去，则清气上行，而诸病息，疝痛、脚气皆除，血脉亦通，是其功效皆以行水而使之上。

今人用盐炒，反制其肘矣。宜酒或米泔浸蒸用。皂荚水煮为丸，治肾脏风疮。忌铁。

## 车前草子

脾土为胃行其津液者也，肝司前阴之气化者也。车前好生道旁，虽牛马践踏不死。寒而甘，得土气之动用而不静者也。且春苗而即生子，五月子即老黑，是禀肝木之气化，而达于水腑者也。《经》云："肝所生病，遗溺，闭癃。"升达土木，以归于膀胱水府。故主癃闭，止茎痛，利水道，除湿痹。土木气升而水气布，则轻身耐老。水气布则益精，令人有子。木火气升达而不郁，则阴能强，目能明，赤障消。所以利水之物，多伤阴损目，而此独益阴明目者，皆达木化以行土化，不与他味之寒利渗泄等也。故谓其不走真气。《千金方》治阴冷闷疼，渐入囊内，肿满杀人，以车前末饮服，其非寒利可知。

男女阴有二窍，水窍得气化乃出，精窍得火动乃泄。车前达木火上行以通气化，湿热自行，不致鼓动真火，故精气固。凡泻利暴下，尿秘而痛，为末，米饮下。又治目疾，水轮不清，取其分清浊以降火而不伤肾也。但阳虚下陷，肾气虚脱，勿用。

其叶，主金疮，凉血，止吐衄，消瘕瘀，下血通淋，治尿赤，止烦，明目，下气，杀虫。捣汁冷服，治火盛泄精甚效。但阳虚精滑者忌之。

## 瞿 麦 洛阳花 十姊妹

用其蕊壳。此穗结于五月，色黑，午月应心。又苦寒乃水合于火，专主心与小肠血热结涩而水不行。盖小肠为心行其血化，即行其水化。血热而寒水之化不行，则血结而水亦结。唯其苦寒泄热开结，故主关格，诸癃，诸淋，破血堕胎，决痈肿，明目去翳，为小肠湿热尿秘之主药。心虽热而小肠虚者勿用。产后尿秘，及脾虚水肿禁用。鲜者捣涂，能出竹木刺。产后淋当去血，瞿麦、蒲黄又为要药。

## 萹 蓄 （又见毒草）

苦，平。利水，散湿热。治黄疸，霍乱，热淋，虫疥，痔疮，蛔咬腹痛，阴蚀，皆湿热之病。

叶细如竹，促节有粉，三月开细红花。

## 地肤子

甘，寒。清利膀胱邪热，补膀胱阴血。热去则小便利，中焦之阴气自受益，而耳目聪明矣。故有阴火而小便不禁，尿数成淋疝，客热丹毒并治。为末，酒服，治白带。同白蔹为丸，治白浊。

叶捣汁，治老人热淋。煮汤浴，去皮肤风热丹肿。洗眼，去雀盲涩痛。苗叶，烧灰煎霜，制砒石、水银、硫黄、雄黄毒。

叶如蒿，茎赤，子类蚕砂，一名黄蒿，一名落帚。

# 海金沙

生于叶上，色黄赤。甘而寒，能散脾土之湿火，以归于小肠、膀胱之水府，故治三经血分伏热，而为五淋，茎痛，肿满之病。

得栀子、牙硝、硼砂，治伤寒热狂，大热利水，是釜底抽薪法。

市肆多以沙土杂之，须淘净，取浮者捻之，不沾指者真。性无补益，真阴、真阳虚者，禁用。

# 连 翘

体轻浮易落，故散三焦胆经结热。味苦，故泻心经客热，治气聚而致血结。气平，得秋金凉气，泻胃湿热。主寒热，三焦胆经为阴阳开合之枢，热结则阴阳不和。鼠瘘瘰疬，胆经在颈腋。痈肿恶疮，诸痛痒疮，皆属心火。瘿瘤结核，热结于脉。蛊毒，热结在脏。为十二经疮家圣药。皆清热、散郁、下气、燥湿之功。但苦寒止治热肿，溃后脓清、色淡、胃弱，均忌。止痛，排脓，通五淋经闭，及热闭耳聋。胆病。

根名连轺，苦，寒。下热气，益阴精，明目，治湿热在里发黄。麻黄、连轺、赤小豆用之。如无根，以翘心代之，心实主寒降也。黑而闭口者良，去蒂根研。同柴胡，治胆郁热口苦。痔疮肿痛，连翘煎洗，次以飞绿矾入麝搽之。

# 百 合

甘，平，微苦，能清心，养肺，和胃，以生气而兼利气，火不刑金则不致食气。主邪气，腹胀，心痛，寒热，心肺和合，乃能行阳而为气。《经》曰："毛脉合精，行气于府。府精神明，留于四脏。"若毛脉不合，邪热相干，乱于胸中，而生诸病。或则志气不相为用，而百脉俱病，坐卧不安，欲食不食，如有神灵，小便不利，病名百合是也。**遍身痛，二便不利，浮肿，**皆邪热壅闭正气故。**补中，**阴者中之守，热去则胃阴生。**益气，**毛脉合则气行，行即生。**止咳嗽，疗脚气，产后血病，肺痿，肺痈，乳痈，乳难，喉痹，胪胀**①**，痞满，**皆热壅病。**安神。**即府精神明之义。**中寒勿服。**同绿豆敷痘后遗毒，能移能消。

## 白蒺藜 即刺蒺藜

**苦泄心，温宣肝，辛润肺，透肺阴生血以养肝而息风。**肺孕水而合于心火，则阴化而生血。肝得血养，风自息，与辛散不同。**主恶血，破癥结积聚，痔瘘，阴癀，喉痹，乳难，水气肿满，痰饮胸痞，**化阴透阳则阴不滞，而热不壅。**搜肾脏风秘，肾与膀胱冷，**阳结于上，阴益虚于下，先透阴以达阳，则阳随阴降以归肾，乃可接补真阴真阳。凡上实下虚者，当知此义，先治其标，不可乱投苦寒。**下气，**血下气亦下。**明目，**肝血足，则风邪不害空窍。**赤白浊，**古方补肾治风皆用刺蒺，以其化上焦之阴以归肾也。后世乃用沙苑补肾。

同首乌、豨莶、胡麻、生地、川瓜、荆穗、天冬、黄柏，治遍身风痒。同牙皂荚，去皮，炙末，盐茶下，治大便风秘。同归末，米饮下，治经闭。单为末，酒服，治积聚。汤服一月，白癜转红，效。催生，堕胎，炒，去刺，酒蒸用。为末调服，少入汤剂。

---

① 胪胀：腹胀。

## 沙苑蒺藜子

气腥属金而温，味甘，炒之即香，能导肺气归脾，下行直入于肾。形又象肾。白蒺宣上而达下，为风脏血剂，治上功多。此则直入于下，为肾脏气剂，补下功专。补肾，治腰痛，泄精，虚损劳乏，肺痿，肾冷，尿多，遗溺，明目，长肌肉，亦治肝肾风毒攻注。上攻则目赤痒痛，羞明多泪，耳痒；下注则脚膝生疮，及遍身风痒。愚疑此方仍用白蒺为是。

一味为丸酒服，治腰脊引痛。以马乳浸蒸，同蛤粉炒鱼鳔，补精。忌鱼、牛肉。单服作茶，明目。酒炒，或蒸。

产潼关，色微黑者良。其根烧灰用，敷牙齿动摇。

## 灯心草

轻虚，甘淡而寒。清心火，降肺气以利水。主淋癃，利阴窍，肺气降则肝气和。喉痹，火气下故，烧灰吹之。衄血，为末，同丹砂服。止小儿夜啼，涂乳饲之。阴疳，同轻粉、麝搽。

同梁上倒挂尘、青鱼胆、白矾、铜青，点咽喉乳蛾妙。同硼砂，治喉风痹。入丸散，以米粉浆晒研，入水澄之，浮者是也。或扎一把，卤水浸透，入鸡蛋壳，或罐内塞实，煅灰用。成把擦癣，虫从草出。

轻虚甘淡而寒，无毒。泻肺利水。烧灰凉心，止血去热邪。止刀伤，治急喉痹，吹之。涂乳上饲小儿，止夜啼。入轻粉、麝香，治阴疳。用粳米饮浆晒干，磨之则成粉。入竹筒内筑实烧之，始成灰。乃可入丸散。①

---

① 轻虚……丸散：原置于"仙桃草"之前，据理乙正。

# 鹤虱

苦，平，有小毒。降心肺，调逆气，治痰凝气滞，杀虫蛔，攻心痛。面白唇红，时发时止者，为虫痛，肥肉汁调末服。

其叶名天名精，又名皱面草，又名活鹿草、虾蟆蓝。辛，甘，寒。

根名杜牛膝，俱除热结瘀血，吐痰，止疟，杀虫，消肿，解毒，止牙痛。治蛇咬，猪瘟，喉痹，急慢惊，入酒捣汁灌。沙淋，血淋。

**王不留行** 即剪金花，一名祟宫花，一名金盏银台。

甘，苦，平。散滞气，活血以平肝。治风毒，通血脉，乃阳明冲任之药。通淋，利窍，通小便，皆肝病。治风痹，经不调，难产，下乳，同山甲，或加龙骨、瞿麦、麦冬，酒调下，乳长流。止痛，止血，治金疮，止血。恶疮，苦泄辛散。乳岩、乳痈，同乳、没、山豆根、花粉、青皮。疔肿，同蟾酥为丸，酒下。出竹木刺。孕妇忌之。取苗子蒸，浆水浸用。洗痔疔，理跌打。

**旱莲草** 即金陵草，又名鳢肠。

甘，酸，平，汁黑，补肾血，乌须，胆血上荣。黑发，肾血上荣。治血痢，溺血，血本于阴，成于阳。血足则上交于阳，故补血，又能止血。吐血成盆，取汁，同京墨、童便熬膏，藕节汤下。酒顶，蛇伤，跌打，酒痰，杀蟨，止痒，干水，消小肠气，取汁炖酒服。劳淋，敷疮止血排脓，血足则壅热化。固齿，通小肠，肾主骨、齿、二便。灸疮血出，敷之。但性凉，不益脾胃，宜和姜汁、蜜熬膏用。绞汁熬更佳。晒半干，用青盐腌晒，以盐汁尽为度，焙为末，每一两加发灰五钱，碎补三钱，擦牙固齿，又黑发。同车前，治溺血。单焙为末，米饮下，治肠风脏毒，下血。取汁，热酒下，治内痔，敷外痔瘘。

## 蒲公英 即黄花地丁

甘而微苦，平而微寒，补肝、肾、心、胃之血，以合于冲任。化热毒，消恶肿，结核，疔肿，乳痈，同银花服。乳岩。同夏枯、川贝、连翘、白芷、花粉、橘叶、甘草、头垢、两头尖、山豆根、山茨菇，兼治一切疮。乳属肝。擦牙，乌须发，壮筋骨。阴干，用盐、香附末腌焙为末擦之，吐、咽任便，皆通肾之功，为肾经所必用，不以前证主治尽也。甘寒解毒，苦泻滞气，犹浅视之矣，疝气圣药。

## 落得打根

甘，平。治跌打损伤，及金疮出血。煎服并敷，不作脓。
苗高尺许，叶如薄荷，根似玉竹而无节，捣烂则黏。

## 冬虫夏草

甘，平，保肺益肾，止血化痰，已劳嗽。
产云、贵。冬在土中，活如老蚕，有毛能动。夏则毛出土上，连身亦化为草，若不取，至冬复化为虫。

## 雪里青 即过冬青

苦，寒，泻热。治咽喉急闭，取汁灌立效。生田塍间，如天名精而小，叶布地生，无枝梗，四时不凋，雪天开小白花。

# 万年青

叶似兰，甘平而腥。散瘀，止热嗽并劳伤吐血，同猪肉煎。

其根，能止血生血。又一种，甘苦而寒，清火开气，治咽喉急闭。取汁和醋少许灌之，吐痰立愈。子可催生。

## 雀梅叶 即爵梅

酸，寒。治乳痈、便毒甚效。如蔷薇叶，生细梅如小豆大。

## 金星草 即凤尾草、七星草

苦，大冷。泻热，解毒，专理初起阳毒，恶疮，沿颈瘰疬，治丹石毒发于背，及一切痈肿。以根、叶二钱半，煎酒服，或为末酒吞，不饮酒则新汲水调下，取下黑汁为度，或煎洗，或捣敷，并建奇效。若忧郁气血凝滞而发毒，非金石发毒，勿服。阳毒服后下利，须调补乃平复。根捣真麻油涂头，大生毛发。

## 老鼠簕 即老鼠怕、猫儿刺

甘，淡，微苦寒。取根皮浸酒，补肝肾，壮腰脚。煎服治白浊，理夹阴伤寒入里，同榕树吊须、露兜勒根、观音柳，米一杯炒，淬水饱饮。白浊，煲肉食。窄腮，热痧，洗痔疮。

叶，名八角茶，生津，止渴，祛风。枝叶，烧灰淋汁或煎膏，涂白癜风。

此树产江、浙者佳。木如女贞，肌理甚白，如狗之骨，故又名狗骨。《诗》曰"南山有枸"是也。叶长二三寸，有五刺，四时不凋，五月开小白花。结实如女贞，九月熟，色绯红。

## 土人参 即金鸡爪、粉沙参

甘，平，微寒，蒸极透，则寒去。气香味淡。伸肺经治节，使清肃下行。养血生津，消热解毒。姜汁炒，则补气生肌，托散疮疡。凡咳嗽，喘逆，痰壅火升，久疟，淋沥，难产，经闭，泻痢，由于肺热反胃，噎膈，由于燥涩，一切有升无降之症，每见奇效。

产江、浙，一直下生，入土最深，性下行滑窍。脾虚下陷，滑精梦泄及孕妇，均忌。

红党即将此参去皮净，煮极熟，阴干而成。味淡无用。

## 九里明

苦，平，微寒，无毒。消一切热毒、胎毒、疮毒、黄脓白泡，捣汁，和猪胆汁搽。生肌去腐，治痔疔痔，为疡医之纲领。一名金花草。

## 假苦瓜 即假蒲达

叶、藤悉似苦瓜。甘，苦，寒，凉血消疮，去黄疸，理蛇伤最妙。

## 水杨梅

生田塍水边，叶对生，似布渣，一茎直上。苦涩，不入服食。洗瘟癞、外痔，敷脚趾湿烂，治水积沙屎虫、虫食伤。敷之。

其蕻，止牙痛立效。煎水含。若连腮肿，为末调搽。

其寄生煎服或浸酒，治酒痰，风肿，脚痛。

## 鹿耳翎

花如星，叶香，梗起领。甘，辛，平。解毒生肌，消肿拔毒，去结毒，理蛇伤烂，敷疮妙品。

## 鸭仔花即逼柏树

苦，甘，平。专治乳痈，功胜于蒲公英，同黄糖、酒糟捣敷。

## 神仙掌即霸王

寒，滑。消诸疮初起，敷之。洗痔妙。
其花，止吐血。煎肉食。

## 百毒散即贴地渊菱

甘，辛，平。消恶毒、阳毒疮，理跌闪、刀伤。

## 老虎耳

一名金线吊芙蓉。治耳内痈及耳痛，并敷诸疮。

## 铁树叶

淡，微寒。散瘀止血，活筋骨中血，治下血，吐血，煎肉食。跌打肿痛。同原酒糟敷之。加葱头，醋敷之，拔一切毒风、酒风。

## 白蔍莨

梗苦，辛，微寒。治烂脚，瘑疥，洗之。消疮。同蟛蜞菊敷。根名五加皮，止热咳。

## 白颠茄

苦，温。取茎煎肉食，治痰火内伤。

黄者性味同。其茎治跌打已死。煎酒灌。

其子止酒风脚痛，切片焙热贴脚跟，或同胡椒末，飞面捣敷。而不能断根。去风痛。

花名小闹杨，乃迷魂之药。

## 犁头草

止血，消恶毒疮，去腐生新，治鱼口便毒。捣，同醋煮热敷，冷即易之。

## 鹿蹄草

即自扣草，去眼中热点、热膜。

## 路边茶

苦，平。拔毒，吸脓散肿，理蛇伤烂。洗之。

## 磨挡草

甘，辛，平，无毒。散风，治血热耳鸣、耳聋。同鸡或肉食。

## 磨盘叶

其花如半截磨。甘，涩，微温。健脾止泻，同米揸，煮黄糖食。治耳聋。煎肉多食。

## 蟛蜞菊

甘，淡，微寒。清热，消疮，穿肿，吸脓。治痔病。
根能脱牙，散血，治苦伤。一名马兰草。

## 大沙叶

苦，辛，平。治飞沙癍、疥癞，并牛生沙。其沙或从口入，
牛口内有红块豆粒，不食草；如沙从粪门入，牛仍食草，尾有
焦块。同车前草，擂米汁喂之。

### 田基沙<sub>即田细沙</sub>

淡，平。去眼中血膜红筋，跌打瘀肿，止痛，治飞沙。煎
水洗。

## 紫背砂

叶似猪姆葱，梗叶红。专治血沙，遍身血点，瘙痒非常，
煎洗。并治血热毒、血斑。
白沙叶同白榄煎洗，功亦同。

### 蛇泡簕<sub>即黑龙骨蒾</sub>

酸，涩，平。主牙痛，吐血，杀虫，洗疥癞，汗斑，疳疮。
蒾，止刀伤血，开蛇伤之口。蘱，九蒸九晒，浸酒，壮筋骨，
治瘰病妙。根，存性，开油搽，坐板疮。
又一种大叶蛇泡，一名虎掌簕，又名山象皮。涩，平。消瘰
病红肿。其蒾，晒研，治蛇伤、刀伤。根，洗蛇泡疮。

## 辣蓼草

苦，涩，平。洗湿热瘟癫，擦癣，辟蚤休。其汁能毒蚯蚓，杀虫之功也，故作神曲用之。

## 假蒟叶 俗名蛤蒟

苦，辛，温。祛风，治产后风，炒鸡，煮酒食。产后脚肿，同鲦鱼煮醋。病后风寒，煎水洗脚。解新膏药火毒，误贴致起浮粒，腐烂流水。同槟蒟叶、狗屎豆叶捣敷。

根治牙痛，洗痔疮、烂脚。

## 大风艾 即牛耳艾

苦，温，活血。祛风消肿，治跌打，理酒风脚。敷之。蛇伤口不合。同鹿耳翎敷。

## 老公跟 即崩口碗、葵蓬菜

甘，淡，辛，寒。除热毒，治白浊，浸痔疮，理小肠气。滚水罩过，姜、醋拌食。

## 老鸦草

花如雀仔，淡，苦，辛，微温。祛风消肿，治风痰，壮筋活络。

## 苦地胆 即天芥菜

苦，辛，平。凉血，消毒，散疮，理蛇鼠伤，去痰。

根解暑热，同扁豆、片糖煎。治牙痛。煎含。

## 鬼灯笼 即虎灯笼

苦，甘，平。消热止痛，治大疮，洗癍疥脚烂。有红白二种，取根用。红者破瘀、凉血，白者活血、生血。消肿痛，理跌打。同咸酸蓳煎酒饮，或取蓳浸酒良。

## 白饭叶

杀癍，治黄脓白泡，敷疮拔脓，洗烂头疮，又治铁锈。

## 塘边藕

甘，辛，寒。治淋浊，利水，消热毒，化腐肉，出腐骨。同面、豉、陈、白梅敷。

## 田基黄

生田边湿处，花黄。苦，甘，平。入脾，消肿胀、蛊毒，去痔肿，敷肿毒大疮。

## 猪仔笠 即山葛

甘，平，无毒。润肺滋肾，止咳化痰，理新痰火。同猪肉。同童便、姜汁、黄酒，入盐水，九蒸九晒，益寿延年。

## 紫背菜 即东风菜，应入菜部。

甘，淡，平，调气，消黄。治红痢，敷疮，止痛散毒。
根消热毒，理痰火。同猪肉食。
叶能装伤，敷之即黑，亦消热毒。

## 佛桑花

甘，寒。有红、白二种：白者，治白痢、白浊；红者，治红痢、赤浊。饭上多蒸多晒，浸酒，悦颜益寿。

## 金钱艾 即透骨消

辛，涩，微温。祛风湿，止骨痛。浸酒，舒筋活络，止跌打闪伤。取汁调酒更效。

## 鹰不泊

辛，温。理痰火、酒痰，开喉咽肿痛。浸酒，祛风，埋跌打。

其蕊，同米粉食，治黄疸。

## 驳骨丹

辛，平。治风邪，理跌折，续筋骨。

## 白薯莨

苦、寒。消热，解毒，消肿，治痈疽、恶毒、大疮，或敷，或煎膏药妙。洗痔疮。

## 咸酸蔃

甘，辛，平。消肿散毒，理跌打，止痛。浸酒，壮筋骨，洗小儿烂头。

## 三七叶

甘，辛，平。消瘀，散血，止血，治跌打闪伤，敷热疮，理痰火。

## 斑鸠酸即酸味草

酸，涩，寒。散瘀止痛，除热毒，消肿，杀瘲，干水，止痒，理跌折。捣汁调酒。

## 怕羞草

以手扫之则合，喝之亦合，如畏羞然。甘，寒。止痛，消肿，敷疮妙。

## 火秧簕寄生

甘，辛，涩，微温。治风湿，壮筋续骨，止咳嗽，化痰，理内伤、痰火、跌折，明目。浸酒佳。

其火秧茄香，行气止痛，辟疫，而无耗气、燥气之患。

## 龙船花即映山红

淡，辛，平。吸①疮脓，去风，止痛，理痰火内伤。又名五月开花。

## 鸡冠花

腥淡而平。花有红、白，分主红、白痢。白者洗痔，同冬瓜皮。浸酒，益颜。红者止痔血、崩血。合用止赤白带。

## 紫背天葵

甘，淡，平。主内伤痰火，消瘰疬，煎猪肉食。恶疮。浸酒

---

① 吸：原作"呼"，据底本旁注改。

佳。白背者亦消火疬热毒。

## 紫背石葵 即去痰草

甘，淡，平。消痰，炖鸡食。治风痰、风瘫、骨痛、跌打闪折、蛇伤，敷诸疮。

## 白菊花叶

辛，甘，平。清肺，平肝胆。治五疔，疳疔毒，同黄白花、甘草，用酒煎服，渣敷患处。痈疽恶疮。

根，敷马嘴疔。同黄糖。

## 火秧簕

涩，温。叶解毒，洗骨痛，贴无名肿毒。焙热。其汁胶治大小便闭。调白蜜服。二便通，即食精肉汤以解其毒，否则削肠腐骨。其蕊，治虚蛊。煎鸡蛋包好，用八角茶送吞。

## 鹅不食 即胡荽

淡，辛，腥，寒。端午取，阴干。治风火赤眼，同川连嗿鼻。诸目疾及痘后眼膜，理跌打折骨，止痛消肿。又见水草①、石草部。

## 荔枝草 即水羊耳艾

叶如息香，子如小豆大，形如荔枝。洗内外痔如神，治折伤，散瘀血。

① 草：此字原脱，据底本旁注补。

## 臭 草

苦，辛，寒。消无名肿毒，大疮，理蛇伤。

## 露兜簕 即龙船簕，俗名朗古。

甘，平，微寒。取心用，凉血，止血，生肌。散热毒、麻疹、斑丹、恶疮最验。杀烂脚生虫。同白豆敷，虫即出。

其蕻治夹阴伤寒，日久舌底已黑。

其茵，止热痢。

## 鸡爪兰

敷疮消毒，擦飞癣妙。

## 狗牙花

治小儿邪病，暗带之即愈。

## 玉绣球

苦，温。散肿，消痈疽、瘰疬、诸疮。破血消湿。用花瓣。

## 紫花地丁

甘淡而寒。凉血，消肿毒。治血热筋痿，敷疮妙。

## 番薯叶

醋蒸，贴烂囊痈并烂脚、瘟毒。

## 半边莲

甘，平，淡。消肿散毒，治恶疮、蛇伤。谚云：识得半边莲，不怕共蛇眠。白花者良。

### 还魂草即打不死，又名万年松。

淡，腥，微寒。活血，理跌打、杖伤，取汁调酒服。敷疮肿，消火病。

### 自消容即十字珍珠草

消疮毒，专治小儿头疮成堆。煎水洗，或为末，开油搽。并理癫婆疢。

### 番柠檬无子

味香，与柠檬同。敷疮散毒，理跌打。

### 人字草

甘，辛，平。治打跌扑肿，擂，酒服并敷。解毒，消鸦片积。

### 锦地罗

生于湿地，花有红、白，分治红、白痢，解积毒，俱同猪肉煮。理疳积。作茶饮。淡，涩，寒。

### 仙①桃草此药似名"接骨仙桃"②。

叶似蟛蜞菊，蔓生稻田中。四月开花结子，大如豆，形似

---

① 仙：原作"英"，据底本旁注改。
② 此药……仙桃：据底本旁注补。

桃，内有小虫。连茎、叶、根、子晒干研末，磁器收藏，酒调服，活血散瘀，能使筋骨自为接凑，乃跌打接骨之圣药。冷水调亦可。

**独行千里** 独脚行千里，另一种治白浊①。

即七星剑。香，辛，温。治癫狗、毒蛇、恶物咬伤，虽死，尚有气，取汁灌之即生。蛇疮、阴疽大疮，服兼敷。理跌打。叶似桃柳而碎细，花如珍珠，根枝、花叶俱对门生。

## 老虎须

俗名七星剑，而叶不对门。苦，温。止咳化痰，敷疮毒，理跌打，散血。

## 苦灯茶

苦，甘，寒，清肺脾。消食，化痰，止痢渴，除烦，清头目，利二便，去油腻。

## 稻草

辛，温。走经络，利肠，宽中益气。

其屋上陈者，辛，苦，平。强阳益阴，补中益气。

## 陈草鞋

辛，温，无毒。得人足力之气与地气，故大补元气，润肺养阴。

---

① 独脚……白浊：据底本旁注补。

## 蒸笼绳

甘，淡，温，无毒。得水火久蒸之气，大补元气，兴阳助阴。治虚劳失血，滋水调经。

## 青　黛

乃外国蓝靛之浮沫。咸，寒，泻肝胆，散五脏郁火，解中、下焦蕴蓄风热，解药毒诸热，惊痫发热，天行头痛寒热，温毒发斑，产后热痢下重，疳积，下血，敷痈肿、金疮、蛇犬毒。与蓝同类，而止血、拔毒、杀虫之功更胜。故治噎膈，取其化虫之力也。

和溺白垢、冰片，吹口疳妙。同马齿苋，涂遍身湿疮痒痛，出黄汗；二便涩者，兼服八正散，此中下风热蕴毒，不禁酒果鱼虾发风之物，必发内痔。同杏仁、牡蛎、黄蜡入柿饼中煨食，治肺热咯血。阴虚内热非由血分实热者，忌之。

内多石灰，须淘净，水飞用。

## 大　青

即大蓝。苗高如蓼，八月开小红花，成簇。实大如椒，色赤。苦寒，入肝，清解温热诸邪。治蛊痓螫毒，阳毒发斑，咽痛，天行热狂，疔肿风疹，温疫寒热，毒痢，黄疸，喉痹，杨梅恶疮，丹毒痧热之要药。泻肝胆实火，正解心胃实热。叶、茎、子主治皆同。

为末，酒调服，治小儿卒然肚皮青黑，乃血气失养、风寒内入恶候。

小青即今之制靛者。捣敷肿疖，治血痢，腹痛，杀百药毒，解狼毒、射罔发斑、砒石毒。取汁，治腹中鳖瘕及应声虫。其子，同贝母敷人面疮，皆苦寒散结热毒也。

靛沫及染缸水主治亦同，而杀虫更效。故治膈噎，以其经石灰所制也。

# 卷之四　蔓草部

## 菟丝子

辛，平，而甘，得金土之气味。无根而延生树上，有阴阳交感之机。又初夏生蔓，初秋结实，是感浮阳以生，而归于降收之阴者也。子更多脂，有类人精，故能益肺脾气以生精，兼交心肾。同阳药，则益肾气以强阴；同阴药，则益肾经以填髓。坚筋骨，去茎中寒，精自出，溺有余沥，虚冷腰痛，膝冷。益肾气之功。治口苦燥渴，消痹热中，尿数不禁，大便秘，痿软，令人肥健，补精之效。治健忘，遗浊，交心肾之机。续绝伤，菟丝不断之能。聪耳明目，并肝脏虚风、疝、痔。补肾以滋肝之功。其汁可去面䵟，多脂滑泽之故。

同参、地，治阳气虚，气逆加沉香。思虑伤心肾，真阳不固，淋沥遗浊，以菟丝交通上下，茯神导心归肾，石莲补坎填离。同牛膝酒煮为丸，治腰膝痛麻无力。本不助相火，然肾多火则忌。淘去泥秕，酒浸一宿，研作饼，焙干用。

## 覆盆子

甘，酸，化阴生血。微温，升木中少火之元气。益肾中气血以固精，补肝虚以明目。起阳痿，缩小便，服之当覆溺器，故名。安五脏，强志，倍力，令人多子。治虚劳，劳倦，肝肾气虚，恶寒气逆咳嗽，乌髭发。精足则气盛，气盛则精盈。此物补肾阳而不燥，滋精血而不滞，随其所主而佐之可也。同蜜为膏，治肺气虚寒。

近世多伪，惟秦产上圆平底，似覆盆。以酒浸之，去皮及心，用细子。乌赤色者真。淘净晒干，酒蒸用。

叶绞汁滴目中，出目中弦虫。除肤赤，收湿止泪。

## 使君子

壳红仁白，夏花秋实。气温，味甘，由火归土以含金用。故健脾胃，除虚热之湿以杀虫。凡杀虫药多苦辛伤胃，惟此与榧子甘而益胃。每月上旬，虫头向上，食之则虫死。虫亦脾胃湿热所化也。治五疳，便浊，泻痢，疮癣，皆湿热为病。为益脾胃要药。得芦荟、芜荑、滑石、朴、橘、麦芽，治一切疳疾。同芦荟米以下，治脾疳。

去壳用仁，鲜者良。亦可煨食。忌饮热茶，犯之作泻。

## 木鳖子

有二种。有壳者曰土木鳖，生必雌雄相配，而后结子。苦温而甘，故能通达阴阳，流行经络之血郁壅热，消一切痈肿、折伤、瘤疬、乳痈，醋磨涂。痔痛肛肿，唾调搽。止腰痛、疝积痞块，皆湿热所客之病。追毒生肌，起倒睫拳毛，捣烂，帛包塞鼻。并一切寒湿郁热而为痛风瘫痪，行痹痿厥，脚气，挛症，鹤膝，皆筋脉骨节血不流行之病。同胡连末，入鸡蛋内调蒸食。同款冬末，焚烟吸之，治肺虚久嗽，俟吐涎后，服补肺药。和面烧饼，热覆脐上，冷即易之，治噤口痢。但有毒，外用最宜，内服宜慎。或曰无毒，故古方轻脚丸、飞步丸等多用之。山张狼亦名土鳖，此则核扁如鳖，故名。

番木鳖又名牛银，无壳。苦，寒，大毒。主伤寒热病，咽喉痹痛，消痞块，并含之咽汁，或磨水含咽。斑疮入目，同轻粉、青木香、冰、麝为末，左目吹右耳，右目吹左耳。跌打止痛。去毛，油炒枯，为末服，能抵杖。又名马前，色白，能毒犬。犬大热，此大寒，相反而相激则死。

# 马兜铃

苦达火，辛降肺、大肠气，寒清肺热。气由火以达，归金水以下行。治肺中湿热，声音不清，痰喘咳嗽，补肺散用之，热清气降，肺自安也。若专一于补，适以助火益壅，故用以佐糯米、阿胶之补肺。血痔漏疮，肺移热于大肠所致，清脏热则腑热亦清。治水肿，肺降则水行，宜单服。吐蛇蛊毒。一味浓煎服，探吐。小儿麻疹内陷，喘满声瘖，宜加用之。与肺热痰结皆有虚实，宜于补泻主治中加之。肺冷痰滞，宜理中者，勿用。

去筋膜，取子微炒用。熏痔漏亦妙。

# 五味子

具五色，花黄白，子生青、熟紫，久变黑。备五味，皮肉甘酸，核辛苦，俱咸。酸特重，气又温，故《本经》止言酸温。无毒。是禀东方生长之气，专精于木。辛温以遂木气发荣，而引肾气上交于肺；酸咸以敛木气归根，即收肺气还原于肾。故主益气，上下升降，则生生不息之气自益。咳逆上气，肾不交肺，木挟火而凌金，则肺气耗散而上逆。劳伤羸瘦，《金匮》曰："虚劳诸不足，风气百疾。"言风气通于肝，人之所以生也。肝病必下疏肾水，上敲肺金。烦劳则张为精绝，为肉烁，为阴痿。补不足，升降不息，则五脏相生皆受其补。强阴益男子精。核形似肾，辛温暖水，故强阴；入口生津，津液内固，则精足。为咳嗽要药。凡风寒咳嗽，合干姜、细辛入于香苏散等剂，有水饮加桑白、葶苈。伤暑咳嗽，同细辛、干姜、五味入于六一散。**伤燥咳嗽**，同上三味加黄芩、阿胶入于泻白散。**劳伤咳嗽**，同姜、辛、味入六君子。**肾水虚嗽**，同冬、味、蛤蚧入六味丸。**肾火虚嗽**，同姜、辛、味入真武汤，后服八味丸。**久嗽喘促**，脉浮虚，按之弱如葱叶者，天水不交也，同姜、辛、味、阿胶、天冬入四君子。皆用之。先贤多疑外感用早，恐其收气太骤。不知仲景伤寒咳喘，小青龙汤亦用之。然必合细辛、干姜，以升发风寒，用以此敛之，则升降灵而咳嗽自止，从无舍干姜而单取五味以治咳嗽者。丹溪又谓其收肺气之耗散，即能除热。潜江亦谓其滋肺以除热，补肾以暖水，而联属心肾。凡嗽在黄昏，是虚火浮入肺中，忌用寒凉，止宜重用五味以敛降。此则不合干姜，而合炒麦冬者也。又**止虚汗**，虚气上乘也。**止渴**，青金生津。**坚筋骨**，益精之效。**复脉**。暑伤元气，同参、冬通心肾。**治肾阴虚脾湿，五更便溏**，同吴萸，除脾湿。**肾泻**，同吴萸、茱萸、肉蔻、故纸、人参。**肺虚久嗽**，同二冬、阿胶、百部、薄荷叶。**燥咳而喘，目如脱，为肺胀**。同粟壳，蜜炒为丸，久病宜，暴症勿用。**痰嗽并喘**，同白矾研，炒猪肺蘸食。**阳事不起**，为末，酒服至一斤，戒猪、鱼、蒜、醋；或同附子入六味丸。**明目**，达肝之功。**解酒消肿，收瞳子散大，遗精，赤白浊，溲血，小便不禁**。盖脏腑之精，肾受而藏之。收藏之至，故益精，而治肾中诸病。总之肺气随阴以下降，则气化精而精盈。肾水从阳以上布，则精化气而气盛。阴阳二气，实一气之变动，以肝为关捩子。五味专精于肝，而交合肺肾，故其效如此。有不同于他味之酸敛者，肺气阳中有阴，故能降。治肺气以阴降为主。然元气之降，先本于升，五味升降咸备，所以阳邪伤阴，固宜清阳以之收阴。阴邪伤阳，亦宜此辛温畅阳而寓收阴。东垣谓寒喘、热喘不能舍五味者，此也。惟外邪杂病不关肺气者忌。

北产红润者良。必打碎核用，五味始备。止嗽，生用。入补药，蜜浸久蒸，烘炒用。阴虚则去核。

希雍曰：实热嗽宜用黄芩者，误用此味则吊痰，热不除，宜南产五味。南五味色黄红，干枯，有盐霜，味辛，甘，散痰火，去风。

恶玉竹。

# 葛　根

气平，秋气入肺。味甘，辛，无毒。金土之味，入阳明胃经。皮黑，花红，则合太阳。为升腾胃气，而外合于太阳之药。主消渴，宣达胃中水谷之气则渴止。身大热，秋气能解大热，且蔓生，能从经络以和肌表之气故也。呕吐，脾有湿热，壅而呕吐，升发胃阳，阳鼓动则湿热下行，而呕吐自止。诸痹，气血不流通也，和太阳之经气，则气行血活也。起阴气，阴从阳者也。脾为阴气之原，脾与胃合，胃阳鼓动，则阳健而脾阴亦起也。解诸毒，金土冲和之气味，能和于中而散于外。透疮疹。生汁解阳明温病热邪、温疟、吐衄，但堕胎。蒸熟止血痢；炒香淬酒，止血崩神妙。

张隐庵曰：元人张元素谓葛为阳明仙品。若太阳初病用之，反引邪入阳明。岂知仲景伤寒有葛根汤，治太阳病项背几几，是和太阳之经络，而走经俞之功。又治太阳与阳明合病。若阳明本病，止有白虎、承气诸汤，并无葛根汤症，况葛根主宣通经脉之正气以散邪，岂反引邪内入耶？前人学不明经，屡为异说，李时珍一概收录，不加辨正，学者当合经论详究，庶不为其所误。

葛花气平，味甘，无毒。主消酒，与葛根同治肠风下血。

葛叶主治金疮，止血。捣敷。

葛荚内仁名葛谷。甘，平，无毒。治下痢。十岁以上。

又按：葛根与麻黄皆轻浮。但麻黄入太阳，走皮毛；葛入胃，走肌肉。其起阴气者，胃属燥金，每藉脾阴以行其津液，故《经》曰："燥气之治，中见太阴。"胃阳升而热郁解，则湿土即能行其化，而肝肾之阳俱畅。所以古方治脾胃虚泻及肝郁胁痛、胁下有风气作块者，皆用之。盖胃气、元气、风升之气一也，人以为风药者在此。其实升气与散表不同，且外淫而热郁于胃经，目痛者宜之。中气虚而热郁于胃府目痛，当用升麻、柴、芪、参，亦无须于此也。同一切补肾益精药则起阴，令人有子。五劳七伤，上盛下虚，暑月虽有脾胃病，勿用。痘癍已见红点，恐升之则表虚而致斑烂，切忌。

# 天门冬

得大寒初气以生，气平，味苦，无毒。阴液最足，是禀冬寒之水精，使水运行，上滋肺金者也，故曰天门。天门者，肺也，为肺肾虚热之要药。主诸风湿暴中着而成火，则偏痹不遂。水气运行则病已。强骨髓，寒水之精充也。杀三虫，去伏尸，皆湿热所化。味苦可以祛湿，气平可以清热也。久服轻身益气，太阳为诸阳主气。延年不饥。天气贯通于中土也。

又按：苦能泄滞，甘助元气，为血热侵肺致咳嗽吐血之上品。盖血乘热上行，不归经而滞于上，此时用生地等凉血，反益其滞而热不除，宜以此为君。麦冬走经络上行，止咳功胜；天冬滋肾运行，泄下消痰功胜。以肾主液，燥则凝，润则化也。同菊花酿酒，治一切风，水煮去风热。麦冬，甘胜，故清心复脉；天冬苦胜，故通肾益精以润燥，使肺肾之阴环转上下，故治肺痿，足痿，嗜卧，强骨髓。治肺痿吐涎，心中温温，燥而不渴及消渴，宜生用，捣汁更佳。入补血温补方宜酒洒，九蒸九晒。

同麦冬、五味熬膏，入炼蜜，益肺，并治消渴。同生麦冬、白芍、鳖甲、牛膝、杜仲、续断、童便，治吐血。同干漆、百部、鳖甲、青黛、獭肝、象胆，杀三虫，治劳瘵。

吴世铠曰：下焦水少，虚火上炎灼肺，煎熬津液成痰，而为壅逆喘咳吐血，寒热声哑，此为要药。但寒苦不利脾胃，阴虚精竭，全赖脾胃消纳以滋精气。若脾胃先困，后天源绝，丸饵虽佳，止同食滞；汤液虽妙，止成为饮。更以苦寒伤胃，必致泄泻恶食，其症危矣。必不得已，当与芪、苓、淮、甘、芍同用，或以麦冬代之亦可。今人动言清金滋水，可不审之。

## 百　部

甘，温，升胃气上行以保肺。甘后微苦，无毒。又引肺胃之气下降，为寒嗽失治之良药。盖失治而致久嗽，肺阴亦伤，寒热两难施治。惟宜此保肺以神其升降，更察其所因，审其留邪，而分佐辅。如寒则佐姜，热则和蜜，风寒稍佐麻黄、杏仁之类。若劳症久嗽，则别有主治，不得恃此。

《本经》言其治肺热润肺者，指肺中阴阳并伤，虚热而燥也。又言治传尸、骨蒸、劳病者，因其性长于杀虫，凡痔积、蛔虫、寸白、蛲虫皆用之。浓煎，洗牛马虱即去。烧熏树蛀虫，虫即死，故劳瘵方宜稍加之。熬膏入蜜常服，可疗二十年嗽。脾胃虚弱人，宜兼补肺、安胃药同用，庶不致伤胃，因其味苦也。一切虚嗽，与二冬、桑白、川贝、枇杷、五味、紫菀同用者，用其温以制各药之寒也。

# 白蔹

味苦，甘，平，微寒，无毒。得金气以生，能除热，散结，止痛，为疔肿、痈疽家要药。又治目赤，小儿惊痫温疟，女子阴中肿痛、带下赤白，杀火毒。同白石脂、杏仁研末，鸡子清调，敷面鼻酒皶，日一洗敷。痈疽已溃勿服。

# 威灵仙

辛宣肺气，苦，温，入心肝，主风，为十二经络宣导善走之风药。主诸风，宣通五脏之湿，去腹内冷滞，心膈痰水，久积癥瘕，痃癖气块，膀胱宿脓恶水，腰腹冷疼。治折伤，久服无有瘟疫疟。治风湿，痰气肿痛，麻木痹痛，中风头风，半身不遂，脚气入腹而胀闷喘息，为末，酒服二钱，痛减一分药亦减一分。大、小肠秘，皆宣通去湿之功。但泄气，气虚及阳盛，火升血虚，有热表虚自汗，痃疟，口渴，身热均忌。

### 茜草根 名茹藘，一名地血，又名染绯草。

季冬生苗，茎方，中空，有筋，根赤，子黑。气寒，味苦，无毒。禀少阴水火之气化，又方茎有刺，得阳明金土之形，能清热导瘀。主治寒湿风痹，少阴火水上下交通而旋转，则痹自除。黄疸，少阴水化清热，阳明燥化除湿。补中，上下交通，中土自和也。治蛊毒，中土调和，毒自解。少年大脱血，或醉入房中致气竭肝伤，血枯经闭，合海蛸、雀卵为丸，以鲍鱼汁下，利肠中及肝伤也。

古方用治失血、下血、血痢发黄，皆以其清热行瘀之故。夫血因热瘀滞而失，脉必涩，兼见痰水，必呕恶，或发热足冷，或小腹结急，用之最宜。即寒湿风痹，亦是三气伤滞经脉之血以为病耳。至五劳六极亦用之者，盖虚劳之极，内必有干血。仲景用大黄蟅虫丸攻血主之，可知瘀血必去，而后可从滋补。茜根虽不能治干血，而义可参用也。昔人云：血滞为病，类多燥渴，或吐血，或不吐血，心烦内热而渴，茜根煮汁服。一女子，年少发白，肌肤甲错，君大黄，佐此以活血，甲错、白发俱愈。同芩、地、侧柏、阿胶、发灰，治经水不止，此因血瘀隧道，不能归经而不收也。又治鼻洪，带下，产后血晕，乳结，肠风，痔漏排脓，泄精，尿血，扑损，皆凉血行血之功。佐地榆，治横痃鱼口神妙。血症加泄泻，饮食不进勿用。苦入心，则生血；甘和中，则统血。汁可染绛，似血，故行血，治血枯阴痿。一名过山龙。

## 木　通《本经》名通草，今之所谓即古之通脱木，与此不同。

蔓生，中空，其色黄白，气味辛，平。禀土金相生之气化，而通关利窍之药也。主除脾胃寒热，得土气故。通利九窍血脉关节，中空之功。令人不忘，血脉通，关窍利，自然不忘。去恶虫。得金气故。

防己、木通①皆空通蔓草。防己用在下之根，其性自下而上，从内而外；木通用在上之茎，其性自上而下，自外而内，此根升梢降不易之理。后人用之主利小便，须知小便之利，亦必上而后下，外而后内也。

产江淮者佳。绕树藤生，伤之有白汁出，伤水则黑，不可

---

① 木通：原脱，据文意补。

用。前人用治五淋，关格，多睡，水肿浮大，湿热，小便数，急疼，小腹虚满，排脓，止痛，妇人经闭及月事不调，同牛膝、生地、胡索。乳结下乳，同地、冬、味、甘、黄、柏则治尿血，皆通窍之功也。凡精滑阳虚，内无湿热者，禁用。

## 通 草<sub>古名通脱木</sub>

味甘，淡，寒，无毒，色白。禀土之清气，使胃气上达，而后引肺热下降，以除寒热之气。故主利阴窍，治五淋，除水肿、癃闭，泻肺，解诸毒、虫痛，明目，退热，下乳汁，催生。同降香、红曲、山甲、山楂、没药，治上部内伤。虚脱人及孕妇勿用。

## 防 己

气味辛，平，属金。无毒。专入肺经，调其注节以行水。凡冬中于风寒，邪藏于肾，发为先热后寒之温疟，或感风寒而患但热不寒之疟，皆热气有余。热气诸痫，心热而风火内动也。惟辛平之秋气可以解热而制风木之邪，故治之。且肺为水之上源，又与大肠相表里，调肺气即二便利。

张隐庵曰：经云水道不行，则形消气索。是水有随气而运行于肤表者，有水火上下之相济者。如气滞而水不行，则为水病、痰病。防己生于汉中者，茎中空，根纹如车辐，能启水精上升，通在内之经脉，外达而后下，通气行水，以防己土之崩，故名防己。《金匮》治水病有防己黄芪汤、防己茯苓汤，治痰病有木防己汤，防己加茯苓芒硝汤，《千金》治遗尿、小便涩有三物木防己汤，盖气运于上，而水乃就下也。李东垣乃谓防己是下焦血分药，病在上焦气分禁用。又云：如险健之人，善用之亦可敌凶突险。此暝眩之药，故圣人存而不废。如此议论，不知从何处参出。夫气化而后水行，防己行气、利水之品，反云上焦气分不可用，何不通之甚乎！夫无毒能运而去病，即是补，故《本经》列于中品，奚云存而不废？因其富而贪名，无格物实学，每为臆说，倘后人遵之，畏若毒药，非古人之罪人乎！李时珍乃谓千古而下，惟东垣一人，误矣。安得伊耆人再世，更将经旨复重宣？

再按：古方治湿肿，及皮肤水肿与风水肿而恶风者，皆用北芪佐防己，因水湿多缘卫气有伤故也。又足肿一症，固是湿热下流而病于血，而亦多本于气之下陷使然。盖水谷入胃，阳气上输气海，阴味下归血海，乃布于脏腑经脉。然气海之下有血会，气不下降以化血，则水不为血而为湿，而湿热遂病于血，是因天气亢阳而不能致雨，地湿乃郁，如暑月之湿病是也。血海之上有丹田，阴中之阳不能举阴以升，则阴不化而成湿，阳愈郁而成热亦病肿痛。治此者，或益阴以清其并阳之热，而兼导其伤阴之湿，或益阳以举阴而达其化阴之阳，正不徒恃防己之疏滞决壅也。

## 石南藤 即丁公藤

甘，温，达肝脾以益气血，治风血，补衰老，起阳，逐冷，强腰脚，排风。治上气咳嗽，煮汁服。治风，浸酒服。藏器此论，甚言其益，不止治风，乃世人少用。然《准绳·中风门》木瓜丸是。同熟地、陈皮、台乌、黑丑、杏仁、当归、牛膝、川瓜、续断、苁蓉、赤芍、酒糊丸，治肾虚脚弱，腿肿，拘挛，面黑，二便秘，食少，筆动，喘促，不问新久，并服。白花蛇食其叶，故治诸风。

## 金银花 一名忍冬，一名通灵草。

气寒，藤紫，左转达肝养血；味甘、质轻，走阳土入胃；花始黄后白，能由肝达脾以达肺，故能行经络，周肉理，调营卫。**主寒热**，营卫调，则寒热已。**内胀外肿**，风木伤于中土，则为山风蛊。内能使土木合德，外能使营卫和，则胀肿消。**热毒**，真火不行，郁而成热，则为毒。**血痢**，风气升，则气行血化；甘除热，则血和。**治风**，肝气通于三焦则风息，是内外之合也。**止渴**，忍冬得名，以其凌冬不凋，阴气最足故也。**一切肿毒、痈疽、疥癣、痔瘘、恶疮**，三焦之气壅于经络，与血俱泣，即化热而结为痈，至陷于肌肤、骨髓，内连五脏，则结为疽。得温升以透经达阳，甘益血，和血，解毒，则壅热之留于血者散。**利大肠燥结**，浸酒服。血热则燥，乙庚合，则燥除。**止咳嗽**。血热刑肺。

熬膏服，可稀痘，并治痘疮不起。同榆、芍、连、甘、升麻，治一切血痢。同补血或去痰热药，治偏头风。生捣，入酒涂敷，并同甘草煎服，治一切恶疮、疔疮、杨梅。取自然汁煎服，已溃、未溃皆验。茎、花、叶同用，阴干。忌铁。

凡人将发痈疽，数月前必口干常渴欲饮，或食已即饥，名为中消。倘有此症，后发背则难治。须取银花生捣汁，加水、酒熬膏，再用银花末和甘草末，酒面和丸，酒、汤任下。常服，纵发亦轻。

## 五龙草

《本草》不载，唯五龙方用之。刘潜江云：此草生湿地，牵藤，叶似丝瓜叶而小，一叶五丫，丫内有须。三月间采，阴干，醋调敷。鲜者捣敷，更拔毒疮初起。取汁和酒服，能内消。若无此味，则五龙方用三味亦可。宜参芳草五爪龙。

## 扒墙虎 即细叶蔓头萝

根，甘，苦，寒，无毒。治一切风气，壮筋骨。其叶，洗痔疮、疥癫、黄泡水疮，化痰止嗽，已虚损，治小肠气，同鸡蛋、酒炖。敷折伤。同酒糟。生石上者良。宜与隰草、王不留行同参。

## 白鹤藤 即白膏药根

涩，甘，平。宽筋壮骨。叶，敷烂脚，化腐疮。根，浸酒用。

## 宽筋藤 即火炭葛

腥，甘，涩，平。除风湿，舒筋活络，消肿，敷疮，散热。藤、蔃并用，浸酒良。根，治气结疼痛，止咳。

## 鸡屎藤

苦，辛，温。其头，治新内伤痰火，补血益肾，消热毒，煎猪肉食。理脚湿肿烂、蛇伤。同米擂食并敷。洗疮止痛。根解洋烟积。煲肉。

## 过岗龙

甘，辛，微温。达气，通行血脉，祛风散湿，壮筋骨，理跌打。治内伤痰火，解郁积，除痔、疔、内外痔。叶如燕尾，根皮色红，有菊花心者真。

## 鹤膝藤

头名九层塔。专治鹤膝风，敷跌打，杀虫。

## 独脚乌桕 即白鸡屎藤

甘，淡，腥，平。叶，散毒消肿，治小肠气。煎酒饮。头，涂疮，理蛇伤。磨酒。叶似乌桕，藤如防己。

## 过天藤 即无根草，悬树上生。

解胎毒，治瘟疥癞癣、飞洋热毒，或煎洗，或研末入药搽。

## 血风藤

甘，平。消瘀，凉血，洗皮肤血热。

## 海风藤

苦，寒，无毒。入心肾。行经络，和血脉，宽中理气，血脉和，则中无所滞；经络通，则气自舒。下湿，除风，理腰脚气，治疝，安胎。

## 萆薢

甘，平，入胃主升。而苦，导心火归肾。能化阴，胃阳升则湿化。导阳以固下焦，火归则下固。而治风。阴升阳降，则肝风不作。主腰脊痛，强筋骨，寒湿周痹，顽麻瘫缓，皆除风去湿之效。益精明目，阴化则精生。阴痿失溺，肾无湿扰，则自然收摄。肾间久冷，关节老血，膀胱宿水，白浊，茎痛，导阳则阴浊随阳下降。脚气，鹤膝风挛，阴化则阳畅。痔漏恶疮。湿着之病。

总观主治，悉属阳虚阴不化，而湿滞于血之病，藉其土火之气行阳力，利关节，助健运也。若阴虚无湿及元气下陷，以致精滑、尿频、茎痛、肾虚腰痛者勿用。以其性温，不利于阴也。然古方于阴阳并虚，如挛证之防风散、痿症之煨肾丸，并皆用之。即阴虚阳浮，如中风之天麻丸、愈风丹，大补阴血亦尝用之：一则兼佐附子，一则兼佐玉桂。盖补阴而更佐化阴则阴益畅，退阳而佐以导阳则阳不拒，乃为妙手。世徒以其利湿分清浊，固不解此义，或更以为治湿热，不且梦梦耶？

色白虚软者良。黄赤长硬者为菝葜，亦主腰寒痛风痹，除湿利水，坚筋骨。但土萆薢与菝葜相似，或曰：萆薢亦有坚者，但壮大多节，色白。菝葜茎有刺，色黄。酒浸，焙用。苡仁为使。畏大黄、柴、前胡。忌茗、醋。

## 土茯苓 一名草薢，俗名冷饭团。

甘，淡而平。入脾、胃、大肠。禀土德以化淫毒，清火邪以益真阴。古种子方有以之为君者，不徒健脾去风湿已也。毒清则营卫从，阴充则筋骨利。利小便，止泄，利关节，健行不睡。健运行湿之功。治拘挛，骨痛皮痒，恶疮痈肿，土湿蕴毒，发于肌膜，则为痈肿。杨梅疮毒，解汞粉、银朱毒。杨梅疮皆邪火湿毒所化。有气化传染者，由肺而入，患先见于上部，皮肤痒，筋不痛；有精化欲染者，由肾而入，患先见于下部，筋骨多痛，小便淋涩。盖三焦之火藏于肾，肝之相火与之通。淫火炽而精化为毒，则肾主之骨、肝主之筋，皆受其害。然未有不于①脾胃而后发于肌肉者。盖土主肌肉，居中以应四旁，毒遇土则化，逢甘则解，故用此为主，是执中央

---

① 于：此下原衍"于"字，据文义删。

以运四旁法。

精化之毒，亦有上下齐发于头角咽喉者，胆与膀胱经于头角，少阴之气并任冲于咽喉也。

庸医妄用轻粉劫剂，其性燥烈，入胃劫去痰涎，从口齿出，疮即于愈，然毒气窜入经络、筋骨，精血枯涸，筋失所养，变为拘挛、痈漏、溃烂、结毒，致成废疾。土茯能解轻粉毒。方用一两为君，苡仁、银花、防风、木通、木瓜、鲜皮各五分，皂角子四分，气虚加参，血虚加归。一方土茯四两，生地、牛膝、杜、杞、归各二两，加皮三两，酒浸三日，煮，埋土中一旦夜，分数次再煮饮之。

白者①良，赤者损血。忌茶、酒、牛、羊、鸡、鹅、鱼、曲、盐、酱。渴，饮上茯汤。又忌铁。服后饮茶则脱发。

## 山豆根一名解毒

寒苦带甘。甘和毒，苦寒除热，保肺，苦甘散热结，不同于泄折，故感寒郁热常用之。解药毒，消肿，止痛。治喉壅，喉风，咽痛，胃合诸经气络于咽，醋磨含之。不能言者，翎扫入，引涎出愈②。然《内经》运气多以咽痛属寒，如无郁热勿用。龈齿肿痛，含之咽汁。腹胀喘满，研末，汤服。血气腹胀，酒服。下小虫，止下痢，五痔，肺清则大肠亦清。热咳，卒患热厥心腹痛。俱磨汁服。敷秃疮、蛇犬蜘蛛伤，热肿。皆苦寒以散之。治人、马急黄。血热极所致。脾胃虚泄勿用。

### 黑白牵　牛黑白丑

辛，热，达右肾命门，走精隧，泄血中之气以治湿。湿本

---

① 者：原作"者"，据文意改。
② 愈（yù 玉）：舒适。《玉篇·心部》："愈，豫也。"

属血，因气先不化，湿邪乃结实壅闭，致二便秘塞。此时补正不得，徒用硝、黄治血分，多致拒吐，须于硝、黄剂中合此，以开阴湿之气而破结。故湿无论寒热，果结实而上壅下秘，总宜佐此为血中开导。倘热实无湿及湿热未实，不可混用。

用盐水炒黑，佐桂、沉、杜、故纸，补泻互用，治阳虚秘滞。同川楝、茴香、山甲，治湿热在精道，阴塞二阴之界，致二便不通。此非大肠、膀胱病也，观此可悟杨梅疮毒以此为要药。同故纸、毕澄、槟榔、青木香，治癞疝。如冷者，减丑、槟，加吴萸、香附。至水肿一症，人亦多用之。不知水病多因气不化，肺、脾、肾皆主气，即皆主水。脾尤为升降肺肾之枢，水病宜健脾利气，佐以行水，使气运水自化，不得妄用此泄气之味，致气化益穷也。

## 栝楼仁

甘，寒，微苦。肉白，能达肾水以上清心肺之火，而育胃阴，甘寒能升、能润，苦甘能开泄、能和，与苦寒直折下降不同。荡上焦胸中之结热，生津止渴，肾水不周于肺则肺燥，与水停而渴者不同。涤痰，利咽，止嗽。火迫热郁，则浊不降，气不通。治结胸，胸痹痛引心背，痰降结解之功，同半夏、薤白、白酒用。肠秘。同葛炒为末，滚汤下，润滑之功。

去壳、去油用，炒香酒服，治热痢，便闭。同半夏为末，姜汤下，清痰利咽。同蜜熬膏，加白矾，治干咳。同青黛、香附，治痰嗽，经闭。观诸方，或佐辛散，或同燥湿，或和酸涩，或佐开郁。不如是无以尽其润下之功，恐反致濡滞也。连壳炒，略打用；或去壳、去油用，俱可。

## 天花粉 即栝楼根

苦寒，色白。泄心经内外之火，使肺金之气直达于小肠、膀胱。除肠胃痼热，心中枯瘤，非此不除。生津止渴，以牛脂或竹沥制煮，治消渴。除烦热，润燥，滑痰，同川贝、竹沥、天冬。时疾热狂黄疸，取汁顿服，以小便出黄水为度。虚热咳嗽，同参末，米饮下。通经利水，亦止小便利，肺阴下降入心则血生，血生则经通，经通则水利。古人云：小肠通利，则胸膈血散，膻中血衰，则小肠壅滞。可知心与小肠为表里，心液通润则清化血，浊化水。安中，热却液化，则阴气能守中。续绝伤，筋脉濡润。治烦满。即胸痹，即肾水周于肺，而痰降结解也。消肿毒发背，乳痈疮痔，生肌排脓。痈肿疮痒皆发于心液不行耳。按：蒌仁更消痈肿。按：此是金水相滋，凡热化燥，燥化热，津液干涸者宜之。若木火不达，热结本于阳郁及热淫兼于阴湿者勿用。去皮用。

## 钩藤钩

味苦，甘，气平，微寒，无毒。禀春气以生，能平肝风，除心热。主小儿惊啼瘛疭，热壅，客忤胎风寒热，十二惊痫，大人头旋目眩。

与神、远、珀、枣、犀、地、丹砂、牛黄、竺黄、龙齿、麦冬、金箔，治小儿惊痫瘛疭。有痰加竹沥、橘红、胆星。除惊痫、眩晕，平息肝风并相火之外，他无所长。

## 何首乌

春生竹木墙壁间，初出地，茎分赤、白二种。后则蔓生，两藤赤雄、白雌。交结，夜合昼疏，纹如车轮，似葛。得阴阳开

合转化之机。且味甘，生食可休粮，是冲和之地味。多脂，故大
益脾胃之汁，以生精养血，功居地黄之上。地黄沉滞，止能为阴
之合，不能为阳之开。久服黑髭发，精血之余也。长筋力，延年，
种子，安胎。治产后及带下，津血枯燥而便秘，用生者数钱，煎
服即通，以其津液尚存，滋水性速，未及封藏即随之而下。与苁蓉同
滑润，而无助火之虞。积年劳瘦痰癖，寒热久疟，阴阳不交，则阴
并阳而寒，阳并阴而热。阳邪入阴，则阴伤而久疟，同鳖甲、牛膝、
青橘皮，表虚加参，肺热加归。止吐血，调经。又气温，无毒，
能内温肝肾，外达肝胆之风热，肝胆根于至阴，达于至阳，为阴阳
之枢。为风病首推。凡风虚、风实皆宜，以其开其有合，合中
有开也。治骨软风，腰身软，膝痛不能行也。中风，风痫，头面
风，风热头痛或消渴，同石膏等。肠风下血，毒痢，生干者为末，
酒或米饮下，日二三钱，得汗则效。伏风瘀结而成黄疸。青龙散用
之。且蔓延，能通经络、血脉之壅滞，兼能开之功。治行痹、鹤
膝、疮痔、瘰疬。开肝胆郁结之功。

产德庆州者良。茯苓为使。忌诸血、无鳞鱼、萝卜、葱、
蒜、铁器。

何首乌传言其甘温，是指此也。得生干者，同柴胡、牛膝
煎露一宿，热服，止阴虚久疟，极效。同芷、荆、百部、苦参、
天冬、白蒺、甘菊、胡麻，又治头面风及疠风，皆补中寓开达
之用也。然真者难得。

## 夜交藤

产广西等处，亦两藤相交，故名。但味苦涩，气微温，希雍
等所指是此。收敛功多，温达力薄，止能为阴之合，不能为阳之
开，惟阴虚而易于召风者宜之。若阳虚不能达阴而病风，断非

所宜。又肾火上浮，不能用桂、附者，用之最合。盖苦坚肾，温补肝，涩入少阳以堵外邪。惟久疟而邪将尽者，佐柴、苓、橘、半；邪已净者，佐参、术、芪、归亦止。若邪盛初疟，最忌。入痢而土气久陷者，宜温，则佐姜、附；宜凉，则佐芩、连；及毒痢下纯血，诸药不效者，同连、芍、升、葛、甘、犀、榆、银花、山豆根、滑石之类。用之神效。其固精保胎，一皆涩可固脱之功，而稍寓扶助少阳生气之义。今人乃以之混入首乌条内，天下未有苦涩能滋补，能疏肝，而外合于风者。

竹刀去皮，黑豆拌，九蒸九晒用，亦欲去其涩耳。若真首乌而制之，则反失其津液滋补之功矣。乃或者反以此苦涩之品，谓其生用可兼发散，害人无算。

按：此物气味类醋而蔓生，亦能收肝阴以去热，通络脉以活血。

## 土瓜根

《本经》名王瓜，俗名野甜瓜。《月令》云四月王瓜生，即此瓜也。叶如栝楼叶，有毛刺。五月开花结子，熟时赤色，如弹丸。根如栝楼根之小者，须掘二三尺深乃得正根，三月采根，阴干用。苦寒，无毒。治消渴，瘀血月闭，寒热酸疼，愈聋。非世俗所食之王瓜、甜瓜也，今人未之识。因种景有土瓜根为导之法，恐人误认，故辨之。

# 卷之五　水草、石草部

## 菖　蒲

辛香，入肺，散表利窍。苦，温，入心包，畅火以通神明，辛胜于苦。冬至即生，乃从至阴感阳以出，故能透达心肺之阳气。主开心孔，明耳目，治耳鸣或痛，耳目皆根于阴，而窍昌于阳，天阳气通则不病。心积，伏梁，下气，除心腹冷痛，血海冷败，同吴萸煎服或酒下，此辛温散气之功。下痢噤口，因脾虚而热闭心胸所致，心与脾为子母也。此时用木香则燥，用淮山则闭，惟合参、苓、石莲用之，热闭通即念。安胎漏下血，崩中，脉痹，心孔为诸脉络之宗主。除湿强步。同二术、川瓜、苡仁、石斛、萆薢、黄柏，又治下部脓窠湿疮。

张隐庵云：远志通肾气，上达于心；此降心火，下达于肾。然此味辛胜，苦微，微苦者，火本味也，故能使心阳气通，气通而驭血以行则湿化，似不得以苦为入肾也。

同斑蝥炒，去斑蝥为末，醋丸，治气血食诸积鼓胀。加香附，治肿胀尤妙。同台乌、远志、智仁、桑蛸，止小便利。又消痈肿，止痛，亦通阳利窍之功。

生石上者良，嫩黄、节密、硬紧、中心微赤，辛香者真。如竹根、色黑、味腥而松者，止治风湿疥瘙，不堪入药。去毛炒用。心劳神耗者，嫩桑枝、甘草拌蒸用。忌铁。又洗痔疮。

## 蒲　黄

甘和血，辛开结。春出水中，夏生黄花如金，经老不变，是具水之体，达火土之用，卒布金化以配火孕水，而上下环转者也。故治心腹寒热，金水互为升降，则阳得阴化，阴得阳化，而寒热自除。利小便，肺气下降，则能通调水道以下输。止血，消瘀血，升降不息则水化气，气化血，自然能消能止。故热伤血而衄，则合清凉以化热，如鸡苏散是也。寒湿伤血，又合温燥以化寒，而血俱止，如黑神散是也。舌肿满口，木舌，皆血瘀所致。寒者合干姜掺之，热者服三黄丸，而以此末掺之。或从阳引之，或从阴降之，而皆不舍此味，以其能先升后降以解寒热也。彼徒以生用凉血活血，熟用补血止血者，犹后矣。血气心腹痛，同五灵用。血癥，血晕，经闭，儿枕痛，血淋，溺血，打扑血闷，煮浓和童便饮。阴虚内热无瘀者，勿用。隔纸焙黄，蒸半日，焙干用。消肿生用。

合发灰、生地汁调下，治一切吐血、尿血。同阿胶末，煎生地调下，治口耳大衄。同地龙、陈皮末炒，新汲水调，催生。单末，井水服，下胎衣。此皆从阴以达之。又治月未足，而胎动欲产。同附子末，凉水下，治关节疼痛。又从阳引之矣。

## 石　斛

甘，平，微咸，生水石中，具阴精以上滋脾胃与脾[①]，还使金土之阳化阴以下归于肾。主伤中，肾阴不足以上滋，则为虚生热，而伤中土。除痹，风、寒、湿三气伤肺则痹，脾阴充则邪自退。下气，阴升而肺胃之虚热除，则阳自随阴以降。补五脏，五脏皆禀阴气于脾，脾肾交通，各自受其益。虚劳羸瘦，脾主肌肉。强阴，精足则宗筋强。益精，脾胃气下则纳谷生精，脾肾本互为生化。厚肠胃，大肠与胃属阳明燥金，甘平以清润之，则不燥，故厚。坚

---

① 脾：据文义，疑应作"肺"。

筋骨，强腰膝脚弱，喘咳，诸见血，囊湿，小便余沥或不禁。皆脾、肺、肾虚热之病。

张隐庵：禀水石之精补肾，味甘，色黄，不假土力，是夺中土之气化而补脾。斛乃量名，主出主入，能运行中土之气，而愈诸疾也。

之颐曰："胃府运化则散精于五脏，即随各脏所主，而淫气于筋骨、血脉、肌肉、皮毛，设或痹塞，则胃不能下精与气，遂成神衰之虚劳，形衰之羸瘦。"

刘潜江曰：欲益脏阴，必先于脾；而欲益脾阴，不能舍肾。人知命门之火能生土，而不知脾肾之阴互相交益，观此味可以悟矣。统而论其功，是输精于脾以淫肌肉，散精于肺以淫皮毛，布精于心、肝、肾以淫筋骨血肉也。

同枇杷、冬、橘，下气。加苓、甘，益肾，强肢。得川瓜、牛膝、桑白、苏、皮、苓、柏、菖、石南叶，主诸痹及逐皮肤邪热痹气。

川产者，色黄如金，无歧，旁枝如钗，中实，味甘而短者良。各产，唯生石上者，黄，小，如钗环，味甘，次之。若味苦，中虚，多歧者，木斛也，不堪用。酒浸蒸或熬膏用。欲研末，须米饮浆晒。

## 骨碎补

俗名猴姜。苦，温，气味俱火。故能破血，即能和血以止血，使血海氤氲，乃化为精髓，以入于肾合之骨。是其能散骨中风毒，乃于补骨髓有专功，而不同于他味之泛泛补肾者，故名。血和则风息毒散，故痛风方多用之。烧存性，酒或米饮下，治肠风失血。性降收，不可与风燥药同用。

**鹅不食草**<small>一名鸡肠草，又名石胡荽。</small>

生阴湿地。温升，辛散。禀至阴而达至阳。能透巅利窍，故通鼻气，落瘜肉，治头风，散肿除翳以明目。<small>俱用之搐鼻取嚏，使浊气宣通，而瘜与翳自除。碧云散加青黛去热，川芎破留邪，特其佐使耳。搐鼻时必先口含清水乃可。又散疮肿。辛重，不堪食。</small>

## 石　韦

蔓延石上，生叶如皮。苦，寒，滑利。故治劳力伤津之热气，癃闭不通之热邪。利小便水道。<small>去梗及毛炙用。</small>

**血见愁**<small>一名草血竭，一名血风草，又名地锦。</small>

生庭除湿地间。茎赤，叶青紫，繁丝如锦。气味苦，平，得水气而归于金火。<small>血原于水而成于金火，盖金得火气乃能变化水而成血。</small>故能通血脉，治崩中，痢血，下血，女子阴疝血结。功专散血，凉血，止血，利小便，治淋，蛇伤，痈疽恶疮，刀跌损伤。<small>水擂服，治血淋。阴干为末，姜、酒调，止血崩。洗烂疮、白泡、乳疮。</small>

## 卷　柏

卷柏根栖岩石，耐寒不死，春复生发。甘而温。能使阴与阳交合，故《本经》言其主治五脏至阴之地，为阴邪所薄，及女子阴中寒热、癥瘕，血闭绝子，皆阳气不能前通所致。久服身轻者，阳在外为阴之使也；和颜色者，阳光外泽也；除脏毒者，至阴不得阳以和，行之则为阴毒也。然则《别录》诸书，谓其强阴益精，止咳逆，治脱肛，散淋结，头中风眩，痿躄，及破血，止血，总不外日华子"暖水脏"一语尽之。

同地榆水煎，同侧柏、椶榈①烧灰酒下，俱治下血。

## 大浮萍 即水浮莲

淡，寒，逐皮肤瘀血，洗疬疯，治酒风脚痛，煎猪肉食。擦汗斑，下胎。煎水熏。

其紫背小浮萍，亦下胎并发汗。

## 麟尾柏

盘生石上，茎短而赤，叶如麟之尾盘旋，能转真气，以解中药蛊、百毒。

## 海 藻

生东海岛中。色黑如乱发，气寒，除血热。味苦，泄结。咸，软坚润下。无毒。能除经脉内外之坚结，治瘿瘤结气，散颈下硬核痛，痈肿。此皆经脉不和，病结于外，坚而不溃者也。癥瘕坚气，腹中上下雷鸣。是经脉不和，病结于内也。海藻形如乱发，主通经脉，故治之。又治十二经水肿。经脉流通，水肿自消也。单用浸酒饮，治瘿气，及项下瘰疬马力②。脾有湿忌之。

## 昆 布

得水中阴气以生。咸能软坚润下，寒能除热。无毒。主十

---

① 椶（zōng 宗）榈：即棕榈。《山海经·西山经》："石脆之山，其木多椶柟。"
② 马力：据上下文义，疑应作"马刀"。《灵枢经·痈疽》："其痈坚而不溃者为马刀挟瘿。"

二种水肿，凡瘿瘤聚结，气瘘疮毒坚如石者，非此不除。脾湿忌。

## 马　勃

辛，平，无毒。气味皆金，轻虚上浮，专清散肺热。治咳嗽，喉痹咽疼，衄血，失音，解毒，散恶疮，马疥，敷诸疮。

入东垣普济消毒饮，治大头病，咽喉不利。同焰硝等分为末，治走马喉痹，吹一字，吐涎血即愈。

# 卷之六　毒草部

## 大　黄　又名将军

色黄土金合色。而香，专入脾、胃、大肠。苦，寒。主下降，泄三焦阳火以归阴水。专治实热伏于血分，结成有形之积滞。味厚入阴，故专入阴血之分，不入气分，牵牛则专泄气分。主下瘀血，血闭而为寒热，破癥瘕积聚，留饮宿食，化食本宜温燥，但实热燥结于中下，又宜苦寒泻火以润燥，使之乘势而下，而后谷气通利。倘食在上脘，虽经发热，止宜连、枳消痞热，若用大黄反致结滞。心腹胀满，实结而胀，与虚胀异。荡涤肠胃，火有用而灵，则能生土：火无用而息，又当泻土。推陈致新，火之用不行，则土郁而血脉亦结而不通，故推陈即所以致新也。通利水谷，皆有形之结滞。化食即以调中，安和五脏，五脏禀气于胃，胃运化而安和，五脏亦安和矣。除痰实，治三焦湿热。三焦相火，运行三焦。而湿土则主升降之枢，是火与湿不相离，火栖于湿而不行，则水不化血，而尽化为湿矣。下痢赤白，里急腹痛，小便淋沥，温瘴热疟。皆湿热所结。按：湿热在下焦，多属血分。下焦主血，三焦少火，即是元气，而气出水中也。敷肿毒，治时疾热狂谵语。大肠有燥粪则谵语。

仲景治心之阴气不足，吐、衄血者，泻心汤，用大黄、芩、连，泻心包、脾、胃血中伏火以救阴，血自归经也。又治心下痞满，按之软者，用大黄黄连泻心汤，亦泻脾胃湿热，非泻心也。心下痞，又恶寒汗出，是病发于阴，应温散，而反下之，则痞满，乃痰与营血、邪气乘虚结于心下，故曰泻心。《经》曰：太阴所至为痞满。又曰"浊气在上，则生䐜胀"是也。又病发于阳而反下之则结胸，乃热邪陷入血分，结在膈上，大陷胸汤、丸皆用大王①，亦泻脾胃血分之邪而降其浊气也。若结胸在气分，则用小陷胸汤。痞满在气分，则用半夏泻心汤矣。若病本阳邪或兼停食，而正气本虚，或误攻太过，致气消不能行其药力，则加人参于桃仁承气中，以助硝黄之力，如陶氏黄龙汤是也。盖硝黄泻血分燥热，牵牛、甘遂泻气分湿热，巴豆、硫黄泻肠胃寒结，或又反佐互用，皆有定法。然伤元气而耗阴血，下多则亡阴。若病在气分，或气虚脾胃弱，血枯，阴虚，阴疽，均忌。

　　按：血与湿皆水所化，泻火去湿以救阴血，人犹如之；泻湿热以扶阳，人少知也。昔人有因湿热而阳道不坚，用大黄、牵牛泻之而愈。盖火与元气不两立，火结滞则元气不壮矣。故虚证虽忌之，然虚中挟实，又须补中寓攻以去之，而后峻补。如但用芩、枳，反伤胃而邪不行也。

　　川产，锦纹者良。蜜、竹沥九制，薄荷汤下，治中上热痰发为头风，目将损者。又治湿流入肾梦遗，以升麻陈皮汤下。邪在上焦及头目，酒浸蒸，或酒炒极熟，是引下行者上于至高以驱热也；邪在中焦，酒洗，或酒微蒸，或白煨，缓其下行也；邪在下宜峻攻者，生用。然亦不可执，如腰脚风气，古方以酥炙略干用；赤白浊淋，古方入鸡卵内搅匀蒸熟用。可见破瘀血，韭汁蒸。虚劳吐血，内有干血，韭汁拌，炒黑用。大肠风秘燥结，皂荚、绿矾酒制。又尿桶中浸过，能散瘀血，兼行渗道。醋煮香附，取熬成膏，治积块，血块，干血气痛。妊娠产后，实热内结，亦宜酒九蒸用。空心服后，不可遽进谷食，大黄得

----

① 大王：此指"大黄"。

谷气则不行。生捣醋调，敷汤火伤，止痛无瘢。姜汁调，敷跌打，消肿止痛。

## 萆麻子

甘，辛，温，有毒。苗盛于夏，实结于秋，是得阳以吐出，归阴以收吸。故主吸出有形之滞物，拔脓毒，取胎产胞衣，研膏涂脚心。剩骨，胶血，散瘀，敷患处。收子肠，研涂顶或贴丹田。涂瘰疬，痘毒，痈肿，四肢肿块。皆吸毒外出。汤火伤，同蛤粉开油搽。但热毒近巴豆，能利人，故下水气。又性善走，能通窍络，故治风气郁，头痛，同乳香、食盐贴太阳。舌胀塞口，喉痹，牙关紧，俱取油作捻熏吸。偏风手足不举，口目㖞斜，同羊脂、山甲煎膏，加麝，日摩渐正。七窍诸病，鹈鹕油，引药入内。此油拔毒出外，故诸膏药多用之。荔枝肉属阳，主散无形之滞气，故消瘤瘿赤肿；此属阴，故拔有形。又口目㖞斜，同巴豆、麝香捣，左贴右，右贴左，内服忌之。其油能伏轻粉，以盐汤煮半日，去壳用。但服后一生不得食豆，犯之必胀死。脾胃弱，大肠不固者，慎勿轻服。又去骨内风，散瘀。同酒糟敷。

叶主治脚气，风肿不仁，瘫痪不遂，或麻木酸痛。蒸熟捣烂，乘热裹之，取汁三五次，内服疏风活血方。红者散风湿，白者消肿。

**续随子**一名冬拒，即千金子。又名联步，即半枝莲。

秋种周岁。至秋乃实，得金气最厚，有始终循环之妙，能使肺气周流一身。以运血行水。辛，温。能降能升。治肺气，水气，血瘀结，月闭，癥瘕疝癖，积聚痰饮，呕逆冷胀，肺气不调则水不行血，亦不荣于经，而饮与血聚于脏腑矣。利二肠，下恶滞物。治水肿蛊毒功同大戟、甘遂。敷蛇虺螫、蝎毒。但有毒，损人。去壳，取白仁纸包，去油用霜。

## 泽　漆

辛，苦，微寒，小毒。利水，能助脾，为逐水之善物。故治水肿上气，痢后肿满，喘嗽，小便如血。古方与参、术、桑白等同用，谓其逐邪水而不伤阴也。故《本经》言其治丈夫阴气不足。盖水者，阴气也，阴气下而复泛于上，则为邪水。邪水去则真阴之气利，而自然受益也。又止疟，消痰，退热。

生半泽，叶圆而黄绿，似猫眼，一名猫儿眼睛草，又名五凤草，凡五叶中，抽小茎五枝，每枝开小绿花，复有小叶承之。茎中有白汁黏人，或以为大戟苗，非也。

## 甘　遂

苦，甘，大寒，有毒。泻肾经及隧道水湿，直达水气所结之处，为下水峻剂。治水蛊腹大，凡肾经邪水凝结而为痰，为心下留饮，疝瘕，与甘草同用，取其相反以立功也。水溢而为面目浮肿，研末，入猪腰或鲤鱼煨食；为末，猪苓汤下，治小便转胞立通。皆下泄利水之功。同猪心管血，入猪心内煨，和辰砂末，猪心汤下，治癫痫心风血邪，得大便下恶物而止。或治水肿及肿毒，以此末敷肿处，浓煎甘草汤，服之立消。肥人卒耳聋，绵裹甘遂塞耳，口嚼甘草自通。二物相反而相应如此。脾水病忌之。

面包煨，或用甘草、荠苨汁，浸去黑水，俟水清，以粳米炒用。元阴虚亦忌。

# 大　戟

苦寒走心肾，辛泻肺，横行经脉。故逐脏腑有余之水湿痰涎，与甘遂行经隧之水湿，并属猛泄之品，兼泻毒药，痈肿，风毒脚肿，通经，堕胎。而有小毒，非气实暴胀勿用。其治恶血癖块者，是水不化液、化血，而为污、为浊，以败血也。治瘾疹风毒及中风皮肤疼痛者，是湿郁热而生风也。水主于肾，水结甚而成蛊、成毒者，非急泄肾中之毒不可，故须苦寒。盖此水已离于真气，非补土所能防，总要从肾中补泻，所以金匮肾气汤的为探本要法。

煎水制枣，焙枣为丸，治痘疮变黑，干陷便闭，因火极似水，用之以泻真气之毒，非泻肾水也。火将归肾，泻火即以救肾。时珍谓其浸水青绿，能泻肝胆，是肾实泻子之法。非也。

入玉枢丹、紫金锭，解蛊毒、热毒、痈肿及蛇虫诸毒，内服外敷，以利为度。煮枣，取枣常食，治水鼓或遍身浮肿。少佐干姜为散，姜汤下，治大肿，喘急，尿秘。

杭产紫者为上，北产白者杀人。浆水煮，去骨用。得大枣则不损脾。畏菖蒲，反甘草。

# 商　陆

苦，辛，寒，有毒。春苗，秋花，是本阳归阴，能散至阴之水结，以疏五脏，故治疝瘕，痹蹩，水肿，痈肿。按：阳水宜辛寒，阴水宜苦温，乃疏凿饮子治阳水用之。槟榔散治阴水，则与槟、姜、桑白同用，因阴水、阳水之甚，皆结于至阴，宜此急以治标也。泻蛊毒，敷恶疮，堕胎。

醋炒，涂喉痹不通。取白花者根，赤根伤人，止堪涂脐腹。

入麝捣贴，治暴癥如石。白者取汁，同杏仁煮如饧，酒下，或同大蒜煮服，治肿及胁下痃癖石硬。石痈坚硬，不作脓，捣擦之。仲景治病后腰下痛，牡蛎泽泻散用之，以正虚，气化为水，宜急去也。但脾虚切忌。

绿豆汤浸蒸用。

# 半 夏

二月阳盛而苗生，五月一阴之时而苗枯，根乃告成。《月令》：五月半夏生。言其根也。形圆而白，正当夏半，故名半夏。气平，得秋金之燥气，入肺。味辛，有毒。得西方酷烈之味，入胃、入肠，由阳极归阴之时而成，最能引阳气通于阴分。且辛能开结散邪，平能降冲任诸逆之气，故治伤寒，寒热心下坚，邪结于半表半里之间，宜此辛散以开之。胸胀咳逆，头眩，咽喉肿痛，皆邪逆于上，平以降之。肠鸣，肠受湿切痛而鸣，辛平能燥之。止汗。辛中带涩之功也。

仲景小柴用之以治寒热，盖夏之半为阳极转阴之时，正合少阳半表半里之病也。泻心汤用之以治胸满肠鸣，少阴咽痛亦用之。且呕者必加此味，大得其开结降逆之旨。用药悉遵《本经》，所以为医中之圣。后人用治心腹胸膈痰热满结，咳嗽上气，心下急痛，坚痞，时气呕逆，消痈肿。谓其堕胎，疗痿黄，通大便，利小便，行湿利痰，分水实脾，总不出开降之义耳。

按：半夏治痰，人类以其燥湿散结矣。然辛燥之味不少，何以此独治痰？诚以生于夏半，阳极而转归于阴，故能通阳气入于阴分。治阳不入阴，夜不成寐者，饮以半夏秫米汤，阴阳通而卧立至。其治痰饮，亦由其阳火趋归于阴以行胃液，使胃中阴液不化结而成痰者，引阳气以归之化之。彼辛燥而不能入阴者，岂得与之同哉！若肺阴不足，而液结成痰，又不得误用矣。唯形寒饮冷，伤肺而咳，及胃有饮，肺气不降，乃为合剂。故脾胃寒湿，或泄或呕，最为要药，亦以其趋水下行也。

同生姜、大枣大剂呷之，治水泻。二陈加二术、升、柴，治湿痰郁于中，致清不升，浊不降，而二便闭阻。清升浊降，大便润而小便自长。观此可知其入阴行水之力。同硝石末，入面为丸，姜汤下，治风化涎，进饮食。寒加丁香，热加熟石膏。同雄黄为末，姜汁为丸，治风痰喘，眩晕欲吐。油炒为末，粥糊丸，治湿痰心痛。孕妇忌之，同生姜，或补脾胃药则不妨。

金闾风曰：茯苓能降天之阴气，半夏发地之阳气。谓阴液之结，由于阳气不化，半夏引阳入于脾阴以发之也。生为末，吹鼻，治卒死及五绝急症，凡自缢、墙压、溺水、魔魅皆活。生研，水调，涂打扑瘀痕，一宿即没。

生用，令人吐，戟人咽喉。宜以汤洗，去粗皮，以生姜汁、甘草水浸一日夜，洗净，又用河水浸三日，一日一换，则其涎尽。滤起蒸熟晒干，隔一年用。若蒸制太过，则辛通之性尽失矣。今人以白矾水浸过，用河水浸四十九日，名之曰"苏夏"，喜其嚼食不麻。岂知辛平已失，何能通降以化阴液乎？况此药是太阴、阳明、少阳大药，卒死可治，开结以交通阴阳之功专，治痰其次焉耳。故仲景诸方加减，俱云呕者加半夏，痰多者加茯苓，未闻其痰多加半夏也。又法：汤浸洗尽涎，同皂荚、白矾煮熟，姜汁拌，焙干用。或加竹沥，分先后四次制，治痰亦妙。咽痛，醋炒用。小儿惊痰及胆虚不眠，猪胆汁炒，入脾胃丸剂，研末，姜汁拌盒①作曲，候陈用。

---

① 盒（ān 安）：覆盖。《说文·皿部》："盒，覆盖也。"

或谓半夏能燥能润，谓阴液化，土气通调，大便自润也。古方治喉痹多用之，寒湿阻血而吐、衄、下血亦用。时解概以为燥，血家、渴家、汗家禁用，岂知惟阴虚火旺、自汗而渴者忌之，寒湿而渴汗者不禁也。同花粉、黄芩，治热痰；同南星、前胡，治风痰；同芥子、姜汁，治寒痰；惟燥痰不能治。同栝楼仁、黄连，治小结胸。同鸡子清、苦酒，治少阴咽痛生疮，语声不出。同生姜，治支饮作呕。同参、蜜，治呕吐反胃。同麻黄蜜丸，治心下悸怵。醋煮，同苓、甘、姜汁、面糊丸，治伏暑引饮，脾胃不利，一皆通降行湿之功。故阴虚人忌，恐再竭其津也。

# 天南星

四月生苗，叶四布，歧爪似虎掌，故又名虎掌。根形圆，色白，大于半夏，有如天上南方大星，故名。得阳明金土之气化。气温，散血。味辛，去风。苦，燥湿。又得阳明燥烈之气化，故有大毒，为寒郁生风致痰壅盛之要药。寒郁之极，阴液不化，则寒风内振，液结成痰。是阳郁阴中发为戾风，非外来阳淫之风也。主治心痛，寒热结气，寒郁心阳则气结切痛，而外寒内热，苦温入心以达之。积聚伏梁，言不但治无形之气结痛，且治有形之坚积，禀金气能攻坚故也。伤筋痿拘缓，小筋受伤则驰长而痿纵，大筋受伤则软短缩急拘挛。惟阳明主润宗筋束骨而利机关，故能缓之。利水道，辛调肺之注节，苦又下行也。中风麻痹，下气，利胸膈，消痈肿，堕胎。统观主治，皆是散阴结以畅阳之效。凡麻痹等症，皆戾气滞于经络以为风耳。半夏归土以达阴去湿，南星归金以畅阳去风，俱与川贝治阴虚之燥痰不同，用者审之。

得牛胆，则燥性减；得火炮，则毒性缓。得姜、桂、附，主破伤风，口噤身强。同半夏、降香研，敷金疮、折伤、瘀血。燥烈之性，过于半夏。

按：南星散血，而又治风痰等病，何也？盖血不归经则化为水，蕴积于经则为湿热，化风内发则津液凝聚。由是外为肿胀痛肿，内为积聚麻痹，眩晕颠仆，口噤身强，瘫痪㖞斜，上为心痛，下为堕胎，总由湿郁风痰所偏着阻塞而致。南星善走经络，故中风、麻痹主之；半夏专走肠胃，故呕逆、泄泻主之。味辛而麻，故散血；性紧而毒，故攻积拔肿。治头风攻目作痛，<small>掘地作坑烧赤，入南星于内，以醋沃之，盖定候冷，为末，酒服五分，《千金》方也。</small>面生疣，<small>醋调敷。</small>姜能杀其毒，故生用。同川贝为末炒黄，以姜汤服之，能截痰疟。

## 葶苈子 <small>即薜草子，一名狗荠。</small>

根白，花黄。子扁小如黍，色黄。气大寒，味辛，无毒。禀阴寒之金气，为水气喘满，肿胀积聚之药。有甜、苦二种，一皆走泄为用。甜者性缓，泄肺而不伤胃，主治饮食不调之寒热。<small>甜者土气也。</small>苦者性急，泄肺伤胃，治癥瘕积聚之结气，破坚逐邪。<small>金能攻坚，而苦更下泄也。</small>通利水道，肺气下注，则水不留也，故肺中水气膹郁满急，非此不除。

炒为末，枣肉为丸，每服十五丸，桑白汤下，日三服，治通身肿满。同大枣煎服，治肺痈喘急不得卧及支饮不得息。用纸衬炒黑，同知母、贝母等分，枣肉、砂糖为丸，弹子大，每绵裹一丸，含之咽汁，治痰饮咳嗽，甚者不过三丸。防其伤胃，故必以大枣辅之。

《本经》下品之药皆有毒。葶苈无毒而亦入于下品者，走泄太过也。故病人稍涉中虚、阴虚及膀胱虚，无气以化者，切忌。炒香用。

## 狼毒根

气平，味辛。茎叶有毛，入水则沉，皆属金气。浮水者为防葵，功用略同。有大毒。兼火气。主治咳逆上气，辛以散皮毛暴感之实邪。破积聚，金能攻利。饮食寒热，饮食壅滞而为寒热。水气，火气温肺以行注节。恶疮，鼠瘘，疽蚀，鬼精蛊毒，皆寒水所结，火能温之。杀飞鸟走兽，以其毒也。心腹连痛胀急，《肘后方》：此二两，附子半两。腹中冷痛，胁下气结，上方加旋覆、蜜丸。擦疥癣，夹阴伤寒。生切，遍擦周身不痒者，便是此症。即以所擦之根，同米淬水饮。陈者良，醋炒用。

其浮水者名防葵。辛，寒。走散。祛逐风虚，通利血脉，《千金方》每与参、术、钟乳、石英同用。主疝瘕肠泄，膀胱热结，溺不下，小腹支满，咳逆湿暗，癫痫，惊邪，狂走。皆湿浊支塞之病，宜此开除积垢。久服坚骨髓，益气轻身。浊垢去则髓充，气自复。若脏虚，肾邪逆满，久服反助肾火引领痰湿上侮心君，令人恍惚见鬼。

## 天仙子 即莨菪子

茎叶有毛，花紫色，实如小石榴，房中子如粟米，青白。味苦，气寒，得太阳寒水之气。太阳本寒标热，能散阴中之阴邪。有毒，故治齿痛出虫，虫𧏙而痛，以毒攻之。肉痹，阳热之气，能温肌肉。拘急，筋不和柔，太阳能主筋所生病。久服轻身健行，太阳之别起筋中，出外踝，名阳蹻。少阴之别起跟中，循内踝，名阴蹻。太阳合少阴标本之精，而助蹻脉也。强志益力，阴水之精充也。通神见鬼。阳热之化之功。多食令人狂走。下品毒药，忌久服。石痈坚硬不作脓，为末，醋和敷，可拔出疮根。**跌扑折伤**。羊脂调末敷。

其根止疟，烧灰，水下一钱。治虫癣，捣烂和蜜敷。恶刺伤人，水煮浸，冷则易之。箭头入肉，同上，皆《千金》之神方。狂犬咬人，同盐捣敷。噎膈反胃。其性走利，去胃中留滞，若胃虚则忌。

此物煮一二日尚能生芽，阴毒之性能使痰迷心窍，故忌多服。

### 狼　牙 一名牙子，又名抱牙，
其根如兽牙也。俗名尖尾芋。

苦寒，有毒。性功同狼毒而稍缓。**主治邪气，热气**，太阳之气上行，则能清散在表之邪热。**疥瘙，恶疡，疮痔**，苦寒，又能下泄也。**阴疮痒烂**，少阴脉滑而数，乃生阴疮。若寒，煎水洗，寒能治少阴、少阳之火热疮烂也。**去寸白虫**，蜜丸，浆水服。**九种心痛，卒中，恶腹胀满，冷积，心胸痛**，亦有虫积痛者。**冷冲上气，落马堕车，血疾**。《金匮》九痛并治之。此与人参、吴萸、干姜各一两，附子三两，巴霜一钱，蜜丸如梧子大。日服二三丸。**捣贴金疮**。

按：夹阴伤寒，亦有用此擦身。取其变黑者，同米炒，煮水饮，功与狼毒不殊，皆禀太阳之气化也。

中湿糜烂生衣者，杀人。

其叶蒸醋，贴烂疮，最去腐，消肿，焙贴。洗风湿，烂脚。

### 常　山 即恒山

苦，辛，寒，有毒。得西北金水之化气，而多生于东南，是从西北之阴而外出于阳，故能从少阴而达太阳之气以外出。治伤寒寒热，外伤寒邪，先寒后热也。热发温疟，病藏于肾，则为先热后寒之温疟，阳气外行则止。鬼毒，太阳标热外达，神气乃浮，鬼毒自散。胸中痰结吐逆，或涎饮结澼膜原胁下。生用，同甘草、尖槟，则涤心胸盲原之痰。酒浸炒，同厚朴，则破肠胃胁下之痰饮。痰水消，吐逆自平也。

其苗名蜀漆，《本经》谓其主疟，《金匮》治独寒之牝疟有蜀漆散，温疟再加蜀漆，是功与常山同耳。古人根苗并用，后人以苗难远市故，但用根。又伤寒脉浮，病在阳也。误用火迫，致亡其君主之阳，则神气外浮，惊狂不安。仲景用桂枝去芍加蜀漆龙牡汤。益太阳与君火合而主神明，用桂枝保心阳，龙牡制火邪而镇浮越，蜀漆启太阳之阳以上接心阳，兼泄伏热也。疟皆伏邪，或伏脏腑膜原而为三阴疟，或伏于肾为温疟，或伏于心为但热不寒之瘅疟，俱藉此达邪外出。李时珍乃谓须用在发散表邪及提出阳分之后。岂邪已外出，而反用辛散，不虑其伤正气乎？

## 藜 芦

辛，寒。内黄外黑，得土、金、水相生之气化，故治蛊毒，土气运行也。咳逆，金气流通也。泄痢肠澼，水气四布也。头疡，疥瘙，金制风。恶疮，水济火也。杀诸虫毒，去死肌。土胜湿解毒，而主肌肉。所治皆积气内盛，风痰壅滞之病。

## 附 子

辛，温，大热毒。主治风寒咳逆邪气，太阳阳热之气不周于皮毛，则寒邪逆于上。附子益太阳之标阳。寒湿踒躄拘挛，膝痛不能行步。少阳火热之气不行于肌关之骨节故也，附子能助少阳之火，则寒不下着。**破癥坚积聚**，阳气虚而寒气内凝。**血瘕**，血寒聚而为瘕。**金疮**。寒在血肉则刀伤溃烂，而肌不长。

川产者佳。今市者皆陕西附子，其力薄。宜火气司岁之年收之，水浸，火炒用。若童便煮则力减。

# 川乌头

乃初种而未生附子者，如芋之头，主风证。其附乌头根生而不相连者，为附子，如芋之有子也。旁生支出而小者名侧子。独生无附，长三四寸者，名天雄。脐皆上生，尖则向下，故皆益上焦之阳以补下，不可泥于天雄益上，附子补下之说。须选蹲坐正节，侧子又少，除去侧子，其附子有一两重，色花白者为有力，有节多孔者次之，形不正而黑皱者下。

草乌则乌头之野生者，处处有之，其根外黑内白，皱而枯燥。

侧子，生于附子之旁，辛，热，大毒。其气轻扬，主发散四肢，充达皮毛。治风瘫痪。《外台秘要》有侧子汤。

### 七叶一枝花一名蚤休，一名草紫河车，
一名金线重楼，一名三层草。（又见山草）

一者水之生数，七者火之成数，一水二火合而为三。此草三层，每层七叶，一茎直上，一花七瓣。根似肥姜，皮赤肉白。此禀水火之精，以行金气。味苦，气微寒，交通心肾以滋阳明胃汁。有毒。治惊痫，摇头弄舌，月内小儿先天受热，胎惊、胎痫之病，惟此能辟谷修炼元真，可治胎息之病。胎风手足搐，热气在腹中，热气得于母腹之中，及小儿内热生风之病俱可。疟、痢疾。

开结导热之功。**醋磨，敷瘰疬，痈肿，蛇毒**。谚云：七叶一枝花，深山是我家。痈疽如遇者，一似手拈拿。又详山草部。蕊，赤黄，长三四寸，上有金线垂下，故名金线重楼。

## 鬼　臼 即天臼，一名独脚莲、九臼，又名马眼。

其花暮西朝东，向日而转。其叶五出或六出。花在叶下，为叶所蔽，是得天阳而藏其德者也，故曰天臼。且一年根作一臼，九年作九臼，乃合乾金纯阳之数者为上。故又名九臼。形如苍术及黄精之歧曲，以连生臼窍为别。气味辛，温，有毒。主杀虫毒，鬼疰精物，辟恶气不详，逐邪，邪疟，阴疽，解蛇虫百毒，一皆太阳阳热之化，非徒以毒攻毒之说。故《金匮》治伤寒用之则愈，不复发，助太阳之气也。又子死腹中，无灰酒下一钱。射工中人，寒热发疮，其叶一握，醋捣汁服。亦纯阳消阴之效耳。

## 射　干

叶丛生，横铺一面如乌翅，故又名乌扇、扁竹仙人掌。苦能下泄，辛，微温，能升散，有毒。功专散结气，解毒郁。故治咳逆上气，喉痹咽痛不得息，之要药。腹中邪逆，食饮大热，宿血在心脾则发热。疟母，《金匮》鳖甲煎用之。烧过，取其降厥阴相火也。中射工毒生疮，同升麻服，渣敷之。便毒，同生姜煎服，得利即效。蛊毒。《千金方》用之。但性善降泻，虚人忌之。

## 萹　蓄 （又隔草）

亦名扁竹，延生道旁，叶细如竹，节紫，三月开红花。苦，平，无毒。得木火之气，去脾湿，通利三焦，从经脉而达于肌腠皮毛，治浸淫疮，脾湿所生，从口流向四肢可治，从四肢入口者不治。疥瘙，热肉之血不充于皮毛。疮痔，杀三虫。宜参蔓草部。

## 玉簪根 即白鹤花

苦，平，温，有毒。入骨奘坚，治骨鲠，捣汁，以竹筒灌入喉，不可着牙齿。点牙即落，干的一钱，白矾三分，白硇七分，硼砂三分，灵仙三分，草乌分五。一方填入鳢鱼腹内，存性，点牙即脱。

## 凤仙子 即急性子

苦，温，小毒。透骨软坚，通窍，搜顽痰，下死胎，积聚，噎膈，骨哽，性同玉簪，不可着牙，多食戟人咽。治狂痴，胜金丹用之，取其性急，领砒药吐泄也。涂痞块，同独蒜、麝香、阿魏。煮肉易烂。投数粒同煮。

花治蛇伤。擂酒服。连根茎，治小肠气。煎精肉食。花阴干，浸酒。治偏废。

## 风茄花 即曼陀罗花

辛，温，有毒。浸酒治风，令人昏昏如醉，动火之患。故麻药用为首推。同麻子等分研，热酒下三钱，少顷即昏。寒湿脚气。煎汤洗。

## 闹羊花 即羊踯躅

羊为火畜，在辰为未，在卦为兑。此花禀火、土、金之化，辛，温，大毒。羊食之则踯躅而死。能走金主之皮毛，土主之肤肉，以去风寒湿邪，故治贼风在皮肤中淫淫痛，中风瘫痪，诸痹，皮、脉、肉各痹。温疟，邪气内薄于火主之经脉。恶毒，以毒攻毒。劫顽痰。切细，同生熟烟食。

按：《局方》伏虎丹用之治中风瘫痪。治蛊毒方有踯躅花散，其性毒烈可知，切忌多用。中其毒者，黄糖黄蚬汤、绿豆可解。

其根入酒饮，能杀人。不可近眼，令人昏瞀，同南星、川、草乌尤甚。

其子敷无名肿毒，可消。

## 芫 花 一名去水，又名头痛花。

凡草木根荄在下者性欲上行，花实之在上者性复下降，此物理之自然也。芫花气味温，苦，辛。花开赤白，得金火之气化，主行心肺之气下降，以消痰饮，水肿。故治咳逆上气，喉鸣而喘，伤寒心下有水气，干呕喘咳者，表未解，用小青龙散水于表；表已解，用十枣汤逐水于下。咽肿短气，疝瘕痈肿，皆痰湿内壅也。蛊毒鬼疟。火气之功。杀虫鱼。毒故也。

水浸一宿，晒干，醋炒，以去其毒。用则微熬，不可近眼，泄人真气。忌多服。

## 荛 花

气味苦寒。花开五、六月炎夏之时，禀太阳本寒之气，而合太阳标阳之热，故有毒。主伤寒，寒伤太阳，标阳之气达之。温疟，邪伏于肾，苦寒攻之。下十二经水，膀胱水气，藉太阳阳热运行周身，以外濡皮毛，内通经脉。若水气不行，须此运渗之。破积聚，大坚癥瘕，荡涤胸中留澼，饮食寒热，太阳之气从胸膈出入，阳热运行，则痰饮、留澼消而坚积亦去，即饮食内停之寒热亦除。利水道。仲景用之以止利，水去利自止也。又小青龙汤云若微利者，去麻黄，加荛花，亦取其利水也。

小青龙加之，如鸡子大，熬令赤色。大如鸡子，形圆象心也；熬令赤色，象火也。气味虽苦寒，而有标阳之热，恐后世不能司岁备物，故加炮制如是耳。

芫花紫，叶尖如柳。荛花细黄，茎无刺，绝不相似，其可代芫花者，性之逐水同也。

## 白附子

辛，甘，大温。破胃阴以达阳，而上通心肺，引药上行。凡阳虚而风寒郁结成热者，藉之以通达，可佐风药以成功，非散风之品也。治心痛，血痹，诸风，冷气，足弱，阴下湿痒，中风失音，疠风，眩晕，瘑疝，祛风痰，急惊，皆阳虚阴结而为热之风病。又阳明胃脉营于面，故去头面游风百病。作面脂，消斑疵。但燥血耗气，虚人宜少用。或曰：益阳达阴，大治风虚，不同风药，耗阳竭阴，多用不妨。根如草乌之小者，长寸许，皱纹有节，冷热灰炮烈用。

# 卷之七 香木部

**侧柏叶**叶扁而侧生，故名。

木皆向阳，柏独西指。味苦，入心。涩，入肝。气微寒。入肾。是木媾于金，使肺阴入心降火以归水，故能清金平木，为肝火凌肺以致上下失血之要药。血原于水，成于火，火上而不下，则金受刑，而肝阳独升，血乃病。火宅于水者，金收之用也。但性寒而燥，必配热药而血乃行。古方同干姜、阿胶，或同姜、艾、韭，以治吐血；至合黄连，治尿血；合白芍，治月水不断。亦必用酒之辛温以行之，恐血寒而凝也。其有单为末以治呕血，烧灰以治便血，亦用米饮以和之。至九蒸九晒，合炒槐花，治下血。虽因酒毒，亦用酒下，此可见矣。同榴花末吹之，治衄血。随月建方取之，去湿痹，历节风痛，大风眉毛、须脱落，燥去湿，金平木之功。同连根葱酒煎，治中风，涎潮不语。米饭上久蒸，阴干煎服，治内风。同远志、茯苓、蜜丸，仙灵脾酒下，治风湿历节痛，昼静夜剧。皆清血而肝风自熄也。涂汤火伤，捣烂水调涂。生肌杀虫，炙罢冻疮。汁，乌髭发。或生或炒用，桂、牡蛎为使。恶菊，宜酒。元旦饮椒柏酒以辟邪。

## 柏子仁

春花秋实。本木气而孕，得金气而结。气平而香，平清肺，香通窍舒脾。味甘而润，益心脾之血。入肝经气分，以畅气而化血。润本金之厚气，木得金气而化，气化而血乃和也。主惊悸，木和于金，则肺阴入心而和于火，以生心血。安五脏，气化血生之效。益气，肺贯心以行呼吸，金和于火则心血生，而心肺之气亦畅。除风湿痹，秋金之令，能燥湿平肝。润泽皮肤，聪耳明目，血足窍通之功。润肝肾，悦脾，补脾药多燥，此润而香，能舒脾，燥脾方中加之最妙。益智宁神，疗恍惚。止汗，汗为心液。愈惊痫，大便青白，惊痫便青白，木乘金病，从脏发也。老人虚秘，同松子仁、麻仁溶，蜜蜡丸，少加黄丹。经水虚涩，八珍倍归，加红花，以此为君。烧沥，泽发，治疥癣。按方书治遗浊，痿挛，胁痛，虚劳，吐血皆用之，关格目疾亦用之。

徐灵胎曰：人之生理谓之仁，仁藏于心；物之生机在于实，故实亦谓之仁，皆能养心。柏仁得金气坚刚，故能宁心神，敛心气，而不为邪风游火所侵。

按：物之多油者，皆滑脾滞痰，此独芳香走气，故好古以为肝经气分药。同麻仁等滑脾。单食久服，反能燥脾，而无伤中泥痰之患。但阳道易举，暑湿作泻者忌之。

微炒，去油用。油透者勿用。畏菊花。

柏节去风痹、历节风，煮汁酿酒。治痛疮疥癞。烧取油。

柏脂治身面疣。同松香研涂。

柏根白皮治火灼，汤油伤。用猪油调涂，能凉血生发。

## 松 脂 即松香

甘，辛，平，属阳金。无毒。松有脂如人有血，芳香带燥，为阳中之阴，能令肺阳化阴入心。故治血中风病，主痛疽恶疮，头疡白秃，疥瘙，风气，皆血中病。除胃中伏热，咽干消渴，去上焦邪，下气，润心肺，皆阳中之阴不足，阳中阴化则血生，而诸症自可悉退。诸本草专谓其燥，岂燥亦能治此等症耶？历节风痛，炼五十遍，和炼酥十分之一，调酒服。生肌，止痛，杀虫。龋齿有孔，用此塞之，虫从脂中出。方士辟谷延龄方用之。必蒸炼多次，去苦涩，以桑柴灰淋汁煮十次，又酒煮二三次，方可食。然多致肠寒而死，不可轻信。

## 松 节

坚劲不凋，苦，温，纯阳。专燥血中之湿，阳中之阴不足，则血病于风；阴中之阳不足，则血病于湿。然湿不化亦生风，为阳虚之风。故治筋骨间风湿诸病，浸酒良。转筋挛急，用一两，同乳香一钱，去油为末，木瓜酒下。风蛀牙痛。煎水含，或烧灰日揩。血燥人忌之。

松花，拂取，似蒲黄。甘，温，润心肺，益气。除风湿，胜于脂节。止血，吐血久不止，有松花散。治痘疮湿烂。但不堪停久，宜鲜用。多食亦发上焦热病。

松毛，酿酒，煮汁代水。亦治风痹、脚气。

## 玉 桂

辛，甘，而热下行，入肝、肺、肾血分，补命门相火，导火归源，所谓肾苦燥，辛以润之也。一名菌桂，菌者根也。本乎下者亲下，故能引肺气归宿于肾，内则通达脏腑阴蹻督脉，散能养精神，君火之气流行。消阴寒，止腰腹冷痛，治奔豚疝瘕，皆肾积寒病。冷痰，利肺气使下行；外则通利血脉以和营卫，卫气弱则营血不运，桂助气上行阳道，使气血同行，故十全大补于八珍加之。故治寒痹，筋骨挛缩，纾筋，利肝气。和颜色，除风湿，阳虚自汗，为诸药之先导。主百病，辛香能分达于经络也。凡阴盛与药相拒者，非此不能入。温脾胃，消食，补火以生土。咳逆结气，气不归元，须桂引火归宿丹田。阴盛失血。木得桂而枯，削桂钉木根，其木即死。**又能抑肝扶脾。**肝脉盛，脾脉弱，不能饮食。若凉肝，则脾愈虚；暖脾，则肝愈盛。但于温脾药中加芍倍桂，辛以平肝，甘以益脾。**从治目赤肿痛，**以热攻热，名曰从治。**惊痫湿泻，**土为木克不能防水，古行水方中亦多用桂，如五苓散、滋肾丸之类。**痘疮灰塌，**同丁香、北芪，温托化脓。**补虚劳，明目，通经，**辛散能通子宫而破瘀调经。**内托阴疽，溃痈久不敛，动血堕胎。**然胎下坠，非此不安。脉弦细，或浮革，服苓、术而腹愈痛，非桂、附十全不应。又昔人以亡血不可用桂，然虚阳上乘，面赤戴阳，吐血、衄血，脉来虚大无力，或大而紧，吾每用桂、附而效。惟阴虚失血，脉弦细数者忌之，不得概以其动血而置之也。同石灰掺膏药上，贴癖块效，亦取辛温散结之力也。然必皮肤粗厚者宜之。

出岭南桂州者良，色紫肉厚、味甘甜而微辛者胜。又名菌桂，其形狭长，半卷而松厚者良。若坚厚太辛者为西桂，又名板桂，不堪用。近有以丁皮混充，不可不辨。去粗皮用，忌生葱、石脂，勿见火。炒用则不犯胎，其说谬。

# 桂 心

去外皮，存中心深紫油润者。苦通心阳，辛入肺生水以行血，能引血化汗、化脓，内托痈疽痘疮，同丁香治痘灰塌。**消瘀，通经，通脉，利关窍，治风痹瘕癥，喉痹，**解见桂枝、玉桂。**生肌。**张石顽[①]曰为九种心痛，腹内冷痛及破疝癖之要药。皆阳气不足，而血壅结之疾。非若玉桂兼通经脉，和营卫，以治

---

① 张石顽：张璐，字路玉，号石顽老人，长洲（今江苏苏州）人。清初医学家，著有《张氏医通》《本经逢原》等。

经络、躯壳之病。然辛皆横行，皆走络，不得谓心而专温营分之里也。

## 桂 枝 即牡桂

凌冬不凋，气温，味辛，无毒。色紫，赤水中所生之木火也。桂枝治阳而助心主之神，本乎上者亲上也。主上气咳逆，肺肾不交也，桂启水中之生阳上交于肺。结气喉痹，三焦之气不行于肌腠所致，桂得少阳之木气通利三焦，则结通而痹自解。吐吸，吸不归根，即吐出也。桂引下气与上气相接，则吸气直归丹田。利关节，两肘、两腋、两髀、两腘，皆机关之室；周身三百六十五节，皆神气之周行。桂之主发在枝，能助君火之气，使心主之神出入于机关，游行于骨节。补中益气，上下之阳不通，则寒气郁结于中；三焦通，则阴邪散，而中焦与上下之气皆益。久服通神，阳气盛而光明。轻身不老。三焦通会元真于肌腠所致。又达膀胱之阳气，从毛皮上合于肺，故能和营实表卫阳虚而风邪犯之，则卫与营离，而汗自出。桂枝实卫阳，使卫与营和合而汗自止，非桂能发汗也。以利水，膀胱之气化则水行，肺之注节调则水利。横行手臂肢节，治痛风，胁风，痛风有风痰、风湿、湿痰、瘀血、气虚、血虚之异，皆用桂枝引经，以其为枝走四肢也。胁风属肝，桂能平肝。伤风头痛，散下焦蓄血，去皮肤风湿。皆风寒凝结于肌腠，血不循经，而血化为湿也。

徐忠可曰：后世因桂枝汤为伤寒首方，又因有春夏禁用桂枝之说，遂认桂枝为发汗之品，除有汗发热恶寒一症，他症概不敢用。不知古人用桂枝取其宣通气血，为诸药向导，即肾气丸，古亦用枝，其意不止于温下也。他如《金匮》论虚损十方，七方用桂枝；孕妇用桂枝汤安胎；又桂苓丸去癥，产后中风面赤，桂枝、附子、竹叶并用；建中汤用桂枝为内补，是桂枝为通用之药。若玉桂，则性热下达，非下焦虚寒不可用。今人肾气丸、十全大补俱用玉桂，杂温暖于滋阴药中尚属无碍，而概用于通剂则多误矣。余自究心《金匮》以后，用桂枝取效，变幻出奇，不可方物，聊一拈出，以破时人之惑。陈修园曰：《金匮》谓气短有微饮，当从小便去之。喻嘉言注：呼气短，宜用桂苓术甘汤以化太阳之气；吸气短，宜肾气丸以纳少阴之气。二方俱藉桂枝之力，市医不知也。王好古曰：有汗，用桂枝以调和营卫，使邪从汗出，而汗自止，非桂枝能开腠理，亦非桂枝能闭汗也。后人强为之解，谓桂枝汤止汗在白芍收营阴。果尔，何以发汗过多，其人叉手冒心，心下悸，欲得按，反用桂枝甘草汤，竟去白芍乎？盖白芍苦平微酸，乃出地之风木，为阴中之阳，引阴出地。而阳犹未畅。故曰：曲直作酸。真阳藏地下，桂枝导引真阳而通血脉，故合白芍以和营卫，其发汗在于歠①热粥，使谷充胃气以达于肺；肺主皮毛，汗所从出，桂枝本非发汗药也。至发汗过多，以伤心液，致心气虚，则用桂枝扶阳，甘草补中，乃阳虚之轻者，甚而振振欲僻地，则用真武汤矣。

仲景桂枝条下有"去皮"二字，言取梢尖嫩枝，内外如一，若有皮骨者去之，非去枝上之皮，而用桂枝木也。玉桂气厚，走里而治寒滞；桂枝气薄，走表而治阳壅，乃心血分药，兼走阳维，凡表邪必由阳维入。故仲景于太阳症及三阴症阴尽复阳皆用之，即厥阴当归四逆亦用之。

宜用尖，有厚皮者不取。

---

① 歠（chuò 啜）：饮；喝。

# 辛 夷 即木笔花

辛，温，轻浮，入肺胃气分，肺胃脉皆交于鼻，入络于脑。升达膀胱阴中之阳，足太阳脉自内眦上额交巅，入络脑。上行巅顶，通关利窍，主五脏身体寒热，阳气郁遏，清气下陷。头风脑痛引齿痛，鼻渊，鼻塞及痘后鼻疮，并为末，入麝少许，葱白蘸入数次。面黚，作面脂，可去皮毛之风滞。久服下气，轻身明目耐老。清气升则浊气降，而百体清宁。肺主鼻，胆移热于脑则鼻多浊滞，风寒客于脑则鼻塞。《经》曰："脑渗为涕。"王冰曰：胆液不澄则为浊涕，如泉不已，故曰鼻渊。胃脉环鼻入脑，为元神之府。人之中气不足，清阳不升，则头倾而九窍不利。

辛夷与众木同植，必高于众木。其性直上，故能升达清气。且夏即含苗如笔头，经冬至春，苗外有苞，人即采之，是阴极而生，阳蓄阴中而长，至阳出阴中而成，得春气之最先，故能达肝以升阴中之阳，上出于天。盖太阳膀胱为阴中之阳，入络于脑，为肺胃之根；头为诸阳之会，而脑为至阴之髓海，必得由阴出阳者治之乃切，非仅以辛温达阳已也。但性走窜，气虚火盛者忌服。

去皮毛，微炒用。毛射肺，令人咳。

# 沉 香

禀受南方纯阳之气以生，兼得雨露之阴液，蕴酿于朽木以结，故辛甘而苦，微温而不燥，行而不泄，体重沉水，故能降真气，坠痰涎。怒则气上，能平肝气。气香扶脾，故理诸气，调中气，开郁气，大肠虚秘气、痢气、淋冷气、恶气皆治。上至天，下至泉，用为使，最相宜。色黑达肾，故摄火归命门，暖精壮阳。凡心腹卒痛、上热下寒、气逆喘急并酒磨服。及痰血出于脾，皆宜。去怯安神，重可去怯。止霍乱，邪恶气。除癥癖，噤口毒痢。

咀之软，削之卷，色黄，锯处色黑，名黄蜡沉，俗名铜筋铁骨伽倄。又杂以绿纹者，名孔雀伽，最良，难得。鹧鸪斑者，名黄沉，次之。如牛角，黑而松者，又次之。若黑而坚实不松，味不甘而苦，或带酸，或浮水，或半沉，则下品矣。

香甜者性平，辛辣者热。入汤剂，磨汁用；入丸散，纸包置怀中，待燥碾之。忌火。

木香，升降滞气；丁香，祛寒气；降香，升理上焦清气，其辛温皆本于草木之气味。而沉香之辛温，独本于雨露之精华，所以升降真气，养诸气，和卫气，升降水火，诸香莫及。

同木香、藿香、砂仁，治中恶腹痛。同茯神、人参，治心神不足，水不升，火不降。同木香、香附，治妇人强忍入房，或过忍尿以致胞转不通，非利药可愈，宜治其气。同苁蓉、麻仁，治大肠液涸而秘。同藿香、香附，治诸虚寒热。同丁香、玉桂，治胃寒呃逆。同紫苏、白蔻，治胃冷呕吐。同椒桂，治命门火衰。昔人四磨饮、沉香化气丸、滚痰丸用之，取其降泄也；沉香降气散用之，取其散结导气也；黑锡丹用之，取其纳气归元也。但多降少升，气虚下陷人忌之。

一种形如木耳，名蜜香，俗名将军帽。仅能辟恶去疫，不能温脾胃，纳气归元。

## 丁　香即鸡舌香

辛达肺。温达肝。而香，入脾胃。无毒。能使肺气归胃，而元气无壅，自然下行。入肾。故主温脾胃，治呕泻，冷痢白沫，干霍乱，壅胀，冷劳，痃癖，呃哕，呃有痰阻气滞，食塞不得升降者，有火郁下焦者，有病后胃虚阴火上冲者，有阳明内热失下者，当分症施治。古方单用柿蒂苦温降气，加丁香、生姜开郁散痰，为从治之法，亦常取效，然热呃究不可恃。**诸寒痛奔豚**，同五味、莪术。**朝食暮吐**。为末，蔗汁、姜汁为丸。**痘疮气虚**，灰白不起，入陈氏异功散内。**风肿诸毒**，风热伤肝血，营卫不宣，郁结而肿，以此开发营卫，为从治之法。古有患血风疙瘩者，用散风热药不应，后以麻黄、升、葛、射干、甘草、石膏合丁香治之而愈。**鼻瘜**，绵包纳鼻中。**风牙宣露**，同麝香、射干揩之。**壮阳事**，暖阴户，益元气，治脑疳。能发诸香。

凡胃逆呕吐，于健胃、消痰药中少加之，甚效。同陈、朴、砂、藿、白蔻，治寒霍乱；寒食呕吐腹痛，加姜、夏。同陈、朴、砂、姜、麦芽、草果、苍术，治伤生冷腹痛。同橘、姜为丸，治虚寒吐泻。热症忌用。

有子大如枣核者名母丁香，去蒂及子用，其力大。忌见火，畏郁金。

丁香皮，似桂皮而厚，枯而滞。治齿痛，心腹冷痛，泻胀诸症。

## 白檀香

辛，温，无毒。调膈上诸气，散冷气，引胃气上升，进饮食，通阳明经郁结，治噎膈呕吐，止心腹痛，霍乱，俱煎服。元气根于肾，畅于脾胃，统于肺，能升即能降，故所治不止在上焦也。消风热肿，风寒郁而成热。治肾气痛。水磨涂外肾并腰肾痛处。

## 紫 檀

咸，平，入血分，和营气，消肿毒，敷金疮，止血，定痛。

## 降真香 即紫藤香

辛，温，无毒。入血分下行，破瘀，上部瘀积胸膈，按之痛。或怒伤肝，吐血色暗者。宜为末，加入药服，功与花蕊散同。外敷，治伤折，金疮，止血定痛，消肿生肌。同血竭为末，治血流不止。明目，即结痂无瘢，胜于花蕊石。熏痈疽恶毒，同乳香用，去恶气。辟邪。甘则活血而不辣。

紫而润者良。血热者忌。忌火焙。

## 乌 药 台乌①

采根亲下于八月。阳中有阴。辛温而不耗散，能达阳和阴，顺气以和血，故治气血凝滞、痰食稽留、中风中气诸症。用乌药顺气散气，顺则风散也。七情郁结，上气喘急，同人参、槟榔、沉香，降泻兼补也。妇人血凝气滞，男子腰膝麻痹，一切冷气、肾冷气冲背，风水肿，吐泻转筋，疝癖，中恶，腹痛，鬼气瘴疫，俱同参、甘、沉香为末，姜、盐汤下，名乌沉汤，亦藉参以行药力。虚寒尿数。同益智为丸。观上所治，断不得以散气目之。得香附，治百病。食少，姜、枣汤下；疟疾，干姜、盐汤下；有虫，槟榔汤下；疝痛，茴香汤下；头风虚肿，茶汤下；妇人冷气，米汤下；产后血攻痛，童便下。同风药疏风，同疮药治痈疽疥癞，亦因气逆而致血逆。小肠疝气，同升麻煎。脚气，同麝酒浸，温服；痛入腹，以鸡蛋同煮一日，去蛋食。气厥头痛，同川芎，茶清下。产后头痛，同川芎，以铁锤烧红，淬酒下。血痢，泻血，烧研，米糊丸，

---

① 台乌：台乌为乌药的道地简称，为乌药上品。乌药以产天台者为胜，故称天台乌药或台乌药。

米饮下。慢惊。磨水灌。是上理脾胃元气，下通肾经，除胸腹逆气之要药，故丹溪补阴方中往往加之。治蛊毒，猫犬百病。气虚气热者勿用。

采旁根，有车毂纹，形如连珠者良。去皮，酒浸，略炒。忌铁。

## 乳　香 即熏陆香

系南番脂，本于阴水。苦温，达心肝气。无毒。能由血达气。即达阳归阴，故活血调气，血本于阴而化于阳。主风水毒，中风，口噤不语，皆肝血之病。止霍乱邪恶腹痛，肠澼，从血达气之功。通十二经。心主血，血生化，经脉自调。下气益精，补腰脊，治肾气，心属火，生血以达气；肾属水，生气以化血。二者相应，能入肾之血海以化气，气盛则化精，精盈则气益。故《经》曰："血者，神气也。"伸筋，筋不伸者，敷药加之。疗痈疽毒肿，生肌止痛，诸痛痒疮皆属于心，血活气行之效。托里护心。香彻疮孔，使毒气外出不致内攻。女子血气并产难，折伤，猈猏①兽食之杖打，而皮不伤，故功专折伤。治耳聋，癫狂。灵苑辰砂散去风散瘀。辰砂一两，乳香、枣仁各五钱，酒下。肆饮极醉，听睡勿惊，惊醒则不治。或加参，名宁志膏。

同诸香，驱邪辟恶。同归芍，调血催生。合二陈，补中益气。同四物，托理生肌。同真茶，以鹿血为丸，醋下，止心气痛。同枳壳或辰砂、麝末，酒下，催生。疮溃及脓多忌用。

如乳头紫赤者良，明黄者次之。酒研水飞，晒干；或箬②

---

① 猈猏：古兽名。又名"猈猈""风狸"。《广韵·屑韵》："猈，猈猏，兽名。"

② 箬（ruò 若）：箬竹叶。

盛焙去油，以钵坐热水中，灯心同研。

# 没 药

色黑。苦，平，微寒，无毒。本金水之气以生，入冲任之阴，上达心肺之阳以散血。乳香色赤，本心肺化阴之阳以归于下，有相济之功。亦消肿，止痛，生肌，故每与乳香同用，血滞则气壅，气壅则经络满急，故肿且痛。治跌扑，杖疮，金疮，伤经络血肉则瘀壅而痛肿。产后气血痛，舒筋膜，俱热酒调下。补心胆虚，肝血不足，推陈即能致新。治恶疮，痔漏，卒下血，翳晕，目赤，肝血热。固齿，长须发，阴化而际于阳之功。堕胎，破癥。虚痛，痈疽已溃及诸痛不因血瘀者，勿用。痛各有因，风痛以消风为主，虚痛以补血为主。郁热以清热为主。加乳没以行之，不得专恃乳没也。同虎骨炙为末，酒下，治历节痛。同乳香、米粉炒黄，酒调，贴筋骨损伤。同乳香，童便、酒下，治刃伤未透膜者。亦树脂入地所结而成，色黑带赤、明透者良。修治同乳香。同胡索、乳香、干漆、鳖甲、血珀，治产后血晕。同乳香、芎、归、丹皮、牛膝、续断，治内伤胸胁骨痛。

## 血 竭 即麒麟竭

南番木脂，色赤如血。甘、咸，平，得水土之凉气。无毒。入血分补心包肝血不足，为凉血、和血、止痛、散瘀、生新要药。治内伤血聚，金疮折跌，一切刺痛，并宜酒服。生肌，敛疮口，同麝香、大枣灰研，津调涂。主慢惊痿瘀，乳香半之，为丸，人参薄荷汤下，安魂、定魄、益气。白虎风痛，膝热肿。同硫黄，温酒下。性急不可多用，却引脓。无瘀勿用。乳没兼入气分，同用，乃无壅滞。磨指甲，弦红透甲。

烧之赤汗涌出，久而灰不变本色者真；嚼之不烂，如蜡者良；草竭，色紫，次之。假者是海母血，味大咸，气腥。单研用。同众药研，则作尘飞。

同乳、没、自然铜、麻皮灰、狗头骨煅䗪虫、碎补，治一切跌打。同乳、没、发灰、轻粉、冰片、象牙末、红粉霜，掺一切金疮及肿毒，生肌止痛。

## 冰 片 即龙脑香

南番波律树之脂。辛，苦，温，入肺、心、肝。无毒。香窜开气，利窍透骨，治热伤气闭，以致热结于血者。为从治法。主喉痹，惊痫，疬逆，目赤，肤翳，舌出。不论内外热结皆能开之。痘陷狂烦，猪心血为引，酒或紫草汤下，引入心经去心热血瘀以发之。耳聋，鼻瘜，点之自落。风入骨髓，下入肾、入骨，上透耳、目、巅顶，随所结之处而皆通，但不能从里达表。若风初中肌肉，血脉用之，反引风入骨难出。骨痛，齿痛，骨属。中风牙噤，同南星揩之。敷下疳、痔疮。经络通达，热毒自出。但耗气，忌多用。人欲死，吞两许，气即散而死。目病，风病属阴虚者，忌之。又主产难、三虫。舌出寸许，用此掺之即缩，引火归元也。同黄柏炭、灯心炭、枯矾，治风热喉痹。

白如冰，作梅花片者良。以杉木炭养之，则不耗；旧瓷钵轻碾，急研则耗。人多以樟脑升打乱之。忌见火。

## 樟 脑 即樟香脑子，又名韶脑。

辛，热，香窜，能于水中发火通关，利滞去湿，杀虫虱，止痛，治中恶卒死，烧烟熏之。辟衣箱蛀虫，熏之。治干霍乱，脚气肿痛，同乌头，醋丸弹子大，置足心微火烘之，衣覆之，汁出如涎效。疥癣癞疮。樟木片浸水煎成，忌见火。干霍乱以樟木屑浓煎汁，吐之。

## 芦　荟

大苦，泄热；大寒，清热。专泻肝经风热，不使乘制脾胃以成湿滞，胃行气于三阴三阳，脾属至阴，更为胃行其津液，风淫乘土则热郁于中，阴液不行，滞而咸湿，宜此泄阳存阴。治五疳，脾热亡津之病。杀虫，风湿所化。除烦。主惊痫，胸膈热，明目镇心，心肝之火不扰也。通大便，同辰砂，酒为丸，酒下，泄心、小肠之火。敷䘌齿、湿疮痒、搔有黄水及头面风湿癣疮。同甘草和敷。冲脉为病，逆气里急及经事不调，腹中结块上冲，非此不除。吹鼻，杀脑疳，除鼻痒。脾胃虚弱大忌。

出波斯国，木脂如黑饧，味苦色绿，散水中化而自合者真，须另研。

## 安息香

外番辟邪树脂。苦，辛，平，无毒。能畅阳明之气而祛阴浊，烧之去鬼属阴。来神。属阳。服之治心腹恶气，血邪，恶气聚，乃有血邪。鬼疰，鬼胎，蛊毒，霍乱，风痛，卒然心痛，呕逆，遗精，肾冷，产后血晕，中风，风痹，风痫，鹤膝腰痛，耳聋，皆气之恶血之邪。传尸痨瘵，梦与鬼交。烧烟熏丹田穴。但耗气，气虚、阴虚忌用。忌经火。

如玛瑙，研之白者上；粗黑，夹沙石、树皮者次；有屑不成块者下。烧之集鼠者真。如饧者为安息油，能发众香。故取以和香。

同鬼臼、犀角、牛黄、丹砂、乳香、苏合香、冰片、雄黄、麝，治鬼疰、尸疰，杀劳虫，寐魇暴亡，卒中邪恶。

# 苏合香油

集诸香汁煎成。甘，温，无毒。辟恶，杀鬼精物。治温疟，蛊毒，痫痓，去虫，除邪，透窍，开郁，辟一切不正之气。凡痰积气厥，用为先导。治痰先理气。凡山岚瘴湿，袭于经络，拘急弛缓，非此不除。但性燥，逐寒中冷风。阴虚、气热忌之。以簪挑起，径尺不断，如丝渐渐起钩，香透手背者真。忌见火。

苏合香丸：苏合油一两，安息油二两，酒熬，溶入白术、香附、青木香、檀香、沉香、丁香、麝香、荜茇、诃子肉、朱砂、犀角各二两，冰片、乳香各一两，加蜜为丸。除邪气破血，止心腹痛，霍乱吐泻，中气，中风，痰厥，口噤不语，传尸，骨蒸，肺痿，疰忤，鬼气，时气，瘴疟，赤白暴痢，月闭痃癖，疔肿，惊痫。又每酒一斗，入丸一两同煮，极和气血，辟邪，去腹中诸疾，解风兴冒寒。

# 阿　魏

西戎南番木脂。辛，温，有毒。嗅能止臭，是能使气化，故能使形。化积肉食坚积，同参、橘、棱、莪、砂仁煎服，或同硫黄、苏合、麝入膏药，贴一切痞块。又皮里膜外有血鳖流走，痛欲死。以手捏其到处，用阿魏涂之，即以厚纸糊盖其上，不令药气泄，俟三个时，放手不见走动，鳖即死，久之自化。杀细虫，解薹菜、自死牛、马肉毒，辟邪，治积疟，同朱砂糊丸，人参汤下。积痢，亦以上方，黄连、木香汤下。痁疬，尸疰，恶气，同安息、百部、朱砂、青黛。癞疝痛，此败精恶血结在阴囊，用二两，以醋和荞麦面包煨热，又槟二枚，钻孔，溶乳香填满，亦荞麦面包煨熟，入白丁香一钱，赤芍一两，糊丸，酒下三十丸。**小儿盘肠内吊腹痛，**同熟蒜捣丸，艾汤下。**噎膈，**灵脂炒，烟尽等分，以雄黄、狗胆汁为丸，唾津送下，亦治痞块。忌羊肉、醋、面。**心腹冷痛，辟瘟瘴、霍乱、蛊毒。**皆化恶气之功。但脾胃喜香恶臭，此物臭烈，脾胃虚人虽有积块，慎用。

软润、黄散者上；坚硬、枯黑者下。安铜器一宿，沾处白如银，能止臭者真。用钵研细，热酒器上裛①过用。

## 胡桐泪

西土胡桐脂入土，得斥卤气结成。苦，咸，寒，无毒。木火受西方金气，入土而归于寒水，专治阳明湿热，齿痛，风虫牙痛，风疳，䘌齿，合黄丹掺之，或合枸杞根煎漱。齿䘌牙黑，肾虚也，合丹砂、麝香掺之。风木受寒水之化，热行风自静。**骨槽风劳，**齿为骨余，属肾，两阳明之支入齿间。**咽喉热痛。**磨扫取涎。**瘰疬结核。**咸软坚。

形如小石片、黄土色者良。梧桐脂流入土石，得卤斥气结成，亦可代之。

## 枫香脂又名白胶香

其叶霜后即丹，其脂采于冬。辛苦而平，是金得火以生水，为活血、化血之妙品。故治吐、衄、咯血，一切痈疽疮疥，止痛生肌，解毒，同轻粉、猪膏涂诸疮不合。**金疮，**为末敷之，能续筋。**中风腰痛，行痹痿厥，脚气，**皆风淫血滞之病。**脾虚久泻，**同粟壳、龙骨、炙草、干姜，化阴血以为阳之守也。

---

① 裛（yì 亦）：用香熏。

同绵灰，米饮下；或同蛤粉，以姜汁下；或同铜青为末，入干柿内煨食，皆止吐、衄、咯血。

色白微黄，可乱滴乳。今人以松香之清莹者充之。齑①汁煮甘沸，入冷水中，揉扯数十次，晒干用。

又血热生风，齿颊肿痛，为末擦之；烧过揩牙，永无牙疾。

## 杉

辛，苦，温而香，无毒。熏洗臁疮。极效。其节，直上而坚。治脚气痞绝，胁下有块如石。同橘叶、槟榔，连皮童便煎服，大下即愈。

叶，治风虫牙痛。同川芎、细辛，酒煎含漱。

子，治疝气。一岁一粒，研酒服。

皮，存性，治火伤。开油搽。

节，浸酒，又止痛，去骨节风。

---

① 齑（jī 机）：用酱拌细切的菜或肉，亦泛指酱菜。

# 卷之八　乔木部

## 黄　檗即黄柏

苦，能胜湿坚肾；寒，能清热，泻膀胱相火。为足太阳引经药。主五脏，属阴，热邪伤阴，宜退火以益阴。**肠胃中结热**，胃之三脘根于任脉，肾阴不足，不能上达以化胃阳，则热结而病于湿。**黄疸，肠痔，止泄痢，女子漏下赤白**，皆热湿伤阴，阴浊与血妄行。**阴伤蚀疮**。阴户伤蚀成疮，亦因湿热下注。**壮水坚骨，治阴痿及诸痿瘫痪**，热胜则伤血，血不荣筋则软短而拘；湿胜则伤筋，筋不束骨则弛长而为痿。黄柏入肾经血分，于黄芪汤中加之，助阴以育阳，不致壮火食气，则气力涌出。合苍术清热燥湿，为治痿要药。故曰：痿病独取阳明，或兼气虚、血虚、脾虚、肾虚，湿痰死血，又当加治。**下焦湿热肿痛，尿黄不利**，合苓、泽、知母。凡尿秘渴者，热在气分，宜苓、泽治肺；不渴者，热在血分，宜知、柏治膀胱，无阴则阳无以化也。昔人病尿秘，腹坚如石，腿裂睛凸，遍服治满利水药不效，此膏粱积热损伤肾水，致膀胱不化，火气上逆，而为呕吐哕。遂以滋肾丸，方用酒柏、酒知母末、玉桂为引导，服百丸，少时，前阴如火烧，尿涌出，肿胀消。**骨蒸劳热，遗精失血**，阴伤则阳亢，还以蚀阴，而益阴即以伏阳。合冰片，蜜丸，麦冬汤下，治心膈热，梦遗。以酒、蜜、人乳、米泔四制酒下，治痔漏下血。**痢疾先见血，冲任气逆，白浊脐中痛**，先见血，下焦热也；脐下痛，肾火郁也。酒炒黄连折上焦血热，酒炒黄柏伏下焦血热。**诸疮痛痒，臁疮，头疮**，佐轻粉、猪胆汁调搽之。**口舌疮**，蜜炒，研合。若中虚而生，又宜四君补虚，加干姜散火，或加桂、附引火。**洗肝明目**，杀虫安蛔。

得柴胡，入胆。得升、葛、黄连，入肠、胃、脾。佐杞、地、牛膝、五味、鳖甲、青蒿，益阴除热。佐杞、地、沙苑、女贞、甘菊，益精明目。得猪胆、水银粉，去热虫，收疮口；得铅丹，生肌止痛；得苓、术、川瓜、石斛、生地，除湿健步；得芍、甘，主腹热痛；得知母，上清肺金，此下制阴火，则金水相生。蜜炙焦，煨熟蒜为丸，米饮下，治妊娠白痢。

川产肉厚鲜黄者良。生用，降实火；蜜炙，治中，不伤胃；炒黑，止崩带；酒制，治上，入血止痛；盐制，治下，入骨。

### 附阴虚及诸火论

罗周彦[①]曰：先天无形之元阴，藏于左肾中，默运于精神之内，为肾水之母气。后天有形之肾水阴精，附于脾胃，化于人迎，寄于心脉，为营血之母气。所谓血本于水而成于火也。唯先天未损，而七情六淫暴伤其营血，致累于肾水，使相火动而水不能制，少火化为壮火，而元阳无阴以宅之，则三焦之元气皆病，是谓阴虚则无气也，自宜知、柏滋阴降火以伏之。若先天之元阴受伤，脉弦数无力，为肾水之母气病，无根虚火游行，而妄用之，则反损其元，而绝其生身之机矣。故实热宜用，尺弱虚热及阴阳两虚忌之，即血虚、血停、发热亦忌。俗人止谓久服寒中伤胃，犹皮相也。丹溪曰：心君之火，人火也，可以水灭，可以直折，宜黄连入心制之。相火者，天火也，龙雷之阴火也，不可以水折，宜黄柏入肾阴，从其类而伏之。如凤

① 罗周彦：字德甫，一字慕斋，又作慕庵，号赤诚，歙县（今属安徽）人。明代医学家，集张仲景、王叔和、刘河间、李东垣、朱丹溪、罗谦甫等名医言论而成综合性医书《医学粹言》九卷。

髓丹合砂仁、甘草，是泻相火法。汪昂曰："虚火宜补，实火宜泻，燥火宜滋润，郁火宜升发。"湿火宜清热、利湿兼补脾；相火寄于肝肾，宜滋阴养血，壮水之主，以制阳光。又曰：火症最多，有本经自病者，如怒动肝火，焦思生心之类是也。有子母相克者，如心火克肺，肝火克脾之类是也。有脏腑相移者，如肺火咳嗽，久则移热于大肠而泄泻；心火烦焦，久则移热于小肠而为淋闭是也。又有别经相移者，有数经合病者，当从其重者而治之。

又按：黄柏泻膀胱热结之火，是实火伏于阴中也。若阴水中之真火，则宜温养，不宜寒泻。丹溪但谓其泻阴火，语未分晓。

# 厚 朴

气温，入肝。能祛风寒，散结。味苦，能下气，泄满，燥湿。泄散主降，所治皆实症。无毒。主中风，有便溺阻隔症。伤寒，有下之微喘症，有发汗后腹胀满症，大便鞕症。头痛，有浊气上冲症，俱主以厚朴。寒热，湿散寒，苦泄热。惊悸，气逆之惊悸宜泄散。气血痹，死肌，寒湿伤肌理气血则闭而死，散则气行，泄则血行。去三虫，虫皆湿所化。除胀满，同参、术、苓、芍。疏胃消食，同楂、芽、枳、曲、陈、砂、草果。止滞下，同连、甘、芍、橘皮、槟榔、木香、滑石。胃冷呕吐，同姜、橘、藿、砂、夏。冷癖坚块，同参、槟、棱、莪、青皮。肠风下血，姜、朴五钱为君，白术土炒一钱，助其健运；芽、曲各一钱，佐其消导；北味一钱，敛其耗散；陈米四十九粒和之。此症多属脾胃虚寒，不能摄血，此方神效。即酒客湿热下注便血，亦效。

按：厚朴入血中气分，专治寒湿。然佐大黄、枳实，又泻热实满；佐陈、苍，除湿满；佐解利药，治伤寒头痛，如正气散是；同治痢药，消肠胃积滞；佐参、术诸补药，则化补中之滞以消虚胀；同清热燥湿药，则散湿热之结，而寒药不致停留，所谓湿热不宜纯甘，虚而有湿热者，宜于苦以佐甘也。枳壳以苦寒泄滞，此以苦温散结，施于燥热之结，尚可从治，而枳壳则不得施于寒湿。盖寒主降，降而复下之，为害甚矣。胀满有气虚、血虚、食积、痰滞、挟热、挟湿、寒郁、怒郁、死血之不同，各宜随症以为主治，不得专用行散也。脾胃行气于三阴三阳，胀满悉属脾胃。此味夏天开花结子，得夏宣泄之气，故温中散结。平胃调中，佐苍、术、陈、甘，名平胃散，平湿土之太过以致于中和。消痰，行结水，破宿血，止冷痛霍乱，饮食生冷。莫非肠胃气逆壅滞之病，结散则愈。气实人误服参、芪，胀闷作喘，宜此泻之。虚人不受骤补，宜此佐之。若虚人无滞及孕妇，切忌。

榛树皮也，川产肉厚、紫润、味微甘甘主补。者良。解肌达表，生用；运土健脾，宜去粗皮，姜汁炒香，或醋炒用。宜用滚水泡数次切之，不可久浸，气瀚伤脾。姜汁浸，以姜渣同炒，至姜黑妙。忌黑豆、泽泻。

## 杜　仲

气平，好古曰温。味辛，色黑。得阳明少阴金水之精气。温而平，即冲和之气也，无毒。主腰膝痛，腰为肾府，膝之大筋属阳明，金水之气充，则痛止。补中，补阳明胃土。益精气，坚筋骨，色紫黑而润，故能益肾精中之气，以致津液于肝胃。人身骨节皆筋脉锁定，是肝胃之化元在肾，杜仲折之。又白丝相络，故能使肾所主之骨，肝胃所主之筋，彼此相着。强志，肾气壮，则肾所藏之志自强。

阴下湿痒，小便余沥，阳明燥气下行，肾之元阳又能达阴故也。久服轻身耐老，精气充足之效。治腰脊挛，脚酸疼，身半以下，皆藉元阳为张弛。疗堕胎。糯米煎汤，浸炒八两，合酒炒，续断二两，淮山糊为丸。胎藉元气主持也。

按：《本经》主治，皆为肾胃主药，好古专谓其气温入肝，润肝燥，补肝经风虚而身强直。不知阴虚则风实，阳虚则风虚；元阳虚，不能运阴以滋肝，则肝燥急。此物辛能润肾燥，兼有微甘，亦能缓肝急，是补肾以裕肝阴，非温肝助肾之品，谓子令母实者，误也。

同杞、地、淮、续、北味、菟丝、熟地、牛膝、鹿胶、黄柏，治肾虚腰痛脚软。一少年新娶后，得脚软病，用杜仲一两，半酒半水煎服，六日全愈。腰痛不已，属肾虚；痛有定处，属死血；往来走痛，属痰；腰冷身重，遇寒便发，属寒湿；或痛或止，属湿热。而其原多本肾虚，痛虽属火，不得峻用寒凉，因肾气虚而郁热，必须温补。杜仲温而平，不致助火，即阴虚极而热膀者，亦宜与知、柏同用。

出汉中，厚润者良。去粗皮，蜜炙，或酥炙，酒炙，盐酒炙；姜酒炒，面炒，去丝再以童便浸七日，焙，更妙。用。恶黑参。

## 椿樗根皮

椿根，气平，色赤入血。而香。樗根，气寒，色白入气。而臭。二者皆苦，能燥湿泻热；涩，能收阴实肠，治湿热为病，泻利浊带，精滑梦遗，便数诸症，凡土实水郁而致湿热，宜风剂疏土以散湿；土虚而湿留，宜燥金收阴平木以去湿。燥痰湿，去疳虫。虫亦风湿所生。但椿涩胜，久痢血伤者宜之，功专涩血。樗苦胜，<sub>性利</sub>。暴痢气滞者宜之。《子嗣门》练真丸用之。治髓藏中湿热，素享丰厚者宜之。

按：古方治带浊下痢、血痢，都是用椿皮者多，而樗皮者少用。此物一物二种，其功专在于燥以达阳，涩以收阴，使阳不陷于阴中，而诸症自除。凡患湿热，必病于血，正不以入气、入血区分也。故肠风下血，有用臭椿皮同苍术、枳壳治者，此可见矣。

根东引者良。去粗皮，醋炙、蜜炙用。忌肉面。

一女子大肠风虚，饮酒无度，多食鱼蟹蓄毒，下痢脓血，作肠风及血痢治不应，盖肠风则有血而无脓也，服热药、寒热亦不效。用樗皮、人参等分，米饮调服而愈，是樗皮亦涩久伤之血也。故刘潜江谓樗之收阴达阳倍于椿。

## 海桐皮

苦，平，<sub>火金合则气化血行</sub>。无毒。性喜拆裂，故能行经络，达血于周身，去风，<sub>风脏即血脏，血行风自灭</sub>。治风湿顽痹，腰膝挛痛，<sub>同苡米二两，牛膝、芎、甘、羌活、地骨、五加一两，生地十两，浸酒二斗饮</sub>。赤白痢，生肌杀虫，虫牙风痛，<sub>煎服或含漱</sub>。疳蚀疥癣，<sub>磨汁涂，或同轻粉、床子、大黄敷</sub>。目赤。<sub>煎洗</sub>。无风湿勿服。

出广南，皮白，坚韧，酒浸用。

## 川楝子<sub>即金铃子</sub>

酸，入肝。苦，入心、小肠。寒，入膀胱。小毒。得木火之化，以归于寒水，故能导气达阳，引阳下归，以解热散结止痛，为热厥心腹痛、疝痛要药。下之阴虚阳厥，为心痛、胃脘痛，宜苦寒以归之；下之阴胜而阳郁，为疝，宜酸苦以彻之。盖寒水之阳气上蟠，小肠之气必得阳气达阴以上行，而后水火气化，动而不诎。若小肠之脉下陷，被膀胱之寒水郁之，则肝欲升之阳亦郁，不能伸其任脉，致阳气下坠，两睾肿大，则为疝，大甚则为癫。是疝始于小肠，病在膀胱，尤不离于肝。盖足厥阴循阴器而络于肝，其别者循胫上睾结于茎。治疝不得舍肝以治也，然非得木火之气化不能达寒水之郁。不知者乃谓其泻膀胱，为苦寒折火之味，误矣。**行经血，利小便，治淋病，茎痛引胁**，参苓琥珀汤以之为君。**遗精，积聚，诸逆冲上，溲下血，头痛，牙宣出血**，研细，绵包塞之，即苦透诸龈而达经。**杀虫**。

张石顽曰：疝痛从下而上引者，宜川楝；痛从上而下注者，法当辛温散结，苦寒非所宜，是不知川楝之能散结也。且阳虚遗精诸方，如固阳丸、鹿茸益精丸、固真丹，及治下虚上实之黑锡丹皆用之，非仅以苦寒济温补之燥也。盖虚寒而骤补之，必从木火入手，乃有同气之先导也。有小肠、膀胱自病，或火淫而水虚，或水泛而火虚，非疝也，病未及于肝也，又不得以治疝法治之。脾胃虚寒者忌之。又治冬伏邪，至春温病，大热烦狂。

川产者良，酒浸蒸，去皮核，取肉用，或面炒，或巴豆微打破同炒至楝赤，或单炒。当究其同者何所宜，修治者何所宜，若止谓宜于囊肿茎强之热疝，不宜于痛引入腹，厥逆呕涎之寒疝，犹浅也。**茴香为使**。寒因热用，藉辛热以解郁遏之邪也。

同牛膝、川瓜、橘红、荔核、杜仲、巴戟、茴香，治肾虚疝气。巴豆面同炒，合盐炒，茴香为末，酒或醋下，治疝气、小肠、膀胱等气。同小茴炒，为末，酒下，治肾消膏淋。同牵牛、斑蝥、莱菔炒，破坚溃郁。

## 苦楝根皮<sub>寄生</sub>

苦，寒，吐蛊毒，治游风热毒，俱煎肉服。风疹疮疥，煎洗诸痛疮痒，皆属心火。杀虫，治虫耗津液而成消渴，根皮浓煎，加片糖、麝少许服下，其虫即出。先食炙鸡蛋一只，次食苦楝根汤，又以炙蛋压之，则虫积泻尽自止。根赤者毒，杀人。取白者二青皮，以糯米同煎，杀其毒。若泻，以冷粥止之；不泻，以热葱粥发之。

其寄生，治阴虚失血最捷。其花，烧烟辟蚊。皮，洗疥疮疔痔妙。莛，拔铁刺。

## 槐　实<sub>即槐角</sub>

酸，入肝。苦，入心凉血。咸，寒，入肾，滋津润燥。色黄如金，入肺、胃、大肠，清肃下行。无毒。主五内邪气热，清浮游不归根之火。止涎唾，肺经湿火下行，肾又司闭藏也。补绝伤，阳明主机关，此能滋养阳明也。五痔，疳疗，火疮，粪前有血名外痔，粪后血名内痔，胬肉有孔名痔瘘，疮内有虫名虫痔。大法合地榆、生地凉血，芩、连、栀、柏清热，防风、秦艽祛风湿，芎、归、参和血、生血，枳壳宽肠，升麻升提，使火归宅，自不犯肺、胃、大肠。肠风下血，肝因风郁，不能上媾于肺以承其清肃，则血燥随风而入于胃、大肠，是乙庚同病，或血热化风亦然。盖风归大肠，则大肠之主津者尤燥而病也。血痢，崩血，子脏急痛，皆肝、胃、大肠血燥。妇人乳瘕，血热兼阳明经燥痰。疏风热，《周礼》：冬取火于槐。《淮南子》云："老槐生火。"是纯阴之物能使阳化，故凉血即以疏风。若他物之凉血者，未必能疏风矣。其角中核子，主头风明目，补脑，通神，黑发，肝与督会于巅，血凉风静，则戾气消，而真阴之元气自与天气合和，而肾津上奉。作汤代茶，或入牛胆中阴干，每日吞一枚，有痔及下血尤宜食。**除热泪风眩，心胸间热烦闷，齿风痛，杀虫**，根皮皆能洗痔。**堕胎，益气。**火归其宅，不犯肺金，则火不食气。**胃虚少食忌之。**

微炒，或牛乳拌，蒸用。煲肉，滑肠，泻结，止便血。

槐角，润肝养血，治子脏急痛。汪昂谓其堕胎，恐未必然。但虚人食之，则清肃太过，或致堕耳。

# 槐 花

苦，咸，胜于角。寒，入心、大肠血分，角结于秋，得金气，故疏风热胜。花开于夏而纯阴，与血原于水，成于火者合，故凉血，而治下血尤胜；同中微异，故肠风黑散合用之，以治下血。**为凉血要药。治肠风，五痔，吐崩诸血，舌衄，**炒研掺之。**胃脘卒痛，杀蛔虫，目赤肿痛，**风热血燥也，目得血能视。**脏毒。**肠血、痔血，同柏叶微炒为末，乌梅汤下。单炒香为末，肠风以荆芥汤下，脏毒以枳壳汤下，或蘸猪肠久服。同黄芩为末，温酒下，或用棕灰盐汤下，俱止崩血、下血。脾胃虚寒及阴虚非实热者，勿用。治肠风亦宜兼补以收功，不得专用，寒凉。

陈者良。酒浸，微炒。若止血，炒黑。

# 槐 枝

苦，平。**治疮及阴囊湿痒，**煎洗。**大风痿痹，**嫩叶煮汁酿酒。**涂妒精疮及癣，**取青枝烧沥。**去牙虫，**烧黑揩之。**洗痔核。**洗后以艾炙之，肿立消，皆清火润燥之功。

# 秦 皮

苦，燥湿。微寒。清热。浸水色青，专入肝胆，除风寒湿郁之热以益肾，治风寒湿痹洗洗音选，如冷水浇状。寒气，除热，散风寒湿气，不令郁而为热，苦燥之功。目中青翳白膜，寒水郁遏肝气，不能上通于目，故内阻。目赤肿痛，风泪，惊痫，平肝。精少带浊，冲任督皆起于肾，络于带。带脉又起于肝之章门穴，故冲任督带皆藉肝以行其化，诸经遗热于带，则肝胆亦郁，不能下合于冲任，上合于督，致男子溲浊，女子带下。湿热去，则肝火行，元气达，自搏阴而成精，故能益精。时珍以其收涩，故益精，谬甚。阴阳二气相搏而精成，除阴之郁阳，即使阳不致于伤阴。热痢下重，仲景白头翁汤同连、柏，用苦以坚之。伤寒传经热痢，亦寒郁热也。种子，黑发。气达则精生。

山西上，皮有白点，浸水书纸，青色个脱者真。大戟为使。恶吴萸。煎洗赤目及风痫身热。又同黄连治目赤肿。胃虚少食忌之。

## 皂　荚即皂角，又牙皂

得铁而生。不生荚，凿孔以铁灌之即生。辛，入肺、大肠。温，入肝。性燥，气浮而散。咸，入肾。小毒。使木得金之化气以趋水，是以通阳，为降阴之品。肝阳太实，不化气而化风，致肝胆之阴液与胃中津液俱化为痰，随阳气以上涌，是气病而液亦病。液病而气之升降益穷。气病于液者，始于肝，液病于气者，归于肺胃，唯以辛而咸者宣通肺气，使气化行，而风化自静，即以气化为液化、血化之原，故不同于他物散风之类也。吹之导之，则通上下关窍，合细辛为末，吹鼻取嚏，治中气、中恶，身冷无痰。煎之服之，则能治风痹死肌，痰涎喘塞，俱为末，蜜丸服。合半夏、白矾、甘草为末，姜汤下，名稀涎丹。治中风痰涌，喉中如锯，或口噤，或加藜芦，鹅翎探吐即醒。本方半夏用醋煮过，合皂角膏、柿饼膏为丸，含化，治胸中痰结。风痰咳嗽，荚三条，去皮、子，一入巴豆，以麻油制；一入杏仁，以姜汁制；一入半夏，以蜜制。俱炙黄为末，临卧，姜汁下少许，神效。**风痫诸痰**，蜜涂炙透，水浸按汁，熬膏，掷绵纸上晒干，每用绵纸二三寸，入淡浆水洗淋下，灌汁入鼻，待痰流尽，吃脂麻饼。**九种喉痹**，急喉、缠喉、结喉、烂喉、遁虫、虫蝶、重舌、木舌、飞丝入口，俱以皂荚膏入人参、甘草末，加酒煎，入釜煤和之，每用温酒化，扫入喉内，取尽恶涎后，含甘草片。釜煤活血，但锁喉，勿用。用之反痰动急涌，锁住而吐不出。**胸痹胀满**，微火煨，蜜丸。先吃羊肉汁，次以肉汤下十丸，快利为度，戒食肉油腻一月。**二便关格**，酒面和丸，酒下，兼以荚烧烟熏谷道。内服方又加皂仁之湿滑，以润燥结。**便毒**，牙皂去皮弦，煨黄为末，酒下。除湿去垢，最去油腻，刮人肠胃。**破坚积**，取中段煎服，治老人风秘。杀虫，下胎，治风湿疥癣，蜜丸，酒服。**囊结**，肝脉络阴器，寒客肝经则囊结。痰逆反胃。烧烟熏之，则治久痢脱肛，肺、大肠之气化，则能降亦能升，不止静风而已。**臁疮湿毒**，通大便。煎膏贴一切疮毒肿痛。气化则血化。合苍术焚之，辟瘟疫湿气。

有二种：疏风痰、痰迷颠妄，猪牙皂胜；去湿热痰积，肺痈吐腥，大皂肥厚多脂者胜。枯燥不堪用。俱去皮弦、子，或蜜炙、酥蜜、绞汁、烧灰用。风痰，止微煨。恶麦冬，畏人参、苦参。宣吐皆大伤元气，不可多用。阴虚类中风者大忌。

其子辛，温。疏风热，去麻痹，以酥熬香，蜜丸，沙苑、枣仁汤下。治腰脚风痛。和血润肠，上方又治风入大肠虚秘。治膈痰吞酸，肠风下血，同槐角，以米糠炒香为末，陈米饮下。瘰疬肿毒疮癣。煮熟或炒香，去外皮及黄心，以糖渍食。其黄去膈痰而消肾气。


## 皂角刺

辛，温，无毒。能出风毒于血中，治风杀虫，功与荚同，但其锐利直达病所，故异。**破散痈疽恶疮**，已溃勿用。**妒乳**，同蔓荆烧灰为末，酒下。**腹内肠脏生疮**，酒煎，温服，脓血即从小便出。疮肿无头，烧灰酒服即消。**为疠风要药**。取三斤烧灰，蒸一时，为末，食后浓煎大黄汤下一匕，虽眉落鼻崩，不给剂而复生。后人二圣散即皂角、大黄，再造散即二圣散加乙金、白丑，俱云服之便出虫，新虫嘴赤，老虫嘴黑。盖恶血久留，则成风毒，虫亦风木所化，此味温散肝风于荣血中也。**痘疹气滞不起，顶灌脓**，若血滞，又宜山甲。但透表过锐，气虚者用之，反生虚泡。**下胎衣**。孕妇勿服。

## 肥皂荚

辛，温，有毒。**涤顽痰垢腻**，不减二皂。**胜金丹治痴病用之**，亦取涌发，不使砒毒留于肠胃耳。**治无名肿毒甚效**。醋捣敷之。或生的以火煅存性，生油、腻粉调敷。去皮弦、子膜用。

其子亦治大肠风秘，去壳及黄膜取仁，炒研用。又吐顽痰。

## 诃黎勒 即诃子

苦，属火。**能泄气消痰**；酸，是木气升而未尽宣者也。**能敛肺降火**；肺苦气上，苦以泄之，酸以补之。涩，于时为秋、为金之收气。**能收脱止泻**；温，**能开胃调中**。**下逆气，泻结气，通积聚，利咽喉，开音止渴**，肺敛则音开，火降则渴止。**呕逆，喘急**，古方治息贲、奔豚、伏梁、大便秘、音喑、梅核气诸方，皆得用之。或同降泄以治实邪，或同寒降以治实热，或兼补以治虚寒，或兼补以治虚中挟实，是皆取其苦降，使火不伤肺也。**泄痢脱肛，肠风，崩带，产妇阴痛**。和蜡烧烟熏之，或煎汤熏洗。

按：邪气实，宜降泄；正气虚，宜收涩。两者相反，此味何以兼有其功？盖苦而兼涩，是金火合相火为用。金从火则降，火从金则收，正如肺本主降，而与大肠一气相贯，其魄门又主于收。收则升也，升降不息，气之所以流行也。此味兼而有之，故同降泻则降泻，同收敛则收敛。如同百药煎，劫久嗽；同桔梗、木通、童便，治失音；同粟壳、干姜、陈皮，或同椿根皮、母丁香，止久痢；同杏仁、麻仁、枳壳，或同桃仁、柴胡、枳实、木香、大黄，通大便；同杏仁、青黛、海粉、皂角、胆星，止久火嗽；同地榆、归、连、木香、乌梅、阿胶，治湿热久痢；同海石、童便浸香附、花粉、青黛、杏仁、夏、曲、姜、蜜调含，治阴虚火郁劳嗽；同木香、黄连、甘草，或加厚朴，治热滑；同理中，治寒滑。历考古方，或用其苦降，或用其收敛，总要主治合宜，不必疑其收涩，而谓火嗽、湿热痢之当禁也。但嗽与痢，不论新久，必先除病根乃可收敛。先后之序，主辅之间，所宜细商也。同乌梅、五倍，则收敛；同陈、朴，则下气；同人参，治肺虚寒嗽；同人参、肉蔻，实大肠；同陈皮、砂仁，治冷气腹胀；同益智，止虚寒尿多；佐莲、术，止虚寒久泻；佐樗皮，止肠癖下血；同床子、五味、萸肉、杜仲、续断，止虚带下。用炮者二两，生者一两为末，白痢加甘草，脓血痢加三七、甘草。大鱼在海放涎，投诃子汤即化，其消痰可知。

从番舶来，六棱、黑色、肉厚者佳。水泡或酒蒸，去核用肉。生用，清金，行气，止嗽。面包煨熟，固肠温胃。温能通。

## 青丝柳

花絮苦，寒，无毒。散血，治风水黄疸，面热黑，妇人血积胞门，久不成孕。其性辟除秽恶，其情感发春心，故吉祥丸用之。

其根皮及叶，杀虫，治恶疥痂疮，煎洗。痘疮生蛆。令儿卧其上，蛆立化。

### 赤柽柳即西河柳、观音柳

甘，咸，平，无毒。入肺、肾、脾、胃。叶梢微赤，入心。
为痧、麻疹、斑、热毒发散之神药。同翘、蒡、知、冬、竹叶、
荆、薄，治发不出及出不透热甚，加三黄、石膏。肺主皮毛，胃主肌
肉，诸痛痒皆属于心，三经开发，热毒自消。取叶末服四钱，治痧
疹不出，喘嗽闷乱。砂糖调服，治疹后痢，去风疹身痒煎洗。
及一切风，同荆芥浓煎入蜜，竹沥和服。解剥牛马毒血入肉，煮汁
浸。消痞积。煎汤，露一宿，五更服。

### 水 杨枝耎，叶条下垂者为柳；
枝硬，条不下垂，可作矢者为水杨。

叶杀虫，治痘烂生蛆，铺卧虫即出。煎洗漆疮恶疥。
枝解毒，消痈肿。煎浴。
根治痘疮顶陷，浆滞不起，煎浴，或以银花藤代之。然皮腠薄
弱者不能堪。乳痈。捣贴，其热如火，再贴即平。柳根亦可。
按：痘初出及痒塌者，不可浴；气血大虚者，宜补气血，
不可浴。惟风寒所阻，而气血滞者可浴。弱者止洗头面手足，
以汤熏之，使得暖而肌解。

### 芫 荑

生于春初。辛苦而平，能宣散气凝血滞，去皮肤骨节风湿
热毒，淫淫如虫行，去痔，杀虫，冷积腹痛，寒痢，同诃子、豆
蔻。经带崩淋，同泽兰、厚朴、藁本、白芷、细辛、防风、柏仁、
石斛，取其去子脏风热垢腻。鳖瘕，酒入于血为酒鳖，血郁于气为气

鳖，败血杂痰为血鳖。如虫之行，上侵人咽，下蚀人肛，或附胁背，或隐胸腹，唯用此炒兼暖胃益气血药可治。**结阴下血**，去油为末，雄猪胆汁为丸，甘草汤下。**涂热疮**，和猪胆。**湿癣**，和蜜搽。**痔瘘**，胃中有虫、食即作痛。和面炒黄为末，米饮下。热疳有虫，加黄连、麝、猪胆，九蒸为丸。按：此物功长于走肠胃湿热。

陈久气膻者良。炒去壳用。

## 苏　木

色赤。入生血之心。甘，入统血之脾。咸，润下走血。辛，平。行达血之肺气。入三阴血分，去瘀血，治一切腰腹胁痛、痹痛、胀满、呕吐胃有瘀则常呕。之由于败血者。疗**产后血肿、血晕**，煮汁服，或加乳香酒服。若去血过多，虚晕虚痛则忌之。**产后气喘，面黑欲死。**败血入肺也，煮汁，调人参末，随时加减服。**虚劳血滞**，因虚而血不畅，致血滞气壅，宜补气血，少佐以和之。**散表里风气**，肝藏血而属风木，凡血晕口噤，中风口噤，皆由血病以致风，宜合防风以行血。**经闭及痈肿扑伤**，排脓止痛。忌铁。性能开泄，大便不实禁用。

## 桦木皮

苦，平。治湿热，疠风痈毒，辟恶杀虫，利水，去黄疸，煮汁饮。**疮疥瘾疹搔痒，面上风刺、粉刺，乳痈肿痛欲破。**烧存性，酒下。

## 棕　榈

棕皮，丝缕错综，故能引血归经，止上下失血，止下血尤良。不但性涩能收脱也，治肠风。肝藏血，主风木，血病则风入肠胃，合栝楼烧灰，米饮下。赤白痢、崩带瘀未尽者，勿用。

年久败者良。同发灰、侧柏、卷柏灰，饭丸或煎服，止远年下血。此物止血，不在烧灰，但血见黑则止之说，痼习已久，姑从之。

**巴豆** 紧小者是，若两头尖，有棱，名江子，力更峻。

辛，热，大毒。得火金之偏气，火能灼，金能降。故溃烂有形，以少许擦皮肤即起泡。去脏腑冷食寒积，痰癖血瘕，寒实结胸，身无热为寒结，仲景合川贝、桔梗以治之，是从《本经》主伤寒、湿疟、寒热得来。积痢，杏仁同烧存性，入百草霜，溶蜡为丸，大黄汤下。积泻。一妇胃伤冷积，溏泄五年，脉沉而滑，用蜡匮巴豆丸而愈。缠喉急痹，四粒取霜，下稠涎；合雄黄一两，破结气；乙金一钱，散恶血，名解毒丸。每五分，津咽下。但系厉剂，不可轻用。或用纸捻，蘸巴豆油捻烟，刺喉熏鼻，取出恶涎恶血即苏。并治中风、痰厥、气厥。舌上出血，熏舌亦止。耳卒聋，纸包针刺孔，通气塞之。寒痰气喘，烧灰，合青皮末，姜汁酒下。惊痫水肿，炙二便闭，不去油，同黄连杵作饼，先滴盐、葱汁于脐内，加饼于上，艾灸之。牙痛，通经，去恶肉，烧至烟尽，研膏，大化痈疽腐肉。杀虫，解蛇蝎蛊毒，以毒攻毒。烂胎。中其毒者，以黄连、大豆汁、甘草水解之。绿豆、大黄、凉水亦可与大黄同服，反不泄人。

同白矾枯过，去豆取矾，吹喉，最治急喉痹，取出毒涎。一女子暑月乘凉，患心痛并右肋腰背俱痛，恶心且呕，用散寒行气散郁诸药不效，用加味煮黄丸愈。姜黄三钱五，雄黄、乳香各三分，巴霜八分，醋糊丸，姜汤下五七丸。欲急泄宿食，通大便，去皮、心膜心作呕，膜伤胃。油，取霜生用；或换酒、换水煮五度，各一沸以水制火毒，存金气以利水谷道，而不伤脏腑。用。醋煮亦可。若缓治消积，则面炒，独炒至黑，或烧存性用。

以火制金之锐，独存火性以磨坚，则不暴。

其壳，烧存性，止泻痢，亦劫病之效也。

# 干　漆

辛，苦，咸，温，有毒。水、火、金、木之气全备，血本于水，成于火，运达于金木。故能化瘀血为水。《本经》言其治绝伤，续筋骨，填脑髓，皆去瘀滞以生新耳。丹溪云：积滞去后，补性内行是也。削年深坚结痞积，治传尸痨瘵，腰痛痹挛，心、胃脘痛，杀虫。皆血滞之病，辛温通行肠胃之功。炒令烟尽，或烧存性用。畏紫苏、鸡子、蟹。漆得蟹，则成水。

合生地汁，煎膏为丸，治经闭成血瘕，脐下坚如杯，寒热往来下痢。同芜荑末，米饮下，治虫病胃寒，似痫危恶。生漆涂山甲煅，破经络血滞最捷。血虚经闭及胃虚人忌之。嚼川椒，涂口鼻，免生漆疮。

漆叶，涂紫云疯，面上紫肿，亦散瘀之功。

漆子，专下血，《千金方》用之。无瘀勿用。湿漆煎干更佳。

# 梧　桐

桐子，状如胡椒，性热助火，痰嗽者忌之。

梧叶苦寒，消脾热肿毒，生毛发，治恶蚀阴疮，五痔，痈疽发背臭腐，醋蒸贴上，即退热痛止，生肌收口。杀虫。其皮煎汁，治丹毒恶疮，虫痔脱肛。熏洗。浸水涂须发黑润。过用则发黄赤，助火之功。

桐子，如罂，不可食，专作油涂疥癣毒肿。桐油扫入喉中，则吐风痰喉痹。误食而吐，得酒即解。

## 无患子 即鬼见愁

苦，平。治喉痹开痰，研吹喉。主飞尸。其壳浣垢，去面䵟。核中仁烧之，辟恶邪；煨食，辟恶气，去口臭。

煨食杀腹内虫，浸酒，先煅过。止血，止痛。熬膏拔毒生肌，祛风消肿，去酒风。皮洗疥癞痔疮。叶治小儿颠婆疢。壳以盐煅，治喉症①。

## 榆根白皮

甘，平，滑，无毒。渗湿热，利窍，通二便，行水，治五淋肿满，煮粥食。下有形留着之物，滑胎，死胎可下。疗疥癣、秃疮，消赤肿，乳结而肿。名妒乳，醋捣敷。采皮为面，荒年可充粮。以之粘物，胜于胶漆。有赤、白二种，功同。胃虚寒忌之。去粗皮，取白用。

## 乌桕根皮

苦，辛，凉，沉降。利水通肠，功胜大戟。气虚勿用。治疔肿，解砒毒，连枝叶取汁多饮。泄食六畜中毒腹痛，央叶皆可和酒，取汁顿服。无毒，治酒顶，酒脚孔痛，坐板疮。同盐捣敷，又脚烂瘑癞，蛇伤。

其蕊，红的破瘀止血，跌打已死尚能还魂。煎酒灌②。

柏子油，涂发则不白，敷一切肿毒疮疥。柏油作烛去心，导大便秘结。

---

① 煨食……喉症：原置于"凿头木"之前，据理乙正。
② 无毒……酒灌：此段原置于"相思子"后补充"乌桕根皮"，今移此。

## 大风子

辛，热，有毒。取油涂疮癣疔癞，有杀虫劫毒之功。内服治疠疯。须用纹银煎三日夜，去其浮油，以杀其毒，否则燥痰而伤血，多服必致失明。

出南番，去壳取仁，入丸药，压去油用，久则油黄无用。

## 相思子 半黑半红，故名。

苦，平，小毒。通九窍，去心腹邪气，热闷头痛，风痰瘴疟，杀一切蛊毒、虫毒。取三七枚研水服，即吐出，是涌吐之品。

## 山松须

苦，温，无毒。干水，止痒，生肌，合疮口，洗痹疮瘟癞，止多卧，理跌打肿病。同蛤子擂，酒服并敷。

节浸酒，去骨节风。又详香木。

## 水松须

苦，温。去风湿，治周身骨痛。同米粉煎饼，酒送。

皮洗，杀瘟，止痒。

## 大榕叶 即万年荫叶，大如柑叶。

涩，平。续筋骨，止痛，消瘀，去骨内风、夹阴伤寒初起。取落地仰面者，同米及椰衣炒，淬水汗之。

## 小榕叶

涩，平。止痛，消骨内疮，散瘀，理跌打。取汁和酒。取黄落叶，名落地金钱。浸酒尤良。

其蕊，治暴赤眼。

其吊须，治跌打浸酒。并夹阴伤寒，日久舌黑。同露兜簕薳、老鼠簕薳、圆柏叶。

## 水翁树皮

酸，平。杀虫，洗癣癞、烂脚，浸痔疮。煎水染布，过泥则乌。

## 凿头木

辛，微寒。平肝降火，益阴，堕胎，破块。

# 卷之九　灌木部

## 桑根白皮

寒，甘而辛，无毒。能益脾肾之阴，上滋肺金，使肺阳得阴以降。是由升而得降。主伤中，阴者，中之守，阴虚则伤。五劳六极，羸瘦，即肉极。脾主肌，阴伤则瘦。崩中绝脉，即脉极。肺不得阴以降，则不能毛脉合精，行气于府，府精神明，留于四脏。补虚益气。滋肺阴，则壮火不至食气。治唾血，热渴，虚劳客热，肺气喘满，皆阴不上滋。利肺中水气，水肿，脚气，痹挛，目昏，黄疸，利水道，肺降则治节行。通二便，治尿数，治节行，则升降不失其常也。希雍谓其降多升少者非。下气，去寸白，可缝金疮，缝后，以热鸡血涂之。散瘀血，取鲜者以米泔浸三宿，刮去黄皮，同糯米焙为末，米饮下。治咳嗽、吐血。清痰。

炒黄黑，同米煮浓汁饮，治消渴尿多，不可用盐。煮水饮，治产后下血。同地骨，清肺火从小便出。加甘草，泻火缓中。粳米清肺养血，名泻白散，是泻肺火，非泻肺气也。观《本经》主治，则其泻火补正可知。后人谓其辛泻肺气，肺虚忌之者非，但风寒作嗽者勿用耳。小儿火丹，煮水浴之；或为末，羊膏和涂。

桑根灰淋汁，与石灰点面，灭风痣，去恶肉。又烧灰淋水洗眼，目长明。去外皮取白，用蜜炙，则益气。续断、桂心为使。忌铁。

皮中白汁，涂小儿口疮白漫，及刃伤燥痛出血。

# 桑　叶

甘，寒，微苦，无毒。滋脾肾之阴，以上清心火而畅血，除寒热，火静则气和。止盗汗，汗为心液，火迫心则汗出。以带露桑叶焙末，米饮下，或经霜叶研末。利五脏，通关节，下气，利大、小肠。除脚气水肿，皆气和血畅之益，俱浓煎服。老风，嫩叶酒煎，或熬膏服。风痹，风眼下泪，俱煎洗。血和则藏血之肝风木自平也。五月五日、六月六日、立冬日采，同黑芝麻，蜜丸，久服祛风，黑发，益气血，明目。止消渴，作茶。去宿血，止吐血，取霜后叶焙末，凉茶下。止后宜补肝肺。金疮出血。为末掺。酒拌，九蒸九晒，益气血。嫩叶、老叶各一斤，茯神八两，以乳汁制蜜丸，养血宁心。每年九月二十三日，桑叶洗目一次，永绝昏暗。

# 桑　葚

甘，微寒。补肾，养阴血。主伤中，五劳六极，羸瘦，崩中绝脉，补虚益气，《本经》以上主治，各书俱列于桑皮之下。张石顽则归于桑葚，似为近理。益血，凉血，生津，止渴，利五脏，脏属阴。通关节血气，安神魂定魄，敛心益智，聪明耳目，《经》曰："血者，神气也。""节者，神气之出入也。"解金石毒，俱取汁熬膏，和蜜服。清小肠。同姜汁、蜜熬膏，和酒服，治一切风热。同桑皮、糯米酿酒，治阴虚水肿。水下则阴竭而胀，难救。血与风同藏，血原于水，血不化则水溢，益阴血，病自除。利水，根皮胜；去风，枝叶胜；葚则益阴而兼治之。取汁熬膏，加些蜜收贮。

# 桑　枝

苦，平，无毒。清热，行血，去风，止渴。嫩枝细锉炒香，水煮减半，久服治风气，止渴及痈疽口渴。治风燥身痒，利关节，养筋，除拘挛痹痛。治寒痹有桂酒法，以桑炭炙布巾熨之。治口僻有马膏法，以桑钩其口，坐桑灰上，又煎药常用之。其火拔毒，治风寒湿痹，痈疽不起，瘀肉不腐溃，瘰疬顽疮久不愈。干枝劈细，扎成小把，燃火吹熄炙之。未溃拔毒止痛，已溃补接阳道，兼服补托药。其灰汁煮赤小豆，治水肿。饱食，不吃汤饮。煮桑皮淋灰取汁，炖干，敷痈疽疔毒。能钻筋透骨拔毒。枝同益母草，熬膏酒下，治紫白癜风。一说桑枝去湿，滋肾，通经，止咳，除烦，消肿，止痛。

## 楮 实

甘，平，无毒。降肺阴，导湿，治水肿，阴痿，阴升阳随，则湿郁化而阳道通。益气，充肌，明目，湿郁则肝阳不上通，而青白翳见于大眦。壮筋骨，助阳气，补虚劳，健腰膝，益颜色。皆水化行而肝气布之效，故还少丹用之。昔吴廷绍治烈祖食饴因甘而噎，进楮实汤，一服疾失，是以甘平下降为同气相从也，故他噎用之不效。时珍不察《济生方》之误，漫云其软骨治哽，可笑！

熬膏，和茯苓、白丁香为丸，治水蛊，胀减服治中汤。忌甘苦峻补。为末，蜜汤下，治肝热生翳。同芥穗，蜜丸，薄荷汤下，治目昏。

取子，浸去浮者，酒蒸用。叶及根皮，兼和营卫，故治水湿更胜，又止血。叶止吐衄，皮止崩下。皮灰酒下，止月经不绝及血晕欲死。叶末，亦治一切翳。和麝少许，点大眦。但起阴明目，究不及实。楮汁和白及飞面调糊，接纸永不脱。

# 枳<sub>实、壳</sub>

实与壳本一物，苦，寒，无毒。得少阴标本之气。采于秋。得阳明燥金之气，入肺、胃、大肠。主破气，金主降。消胀痞，行痰，止痛，消水肿。气滞则浊不降。治喘嗽，胸痹，结胸，五膈，食积呕逆，癥癖，皆气通之功。胁胀，同玉桂，或桂枝、姜、枣。金能平木也。泻痢后重，同槟、芍、连、甘、升、葛、滑石。气虚便难，同参、冬。肠风，同川连，或烧黑同羊胫炭，米饮下，不论久近并效。去痹，开胃健脾，同白术，一以助阳健，一以清阴破结，治宿食痰积，及水饮病，心下坚，以金为水母也。若脾有血积，而心下痞，合黄连。疗痔。所主略同，不必拘于实治下，壳治上也。肺、大肠相表里，自飞门至魄门，皆肺主之，三焦一气相通。但实采于七、八月，得秋金旺气，降令甚峻，故治脾、胃、心腹藏里之病。凡气病而致血结，及痰食停积有形者宜之。《本经》言止痢，长肌肉，利五脏，皆阳明通运之功。盖言里也。

壳，采于九、十月，金气渐退，水气渐进，性浮而缓，故兼通肺、胃、胸膈、皮毛之表气。《本经》言其主大风在皮肤中，如麻疹苦痒。金制风，寒清热也。同荆、防、苦参、苍耳、败蒲煎洗。除寒热结，得少阴本热之气以除寒，标阴之气以除热。凡风寒湿热阻气致喘嗽、痹呕、水肿，病在无形之气宜之。古人与桔梗同用，一降泄，一开提，大有妙用。同柴胡，为寒热痞满要药。胃之上口与心相连，胃气壅则心下痞。凡夹食伤寒感冒，并宜壳与表散同用。

色黑年久者佳，色绿者不堪用。面炒至面黑用。去其苦寒。蜜炙则破水积。

同参、术、干姜，益气；同硝、黄，破气；同芩、连，去湿热；

同陈、夏，化痰；同紫苏，瘦胎、易产，是为奉养太过，气滞而设。若气弱难产，及脾虚而致停食痞满，当补中益气，充实以行之。误用此以损正气，必死。

## 栀　子一名越桃。

气寒，入肾。味苦，入心。皮黄，金色，入肺胃。仁赤，心火之色。性体轻浮，走上。无毒。是禀寒水之精，结君火之实，故能起阴水之气，上滋心肺，而苦寒就下，复导火热之气屈曲下行，从小便而去。小便短，亦五淋，多用之。心肺清，则小肠、膀胱之气化行也。**主五内邪气**，去五脏受邪之热，不独除心肺之客热。若气血虚，不由于邪火有余，勿用。**胃中热气，躁烦不眠，清胃脘血**，胃上承心肺，下达肝肾，尤行气于三阴三阳。胃热盛，则肺气伤而烦，肾血污而躁。此味得金为火妻以孕水，清气化以生血，使阴降而阳随，则上下安，胃热自散，血自清。仲景治伤寒汗吐下后，懊憹不眠用之。取其交姤水火，调和心、肺、肾。加香豉，以引水上升，非生栀能引吐之说也。**止实火吐衄，淋痢诸血**。亦宜佐以行气，气行血自归经。不可单用。若虚火失血而误用之，则血寒反凝矣。**治五黄**，同茵陈治湿热发黄，加滑石、车前、黄连、秦艽，治酒热黄；同甘草、黄柏，治身热发黄。**热厥心痛**，火逆不得下之病。**破痞块中郁火**，去皮，姜汁炒用。又治胃脘火痛。**治疝**，郁热解，则结气自散。**病后劳复尿秘**，同鼠屎用。**脐下血滞而尿涩**，血因热滞而气化，亦因以不行。**面赤**，心之华在于面，火盛则赤。**酒皰皶鼻**，酒热伤肺也。同芩、甘、干葛、桑白、桔、味用。**白癞，赤癞，疮疡**。诸痛疮疡，皆属心火，而皮毛肌肉，又主在肺胃也。

生用，泻火；酒炒，去心肝血热；炒黑，止血；童便炒，滋肾血，降阴火；同故纸，清上固下以降火。姜汁炒，开郁，止痛，止烦呕。上热连皮，表热用皮，内热、下焦热，用仁，洗去黄浆。一说生用其气乃存，炒黑则无用。然古方生研姜汁，调涂打跌青肿，炒焦研，姜汁和服，益少阴血，止胃脘火痛，复发者加元明粉。俱甚捷，是生则清，而炒兼补也。

小而圆，有七九棱者佳。长大皮厚者不堪用。同丹皮清肝，同茯、泽、车、滑、木通泻小肠火。旧有微溏者勿用。炒黑吹鼻，治衄。叶详于下十七页①。

## 酸枣仁

酸，甘，平而润。凡仁皆润。专补肝胆之血，兼疏阴阳二蹻偏胜之气以交心肾。二蹻为少阴肾之别脉，与肝胆并行于身之侧，而心又与肝为子母。炒熟，酸温芳香，亦能醒脾。归脾汤用之。主心腹寒热，邪结气聚，胆主半表半里，不论内伤外感，阴阳戾气，一有偏胜，则结聚而为寒热，合二蹻以见证矣。四肢酸痛湿痹，皆生用，以疏肝、胆、血脉之滞。心胆虚，惊烦不眠，卫气留于阳蹻，不得入于阴，则阴气虚。阴气虚，而肝胆寒，心脾之血亦不归，故睡卧不安。宜炒用，使酸归于甘，以温阴益血。佐竹叶以去留滞之阳。胆热多眠。卫气留于阴蹻，不得行于阳，则阳虚而目常闭。宜生用，以存辛平之气，更佐姜茶汤以疏阴中之滞，而达归于阳。宁心志，补肝即以生心。敛汗，炒，同地、芍、冬、味、竹叶、圆肉，治服固表药而汗不止。汗为心液也。又同参、苓、米汁，治盗汗。助阴气，坚筋骨，除烦渴，酸敛生津。久泻，香舒脾。血虚，风挛，癫痫，皆肝血虚而病于风，癫狂亦多失心风之病。脐上下痛。久服安五脏，十二经皆取决于胆，肝胆血足，则神魂安，而诸脏亦安。

---

① 下十七页：底本卷九十七页为木绵皮、黄栀叶及贝叶花，此应指"黄栀叶"。

令人肥健。

痰在胆经，魂不归舍，不寐，宜温胆汤，减竹茹，加南星、炒枣仁。同苓、甘、知母、芎、姜，或加桂，治虚劳，虚烦不眠，补肝以藏魂也。同北芪，入六君子内，治阳衰不寐。研取汁，同米、生地煮粥，除骨蒸心烦，魂梦不安。同芪、参、甘、五加、柏仁、木瓜、虎骨、归、桑寄生、姜，治虚劳，转筋拘挛，指甲痛，甚则唇青面黑，舌卷卵缩。同朱砂、茯神、犀、珀、参、冰片，蜜丸，麦冬汤下，治咽喉、口舌生疮茵①。

恶防己。炒用，勿隔宿。

## 白　棘 小枣树上针也。

辛，寒，透达肝肾。治肾寒而心腹胁痛，同尖槟酒煎。疔疮恶肿，同丁香入瓶内烧存性，月儿粪和涂，又同陈皮煎服。溃脓止痛，决刺破结，功同皂刺。治尿血，《准绳》鹿茸丸用。虚损阴痿，精自出，补剂中加之为前导。喉痹，痔漏。

## 山茱萸

色赤，入三焦胆经相火之分。味酸，气温，入心包、肝，风木之经。能收肝肾之阴以固阳，故洁古谓其补肾血，以其酸也。即能达阳以资脾阴之化。海藏以为肾之气药，谓其温也。主心下邪气寒热，心下巨阙穴乃心包之募，又脾之分，肝血少而气亢，则克制脾土。并于阳则热，并于阴则寒，是少阳之本病，惟得木火之气化乃治之。温中，酸以敛火归于下焦，火在下为少火；温以达阴中之阳，化而不至于郁，为出地之少阳。俱为生气得少阳生化，而复不泄其真

---

① 茵：据上下文意，应为"菌"，指多余之息肉。

气，故温中。**逐寒湿痹**，肝火足，则充肤热肉而痹除。**去三虫**，虫为风木之化，得酸则敛。**久服轻身**，肝为生气、生血之脏，此即生脉用五味以治倦之义。**添精固髓**，兴阳，**暖腰膝**，肾气受益，则封藏有度；肝阴得养，则疏泄无虞。宜合杞、地、巴、蓉、萸、鹿、车前、牛膝、寸冬用。**缩小便**，同参、味、牡，益智。**治脑骨痛**，同地、冬、人乳、牛膝、沙苑、菊花，髓足痛自止。**肾虚耳聋**，同菖、菊、地、味、黄柏。**腰痛**，同杜、膝、地、淮、鹿胶。**通九窍**，**逐肠胃风气**，物得温暖而生，人之精气亦得温暖而通灵，充肤热肉则风除。**治鼻塞耳鸣**，通窍之功。**止久泻**，同芡实、姜炭、参、术，收肝肾之阴以益脾。**心血虚**，发热汗出，敛真阴以守阳，与用北芪固表者不同。**目黄**，肝虚邪客。**血疱**，**明目**，**强力**。精气足，元气自壮。

按：木瓜亦酸温，但彼则兼甘，制水而伐肾，此则扶肝益肾。六味丸用熟地补肾以滋肝，又用此温肝固肾，既用此以固元气，又用泽泻以泄湿滞，处方之妙，宜参。且其主治如此，今人但用之以固精补肾，而他鲜用，惜哉。命门火旺，赤浊淋痛，勿用。又止月水不定。《经疏》云：髓气充，则九窍通。

取红润者，酒拌去核，核滑精。酒蒸用。恶桔梗、防风、防己。雀儿苏类之，而核八棱，宜辨。

# 郁李仁

辛，润燥。苦，甘，平。下气。入脾气分散结。脾布中气，为五脏阴气之枢，阴伤则阳塞而气乃结。治大肠气滞，燥涩不通。主大腹水肿，面目、四肢肿，诸湿肿满，皆属于脾。利小便癃急，气行则水行。破血。血燥则气结，气宣则血化。用酒能入胆治悸，目张不瞑。一妇因大恐，病愈后目张不瞑。钱乙曰：目系内连肝胆，恐则气结，胆横不下。郁李润能散结，随酒入胆，结去胆下，而目瞑矣。是一切情结伤阴者皆治也。**然治标之剂，多服渗人津液。去皮尖及双仁，蜜浸研。**

同归、地、桃仁、麦冬、麻仁、生蜜、苁蓉，治大便燥结，甚者加大黄。忌牛、马肉。

根治风虫牙痛，浓煎含，勿咽，以其降泄也。

# 女贞子

苦甘而平，得少阴之精，隆冬不凋。色赤黑，除肾热，益精血，以上滋心肺，侧柏亦不凋，而叶西指，故坚金及肾以降火。此则由肾至肺，以淫精于上下。**安五脏，**纯阴之味。**强腰膝，起阴气，**阴充则阳和。**明目，**精足则肝血旺，气平则肝火有制。同杞、地、菊、沙苑。**乌须，**任脉起会阴，交承浆，与冲脉俱络唇口，冲任血少，则阴血中之气不上荣，而须变白。故妇人、无须者，冲任气盛血少，宗筋不成也。宦者去其宗筋，伤其冲脉，亦无须也。但先后二天气合，而后血充，而行于上下。此味阴寒，须黑豆、胶，九蒸晒，合脾胃药及川椒、山姜汁之类，乃无腹痛作泄之患。或再加首乌，以旱莲膏为丸。**除虚劳百病。**

酒蒸晒，同杞子、桑葚、熟地、淮、苓、丹、萸、首乌、金樱、旱莲，治精损胃弱，虚劳骨蒸，阳萎，固精种子；或合参、苓、淮、连、斛、冬、味、地、归、丹、味、杞、续、丹参、圆肉，补水制火以保肺，能调经种子。

叶治风热赤眼，同雅连熬膏点眼。或取汁，浸新砖五日，埋地下，日久生霜刮下，同冰片少许点之。口舌肿痛生疮，捣汁含。恶疮溃烂。水或醋煮，乘热频贴。叶微圆，子赤，为冬青；叶长，子黑，为女贞。二者功用同，冬至取，酒蒸用。

# 五加皮

辛，顺肺气，化痰；苦，入心，坚骨；温，达肝风，胜湿，逐肌肤瘀血。湿伤肾，则血脉凝滞。治腰膝痹疼，缓弱挛急，湿郁为热则伤血，血不养肝则生恶风而挛急，风淫而湿愈不化，则筋脉缓纵。阴痿，益精，湿去则阳畅，而真阴自化。囊湿，阴痒，风湿生虫。小便余沥，疝气腹痛，愈疽疮，明目，强志意。皆阳达阴化之功。去皮骨，酒制，或姜汁制，酿酒，更行周身。风病饮酒能生痰火，惟五加浸酒益人。

茎青，节白，花赤，皮黄，根黑，南者微白而软，北者微黑而硬。五叶者佳。远志为使，则走肾。恶元参、蛇皮。

同枸杞根皮煮汁，浸麹煮饭酿酒，治虚劳不足。同归、芍、丹皮，治妇人血劳。同远志，酒浸为丸，治脚肿湿痛。同苦参、荆、防、柏、菖、床子，洗囊湿。肝肾有火勿用。浸酒，治跌打。

# 枸杞子

秋花，冬实。气平，微寒，禀金水之精入肺肾。味甘。色赤而润，兼火土之化入心脾。为补肺生水以润心脾之良药。火得金，则离中有坎而血生；金得火，则坎中有离而气化。主五脏邪气热中，热伤脏阴，即为邪气；邪气内伏，即为热中。消渴，热伤津液，则脏腑失滋。周痹，经络亦少灌溉。风湿。热甚则生风，热郁则成湿。坚筋骨，轻身耐老，耐寒暑，血生气化则滋阴，即以育阳，故时珍谓其生精益气。补虚劳，除心痛，眼赤痛痒，昏翳。气化则阴中之阳达。肝由阴出阳而主目，肝血足则目明。必甘州所产，红润，甘美，而后金水相涵，水土合德，乃能裕阴育阳。时珍谓能滋补，又谓其助阳者，指此。若他产，甘中带苦，但能利大、小肠，清心除热，而补益功薄。《本经》谓其主热中者，以此。

按：杞子，甘，平，主补。杞叶，名天精草。苦，甘，主清上焦心肺客热。杞根，即地骨皮，见下。甘，寒，主退下焦肝肾虚热，胜于芩、连治上，知、柏治下。合而用之，殊有奇功。青蒿佐地骨，退热甚效。

酒浸，捣烂用。子、根、茎、叶同熬膏，酒服，治虚劳虚热，又令痈疽永不发。其茎无刺者，更能益气。加地、冬、五味、鳖甲、青蒿、牛膝，除虚劳内热，或发寒热。又加天冬、枇杷、百部，治阴虚肺热咳嗽。同甘菊等分，蜜丸，明目，兼不中风及生疔疽。同五味研细，煎作茶，治注夏①虚病。谚云：去家千里，勿食枸杞。言精血旺，则思偶；邪热息，则少火得养而生气。故曰助阳益气，非谓甘平之物，而能壮阳也。不知者乃泥其色红，为引动相火，岂西瓜、朱砂亦能壮阳耶？可笑！

阳衰精滑勿用。或姜汁炒用亦可。杞子虫，于叶衰时收采晒干，咸，温，无毒，大起阳益精。

## 地骨皮 即杞子根

甘，入脾。苦，入心、三焦。平，入肺。寒。入肾。金水相涵，又得中土冲气以益阴气，故能退三焦气分之虚热，而不伤元阳。与知、柏大异。故降肺中伏火，泻白散用之，使金水相滋也。去肝肾胞中虚热，阴气充，则三焦之气不为虚阳。五内邪热，热淫于内，治以甘寒。地骨一斤，生地五斤，酒煮服，治带下。吐血尿血，捣鲜汁饮，或煎，加酒服。咳嗽，消渴，清肺。坚筋骨，肾

---

① 注夏：即疰夏，又称苦夏。指夏季身倦、体热、食少等症状。

热则精血涸，而筋骨失养。**解肌热虚汗**。治在表无定之风邪，及头风痛，**肾家风**，肾热则肝失养而生风。三焦之气从里至表，阴虚生风，谓之肾风，又为无定之风，非外感也，热退则风自息。**除有汗之骨蒸**，热陷于内，则熏蒸于外而汗泄。丹皮泻心包火，治热在外，无汗之骨蒸。此退肾火，治热在内，有汗之骨蒸。是不但退内潮，兼退外潮。凡病风寒散而未尽，作潮往来，非柴、葛所能治，用此走里达表，则浮游之邪自退。盖甘平补益，能使精气充足，而邪火自息，与知、柏苦寒降火者不同。时珍云：以青蒿佐之，退热有奇功。然功在补益，不止退热。**利大、小肠**，同柴胡，治膀胱移热于小肠，口舌糜烂。**主骨槽风**，入肾，味薄而能通也。**周痹风湿**，轻清而苦故散风湿。**凉血轻身**。益阴之功。

生西土甘州、泉州，其功如此。他产则大寒，泻热而已。去心，甘草汤浸用。土产地骨皮，宜酒浸，焙干三次，不可令熟，方可入清补之剂。

### 枸杞叶 土产

苦，寒，微甘。清上焦头目、心肺客热，去皮肤骨节间风，消热毒疮肿，防疮毒入心，捣汁饮。消渴烦热。煎作茶。制硫黄、丹砂毒，解面毒。

### 木芙蓉花 叶、根、皮同功。

辛，平，性滑，涎黏。清肺凉血，散热解毒。治一切痈疽恶疮，未成者消肿止痛，已成者排脓易溃，已溃者易敛。或生捣，或干研，蜜调涂肿处四围，中留头，干则频换最妙。或加生大黄、生赤小豆末、麝香，或加苍耳灰尤妙。

# 蔓荆子

春叶，夏花，秋实。故辛，入肺。温，入肝。主升；苦，入心、小肠。微寒，入膀胱。又能降。温升归于凉降，则阳得阴守，而风木之戾气自平。是功在内风，与诸风药不同。故功专治头面风虚，头痛脑鸣，目赤齿痛，目泪昏暗，凉血，搜风，益气。阳气得阴化而不为戾即益。利关窍，治筋骨间寒热，湿痹拘挛，营不动则卫不布，轻清上达则卫气充周，降阳入阴，则营气入脉，经脉贯注，筋骨利矣。按：小肠、膀胱经上会诸阳于督，下会诸阳于任以施化，而实根于真阴之熏蒸。而小肠尤为心司，其血化小肠之气，化不清则有已上诸病。此味凉小肠之血而令气清，气清而令气益，故有已上之治。谓其入某经，某经犹后也。去白虫。

去膜，打碎用，或酒蒸炒用。瞳神散大者忌之。恶石膏、乌头。

同菊花、白蒺、荆芥、酒芩、乌梅、芽茶、川芎、黑豆、土茯、羌活，治偏正头风，目将损。胃虚人服之，则生痰疾。

# 金樱子

酸，木味，入肝。涩，平，金气味，入肺、大肠。温。入肝。治肠滑泄痢，肾寒失精，小便不禁，血妄行，汗漏，皆涩以止脱也。人之经络隧道以通畅为平和，若非精血不固，而过用之以恣欲，则伤阴，溺涩，茎痛，阴虚人服之尤甚，不可不慎。

九月，取半黄者去刺、核，干研用，若待红熟熬膏，则甘而失涩味。同芡实固精。

其根，气味亦同。治阳虚脱肛，下寸白虫，同糯米煎。化骨鲠。醋煎服。

# 木棉子又下页①

辛散风热，走命门，除下部寒湿，治霉疮毒，痔漏，脱肛下血。煅存性，每服五钱，黑豆淋酒下。但微有毒，肝肾阴虚大忌。其油燃灯能昏目。助淫火也。

土棉花子仁性同，能制硫黄毒。不去油，同番舶硫黄炒，其功加倍。棉花烧灰，同枳壳、麝香，米饮下，治吐血，下血；同血余灰、百草霜、棕灰，及莲花心、当归、茅花、红花，泥包存性，加麝酒下，治崩血。

# 石南叶

凌冬正赤，辛，苦，气平，得金气之厚以生水，而具火色、火味，故能畅阴气以补肾火。治阴痿，利筋骨皮毛，主肾虚脚弱，风痹，除五脏邪热寒湿，为逐风要药。阴气不畅，则阳不化而为风，阴不化而为湿，湿热留滞五脏，肝肾之气血益不行，而所主之筋骨先病，即肺主之皮毛亦病。邪热通畅，诸病自除，与辛散之味有异。浸酒，治头风。杀虫。风湿所化。似枇杷叶而小，不皱，无毛，炙用。

同杞、鹿、苁、戟、琐、山萸，治肾冷精滑。同沙苑、桑叶、首乌、羊藿、巴戟、五加、菟丝、灵仙、虎骨，治肝肾为风寒湿所乘而痿痹。同藜芦、瓜蒂吹鼻，治小儿因惊，肝系受风致瞳人不正，视物斜侧，更内服牛黄平肝药。

# 紫荆木并皮

苦，入心走骨，涌泄；平，清热结，解毒；紫，入营，故

---

① 又下页：木棉子在底本卷九第十五页，所指下页实为第十七页的木棉皮。木棉皮中亦有"子见上页"。

活血，破瘀，消肿。为末酒下，治妇人血气，又为杖疮之要药。下五淋，通小肠，治鹤膝风挛，淋用，水煎；风用，酒煎。解虫蛇、狂犬诸毒，煮汁服。痈疽、流注诸毒，冷热不明者，同独活，止风动血，以拔骨中湿毒；白蜡消肿，散血，破坚；赤芍生血，止痛；白芷去风，生肌，止痛。皆炒为末，葱汤调敷。痛甚，筋不舒，加乳香。若去白蜡，加菖蒲，治偏正头风肿痛并眼痛，俱神效。并箍发背初起，为末，酒调敷，自然撮小。散喉痹。热结成毒。

## 鬼箭羽一名卫矛。

苦，寒，无毒。条上有羽如箭。专治恶气而血瘀滞者，亦疗血晕、血结聚于胸胁，同红花、元胡加入四物中。及经闭崩下，中恶腹满痛，汗出，消皮肤风毒肿，历节痹痛。除邪杀鬼，去白虫蛊疰。忽中恶气暴卒，心痛，大黄汤用之。破血，故堕胎。

## 木棉皮

涩，辛，平。消肿，止痛，治跌打大疮，活血，理木棉疔。洗之。花红者，去红霞赤痢；白者，治白痢。同武夷茶煎，常饮。但白花甚少。子见上页。

## 黄栀叶

涩，寒。消肿，理跌打，洗痄痔疗，散毒疮。同鸡煮，则祛风。

## 贝叶花

即贝叶，写经之树。其花边白，心黄而香，一名佛花。最解肠胃湿热下痢。

# 卷之十　寓木部

## 茯　苓

松秉真阳不凋，茯苓乃结于根下，是得清阳之余气而下趋于阴，故能导浊阴下行。且气平，入肺以通调；味甘，入脾以转输，故功专和运上下表里之气，以利水渗湿。主胸肺部。胁肝部。逆气，水停则气逆，此降以泄之。忧恚，惊邪，恐悸，气逆则七情之用弗调，惟上通清阳之气者能调之。心下结痛，痰饮留结于太阳之部。烦满，水结则气不化。咳逆，水凌肺。寒热，水客营卫。口焦舌干，饮停于中，则津液不升。利小便。唯利水以导热浊，则气化而津液流通，诸症自愈。久服安魂养神，和中益气，秘精，止小便，逐水平火。

心内阴而外阳，肾内阳而外阴。内者是神为主，外者是气为用。茯苓气淡薄，为阳；质重而甘，为阴。能致清阳于上，以吸阴而归于下，使阴阳升降，则水火不至于郁，而后水得火交而气生，火得水交而神定。神定则气充，气充则精盈，精盈则气固。故古方治惊悸健忘及遗精白浊，每与益心气、心血及固精之味同用。文清①曰："淡渗而甘，不走真气。"蜜浸、酒浸或牛乳浸，多蒸晒，常服补虚通神。虚而上有痰火、下有湿热最宜。惟阳虚尿多汗多者，禁用。阴虚尿多者，与补阴药同用，又能止小便。今人但以其渗泄伐肾目之，误矣。东垣曰："茯苓补虚，多在心脾。"海藏曰："酒浸同朱砂，能秘童元。"

---

① 文清：李梴，字文清。著有《医学入门》。

开腠理，凡淡渗之药，皆上行而后下，必脾阳运化，散精归肺，而后胃津乃行，清阳上布，即是解肌。**治肾积奔豚**，伤寒发汗后，心气虚，肾水上凌而脐下悸也。泄泻，脾湿。呕哕。清不升，则胃郁热。坚、白者良。去皮，有筋，更宜水飞去。能损目。

张隐庵曰："苓得松之精灵，伏土中以结，得土位，中央有枢机旋转之功，故能旋转内外，交通上下。"李氏云：质重主血，故肾气丸用之。至小便淋沥，白赤同用，以白补而赤渗也。世有谓其利下损阴，谬甚！徐灵胎曰："五味各有所属，甘属土，然土实无味。故《洪范》论五味，皆即其物言之。惟于土则曰稼穑作甘，不指土，而指土之所生，可知土本无味也。无味即淡，淡乃五味之全，土之正味也[1]。"茯苓淡得五味之全，平得五气之全，和平不偏，故专和中，益脾胃。得参、术、甘、陈、扁、芍、淮山，则清浊不相干，而阴阳妙合。

同参，治胸胁气逆、胀满。为末，艾汤调，治思虑多，心血虚，心孔独多汗。同猪苓煮过，去猪苓，为末，蜡为丸，治浊带精滑，小便余沥。同赤茯为末，以酒煮生地汁，捣膏为丸，治心肾虚，小便淋沥不禁。同黄连等分为末，治肾水亏，心火亢而消渴。为末，人乳拌，晒八九次，取月经布一二块，洗入童便中，拌粉再晒，加鹿胶，蜜丸，能使阴虚之人痰从大便出。

按：痰为火结，宜咸降，饮为水停，宜轻淡渗利。若用重剂，反拒而不入。同冬葵子，治妊娠水肿，尿不利，恶寒。

赤茯苓，白者，入肺、脾兼心气分，主补阴；赤者，入心、胃、小肠、膀胱血分，主泻血分湿热，破结气，利窍，行水。水与液同为血分。恶白蔹，畏地榆、秦艽、龟甲、雄黄，忌醋。

---

① 五味……味也：语出徐大椿《神农本草经百种录·石斛》。

皮专开腠理，行水，治皮肤水肿。以皮行皮也。凡水在表，宜五皮散里水；属热，宜疏凿饮等；属寒，宜实脾饮、流气饮等。腰以上肿，宜汗；腰以下肿，宜利小便。

## 茯 神

主治略同茯苓，但茯苓离松根而生，入地深，从阳吸阴，降肺阴，入心生血，故补心血，安神更胜。《经》曰："血者，神气也。"茯神抱根而生，入地浅，得阳精居多，专补心气，俗法不知茯苓补心，可笑。辟不祥，治风眩，心虚，口干，惊悸，多怒，善忘，开心益智，安魂养神。虚人小肠不利者，宜之。按：《本经》止有茯苓，《别录》始添茯神。后人治心，乃重神而轻苓，误矣。但茯神补心阳，尤必合远志，举阴中之阳以上奉，乃可补心。同沉香，蜜丸，治心气虚火少，水火不交。心跳，健忘，神恍惚不定，参汤下更妙。制法同茯苓。

茯神心内木，名黄松节，治偏风㖞斜，毒风筋挛，脚气痹痛。木一两，乳香一钱，瓦器炒，研，木瓜酒下二钱。以乳香伸筋止痛，木瓜舒筋也。

## 琥 珀

松秉真阳，其脂入地，久而成珀。色如火赤，是阳入阴，而仍还于阳。气平，降肺；味甘，燥脾，故利小便，脾运而肺通调也。为阳虚而血不化之专药。治腹内膀胱恶血，和大黄、鳖甲作散，酒下。产后血晕，同乳、没、延胡、干漆、鳖甲为散。儿枕痛，同参、地、归、苏、牛膝、泽兰。血结膀胱，腹胀如鼓而尿闭。须同沉香破气，及淡渗药用。心痛，血不化而气结。癫痫，血不化而痰聚心窍。同羚、犀、茯神、远志、竹黄及丹砂等镇坠药，则镇惊安神。**利小肠**，小肠为心血之府，心热移于小肠，宜同丹砂、滑石、竹叶、木通、麦冬，利窍行水。**除目翳赤障**，同人指甲、珍珠、珊瑚、玛瑙，明目磨翳。**小儿转胞，沙石诸淋**，为末，煎浓，葱汤下。**止血生肌，合金疮**，研敷，则无瘢痕。能化自能止，与破散者不同，同辛温则破血。**破癥瘕**，同鳖甲、三棱、大黄、没药、延胡为散，酒下。**治小儿胎惊**，防风等分，丹砂减半，猪乳调下。**胎痫**，同全蝎，末，麦冬汤下。**小便淋沥**，和麝，白汤下，参汤下更利虚人。**金疮闷绝**。为末，童便下。

血少及阴虚而血不生，以致不化。又水涸而尿不利者，勿用。安心神，生用，或以柏子仁末同煮半日用。入目，布包入豆腐煮过，再入灰火煨过，水同研，飞用。

黑如漆，照之内红亮者良。摩热拾芥者真。枫脂亦成珀，但少真阳之气化，烧之无松香臭。

# 猪　苓

枫根下所生。气平，入肺以调水输于膀胱。味甘，入脾以行津液。**淡**，入胃而归膀胱。无毒。甘升阳，平、淡则先升后降而利窍。**故能解肌发汗，利水以化气**。元气为真水所化，水郁则气郁，水化则气化。**治伤寒，瘟疫大热，痎疟**，太阳、膀胱为寒水之经，从皮毛而外合于肺。凡风寒初感，必在太阳之表，即宜驱水气外出以为汗。若治不得法，则邪留膜原而为疟，久则为痎，即伤寒杂病，似疟非疟，皆汗之不尽，而水气困阳也。此味行湿以燥津，使阳离于阴，则水行气化，水精四布，溱溱①汗出，营卫通而诸邪自解。故古人治疟用猪苓以分阴阳者，此也。况痎疟由暑湿久郁而致，更宜分

---

① 溱（zhēn 真）溱：汗出貌。《灵枢经·决气》："腠理发泄，汗出溱溱。"

消。**肿胀，淋浊，泻痢**，皆利湿之功。**懊憹，消渴**，仲景治太阳脉浮，尿秘而渴，有五苓散；阳明症渴欲饮水，尿秘脉浮，与少阴症咳呕不眠，下利而渴，有猪苓汤。此皆症兼太阳，气不化而津不生也。但得利水以布太阳之气，使天水循环，则热消渴止。**通大便**，以一两煮鸡屎白服。又五苓散生津，亦通大便，气化而阴阳分理也。**治惊风**，曾世荣[①]以五苓治之，曰：茯苓，安心神；猪苓升而降，从阳畅阴；泽泻沉降，从阴达阳。分理阴阳，则小肠利而心气平，木得桂而枯，能抑肝而风自止。可谓善用五苓者矣。**解毒、蛊痊、不祥**，太阳在下焦，而主天光，三焦其所统也。《经》曰："三焦者，水谷之道路，气之所终始也。"但得决渎之用，行于州都，则三焦光明澄澈，而不正之气自消。**久服轻身耐老**，阳气充则溺长而射远，阳衰则溺已而头摇，从下可验其上之盛衰。此特开太阳之治法，言湿盛之人，宜保太阳之气化耳。此味功同茯苓而无补，不可倚伏。**妊娠子淋身肿**。为末，白滚水下，凡尿不利而身肿皆治。**然渗耗津液损肾，无湿勿用；有湿而肾虚，亦忌**。

白实者良，去皮用。以升麻对蒸或生用，更行湿。佐参、苓、术、芍、橘、泽，治阳分水肿；佐地、芍、苓、泽、珀、斛、苡、桂、桑白、桑寄，治阴分水肿。

## 桑寄生

感桑精之余气，而转化虚系以生。味苦、甘而气平，不寒不热，故能活血，益血脉于空虚之地，以治余气之病。以余气治余气，同类相感也。主腰痛，小儿背强，痈肿，皆血脉不通行也。充肌肤，精气外达于皮肉之余。坚发齿，长须眉，精气内充，则骨

---

① 曾世荣：字德显，号育溪，又号演山翁，衡州路（今衡阳市）人。元代著名儿科医家，著有《活幼口议》《活幼心书》。

之余、血之余皆受荫。安胎，子寄母气而生，亦身之余也，故为安胎圣药。舒筋络，去风湿痹痛，血虚转化之病，同独活用。止崩中漏下，产后余疾，下乳，皆由血虚。毒痢脓血，六脉微小而无寒热，以二两，同防风、川芎、炙草各三钱为末，水煎服八分。下血止后，腰膝无力。为末，滚水下。但不饲蚕之地始有，故真者绝少，宜以续断代之。茎、叶并用。忌火。

同杞、地、归、牛膝、胡麻、续断、首乌，治血虚筋骨痛。同阿胶，治胎动腹痛，或加艾叶。同参、芎、地、苓、独活、蒲黄、甘松、沉香，治忿伤肝心，色伤小肠，小便下血而不痛。浸酒，去风。

## 雷 丸

竹本阴寒，雷丸禀其余气以结。苦，能杀虫，焙为末，于上半月五更初，先食炙肉少许，以粥饮下一钱，杀应声、寸白诸虫；或同槟榔、鹤虱、楝根、贯众、牵牛、锡灰、苡米用。同芜荑、使君、芦荟、胡连、青黛、五谷虫，治小儿蛔疳。除湿；虫亦湿热所生。寒，能清热。去胃与皮中热结。消积，作摩积膏，治小儿百病。止热汗，同米粉扑之。癫狂。但疏利太过，多服则阴痿。

大小如栗，皮黑、肉坚、白者良；赤者，杀人。去皮，甘草水浸一宿，酒拌蒸，或泡用。厚朴、芫花为使。恶葛根。按：小儿伤寒，不能服药，浴方恒用之，取其逐邪气恶毒也。故又治蛊毒。

## 松 萝

松上女萝。苦，甘，平，无毒。能平肝怒，治癫，去寒热邪气，止虚汗、头风，本乎天者清上也。痰热温疟。同瓜蒂、常山、甘草，水酒煎，则吐胸膈痰癖，及痰热头痛，以其轻清上涌也。

## 各寄生

枫香寄，一名虾蚶草。辛，平。祛风散湿，治肿痛，洗烂脚、疥癞。浸酒良。

柚寄，洗风眩湿，烂眼。

红花寄，辛，寒。止阴虚失血，散瘀，理跌打，消疮肿，散毒。

乌桕寄，腥，甘，平。治白痰，煎肉食。止吐血。同鸡食。浸酒，祛风，壮筋骨。

火殃寄，见隔草。

松树寄，辛，温。浸酒，去风散湿，洗瘑疥癞。

沙梨寄，涩，甘，微寒。散血，去跌打瘀肿，解热积。

# 卷十一　苞木部

## 竹　叶

味辛、甘，气平、寒，清心肺，缓脾胃之虚热。诸竹与笋皆甘寒，惟叶受风日多，故阴中微阳。无毒。主上焦胸中风邪烦热，上焦之阳无阴则僭，叶生竹上，故清上焦。内热则化风。消痰，止咳逆上气，阳得阴则降。止渴，入白虎汤治伤寒发热，大渴狂烦而闷，是假其辛寒以散阳明邪热也。若病后虚热烦闷，则同麦冬、小麦、甘草、姜、枣；血虚，去知、膏，加阿胶、生地、归；气虚，加参、芪、术；悸，倍参；气短，加糯米。益气，火不食气即益。中风发热，面赤头痛，失音，小儿惊痫，皆热淫之化风。吐、衄血，利水，通淋，祛暑，解毒，除头风，心虚不眠，煎汤调炒枣仁末。兼热烦者，加犀、远、冬、丹参、丹砂、茯苓。时行发黄，同小麦、石膏，浓煎。疗喉痹筋急，热清则气化，而百骸条畅。杀小虫，聪耳明目。

淡竹生一年以上者，嫩而有力，按：叶兼行肌表。卷心。清心，除烦，利水，治火伤，开油搽。凉肌。消暑。

## 淡竹茹

味甘，气微寒，无毒。主清胃热，以通脉络而平胆木，胃之大络隧，管领周身络脉，竹之脉络似之。为胃虚热烦渴、呕吐、呃逆要药。皆脉络不和所致。化痰，凉血，去瘀，治温气寒热，肉热，则皮毛之血不行于脉络，而为寒热。吐血，崩中，血生于胃汁，阳络伤则吐，阴络伤则崩。衄血，齿衄，以醋浸含之。膈噎，开胃郁。**伤寒劳复卵肿**，一味水煮服。**产后烦热短气**，同参、苓、甘、芩。**肺痿惊痫**，一味醋煮，以去肝火。**妊娠烦躁**，胃之三脘由于任，任起于脐下关元。解胃热，即以和任，故亦治女劳复。**消痈肿**。

竹类甚多，淡竹，肉薄，节间有粉，多汁而甘，最良。堇竹，坚而节促，皮白如霜。取茹、沥，惟此二种。一种草类，茎如铁线，叶长尺余，亦名淡竹，止用叶以利水，治喉痹。竹茹，是去青皮，取近里黄皮，故清胃络。苦竹，本粗，叶大，笋味苦。其茹、沥兼入心。但大寒，虚热忌用。同参、冬、斛、木瓜、陈皮、枇杷叶、芦根汁，治胃虚热呃呕。温胆汤用之，能宁神豁痰。

## 淡竹沥

甘，寒，滑利。**养血益阴**，竹之津液，能补人阴液。**和营入脉，舒筋透络**，竹中经络之液故也。**为阴虚生热，化风生痰之要药**。阴虚火旺，灼液成痰，壅塞经络，则偏痹拘挛；壅塞气道，则热极生风，为中风猝倒。得此益阴走络以除热痰，则气道通，而风火自息。故中年痰火舍此不能收功，中风痰厥，灌此立苏。凡中风不语，中风莫不由于阴虚火旺。半身不遂，痰在胸膈而癫狂，痰在皮里膜外、经络、四肢非此不行不达，但纯阴之性，虽经火逼，亦须佐姜汁以鼓之，方能行热。《千金》治风痱，身无痛，四肢不收，则兼桂、附、羚羊以振之。古方治中风口噤，则合姜汁，日日饮以行之；治胎前产后，中风身直，手足筋急反张，则但用竹沥之润以濡之。他如时气烦躁及产后血虚自汗，烦闷大渴，惟以竹沥热饮。一收缓，一舒急，一清热，其用不同。今人畏其寒，仅于热痰取用，不知配以姜、附即可开发湿痰、寒饮也。

惟胃虚肠滑及食痰气阻者，投之必呃逆脱泻。至劳复用之，即竹茹清胃和任之义也。

鲜竹，截尺许，中留节，劈两开，砖架两头，火炙中间，候沥滴，加烈火逼之，两头承取汁用。一法以坛埋土中，湿泥糊好，量口大小，用篾箍二道，竖竹于坛口，多用炭火于竹顶上，其汁更多。

## 竹 笋

秋深引根于东南，冬半孕笋而繁于五岭。九河鲜有。阴中有阳，甘而微寒，清热除痰。同肉多煮，益阴血。或言多食动气，发冷癥心痛者，谬。痘症血热毒盛，不起发者，笋尖煮汤及入药俱佳。其干笋淡片，利水豁痰。水肿，葶苈丸用之。但滑利，有刮肠篦之名。同肉则不削。胃虚肠滑者忌之。与羊肝同食，损目。

## 天竺黄

甘，寒，无毒。凉心经，去风热，豁痰利窍，功同竹沥。性和缓，而无寒滑之患。镇肝明目。治热极生风，凉血之功。中风不语，小儿惊痫，天吊癫疾。同牛黄、犀角、丹砂、茯神、胆星、贝母、枣、远、藤钩、竹沥，虚者去胆星，加参。出天竺国，竹之津气结于竹内，片片如竹节者真。今人多以烧诸骨及葛粉乱之。又治金疮。

## 蛀竹屑

得竹之余气，甘、平，解毒，兼散。主蚀脓长肉。同象牙、真珠、白矾，消漏管。同五谷虫、黄柏，搽湿毒臁疮。同胭脂、麝，吹耳出臭脓。

# 卷十二　果部

## 杏　仁

杏为心果，气温，味苦，入心。微甘，辛，入肺脾。冷利，滋润下行也。有小毒。下气，主咳逆上气，痰声有如雷鸣，肺贯心脉以行呼吸，必肺阴入心以致其火之用，而气乃行。喉痹，火结于喉而为痹，苦降则气下而火亦下。产乳金疮，肺阴入心而归于胃，则血化气行，血活则乳汁通，而疮口亦合。寒心奔豚，破伤风入于胞络，心下恶寒，用以涂封伤口，可拔风邪。又寒水自下上犯心位，则为奔豚，杏降肺气，气下水亦下，而心阳自可保也。按：杏仁，人皆以其辛散，故治风寒咳逆；湿润，故治风热燥气。不知气为火之灵，肺必合心，而后致其气之用；心肺气降，以致其血之用，而后燥可除也。消积，索面、豆粉，近之则烂。通润大肠气秘，肺燥热移于大肠也。陷胸、麻仁等丸皆用之，皆水研细，熬黑成膏用；或同生姜、甘草熬膏用。可知此物愈熬黑愈润下。时行风虚头痛，上焦风燥也，研取汁，和羹粥食。久喘，童便久浸，焙为末，薄荷鸡子汤下。治疮，杀虫，制狗毒，可毒狗。炒香，消狗肉及索粉积，故神曲用之。解锡毒，肺病咯血，以黄蜡同炒黄，和青黛入柿饼内煨熟食。目翳，去皮，面包煨，去油，与铜绿等分点之。目生弩肉，痒痛。每二钱半，入腻粉钱半，研匀，绵裹筋头点之。中双仁毒，杏根可解。

观上所治，皆有余之症，若劳伤肺虚，阴虚咳嗽而混用之，则转耗胸中大气，亡血家尤忌，以其辛温破血也。久服令人须发易落，耗气故也。今人每爱甜杏，不知非苦则无降下之功，徒存其湿以生痰，甘以壅气，为害不小。

去皮、尖，炒研用。发散，连皮、尖研。双仁者，大毒，勿用。然捣烂以车脂调涂，针刺入肉，箭镞在咽膈诸隐处，敷之即出。便秘当分气血，脉浮昼甚属气，当用杏仁、陈皮；脉沉夜甚属血，用桃仁、陈皮。陈皮入肺，走贲门、魄门之气道，故并用之。杏仁同紫菀，则解肺郁，利小便；同天冬，润心肺；同乳酪煎服，润喉发声。

# 桃　仁

气平，主降。味苦多，甘少，故泄多，补少。无毒。主瘀血、血闭、癥瘕，桃花似血，得三月之生气以生。已败之血，非生气不能通达。桃之生气皆在于仁，味苦又能开泄，故逐瘀而不伤新。其不能补血者，以核非血类也。通润大肠血秘。治热入血室，皮肤冲任血燥而痒，血痢，血滞而咳，气以血为家，血和则气下。胁痛，肝血燥则急，甘以缓之。肝疟寒热，心下坚痛，皆血滞所致。杀三虫，癞疝痛痒，熬香用。疗血滞之风痹。血滞则肝郁而化风。

红花、苏木、丹皮、血竭，色红，入血宜也。桃为肺果，仁又色白，何以治血？盖肺气入心生血，包络乃受之以行其化，肝乃受之以归经，是气为血帅也。倘血病而不由于肺气，又不得误用。

熬令黑烟出，研膏，酒下取汗，治风劳毒肿挛痛，或牵引小腹；再加黄丹，治疟疾。童便、猪肝同煮为丸，水、酒任下，治骨蒸劳热咳嗽。以吴萸、食盐同炒，去盐、茱嚼食，治便难、里急后重，血虚、血枯人勿用。行血，连皮、尖生用；润燥，去皮、尖炒用，或麦麸炒，或烧存性用。双仁者有毒，勿用。其果肉则有损无益。

桃花，苦，平，利二便。治饮积下痢，以针取之，不犯人手。用面和作饼，煨熟食，大利而止。惊怒伤肝，致痰饮滞血而发狂，是利痰饮、散滞血有专功。产后二便不通，同葵子、滑石、槟榔为末，葱汤下。下宿水痰饮积聚。阴干为末，酒下。干叶者勿用，令人鼻衄。

桃叶，发汗，凡外感，以火煅地，布叶于上，温覆取汗即愈。治传尸虫，同艾叶、厚朴酒煮，布包熨背脊数次，瘵虫永绝。疮中小虫。捣涂之。

桃奴，树上干子。杀百鬼精物，治中恶肠痛。酒磨，破瘀血癥坚；烧灰，止血。桃为五木之精，其枝、叶、花、仁俱能辟邪。故桃仁煮粥，治鬼疰、咳嗽。

桃根白皮，治水肿尿短，煮取汁，一半渍麹，一半渍秫饭，酿成酒饮之，以体热小便长为度。经闭黄瘦，腹内成块。同牛蒡根、马鞭草根、牛膝、蓬虆煮水熬膏，酒调下。

桃胶，桃茂时，以刀割皮，久则胶出，以桑灰汤浸过，晒干用。治产后下痢赤白，同沉香、蒲黄炒为末，米饮下。血淋作痛。同木通、石膏煎服。

桃实，甘、酸，多食令人腹热作泻，生痈疖。

## 梅乌梅

乌梅放花于冬，实熟于夏，禀冬令之水精，而得春夏木火之气，以宣达肺阴。故气平，金气入肺。温，木气入肝。味酸涩，无毒。涩即酸之变味。《经》曰："曲直作酸。"由曲而直，是阴趋乎欲透之阳也。梅得木之全气，故味酸倍于他物。主下气，生气上达，逆气自下。除热烦满，肝气上冲则心疼热，梅饱阴精以透泄，能敛阴中之阳以达阳中之阴，则津液化而烦热除。安心，火气宣泄则安。

止肢体痛，肝克土则痛，本水化以达火化，则肝和而不郁于土中。偏枯不仁，死肌，血不灌溉所致，达津以化血，则肝血足而病已。去青黑痣，蚀恶肉，烧灰，研敷。脚上鸡眼，蒸，和米醋研如糊，涂。生津开胃，《经》曰："肝气以津，过食酸，则肝气盛而津泄，脾胃乃绝。"又曰："汗出溱溱是谓津。"梅以收为行，则肝胆条达，而津液自化。去痹，利筋脉，调中去痰，止吐逆，霍乱，久嗽，疟瘴，溲血、下血诸血症，自汗，口干，咽燥。皆化津以生血之效。收肺气，和脾胃，醒酒，冷热下痢，下焦阴虚而热结化湿，湿热合则为脓血，宜升阳燥湿。方中加此收阴以导阳。止休息痢，同建茶、干姜用。治蛔厥，虫由风化以生，湿化以成，津化则湿化，而风亦化。但谓虫得酸则伏者，浅甚。解硫黄各药毒。

按：乌梅治在下部，如大便下血及酒痢血多、久血痢，或烧灰醋煮，米糊丸，米饮下；或合盐研，以腊茶、醋和服；或合胡连、灶心土为末，茶调下，立效。又烧为末，醋糊丸，酒下，止尿血；米饮下，治血崩。盖血本于阴而化于阳，此味由水而趋木火，能收阴达阳，是以收为化，以敛为行，是即下气以为固脱，非徒收涩已也。如止能收涩，何以大便不通，气奔欲死，用乌梅肉纳入下部即通？又中风牙关紧闭，用乌梅擦牙龈即开乎？今人但知其酸收，而不知其有春生上达之性，徒谓酸走筋，筋病无多食酸，而不知其有利筋脉之用，惜哉。

造乌梅法取青梅，篮盛于突①上，熏黑；再以稻灰淋汁润湿蒸过，则肥泽不蠹。

---

① 突：烟囱。也作"堗"。《韩非子·喻老》："千丈之堤以蝼蚁之穴溃，百尺之室以突隙之烟焚。"

## 白　梅 一名霜梅。

盐汁渍而成，与乌梅火熏而达火气者不同，故咸酸而主收敛。治痰厥，喉痛，喉闭，乳蛾，仙梅方用盐一斤，梅一百，腌五日，入明矾六两，牙皂三十条，芒硝、半夏、防风、桔梗、白芷、羌活各二两为末，拌匀收之，每用一枚含咽。亦治中风，牙闭，以此擦之。梅核膈气。每青梅一个用盐一两，淹晒至水尽，以青钱二只夹之，线扎定，埋地百日，含咽之即消，妙极。取肉，同硼砂为丸含咽，治蛾喉肿痛，去弩肉，竹木针刺入肉中。嚼敷即出。其性凝涩滞气，决非偏枯不仁，与痢疾所宜。

梅核仁，明目益气，除烦热，清妇人子脏风气积滞，千金承泽丸用之。治暑气霍乱。同丝瓜叶或扁豆叶捣烂，新汲水调灌，即解。和醋浸，代指肿痛。

梅叶，煮汁，治休息痢、干霍乱，杀猪腹内生虫。同米煮，喂之。以之渍水洗葛则不脆，衣生霉点，洗之即去。食梅牙软，嚼胡桃即解。

## 大　枣

气平，入肺补气。味甘，入脾缓血。无毒。主心腹邪气，安中，养脾气，滋肺润脾，则气血升腾。平胃气，枣肉用缓火迫干为末，加生姜末少许，白汤下，则甘温健运，可平胃中敦阜之气。通九窍，助十二经，气充血缓则脉生。补少气，少津液，身中不足，《经》曰："里不足者，以甘补之；形不足者，温之以气。"此物甘而兼温，故补中益气。大惊，脏燥悲泣数欠，若有神灵，润脾津之效。四肢重。脾充则身轻。和百药，调营卫，邪在半表，则营卫争，合生姜之甘辛以和之。治心下悬，脾津足则耐饥而神安。治奔豚，水饮胁痛。<small>益土以胜水也。</small>和光粉烧，治疳痢；小儿秋痢，与蛀枣食之良。但太甘，多食反滞脾，故中满者勿食。<small>仲景建中汤，心下痞者，减饴、枣与甘草同例。</small>

红枣，土中有火，入脾血以和营卫；南枣，专于生津。散剂宜大红枣，补脾宜南枣。其黑枣助湿火，损齿生虫，不堪入药。生枣，多食令人热渴气胀，齿痛痰热人尤忌。

杀乌、附毒。忌与鱼、葱同食。

叶，洗疮痔，疗烂脚，结毒。枝熬膏，消毒。

## 梨

气寒，味甘，微酸。其润肺，凉心，消热痰，解酒毒，丹石热气，惊邪，止心烦，<small>皆心为火扰。</small>气喘，热狂，散胸中痞塞热结。治热嗽，止渴，消中善饥，郁火成劳，咳嗽吐血。<small>取汁顿热服。</small>人皆知其寒润能胜热矣，然方书又谓其治风热，中风卒喑，<small>生捣汁顿服。</small>除贼风，吐风痰，何居？盖言出于心，心脉弦长坚搏，则舌卷难言，此因肾阴不至肺，肺阴不能下降入心，则肝阳乘心鼓动而为风，所谓阳搏阴则为喑也。此物春花秋实，本风木之气，而归结于金气，故能裕肺阴以平风木之阳邪。丹溪但谓热伤络则喑，此物解络热，犹未尽其妙也。但必大便实方可用，多食冷利，肺脾虚及产妇血虚人忌之。

梨汁煮粥，治小儿疳热及风热昏躁。切片，贴汤火伤。梨汁同霞天膏、竹沥、童便，治中风痰热。同人乳、蔗汁、芦根汁、童便、竹沥，治血液衰少，渐成噎膈。汁和牛黄，治急惊风热痰壅。剜空，入黑豆煨食，治痰喘气急。凡人有痛处，脉数无力，或发渴，此气血被风热销灼已极，为痈疽将成之候，惟昼夜食梨，或泡干梨，饮汁食滓，可转重为轻。膏粱之家，厚味纵欲，每多痰火卒中、痈疽之病，数食梨，亦可变危为安。梨与莱菔相间收藏，或削蒂种于莱菔上，则久而不烂。捣汁用，熬膏亦良。加姜汁、白蜜，清痰止咳愈效。

# 木 瓜

酸，温，无毒。得春生之气化，而结实于夏，是合乎大火淖溢之用，以畅肝气，和肝血而养筋。先哲谓其达肺脾以行湿者，肝为独使之义也。主湿痹脚气，利骨节，霍乱大吐下，转筋不止。肝主筋，阳明养宗筋，肝乘脾胃则霍乱，津液顿亡，则筋失养而转。此物温通以利暴气，酸津以润耗散之脱气，则肝和，而中土之升降不息，自无风郁成湿，湿郁化风之虞，故诸症悉除，非埋脾伐肝之说。血和则阴降，阴降则阳随，而卫气亦畅，故湿因以行，如建中汤加柴、瓜治转筋是也。下冷气，止呕逆，心痛，痰唾，止水利后渴不止，奔豚水肿，冷热痢，心腹痛，腹胀善噫，心下烦痞。皆肝郁而胃阳不降之病，木瓜去湿以和肝血之滞，故悉治之。止渴，酸能生津。患头风人以鲜者放枕边，可引肝风外出。血郁化湿亦化风，故血虚、血热，其生湿、生风，皆病于血。若以风药胜湿，则血益燥，惟此和血以行湿，而风自平。寇宗奭谓其益血，为腰肾脚膝无力之要药，正以其能和肝木之生气也。时珍乃以为酸收伐肝。然则春木主酸，何以其性暄，其德和，其用动，其政散乎？白芍之伐肝，以其苦也，非以其酸也。彼多食酸，令人癃，恶其过胜耳，非酸敛之正解也。

按：肝为三阴之使，先本阴中之阳以升，后承阳中之阴以降，脾胃居中州，乃能转运。若肝郁而阳不升，则风郁而搏为湿。阴不降，则湿郁而亦化为风。所谓升降息，气立孤危，乃有霍乱等急病。筋热则纵，筋寒则缩。然湿热伤血，筋亦缩，更有血虚筋转，血热、风寒束之而急转者，当以养血、清热、驱风分其主治，而以此佐之。如湿热用黄连、栀子、钗石斛、石膏为主之类是也。

按：宣城木瓜，木状如柰，实如小瓜，有鼻。鼻乃花脱处，非蒂也。色赤黄，香甘而酸。若蒂间无重蒂似乳者，为木桃，为木李，为榠楂，其味涩，非木瓜也。郑奠一[①]谓木瓜酸涩，水肿不可用；又谓舟中多贮木瓜，则舟人皆病溺不出。是误以木桃、木李收涩者为木瓜也。

川瓜为末，白汤日下三钱，治杨梅结毒。木瓜剜空，以北芪、续断、苍术、橘皮、台乌、茯神、心中木、灵仙、苦葶苈等分末，入内扎好，用酒浸透，蒸三度为末，以榆皮末，水为丸，酒、盐汤任下，治风寒暑湿袭入经络，顽痹或肿满，寒热，呕吐，自汗，霍乱吐利。木瓜去瓤，入乳、没于内，饭上蒸三四次，捣为膏，加生地汁，酒下三钱，治先从足起上至于项筋强急，此肝肾受风也。少阴之筋，自足至项。冲脉者，经脉之海，肝肾司之，经脉和则上焦之气亦理，或再以白芷一味为丸，继服便愈。不知者乃谓其补肺，谬甚。又剜空，入甘菊、青盐末蒸熟，和艾茸为丸，米饮下，治肾冷，腹胁胀痛。精血虚而足膝无力者，非此所能治，宜以补阴为主。

## 山　楂古查字。

甘中带酸，秋熟气冷，能使肝木疏土脾胃。而归其气于肺，以行其生化。故健脾，消肉积，与麦芽消谷积者不同。凡煮老鸡、硬肉，投此则易烂。《经》曰："甘伤脾，酸胜甘。"言土得木用而消

---

① 郑奠一：清代人，撰有《瘟疫明辨》。

化也。行结气，化血滞，童便浸姜汁拌，炒黑，去积血甚捷。木气至金而气化，金至于木而血化。然总不越中土之升降。治结聚痰饮，痞满吞酸，皆气血疏越之功。小肠疝气，小肠为心、肺、胃行其气化，即在气中而行其血化，肝气行则疝已，脾之湿热运则疝亦消。腰痛，腰为肾腑，为胃经所过，胃经气结，血滞亦痛。快痘疹，酒煎服则易出，干黑者加紫草煎。产妇儿枕痛，血瘀于脾，则少腹痛，砂糖调服。疟郁。多食令人嘈烦饥易，反伤脾胃生发之气，以其破气太甚也，故食参者忌之。兼损齿。

有大、小二种：大者色黄绿，皮涩，功薄；小者色赤或黄，可入药，一名棠球，蒸去皮核用。核亦消食积，主催生，疝气尤胜。同鹿茸为丸，治老人腰痛、腿痛。同茴香炒末，白汤下，治偏坠疝气。脾胃虚而有食积者，当与补药同用。

木瓜，酸胜于甘，故入肝而效用于脾；山楂，甘胜于酸，故入胃而藉用于肝。

## 柿 干古作柹

气平，入肺。味甘，入脾。性涩冷，金之收气。肺脾血分之果。主开胃，消痰，止渴。润心肺，治肺痿，心热咳嗽，润声喉，皆上焦有热，肺失肃降，而浊气尽停于胃，致热化痰，痰滋热，惟平冷可以治之。涩肠，收涩之功。治肠澼，胃之清气上归于肺，则肺与大肠流通，而不失其度。吐血，咯血，血淋，痔瘘下血，肺主清气，而阴生化于其中；生化无亏，营卫乃和而血止。此得金之专气，属阴而收，故治之。反胃。肺胃俱清，则谷气得真气消降，而浊气不致停逆。同饭多食，不饮水，即愈。

柿饼烧灰，饮服二钱，治下血极妙。蜜半斤，酥一斤，同煮，入柿干三斤，再煮食，治脾虚腹薄，食不消。饭上蒸，掺青黛于内，卧时薄荷汤下，治痰嗽带血。同灯心，治热淋。同米煮粥，治小儿秋痢。

按：柿生涩，熟甘，其涩肠者，甘主守也，非涩收也。如以为涩，何以又能润心肺？柿、蟹同食，则吐利腹痛，木香可解。又详在下二十六页[①]。

柿蒂，涩，平，止呃逆咳嗽。呃属胃病，咳嗽肺病。然呃亦有因痰，因火，因气虚，因胃寒，因气郁，因死血之异。柿蒂涩能收气，平能引阳归阴，为下气专品。热呃，单用柿蒂；产后呃，干柿连蒂煮汁饮。热被寒郁，用此敛内热，加丁香、生姜从治，以开郁散寒；寒虚者，再加良姜、人参；热呃甚，用调胃承气，又不得概用此矣。

柿霜，柿之精液，专清肺胃热，生津化痰，宁嗽，治咽喉、口舌疮痛。得桑白、百部、二冬、参、贝、苏子、橘、蒌、枇杷为丸，含化，治肺火生痰，咳嗽。惟元气未漓，可胜寒润者，方宜用。若虚劳喘乏，以此郁闭虚阳，则病益深矣。

### 陈柑皮各本草俱以色红而小、
#### 皮薄者为橘，是以柑为橘矣，今正之。

气温，入肝。味苦，入心。辛，入肺。微甘，无毒。主胸中瘕热逆气，胸为肺之部位，苦泄，温行，辛通，故专行肺气。利水谷，肝主疏泄，肝气行则水谷之气畅。且《经》云："上焦开发，宣五谷味，熏肤充身泽毛，若雾露之溉，行上焦滞"，则然。久服去臭，入心以通君火，则阴浊之臭气自去。下气通神，此句总结，言其所以得效之神，皆下气之功也。开胃和中，导滞消痰，治痰以健

---

① 又详在下二十六页：指下文"柿"。

脾顺气为主。定呕哕嘈杂，时吐清水及便秘，气痢，膀胱留热停水，肺气降，则治节行，而水道通调。通淋，疗酒。辛能散，苦能泻能燥，温能补能和，分配补泄寒热升降，可治百病，皆取其理气燥湿之功。人身以气为主，气生化于肺，气行湿除则无病。又解鱼毒、食毒。

陈修园曰：陈皮筋膜似脉络，皮形似肌肤，宗眼似毛孔。人之伤风咳嗽，不外肺经。肺主皮毛，风伤人，先入皮毛，次入经络。惟此苦泻辛散，俾从胃之大络而外转入内，乃从内之外，微微从汗而解也。若去白筋膜，只留空皮，断难解肌止嗽。盖汗由内而外，不能离肌肉、经络而直走于外也。俗说谓留白则曰缓，补养；去白则辛胜，去痰泄气，似是而非。

又法制陈皮，以水煮烂，嚼之无辛苦味，晒干，外用甘草、麦冬、青盐、乌梅、元明粉、硼砂熬浓汁，浸晒至汁尽；又用人参、贝母末拌匀收用，以为化痰，止嗽，止渴，顺气，不知全失陈皮之功用。陈皮治嗽在辛散，顺气在苦降，去痰宽胀在温燥。若以酸制辛，以甘壅制苦，以咸寒制温燥，试问陈皮之本性安在乎？虽甘酸入口，似乎生津；咸寒入口，坚痰亦暂化，然总非陈皮之正治也。法制半夏，亦用此等药浸造，罨发黄衣贮用，其谬妄一也。或曰盐水浸入下焦，童便浸治肺燥，亦谬。总之，新则主散，旧则行而不泄，故二陈汤以陈者为佳。

按：枳壳、陈皮皆利气行痰，但枳壳寒，水气也，金得水而泄也；陈皮温，少火之元气也，金得少火，而真气宣扬也。

## 青柑皮旧名青橘皮。

气温，疏肝胆滞。味苦、辛，泄心肺。无毒。破滞削坚，除痰消痞，治胸膈气逆，心肺之病。肝气郁积，胁痛多怒，久疟结癖，散肝邪，去脾痰，为疟要药，故青皮饮以之为君。**下焦诸湿，疝痛，乳肿**，乳房属胃，乳头属肝，肝郁窍阻，则胃汁沸腾，化而为脓。亦有子滞痰热，含乳而唾，嘘气致生结核者。初起宜忍痛揉软，吮令汁透，自可消散。治法以青皮化肝滞，石膏清胃热，甘节行浊血，栝楼消肿导毒；或加没药、橘叶、银花、蒲公英、皂刺、当归，少加酒。若于肿处灸三五壮，尤捷。久则成乳岩，难治。**破痃积，最发汗**。皮能达皮，辛能散。有汗及气虚人禁用。

**醋炒用，消积定痛**。肝欲散，急食辛以散之，以酸泄之，以苦降之也。炒黑则入血分。胆家伏火惊症，用二三分妙甚。此即陈皮之未黄者，同一物而气味不异。但陈皮辛温更胜，故升而浮，能使肝引下焦之阳于上，以宣肺气；青皮则苦胜，故沉而降，能使肺阴直至于下，以疏肝。故阳郁于阴而不上者，宜陈皮和气益气以宣之；阴郁于阳而不下者，宜青皮破之泄之。古方无用者，宋以后始与陈皮分用。

一法青皮一斤，浸去苦味，用盐五两，炙甘六两，小茴六两，同煮，不住搅，候水干尽，焙干用，能消食解酒，取其调气而不破气也。同人参、鳖甲，消疟母；同枳壳、玉桂、川芎，治左胁痛；同参、术、棱、莪、阿魏、楂、曲、木香，消痃癖气块，一切食积。

## 柑 核

苦，温，入心肝。无毒。主肾痓，音注，病也。腰痛，膀胱气痛，小肠疝气，卵肿偏坠。功同青皮，而核象肾，功专在下。以上诸病，皆肾与膀胱之气化郁以病乎肝也。此味肝肾同治，故功专。但实症为宜，虚者禁用，以味苦大伤胃气也。焙香，去壳，研细用。同杜仲等分炒研，盐酒下，治肾冷腰痛。

**柑　叶**古名橘叶，谓柑大、橘小，误也。

苦，入心。平，入胃兼平肝。无毒。治胸膈逆气，行肝胃滞气，消肿散毒，消乳痈，乳吹，乳岩，胁痛。用之行经，治肺痈，绞汁一盏服，吐出脓血愈。熨伤寒胸痞。捣烂，和面熨。

## 橘红皮

气微寒，水气也，金得水而泄也。味苦、辛，辛升苦降，以神肺气。无毒。与柑皮同为下气之品。然辛寒以解热滞，并无温燥伤气之虞；且味带微甘，有冲和之气，故兼补。《千金方》中名甘皮者，是俗书以甘误作柑。《开宝》谓其利肠中热毒，解丹石，止暴渴，利小便。

形如柚而色红，故名红，以别于柚之黄也。出化州，纹细而内多筋膜者良。柚有膜无筋，且橘红宗眼中更有白毫，对日观之自见。诸本草谓陈皮去白名橘红，又曰橘小、柑大，皆误。

**柚**大而身高名柚，小如弹丸名金橘。

肉酸，寒。解酒。皮苦，辛，下气化痰，快膈止渴。但性窜少补，功在陈皮之下。

柚叶，辛，温。消风肿，辟秽。

## 橙

酸，寒，无毒。杀鱼、蟹毒。和盐贮食，止恶心，解酒病。痞疟寒热禁食。酸寒滞邪。

核，治闪挫腰痛，炒研，酒服三钱立愈。

皮，亦下热气，消痰。

其核更治疝气，诸淋，血淋。

## 香橼　佛手是两种。

俱辛、苦、甘，温，无毒。佛手形如指掌，专破滞气，治痢下后重。功专于下，痢久气虚勿用。香橼无指，甘香尤胜，兼破痰水，治咳嗽气壅，除鼓胀，诸药不效，用橼一枚，胡桃肉二枚，连皮，砂仁二钱，各煅存性，砂糖调服，水从脐出，屡验。久哮。同白矾入鸡内，煅制用，功兼上下。

俱以陈久为良，《纲目》混为一物，人罕能分。凡用，去瓤核之酸收。鼓胀，连瓤用，兼取其收也。

## 枇杷叶

冬令阳藏之时，透阳以吐花；夏天阴微阳越之时，反阳归阴以结实，能使阳含蓄于阴中，故气平即凉。清肺，味甘和胃，苦降下气，凡肺胃阴微阳亢概用之。盖气下则火降痰消。气有余便是火，火则生痰。其治呕哕，反胃，噎膈者，胃阳和也；治热咳，劳嗽，失血，消渴，产妇口干，伤暑气逆，利水者，心肺之阳降也。又治脚气上冲，气下则不冲。妇人发热咳嗽，经事先期，同地、芍、青蒿、五味、阿胶、黄柏、杞子、杜仲、丹皮、鳖甲，能正经期，有孕。衄血。焙为末，茶下。胃寒呕吐及风寒咳嗽忌之。

叶，湿重一两，干重三钱者，为气足，去毛用。毛射肺，令人咳。治胃，姜汁炙；治肺，蜜炙。同冬花、紫菀、桑白、木通、杏仁，蜜丸，夜卧含化，治肺热久嗽，身如火炙，肌瘦将成劳。

其实极熟黄色，则甘而止渴，下痰气，润五脏，止血。若生，味酸，则助肝伐脾，令人中满泄泻。

核，大寒，伐肝脾。利水，治疝。

## 胡 桃 即核桃

秋熟，气平，补肺阳中之阴。味甘，入脾。温，入肝。皮涩，敛肺定喘，固肾涩精。肉润，养血。汁青黑。入肾通命门。能使肺阴入心生血，以下归于命门三焦，故通润三焦血脉，补肾，上治虚寒喘嗽，化痰；下利小便，亦止尿数，肺肾相通之效。腰脚虚痛。补肾故。佐破故纸，则益下焦以补髓。《经》曰："精成而髓生。"盖精者，肺阳中之阴所生，以其从血而变也。又命门阴中之阳所成，以其从气而搏挠也。故纸补命门之气以上通于肺，此裕肺阴生血，以下归命门，使上下相召，精气互根而互益，故不但补阳，而且补髓。旧解未明。润燥养血，去皮用；敛涩，连皮用。

胡桃倍于故纸、杜仲，加青盐，名青娥丸，治肾虚腰痛，可知补髓全在此味。同生姜，卧时嚼服，止嗽，化寒痰。同人参，定寒喘。同酒细嚼，固精。同故纸、沙苑、莲须、巴戟、盆子、鱼鳔、麦冬、萸肉、五味，益命门种子最效。同茯苓、附子、蛤粉、姜汁，治房劳、丹石伤肾，水亏火炎，口干，精自溢，尿黄粪燥。同米煮粥，治石淋。同酒研服，治便毒初起；烧为末，酒服，鱼口便毒有脓，亦从大便出，或加山甲、全蝎尤妙。同柑核，酒服，补肾，治腰痛。同川贝、全蝎，蜜丸，治鼠瘰痰核。

其瓤烧黑，和松香，敷瘰疬。其壳，烧灰，酒服，治乳壅即消，已溃即敛，或加血竭更妙，皆取其通郁结也。与钱同嚼，即与铜俱化。多食即消肺烁肝动风，脱眉毛。肺热命门有火，勿服。

## 银　杏 即白果

　　经霜乃熟，气平，味甘苦，性收涩。熟食，益肺气，定痰哮，厚味积热成痰，黏于胸喉、会厌，与气相击成声，则为哮，宜收降以摧其凝滞。但必合麻黄之表散，而后气达而血畅。止喘嗽，缩小便，止浊带。生食降痰，解酒，消毒，杀虫。热凝则成毒，风淫则化虫，惟降收可以治之。生捣，浣油腻；涂面，去皱皰黚黵①。其去痰涤垢之功可推。同汞捣浆衣，杀虫虱。熟而多食，令人壅气，胀闷欲死，小儿发惊动疳。急以鹅翎蘸油探吐，或粪清灌以泄之。

## 荔　枝

　　生于南方，阳也。遇夏至阴，进而丹赤。味甘，气温，是得阴以成其阳化，故能入阴达阳。生多食，发热，烦渴；湿胜故也。干食，止渴，阳虚不能化阴生津之渴。健气，散阴中无形之滞气以驱寒。凡老人、气虚，遇微寒即鼻塞胸滞，皆阳滞阴中也，补气辛散，皆不可施。止宜此稍加苏叶、陈皮，浸酒饮之，即愈。治瘰疬，瘤赘，赤肿，疔肿。皆阴围阳之病。宣风木，辅心火，通神益智，木，心之母，脾之用也。治痘不起发，取肉浸酒饮，并食之；其壳烧灰，调酒饮亦可。同白梅捣，贴疔肿、恶疮，根即出。益颜色。阳达则血活也。希雍谓其益血，时珍谓其纯阳，皆属卤莽。

　　核，甘涩而温，亦入肝肾阴中，辟寒以散阳滞，活血，通经络，破血。主心痛，胃脘痛，小肠气痛，煨存性，酒下。妇人

---

①　黚黵（gǎnzèng 感赠）：面黑气。《本草纲目·百病主治药下·面》："黚黵是风邪客于皮肤，痰饮渍于腑脏，即雀卵斑，女人名粉滓斑。"

血气痛，烧存性，倍香附为末，盐汤或米饮下二钱，名蠲痛散。单服，醋下亦效。**癫疝，卵肿如斗**，存性，加青皮、茴香各炒为末，酒下；或同陈皮、硫黄、盐水为丸，酒下；或同牛膝、故纸、延胡、茴香、草薢、川瓜、杜仲。有热加黄柏，寒加桂。皆阳虚阴乘之病也。心与小肠皆气中之血，此味入血以化气，皆达阳之功，故治肝肾癫疝有专能，不但以核类卵也。若阳盛阴微之痛，忌之。**连壳煅，止呃逆**。生食过多，以壳浸水解之，此即食物不消，还以本物解之之义。核小而尖者，醋磨，治癣，不堪治疝。

## 龙 眼 即圆眼

熟于白露后，气平，味甘，是由金趋水以生血而归脾。金水为血之化原，而甘又能入统血之脾。**宁心**，脾子血足，则心母受益。**安志**，志属肾，心血足，则火下降以交肾，况脾偕肾脉入心，心肾之交，全赖脾为黄媒。**治血枯虚劳，除健忘怔忡，惊悸**，故归脾汤用之，以治思虑太过而伤心脾之血者，取其归脾之血，救子以益母之法也。**及肠风下血**。血不归脾而妄行。**同杞子熬膏，大补心脾之血**。但中满呕家勿食，为其气壅也。师尼、寡妇勿用，为其助心包相火也。

莛叶，杀虫。洗疗痔，疳疮，烂脚。

龙眼壳，补心，息风。治心虚，头晕。

核，治瘰疬，消肿，排脓，拔毒。

## 槟 榔

苦破滞，辛散邪，温升涩降。辛涩属金，主降。其树一干直上，先升以为降之本，物理皆然。其子如石沉重，故能上行至高，以泻胸中之气，使之行于极下，入胃、大肠。二经皆属金。攻坚去胀，消食行痰，食留则成。下水肿，除风，杀虫，湿热停久所生。醒酒，治癥结，奔豚逆气，脚气冲心，以童便，姜汁酒调。通经，治膈噎，气蛊，心痛，积聚，膈气壅滞，二便秘闷，皆上而不下之病。小便淋痛，泄痢后重，同木香用，皆欲下不下。瘴疠疟疾，疝气。开发中外之气。凡冲脉病，逆气里急必用。但太泄真气，气虚下陷及内无积结者忌之。若气虚挟滞，宜主以补中之品。除阴毛生虱。名肉虱，嚼而涂之。

白者，辛胜，散气；赤者，苦涩，主降气杀虫。形如鸡心，尖长，破之作锦纹者，主血分，腹满多火者宜之；形扁大，而味更涩者，为大腹子，入气分，湿盛者宜之。生磨用，经火则力缓，金性忌火。缓治宜略炒，或醋煮过，或以酸粟米煮饭，包于灰火中煨之，尤妙。

为末，醋调，敷丹从脐起。同童便水煎，治干霍乱。肺气喘促及水肿膈酸，用大腹子尤捷，取其泄肺以杀水之源也。兼治胎气，恶阻胀闷。

## 大腹皮 即槟榔皮

辛、涩，泄肺；温，和脾。槟榔性沉重，泄有形之积滞；腹皮性轻浮，散无形之滞气。故通大、小肠，下气，治痞满膨胀，腰脚气壅逆，疟疾，痢泻，心酸，姜、盐同煎。恶阻胀闷。宽大肠壅毒，喘促，与腹子、槟榔同。而治水气浮肿之功尤胜，以皮行皮，而无下坠迅速之虑也。故虚肿，虚胀，痰火，主以补气健脾，而少佐之，则导壅顺气而不烈。

同术、苓、猪、泽、车前、桑白、木瓜、苡仁、五加，治水肿，虚者加参。

鸩鸟多栖此树，宜酒洗，再以黑豆汤洗，晒用。内粗筋耗气，宜摘去之。

### 枳椇子—名鸡距子、万字果

屋外有此树，屋内酿酒不佳。故古人治酒湿热毒在脾，往往用之，以其辛平，止渴除烦，去膈热，润五脏，利大小便，功用同蜂蜜。止呕逆也。枝叶煎膏亦同。其叶入酒，酒化为水。

葛根解酒，而发散不若枳椇。赵以德治酒毒、房劳病热者，加葛根于补气血药中，一贴微汗，反懈怠，热如故，以虚不禁散也，前方加枳椇即愈。一人病消渴，日饮数斗，饭亦倍常，小便频数，服消渴药日甚。张肱①诊之曰：消渴消中，皆脾弱肾败，土不胜水而成。今脾脉极热，肾脉不衰，当由酒果过度，积热在脾，所以多食多饮，而溲自多，非消非渴也。以当门麝一钱，酒为丸，以枳椇汤下而愈。麝坏酒果，枳椇亦胜酒，以解其毒也。

同枇杷、藿香、桑白、陈皮、茯苓合酒煮，黄连为丸，治酒毒熏肺，移热于脾而成黄疸。多服发蛔虫，以其太甘，助湿热所化也。

### 甘　蔗

味甘，和中助脾；气平，清润肺、胃、大肠燥结。利水，止渴，治热疟痢泻，消痰，解酒毒，取汁服。治呕哕，反胃，取汁和姜汁服。宽胸膈。少食则节蛔蛔，蛔多伤人，少则食不化，而此能节之。多食则发虚热，动衄血。近有用蔗汁治痢而效者，甘平养胃清湿热之功也。

---

① 张肱：疑即蜀医张肱，出自《苏东坡集》。

## 紫砂糖 即片黄糖

甘，温，蔗经煎炼即温，如甘草遇火即热，麻油遇火即冷，物性之异也。和脾，缓肝。泻肝药用为先导。解烟草毒。熬焦治产妇败血冲心，及虚人血痢。但助湿热，与酒食则发痰。

## 石 蜜 即冰糖、白糖。
白糖一名糖霜。与蜂蜜之石蜜不同。

甘，平。功同砂糖。但黄入血分，白入气分，润肺，消痰止嗽，治口疮，细嚼即愈，取其达疮以磨湿热凝滞也。世言多食生疮者，谬。暴嗽，吐血乍止。同燕窝煮食，取其平补肺胃。但多食令人齿蜃。胃有痰湿，食之则动呕。甘腻恋膈故也。

## 石榴皮

酸，涩，微温。治榴子疮，止泻痢，漏精，崩血，脱肛，带下，洗瘑疥癞。白花者良。采白花浸酒，延寿，止衄。研末吹。连皮、子捣汁，入姜茶煎，治寒热痢。存性，参汤下，治久痢。

## 乌榄子

涩，平。存性，止血。其叶洗癍毒妙。子之功近橄榄。

## 贫婆果

甘，温。治小儿颠婆疚，煎肉食，并存性，开油搽。解热毒。又一种子小的，壳更鲜红，亦可搽颠婆疚。但味腥闷，不堪服食。大者，益心和脾，煮食。生食止渴，生津。泄泻者忌。

## 小芭蕉根

涩，寒。敷热毒，恶疮。其子初出，连包取汁，治难产及胎衣不下。花红者良。又详隰草九。

## 杨桃叶

涩，寒。利水行瘀，治撞红。同鳜鱼煮汤，淡食多饮，得尿利为效。花，解鸦片毒。子亦解毒，消热积。又补在下①。

## 黄皮树皮

辛，苦，温。消风肿，去疳积，散热积，通小便。煎酒饮。
叶，解秽除垢。
莄，退黄肿。
子，消食核，治疝气。又见于下②。

## 栗　子

甘，咸，温，无毒。益气，厚肠胃，补肾气，壮腰脚。但生则发气，煮熟则滞，宜晒干或润沙藏干，或悬于当风，去其水气。食时，灰火中煨，令出汗，或蘸香油炒。同橄榄食，有梅花香。

壳煎汁饮，止反胃，消渴。栗楔，一球三颗，中扁者，治筋骨风痛，破冷痃癖，敷恶刺，出箭头。生嚼敷。栗肉上薄皮，存性，下骨哽。吹之。壳内毛，煮汁，洗火丹毒。花，治瘰疬。

① 又补在下：即下文"杨桃子"。
② 又见于下：即下文"黄皮果"。

树皮，洗沙虱，溪毒，丹毒，疮毒。根，治偏坠肾气。酒煎。

## 金 橘 一名金柑。

金橘，形如弹丸；金柑，形如牛奶。一皆酸，甘，香，窜，下气，快膈，止渴，解酲。

## 杨 梅

心家血分之果。甘，酸，温，无毒，兼入肝、脾、心包。止烦渴，止痢，烧灰。止呕哕，盐藏。消酒。但血热火旺人多食，则动筋络之血而致衄。又生痰，损齿。其性虽热，而能从治热郁，解毒。连核，同盐等分，捣如泥，收入竹筒中，治刀斧伤损，生肌止血，且无瘢痕。根皮，解砒毒，煎饮。涂汤火伤。烧灰油调。其核，以柿漆拌，爆烈取仁，治脚气。须多食。

## 落花生 即长生果

甘温而香，无毒。健脾胃，消食。或云反黄瓜者，非也。

## 葡 萄

甘，酸，微寒而滑，无毒。渗水道，利小便，治筋骨湿痹，益气力，令人肥健，疗胎上冲心。煎水饮。和白糖晒食良，浸酒亦佳，但多饮泄泻昏目，渗滑太过也。

## 樱 桃

甘，涩，热，无毒。和脾胃，止泄泻。但多食作呕，发风动湿。小儿多食，生虫成疳。喘嗽、热病人忌。花浸酒，美颜色。一名山合桃，须小的为良，固精。

## 柹俗作柿

甘，平，无毒。润心肺，清火，止渴，消痰嗽，通耳鼻，饮酒食之则易醉。其将熟黄柿，止痢，和米粉蒸粒。在树上红熟者，性冷，止渴，清胃热。

绿柿，止堪生食，性更冷，寒胃，压丹石毒，利水。

柿饼，乌柿火熏而成，甘，温。止痢，润声喉，去面奸及腹中宿血。酥蜜煎，益脾。存性，止血。若风中自干者，动风。

柿叶，苦，寒，清心肺，止渴，生津，止血。

柿霜，乃干柿皮上白霜也。润心肺，生津清热，治咽喉口舌火疮，消痰止嗽。

牛奶柿，小而如牛奶者，至冷，多食令人腹痛。经火焙干者，名柿花，益肺脾，止泻痢。

朱柿，小而红圆者，甘，平，去痰火。

各柿及饼霜，俱忌蟹、鳖，犯之令人腹痛大泻。

## 李

甘，酸，苦，涩，微寒，无毒。调中益肝，去骨节间劳热。多食则膨胀，发痰疟虚热。恶酱、蜜、雀肉。李仁苦平，入肝。治僵扑瘀血骨痛，清血海中风气，令人有子。承泽丸用之。其性散结，解硫黄、白石英、附子毒，去面黔。和鸡子白敷。宜参灌木郁李。

## 李根白皮

苦，微咸，寒，无毒。专降逆气。故治消渴，奔豚，赤白痢，赤痢宜紫李根，入肝血；白痢宜黄李根，入胃气。赤白带下，脚气，敷小儿丹毒，<sub>存性</sub>。炙黄用。

## 榧 子

肺之果也。甘，涩，温，微毒。去腹中邪气，<sub>温能散</sub>。火炒食健脾，化痰，消谷食，行营卫，助阳道，去三虫，<sub>功同使君子</sub>。治蛇螫，蛊毒，鬼疰，伏尸。但多食则引火入肺，大肠受伤，令气上壅。忌猪肉、绿豆。一说化痰，化瘀，生新，定喘嗽。

## 松 子

甘，温，无毒。补气，散风寒。一种海松子，甘润，益肺清心，止漱行水，润肠藏，去头眩骨节风，活死肌。功兼柏仁、麻仁温中益阴之效，心肺燥痰干咳之良药也。

## 无花果

不花而实，实出枝间。甘，淡而平。开胃，止泄，下乳，治咽喉痛，痔疮，<sub>煎肉食</sub>。解百毒。叶，微辛，熏洗痔、肿痛。根，清火热。

## 西 瓜

甘，寒，色赤，无毒。得寒水气于盛夏，能引心包之热入小肠、膀胱下出，故解暑热、酒毒，及热病大烦渴。倘春夏伏气，郁发瘟热，得之如汤沃雪矣。若冬时伤寒坏病烦渴，勿用。

瓜子仁，甘，平，无毒。清肺润肠，和中止痢，解烟毒。炒则温中，开豁痰涎。食西瓜后食之，即不噎瓜气，温散之力也。

## 甜瓜蒂 即苦丁香

苦，寒，有毒。乃阳明除湿热之药，能去胸膈痰涎，故治面目浮肿，咳逆上气，皮肤水气，黄疸湿热，杀虫毒。凡食诸瓜果，病在胸腹者，宜此吐之。盖酸苦涌泄为阴。瓜蒂散用瓜蒂之苦寒，合赤小豆之酸甘，以吐胸中寒邪。金匮瓜蒂汤治中暍无汗，今人罕能用之。又搐鼻，取头中寒湿，黄疸。得细辛、麝香，治鼻不闻香臭。凡尺脉虚，胃气弱，病后、产后俱忌吐药，不独瓜蒂也。故膈上无热痰邪热者，切禁。又详菜部，宜参。

## 菱　角 即芰实

甘，平，无毒。其种类有三，滞气则一。红泻，白补，生降，熟升，仅供食品，无益治疗。多食胀满，脐下痛，姜汁、沉香汁或麝香点汤可解，温香散滞之力也。

## 马　蹄 即乌芋、地栗、黑三棱、荸荠

甘，淡，寒，无毒。主消渴痹热，下石淋，治血痢下血，血崩，除胸中寒热，宿食膈气，痘疮干紫不起，同蚯蚓捣烂，入酒酿，绞汁服即起。酒客肺胃湿热，声音不清，及腹中热积癥积，三伏时以酒浸晒，每日空腹细嚼七枚，癥积渐消。误吞铜钱，生食或取汁饮。其凉血消坚之力可知。作粉食，明目、开胃、厚肠，辟蛊毒。白汤，日调二钱。下蛊之家，知有此物，不敢行云。但冷气人及患脚气，虚劳咳嗽切禁，以其峻削肺气，兼耗营血，故孕妇、血渴忌之。

## 槌　子 即榛子

如栗而小，甘，平，无毒。开胃益气，实大肠，令人不饥。炒食，颇热。

## 梧桐子

甘，平，无毒。生食无益，熟食开胃醒脾，多食生痰动风。

## 椰子肉

甘，平，无毒。益气治风，消疳积白虫，小儿青瘦。合蜜食。患疮疥喘咳者忌。

椰浆，止渴，治吐血，水肿，风热。

壳，存性，治杨梅疮，筋骨痛，及夹阴风寒、寒热。临用炒热，滚酒泡服二三钱，取汗。

皮，止血，治鼻衄，吐逆霍乱，及夹阴风寒邪热，煮汁饮。心卒痛。存性，新汲水下。

## 杨桃子 即五敛子

酸，甘，涩，平，无毒。生津止渴，治风热。若晒干，或蜜渍，能辟岚瘴，又吐蛊毒，大渴不止，捣汁饮。治不服水土。同牛肉炒。

## 人面子

酸，寒，无毒。生津，醒酒，醒脾。蜜渍醋腌俱妙。孕妇腹痛宜食。咳嗽，疮疡人忌。

### 黄皮果 即金弹子

酸，甘，寒，无毒。行气，多食动火，发疮疖。嫩者，腌晒干，醒酒，开胃。

核，涂小儿头上疮疖。井花水磨。

### 蕉　果

有青蕉、香蕉、牙蕉之殊，而甘寒则同。止渴，润肺，解酒，清脾，滑肠。脾火盛者食之，反能止泻止痢。治小儿客热，同饭嚼饲之。蒸熟晒干尤妙。

根，治一切肿痛，发背欲死，捣涂。血淋涩痛。同旱莲草煎，日三服。

### 橘　络

即柑皮内之白膜。辛，温，无毒。通经络，舒气化痰，燥胃去秽，和血脉。橙、柚膜，功亦近，而性寒，且不能通络。

### 橄　榄

生者名青榄、白榄，熟者名黄榄。锡器藏置地上，五六月不坏。盐腌名咸榄。气平，味甘，涩，无毒。皆生津，止渴，开胃，止嗽，止血，消痰，解醒，热嗽忌，恐敛火也。杀河豚、诸鱼鳖、洋烟毒，能止引。治鱼骨哽，嚼汁咽之。咽喉痛，牙痛。煅灰，常擦之。患痘疮者宜多食。解毒，兼收胃中温和之气也。痘后勿食。非痘多食，防其太敛，反聚火而伤胃。咸榄去核，以鲜明人中黄入满，用湿纸及泥包好，煅透，滚水调下，立止心、胃脘痛，屡验。

核，烧灰治疝，消疽瘤，解胎毒。初生胎寒，面白者宜之。一枚同胡桃肉连衣三枚，朱砂、雄黄各三分，研末，以甘草汁、蜜、乳调，温灌之。若面赤，胎热，则宜化毒丹。生核磨水，搽，灭瘢。核中仁敷唇燥痛。

# 卷十三　果之味部

## 川　椒

结实于夏而气热，生于西而味辛，是火炎上而归于金之降，故能由肺直达命门三焦，引肾气归元。治肺感风寒，咳逆，肺虚不能固腠理，辛热以散之。温中，逐骨节寒湿，皮肤死肌，寒湿痹痛，腹冷痛泄泻，消留饮，宿食，水肿，黄疸，暖腰脐，缩小便，皆脾肾火虚，不能制水湿以温肌肉。此味叶青，皮红，花黄，膜白，子黑，备五行之气，而功更在脾肾。益命门火，下气。治饭后饱闷，气上冲心，三焦者，命门之别使，水谷之道路，气之所终始。此补火以通三焦，导火下达，则食消，气归元而不上冲。止阴汗，泄精，下焦寒。安蛔，定呕，呕而诸药不纳，蛔虫动也。虫生于风木，此禀金气下降，故虫得之而头伏。杀鬼疰、虫鱼毒、蛊毒。古有人病传尸劳，以此炒出汗，为末，米饮下三钱，服至二斤，吐出如蛇而安。坚齿明目，同茯苓，蜜丸，盐汤下，忌铁。破血通经，血温则行。止心寒。火归水中，则水不犯心而心安。肺阴入心，金火合德而生血，则血行。金明于火中，即水孕于金中，故齿固目明。按：川椒能收水银，盖水银出于丹砂，为阳中之阴。而阳中之阴根于阴中之阳，椒补命门阴中之阳，故能合乘阳中之阴得其所归。即此可知其直归命门以为补也。久服头不白。通肾气之力。

秦椒，即花椒。主治与川椒略同，止吐逆。而辛烈太过，多服须发易白，不及川椒。

川椒肉厚，皮皱。凡用，去目及闭口者。闭口者有毒，杀人。误中其毒，吐沫者，地浆水解之。微炒出汗，乘热捣去里面黄壳，取红用。名椒红。收贮要封，密不见风，取其全气以补火也。得盐良。入肾。使杏仁。畏款冬、防风、附子、雄黄、麻仁、凉水。椒能辟疫伏邪，故岁旦饮椒柏酒。同苍术，醋糊丸，米饮下，治久痢及飧泄不化。醋煮，焙为末，酒或米饮下二钱，治水泻。一人腰痛痰喘，足冷如冰，服八味丸无功，以川椒、茯苓，蜜丸，盐汤下而安。阴虚及肺胃热忌之。

花椒叶，敷寒湿脚肿，风弦烂眼。调食品香美。

其子光黑如瞳人，故名椒目。苦，辛，专行水道，不行谷道。燥湿，消水蛊，妊娠水肿，水喘，及肾虚耳鸣。同巴豆、菖蒲为末，以松香、黄蜡溶，和为挺，纳耳中，一日一易。

## 吴茱萸

气温，入肝。味辛，入肺。使火气上宣；而辛又大苦，入心。使火气下达，凡辛热多上行，而此则苦辛，金火之气最盛，故下行最速。有小毒。温中下气，温达肝气，则肾阳先畅，复得心肺下行之令，而无旁掣，则中土之滞阴亦降。止胸腹诸痛，浊阴不降，则闭塞痞满而痛；阴得阳化，则脾健阴行而痛自止。除湿，肺喜温而恶寒，辛温燥湿，则水道通调。血痹，肝寒则血泣而成痹。逐风邪，开腠理，咳逆寒热，风邪伤人，则腠理闭，而为寒热咳逆，辛温能宣之。润肝燥脾，治两胁刺痛，脉弦而细，阴滞于脾，则血郁不能润肝，而脾反患于湿，是即温中除湿血痹之义。肾气自腹上冲咽喉，哕逆连声，醋炒，同附子、陈皮，面糊丸，姜汤下。厥阴头痛，仲景用吴茱萸汤。去痰呕逆，吐吞酸，俗名醋心，皆饮食伤中所致，宜去痰湿。有湿同寒生者，汤泡七次，同茯苓等分，蜜丸，滚水下，或加干姜，或用醋煎亦可。若湿郁成热，则宜合六一散，或同芩、连、陈皮、苍术以降火，仍用此为引，导热下行也。噎膈，腹痛，中寒也，为末，酒调，和热油再煎沸服。更有血滞于脾，腹痛不时起发者，同桃仁炒至茱焦，取桃仁去皮尖，和热葱酒服。**老人多年泄泻**，泡过，入猪肠内煮为丸，米汤加盐下，以其暖水道，分解清浊，而大肠自固。**消腹中癥块**，酒煮熨之。**阴疝，痔疾，脚气水肿，冲脉为病**，逆气里急，皆浊阴不降之病，故凡肝脾寒滞，非此不治。**口舌生疮**，为末，醋调，涂足心，引热下行。**利大肠壅气**，故治肠风痔痢，痹在脏者宜补而兼行，痹在腑者宜疏者兼补，皆须此行气以畅血。**下产后余血**。产后多用之。但走气动火，昏目发疮，血虚有火及虚寒无滞者忌之。凡肝脾火逆之症，必兼苦寒以降之，如用左金丸是。小儿痘疮口噤，嚼此抹之即开，亦辛散之意。拣去闭口者，泡七次，去苦烈水，焙用。止呕，黄连水炒；治疝，盐水炒；治血，醋炒。

吴茱是肝肺之气味，何以又温中？仲景治阳明食谷欲呕，及干呕吐涎沫悉用之。盖肝寒化风，必犯中土，未有肝不安而能和胃者。且少阴病，吐痢，手足厥冷，烦躁欲死者，吴茱萸汤主之，盖少阴皆本阳明水谷以资生，而后交会于中土。若阴阳水火之气不归中土，则上吐下利，上烦下躁。中土之气内绝，则逆冷过肘膝，所谓升降息，则气立孤危，中土实升降之枢也。取此大热之味，佐人参之中和以安中气，姜、枣之和胃以行四末，专治阳明，是绝处求生之法。

## 胡　椒

大辛，大热。暖胃、大肠，快膈下气，消寒痰食积，治心腹虚胀，风冷痛，倍没药为末，酒下。反胃吐利，霍乱，气逆冷痢，肠寒而滑，胃寒吐水，须佐他药，过剂则走气。牙齿浮热作痛，合荜茇散之。杀一切鱼、肉、鳖、蕈音寻。毒，故食料宜之。但多食损肺走气，动火，发疮痔脏毒，齿痛目昏。冬月泡水磨墨，则砚不冰。胜于火酒，易秃笔。

## 荜澄茄

胡椒向阳生，此向阴生，一类二种，主治略同。更治反胃，吐黑绿水，肝肾寒也。为末，米糊丸，姜汤下。痘疮入目，为末，吹鼻。鼻塞，同荆芥穗、薄荷，蜜丸，含咽，则肺气下降。伤寒阴盛呃逆，同良姜为末，滚水入酢少许下。皆取其温脾、胃、膀胱、肾冷，下气而兼达上焦之阴塞也。

## 茗 茶

茗即茶之粗者。茶之种类不一，总以甘香不涩，苦味少者为良。盖苦泄热，甘香和胃，体轻气浮，阴中阳也。更采于初芽，得春初生升之气，故皆清肃上膈，下气，热降则气下。消食去痰热，除烦渴，涤肠胃垢腻，清头目。火下则上清。同芎、归、乌梅、黑豆、生地、甘菊、茯苓，治血虚有火头痛。主瘘疮，利小便，治多睡，同川连、生枣仁、通草、莲实。解酒食、煎炒热毒，治伤暑下痢，合醋炒，或盐炒至黑，煎饮。热毒下痢赤、白，同连皮、生姜等分，茶助阴，姜助阳，使寒热平调，并能消暑，解酒食毒。时疫发热头痛，同姜、豉、葱白。吐风热痰涎。痰厥头痛，卒然头痛如破，浓煎恣饮，吐出胆汁，口渴即瘥。

经冬过腊，陈久者，名腊茶，治便血。同寄奴最效。徽之松罗，专化食；浙绍之日铸，专清火；闽之建茶，专辟瘴；六合之苦灯，专止痢；滇南之普洱，消食，辟瘴，止痢。杭之龙井，武夷之雨前，皆称上品，然真者甚少。其余杂茶，皆苦寒而涩，伐胃肝，伤包络。伤肝，则不能由阴达阳以上升；伤心包，则不能于阳中化阴以下降，必致胀满气逆，而胃亦不施化，故浓茶能引吐。

胃虚血弱人多饮，则中寒，土不制水，精亦不化，致痰饮痞胀，痿痹黄瘦，呕泄腹痛，诸症作矣。早晨多饮，或入盐而饮，每伤肾气。酒后嗜茶，引入膀胱，多成茶癖，瘕疝，水肿。新茶多饮，令人音喑，以其郁遏火邪也。如暑月以生姜，冬月以食茱萸合食，则不致伤阳。又宜于饱后饮之，方去烦腻，而脾胃不觉。且苦能坚齿，消蠹，为得饮茶之妙。精气寒滑人，以沙苑子代之。

茶子，苦降，专治头中鸣响，天白蚁之病。茶子饼，煮汁浇花，去蚯蚓；洗衣，去腻而不退颜色。

又武夷茶，甘，寒，微苦。清肝、肺、脾火。化老痰，消食积，黄疸，肺痈，喉痹。

普洱茶，甘，苦，寒。清肝胆浮热，除肺胃虚火，生津止渴。

安化茶，苦，寒。清肺脾火，舒肺胃气，消脾胃湿，下食化痰。

松罗茶，苦，寒。凉血，清肝，燥胃，泻脾湿热，化痰水，通二便，滑肠。治小儿脐疮，惊痫火毒。

古劳茶，功亦同。得盐同炒，则利水止泻；得尖槟，则泄水。

# 卷十四　谷部

## 胡　麻 即脂麻，一名巨胜。

黑芝麻，一名乌麻子。

四月种，六月收，得火土而成。甘，平，多脂。温润五脏，还归于肾，以填精髓，色黑入肾。补虚羸，脾血充则肉长。治伤中，益肺气，止心惊，益气力。甘平益气血，以畅真阳。利大、小肠，润滑之功。逐风湿气，游风，头风，炒食不生风病，风人久食则正步，利言语，精血充自能化风火之燥也。耐寒暑劳气，平即辛，肾喜辛，开腠理，辛平达肾阳，则精足气通而形旺。坚筋骨，精气入脉为血，则筋得养，归肾入骨，则髓充。明耳目，耐饥渴。九蒸晒服食，能辟谷。初食滑肠，久食去陈留新。与白术并用尤胜，能健脾益气。

## 白脂麻 名白油麻

亦润肺，滑肠，行风，通血脉，客热，作汁服。生寒，治呕吐，因痰饮成癖。蒸熟补人。炒食发病。生嚼，敷小儿头疮。

白麻油，甘，微寒。煎炼未久，凉血，通滑二肠，润燥结，治蛔心痛，伏痰，遇冷即呕吐。同各药炒为末。解食毒、虫毒、疮毒，初起煎，和醋饮，毒不内攻。和葱煎黑，乘热搽，自消。生肌排脓，止痛消肿，入血余熬膏，铅丹收之，敷贴。滑胎。为其始终于火土，能宣金水之气化，故解毒如此。但入药，白油不及黑麻油，以其温达至阴之元气也。

和蜜熬，治血干难产。麻油动火生痰。新磨则寒而解毒。炒炼陈久，须常常蒸熟，否则火性反复。油麻渣八两，盐三两，用生地十斤取汁，同熬干，再封煅赤，研末，日揩牙三次，揩毕，饮姜茶，一月发须变黑。按：新磨者为生油，但可照点；再煎炼为热油，始可食。但须逐日炼用，乃不动火，如铁出火中，仍为生铁。

栗色者名鳖虱胡麻，解散风热湿毒。佐苦参、蒺藜，为大麻风、疥癞之要药。醉仙散用之。灯盏油吐风痰，食毒，治癣。

## 大麻仁 即火麻仁

种于春夏。木火主气。甘，平，益肺脾气。多脂。补津血。能宣气以化血，气化液，液化血，血本于金水，成于木火。火气不宣，则血凝不化。复血脉，通关节，阴化阳畅之效。润五脏，去五脏风，血燥则内风自动。利大肠风燥秘结，古方治风用之，俱不离于大肠燥秘，是皆血中之燥风也。金本制木，太燥则反从风化。利小便，《经》曰："云雾不精，白露不降。"肺阳化阴下降，则治节行。下气逐水，除热淋，消渴，血痢，脚气，骨髓风毒，下焦虚热。气化血以下归之功。利经脉，调血必须宣气。脉结代心悸。阳不得阴以化之病。又通乳，催生。人之用芝麻、麻仁类，以其脂润能滑耳，而不知其妙在宣气。若不宣气，则适滋腻滞矣，滑于何有。

水研滤，取汁，同苏子汁煮粥，治风水腹胀，五淋，及老人、产妇便秘，阳明胃热，大汗亡津而秘，亦宜。合桃仁酒浸服，通经。制粉，酒煎服，治骨中风毒，痛不能运。取汁煮绿豆，止消渴及血痢。煮赤小豆，治脚气肿渴。但性滑下走，多食损血脉，滑精，发带疾。极难退壳，帛包浸滚水中，待冷，悬井口一夜，晒干，就新瓦上去壳。畏茯苓、白薇、牡蛎。

按：麻有五。黄麻，叶五歧；苧麻，叶圆背白。惟黄麻之子为大麻。黄麻，生破血，利小便，治热淋。浸汁饮之，煮熟则止血，治崩中下血。麻根叶捣汁服，治产难胞衣不下，并跌打瘀血，心腹满痛。

黄麻烧灰酒服，极散内伤瘀血，消外伤瘀肿，姜点擦之。

## 诸麦总论

大、小麦俱秋种夏熟。大麦四月初获，小麦四月末获。皆本金水之气，而成于木火。故其主治多属心病，乃心谷也。但北产则备四时中和之气，逢春升之后即熟，故性温益人。南地卑湿土暖，春种而夏即熟，湿热熏蒸而成，故性热，久食令人发热。况小麦之凉全在皮，用麦皆取外麸之力，仍取温性内存以助之。作面去皮，则内蕴之湿热尽出，无寒以和之，故壅滞动气，发渴助湿，令人体浮。凡脾胃湿热及小儿食积疳胀，夏月疟痢，忌之。新麦更热，陈则平和。

## 小　麦

甘，微寒。养心，除客热，止烦，利溲，止血，止汗。治咳嗽，霍乱后虚烦，渴饮，尿秘。本金水以育，乘至阳之舒气以化，故治一切阴虚阳浮之病。有不同于苦寒伤阳者，但必须陈者连皮用，去皮则不能消热止烦矣。同大枣、甘草煎，治脏燥悲泣，状若神灵，亦补脾气。小麦饮治烦热，少睡，多渴。

白面即飞面。已去皮麸，止存内醅之气，离阴致阳之用。谷先壳后仁，成仁时，木火当令矣。故甘，温，微毒。不能消热，止渴。补虚，养气，实肌肤，厚肠胃，治中暑，水调服。止鼻衄，吐血。团参丸合参、芪、百合用，治热浮而不受清凉者，故取其由阴生而阳化者用之。佐北芪以昌阳，而即配百合以制阳之上僭。陈久者，水煮食，无毒。新则生痰，助湿壅气。寒食日纸袋盛，悬风处，名寒食面，年久不坏亦不热，入药尤良。达三焦火气以运中土，故厚肠胃，但后于大麦而获，故小动风。

浮麦，即水淘浮起者。甘、咸，寒，轻虚象肺，敛自汗，盗汗，治劳热骨蒸。汗为心液，麦为心谷，浮者走散皮腠之热。

麦麸，即麦皮。醋拌蒸，能散血止痛，熨腰脚折伤，风湿痹痛，寒湿脚气走痛，互易至汗出良。凡疮疡、痘疮溃烂，不能着席者，用麦麸装褥卧，性凉而软，最妙。但食之最难克化，犯者惟草果能消之。醋熬膏，消一切痈肿，汤火伤。取麦麸洗筋，澄出浆粉，陈久之，炒黑，醋调糊，熬如漆。凡一切肿毒未溃者，摊纸上，剪孔贴之，即如冰冷，痛止肿自消，药力尽自脱。用经霜桑叶、大黄末和蜜调敷，更佳。

麦奴，麦将熟时，上有黑霉者。治阳毒，温毒，热渴斑狂。同梁上尘、釜底煤、灶突墨、黄芩、麻黄、硝黄等分，蜜丸，水下钱余，汗出或微利愈，取从火化之象也。

## 大 麦 即牟麦

咸，温。宽胸下气，健胃化食，止渴除热，令人多力健行。

麦芽，亦温中消食，除胀满，宽肠下气，散结祛痰。咸能软坚。但既经发萌，不免耗血伤精。凡麦、谷、大豆浸之发芽，皆得生升之气，达肝以制化脾土，故能消导。麦尤得木火之气，凡怫郁致成膨膈等症，用之甚妙。人知其消谷，而不知其疏肝也，故化一切米、面、果食积，下胎，同蜜煎服，立下。通乳，消肿。一妇丧子乳肿，炒煎服，立消。作面煮糊，治胃热而患缠喉风，透芽升发，故不动风，亦无燥热，胜于小麦。然补益则不及小麦矣。其平胃，耗伐肾气可知。与神曲皆消人元气，下胎。无积者勿轻用。与参、术等消补兼施，则无害。炒用，豆蔻、砂仁、乌梅、五味、木瓜、白芍为使。炒枯用，则麦之滞性益去。

## 荞麦面

甘，平，微寒。降气，宽肠，磨肠胃秽积。治带浊，积泻，砂糖水调服，气盛、湿热宜之。痢疾，炒面二钱，糖水调。绞肠痧痛，炒焦，热水冲。丹痘疮肿。醋调敷。

北地者良，南地者味苦。湿热病宜之。虚寒人多食则动风头眩，大脱元气。忌猪、羊肉、黄鱼。反诸矾，误用令腹痛致死。

## 粳音更米

即日食之硬米，乃杭稻之总名，又通名曰稷。有早、中、晚三收。早米热，赤粳亦热，新更动气。晚收白粳，由火土而生，全金气而收，使火气归土以上致于肺。甘，凉，无毒。得中和之气，故能和益肠胃，补中气，壮筋骨，长肌肉，和五脏，通血脉，入肺，除烦清热。煮汁，止渴。《经》曰："伤肺者，脾气不守，胃气不清，经脉傍绝，五脏漏泄，不衄则呕。"言藏气不能自致于肺，因胃气不清，必脾胃清和，五脏乃得禀气于胃以上致于肺。晚收白粳性凉，能清肺胃。其功如此，故白虎汤、桃花汤、竹叶石膏汤皆用之，煮粥食，畅胃气，生津液。

白粳凉，但南粳仍温，陈则凉。不得陈者，以新粳于冬月浸一宿，炊熟，日晒夜露，名香粳米，功同陈仓米。下气易消，病人最宜，白虎等汤用之尤合。同芡实作粥，益精明目。粳同杭，江南呼为籼。

## 米 泔洗米第二次汁也。

甘，寒。清热，止烦渴，利小便，凉血，鼻衄饮之，仍以麻油和萝卜汁滴之。

陈红米泔，治吐血不止。温服，日三次。

### 陈仓米即粳米年久者。

甘，咸，微凉，无毒。大补脾胃之阴，凡久泻久痢亡阴最宜。或同固涩，或同升举，或同散毒，或同补虚，并皆用之。新痢亦用之煮汁煎药，仓廪汤是也。取其调肠胃，利小便，去湿热，除烦渴，下气，开胃进食。煮饭作团晒，煅存性，解小儿嗜生米疳。蜜调服，并以鸡屎白治之。敷一切恶疮百药不效者。同轻粉、麻油调敷。炒为末，治洞泻。饮调下。噤口痢用之，取其淡渗以化滞热，兼养脾阴也。

### 秫 米即黏粟

茎秆似禾而粗大。北人以之酿酒，故《月令》云"秫稻必齐"。甘，微寒，无毒。清肺，利大肠。治痰滞不寐，同半夏。脚病，寒热，夜不眠。如无，以香粳代之。伤鹅鸭成瘕，多饮秫米泔可消。

### 糯 米即稻秫黍

即稻之黏软者。甘，温，无毒。益肺气，暖脾胃。炒食止虚寒泄痢，缩小便，止自汗。同小麦皮炒为末，煮肉食，并同龙骨、牡蛎为粉，扑之。发痘浆。解毒化脓。炒糯米爆姜汁拌，再炒为末，治噤口痢。汤下。暖精多子，同淮山、胡椒研，砂糖调服。治劳心吐血，同莲子心，墨汁为丸。胎动下黄水。同北芪、川芎及米煎服。作稀糜，则滋肺气以下行，利小便。亦不滞。若作糕饼，黏滞难化，病人忌之。酿酒则热，酿饴糖尤热，肺脾虚寒宜之。仲景建中汤用之，取其和脾润肺以和中也。若湿热有痰，风火脾滞则最忌。忌肥肉、马、犬、猫。其泔水止渴，解毒，消鸭肉积。

## 谷　芽

甘，温，达肝以疏土，故开胃快脾，下气，消食化积，宽中兼补。甘故也。麦芽则咸，兼行上焦滞血，使营通而卫乃畅，血行而脾湿走，故其消克更甚。炒用。

### 舂杵头糠即碓嘴上细糠。

甘，热。蜜丸，含咽津液，治噎嗝，取其运动之性，磨胃之陈积，唯暴噎宜之。咽喉不利，如有物碍。同炒石莲、人参煎服，日三次。

## 黑大豆

甘，平。色黑，育肺脾之阴气，以补肾调中，中者，阴阳合化之地，脾、肺、肾上下循环相化，则中气调。下气，肺阳得阴以降。利水，凡水胀，水鼓多用之，肺降脾运之功也。通淋，通关脉，气调则血活。散积结之寒毒，热毒，热气，上下相化，血脉通流之功。祛一切风痉，风痹，风热，风毒，阳得阴化，则水平风静，故治水，治风，合一之道。且风藏即血藏，血行风自灭，故炒热酒沃，饮其汁，治产后中风及妊娠腰痛，一以去风，一以活血。解百药毒，合甘草用。明目，血足故。消肿止痛，气调血活故。止消渴。牛胆贮用。紧小者良。

小者为雄，名穞豆，更能生肾经血。以盐煮食益肾。加旱莲、首乌则黑发，治风酒淋，阴毒亦然。风毒攻心，脚气冲心，俱水煮，水足则心火下。逐水，桑柴灰煮。捣涂一切肿毒。煮食稀痘。同花粉为丸，治消渴。炒，同甘草煎作茶，治疫疬发肿，效。同斑蝥炒至豆胀，去蝥，每一斤加草乌四两，川乌二两，没、乳各一两，醋丸，酒下，治瘫痪，拘挛身痛及跌闪。常服通经络，活血脉，疏风顺气，壮骨轻身。畏五参、龙胆、猪肉。忌厚朴，犯之动气。水浸捣汁，解矾石、砒石、巴豆各药毒。天珍、罗浮所产青肉者，功更胜。

## 大豆黄卷 壬癸日水浸黑豆发芽。

甘，平。治湿痹，筋挛，膝痛，除胃结热，破恶血，消水胀满，益气。甘益胃气以运湿，出芽得曲直之性。入肝，肝主筋，大筋聚于膝。炒为末，水酒调服。同大黄佐陈皮，治水胀满。水煎，调阴秋石服，治肾火冉冉上冲，脑后常生疮，和其阴阳也。

## 赤小豆 即红豆之小而色黯者。

甘，平，酸，咸。入肝，升肾水以上于肺，使肺阳得阴，下降入胃。色赤。入心与小肠。性先升而后降。下水肿，止泄，利小便，肾主水，心之用也。心血化生，则水腑通，水用行，金为火用而速降。排痈肿脓血，止消渴，腹胀满，热毒，关节烦热。皆湿郁成热。治难产，下胞衣，通乳，解酒。久服令人枯瘦。以渗泄太过也。得通草，下气。得桑白，去湿痹。得鲤鱼、鲫鱼、黄雌鸡，利水消肿，治脚气。鸡子白调末，箍一切毒肿，百药莫及。但极黏，干难揭，入苎根末则不黏。以袋盛之，朝夕践踏，治脚气。水煮浸足，治脚肿入腹。刘潜江曰：气出水中，水出气中。赤豆乃肾之心谷，兼入肺胃，使阳得阴化而水裕，阴又即化于阳而水行，故治水，通乳，行血。观肾脉由肺至心，其义可思。肾之阴气周于胸，遍于关节，乃得诸热悉化。古人导气除热，追蛊散毒多用之。裕阴以导阳，即虚寒呕逆膈气，亦与热药同用，盖欲其行水化以助阳化，兼和胃气以达血滞也。然则此味不但泻水，实益水之气化，气化而血亦化矣。瓜蒂散用之以泄热，而布胸中之化也。同阿胶治难产。虚人水肿，须以补药君之。生赤豆末，敷发颐绝妙。赤豆见下十八页。

赤小豆芽，同当归，治下血肠痈。取其散蓄积之毒也。

## 绿　豆 （又菜部豆芽）

色绿，入肝。甘，寒，清心胃。主丹毒，烦热，风疹。生研，取汁服。解酒并附子、砒石诸药毒。一人服附子酒，头肿，唇裂，血流，合黑豆嚼食，并煮食愈。解暑，舒气，消湿，治疮，消肿，下气压热，利水，止渴。治泻痢，俱煮食。老人麻痛，同橘皮煮粥，和麻仁汁食。奔豚，连皮用。其凉在皮，去之则壅。

豆粉，解毒泄热，益气，扑痘疮，汤火溃烂。水调食，治霍乱转筋，药石发痈攻心。佐乳香，入少阴走窜，甘草缓中，此为药毒内攻，渐生呕吐而设，迟则鼻生疮菌，危矣。若老人病深，必以壮胃益气为主，行经活血为佐，参以经络时令，托毒外出为要。粉扑烂疮，取陈者良。又炒紫，敷折伤，效。

## 白扁豆

甘，温，腥，香，色黄白。秋繁，土中之金，含有木水气，故通利三焦之传化，和脾暖胃，入脾气分。降浊升清，消暑除湿，止泻，止渴，止呕，治霍乱，中宫湿热。解酒，一切草木、砒石、河豚毒。生嚼或煮。甘能解毒，因土得木火为体，金水为用，生化之气全也。多食壅气。炒研用，生用则浸去皮。有紫黑者，入脾血分，治失血血痢。俱炒黑用。

叶，治霍乱，同白梅捣，汲水调下。痢后转筋，入醋捣汁饮。消毒。花，消瘀肿，治跌打。根，去腐，治白浊。

## 粟 米 <small>古名粱，即小米。</small>

甘，咸，微寒。养脾肾之阴以化胃阳。故去脾胃热以益气，止渴，止痢，治霍乱，反胃，<small>皆水土不合，胃阳不行其化也。取粉，水丸梧子大，煮七枚，内醋吞之。</small>利小便，<small>水土合，则由胃归肾，况此味甘淡，又能渗泄。</small>压丹石热，解小麦毒发热。有青、黄、赤、白、黑诸色。陈者良。<small>霍乱大渴，水煮食。青者合车前，治血淋，又明目。黄的为上。</small>

## 薏苡仁 <small>即苡米</small>

甘，淡，微寒。夏长，秋成。<small>热浮之气归于凉降。</small>禀阳明金土之精。金能制风，土能胜湿。<small>胃阳不虚，则能达脾气而上，不致湿停化热；胃阳不亢，则能达肺阴而下，不致热盛化湿。</small>主筋急拘挛，不可屈伸，<small>治筋必取阳明，湿去土健，筋骨自利。寒则筋急，热则筋缓。大筋受热弛纵，小筋亦若挛急而不伸，故宜之。若因寒筋坚强而急，不可用也。</small>久风湿痹，<small>风湿行，则不闭于脚膝。</small>下气，<small>胃阳不亢，则肺气归肾。</small>轻身，<small>脾健则身轻。</small>益气，清热，和营。<small>益土即以生肺气，金清而降则脾血活。</small>治肺痿、肺痈，咳嗽脓血，水肿，脚气，疝气，泄痢，热淋，胸痹，痿躄。<small>胃土湿热，上蒸于肺，则肺热叶焦，气无所主，失其治节，故痿。</small>无湿、津干便秘及妊娠，忌之。<small>性专泄下也。</small>

<small>猪肺蘸苡米粉服，治肺痈，肺损咯血。以东壁土炒过熬膏，治疝。同牛膝，入肾；同木瓜，治足；同参，治心；同苍、柏，治痿；同归、芍，治痈；同槟榔，理脚气。同五加、牛膝、地、斛，治筋急。加二术、菖、菊，治痹；佐附，治胸痹偏缓，亦治寒挛；同郁李仁，治水肿而喘。独用多服，通小便，治沙石湿淋。</small>

根，治蛔虫，取汁。肺痈。取汁冲酒服，初起消，已溃即敛，屡效。

## 罂粟壳其花名丽春，子名御米。

酸，涩，微寒，得金水降收之气。敛肺，劫痰，涩肠，固肾，治久嗽，泻痢，脱肛①，精滑，多尿，心腹筋骨痛，入肾，故治骨，以收散气。然必邪散无滞方宜。若嗽痢初起，大忌。久痢仍防过收，宜醋制。同乌梅用，或同四君用，自不致闭胃妨食，而收奇效。头风痛，有因肝虚不升，土无制而壅塞作痛者，宜于升散；有因肝气疏散太过而痛，服辛散反甚者，又宜此合乳香及首乌等降收。去筋膜及蒂，拌炒，以醋或蜜，或厚朴、姜以变其涩，方不令人吐逆。久嗽多汗最宜。方书以之治遗精者甚少，宜存参。

御米，甘，平，润燥。利二便，治胸中痰滞，反胃，煮粥食，加参及姜汁尤佳。丹石毒发不食。和竹沥煮粥。

阿芙蓉，俗名鸦片。即罂粟花膏制造而成。性功同于粟壳，而止痢，止痛，行气之效尤胜。痘行浆时泄泻，用数厘极妙。忌醋，令人肠断。粳米饭同捣为丸，用一二分，治寒热百病，治火痢虚滑，名一粒金丹。

## 淡豆豉

黑豆本甘，寒，入脾肾。蒸窨成豉，变为苦，能涌。温，能升。乃宣扬脾肾之阴气以上奉于心。发汗解肌，麻黄发阴中之阳；此发阴中之阴。治伤寒温热初症头痛，脾肾之阴不能营运于上。寒热寒热皆用，如冷痰、哮喘合矾、砒，风热痛痹之牛蒡散，热毒痹痛

---

① 肛：底本与校本均漫漶，据《本草纲目·谷部·罂子粟》补。

之犀角散是。**虚实**，并用，如湿热实之黄芪汤，下后脾虚、湿热下陷、变为黑疸之白术汤皆用，皆脾肾之病也。**余热郁于脾肾者，皆用之。吐汗吐下后**，虚热在心而烦，三法之后，必伤阴液，故肾阴不至于心而为烦躁。**在肾而躁**，满闷懊憹不眠，合栀子用，若寒实之烦，则用瓜蒂散。**发斑呕逆**，虚热壅逆之极。**血痢，下血**，俱合九蒸大蒜为丸，冷韭水送下。**温疟，瘴气，时毒**，皆热郁胸中，非此不宣。**肺积冷痰，阴雨即喘**，淡豆豉一两，砒一钱，枯矾三钱捣丸，冷茶下。**两足疼冷**。热壅于上，阳不下归。**杀六畜毒**。

　　得葱、葛，发汗，可代麻黄汤；得盐，则吐；得酒，则治风；得薤，治痢；得蒜，散血、止血。炒熟又能止汗，亦麻黄根节之义。同葱白，治温病头痛。同人中黄、山栀、腊茶，治温热疫，虚烦，喘逆。同甘、桔、玉竹，治风热燥咳。然必淡者方能吐散，惟肾独热而躁，乃用盐豉，发散宜陈豉，涌吐宜新豉。水捣取汁，治中鸟兽肝中毒，服数升愈。又治寒郁喉痹不语。服后取汁，仍含桂末咽之。

　　**造淡豆豉法**水浸黑豆一宿，淘净蒸熟，摊于蒿，覆后发黄，取晒簸净，入瓮中筑实，桑叶厚盖，泥封七日取出，晒一时，又酒拌入瓮。如此七次，再蒸去火气收用。江右制者良。

　　**造咸豆豉法**，法本康伯。用黑豆，醋酒拌蒸，晒干，和香油又蒸晒三次，加姜、椒末，量入盐罨成。调食物，能调中下气，杀虫、鱼、六畜毒。前法淡豆豉入药宜之[①]。

# 神　曲

　　辛，散气；甘，调中；温，开胃。专于消化水谷诸积滞。除消化外，并无他长。治痰逆，霍乱，癥结，泻痢疟，胀满，大

---

　　① 造咸……宜之：原置于"豆腐"前，今移此。

便秘疝，皆消化之效。**回乳**，炒研，酒服二钱，日二。**堕胎**，产后血晕，末服亦良。**消瘰疬，亦治目病**。精神于谷，消化则精易成，而目乃明。生用，能发生气；熟用，能敛暴气，故磁朱丸生熟并用。昔有伤粽成积者，佐些木香，盐汤下数日，口中闻酒香，积遂散。同麦芽、干姜、乌梅、蜜丸，米饮下，治脾胃虚，食不化，或加草果、白术、莲肉。胃能行气于三阴三阳，人有病，多藉胃气之充以治。每于主剂中佐之，甚妙。但无积而久服，则消人元气，故脾阴虚而胃火盛者，勿用。伤食亦宜助胃，不得专事克削。

造曲法，五月五日、六月六日，六神聚会之日，此日办药料，至上寅日踏曲，或甲、戊、庚三寅日为三奇，在于三伏内修合亦可。用白面百斤，象白虎，配肺，赤豆末、象朱雀，配心，四两。杏仁泥、象玄武，配肾，五两。青蒿、象青龙，配肝。苍耳、象勾陈，配胃。野蓼象腾蛇，配脾。各汁三升，三升当今一中碗。通和作饼，麻叶包窨，俟生黄，晒干收之。陈久者良。人身水火合化之真气，升于肝之生气，并于谷气，出于胃阳，根于脾阴，以上统于肺。必六象具足，而真气乃全。然肺为气之主，脾胃为气之充，故以白面为君。而脾胃两土全列，以宣阳中之阳，故力胜酒曲之蓄阳而达阴也。原名六神曲，今人除却"六"字，只名神曲，任意加至数十味，如五苓散、平胃散，及麦芽、谷芽、使君、腹皮、砂仁、白蔻、丁香、木香、大黄、黄芩、藿、香附、良姜，与发散、补气、破滞、消积、破血等杂投，其克破太过，大损元气。今人喜其香而用之，其自奉肥甘者，虽取快一时，而遗害不浅。夫赤豆、白面属五谷，合诸味以发之，则速于消化。若辛散补养及雄烈攻坚之药，一经窨发，失其本性。变为臭腐秽浊之物，伤脾防胃，所不待言也。

# 红　曲

粳米饭加酒曲窨造，变为真红。能走营气，以活血，燥胃消食。凡七情六欲之病于气以致血涩者，皆宜佐之。故治冷滞，赤白痢，跌打损伤，经闭，产后恶血。营血精液所化，渐由黄而变赤，皆真气之所熏蒸而成。若因寒、因热、因湿阻其气化，则血不行，故即以熏蒸之气所造者，为之转化其气以活血，是气为血先之义。《经》曰："血者，神气也。"治气以化血，与破血不同。

红入米心，福建所造，陈久者良。性温燥，能腐生物成熟，故鱼肉鲊用之。酒曲亦消食，但力峻伤胃。

### 胶饴糖一名软糖，硬者名饧糖。

麦、谷芽合诸米煎熬而成。麦与谷本甘温，入脾，藉烹炼则大温，故能大畅脾气，补虚冷。且煎熬取汁为之精微所化，宛似水谷入胃，酝酿作汁，变化可以成精成血。和而且润，故缓中，止腹痛，建中汤用之。润肺止咳益津，由气化之液，还以益气生津。止吐、唾血，消痰。脾气畅，则血液化。熬焦，酒服，能消食积，下瘀血。昔有箭头留肉中，痛不能拔，以此涂之，痛减可拔，亦化血之力也。解附子、乌头毒。化血中之凝，则毒不留，且甘能解毒。拌轻粉熬焦为丸，治咸哮。含化，大吐稠痰而愈。但属土，而成于火，甘缓濡滞，大发湿中之热，凡酒病、牙疳、中满、呕逆、肾病建中汤治尺脉不至，是实土防水，非伐肾也。勿用。即应用过食亦助火，损齿生虫。

### 醋即酢，一名苦酒。

米酿而出，入脾生血。苦泄，酸收，温散。能敛肝阴以去热，又能散肝阳以化瘀。收咽疮，下气消食，食敛缩则消。行湿，消毒，镇虚风，发汗，开胃气，木气达，则土气化。散水气，治心腹血气痛，磨青木香服。产后血晕，以火淬醋，使闻其气。心中酸水，痰饮，癖血坚块，煮大黄。散结气郁痛，煮香附。口疮，渍黄柏含。敷瘤、磨南星。痈、调各药。汤火，皆取收壅热，散瘀，解毒。涂蜂、蛇伤，调雄黄末。跌打积血。调面。杀鱼、肉、菜、蕈、诸虫毒。多食伤筋。收缩太过也。

调胡粉滴鼻，止衄。喉痹咽痛用之探吐。调雀屎，能穿疮；调釜底墨，消舌肿；调泥，涂汤火伤。疗肿初起，用面围疮，以针乱刺疮，取滚醋淋，围内冷即易，三度愈。人知酸能收，不知能散。《书》曰："曲直作酸。"言木初出地，曲而又直，阳气方舒，未离于阴，是以酸也。《经》曰："以酸收之"，又曰"酸苦涌泄为阴。"可知敛阳之淫以归阴，即能散阴以舒阳者，皆酸之用也。

造醋法晚米煮饭摊冷，窨三日，出黄晒簸，每饭一碗，冷水二碗。另新饭二碗，酒曲四两，入瓮封。一七后，每日柳木搅之。四十九日去渣煮熟，其醋成矣。或用炒米为之，更酸，初则苦，故曰苦酒，入药以米造、陈久者良。若酒饴所造，则酸甜，功薄。世有肝虚，易感风寒者，醋煮椒、鸡、蒜、葱热食，汗之即愈，此以助生发之气也。若肝火易动人切忌，脾虚人亦忌。其助肝。多食损齿伤筋。

# 酒

酒类多种，蕴酿各异，味亦各殊。甘甜者醇而缓，曰无灰酒，方可入药。辛苦者热而散。新者毒，陈久无毒。红者通血脉，白者升清气。厚者热滞，淡者利水，至其扶肝气，悦颜色。少饮则和血行气，壮神御寒，辟邪秽，暖水脏，引药力上行及走表；过饮则耗血烁精，动相火，伤肺金，生肝怒，长脾痰湿，则诸酒一也。醉当风卧，成恶风；醉浴冷水，成痹痛；醉饱饮水，成癖积；醉饱就床，热壅三焦，伤心损目；夜气收敛，醉饮以乱其清明，则湿停伤中，俱宜切戒。酒后食芥及辣物，缓人筋骨；酒后嗜茶，膀胱冷痛，脚气水肿，牵痛痰饮。

畏枳椇、葛花、赤豆花、绿豆粉，寒胜热也。得咸即解。酒性上咸润下，水制火也。按：古人惟以麸面和蓼汁造曲，假其辛辣之力，蓼本解毒，清香，色金黄，饮之至醉，不头痛，不口干，不作泻。用糯米以清水合面、曲而造，不入诸药，所以功力和厚。今则曲用群药，各有不同，故功力各异。

黑豆炒焦，淋酒饮，破血去风，治中风口㖞，阴毒腹痛及尿血、产后各病。

焚酒，即火酒，得火则焚。甘，辛，大热，有毒。胜湿祛寒，故开郁，消冷积，冷痛，入盐饮之。通膈噎，散痰饮，止泻疟，阴毒，杀虫，辟瘴，皆胜湿之功。利小便，和水饮，使之下行。坚人便，热能燥金耗血。目亦肿痛。入盐饮之，能引盐通行纡络，使郁结开而邪热散。而盐又即抑之以下降，是先诱之，而后夺之也。兼洗之良。与姜、蒜同食，令人生痔。和甘菊、苏叶，陈皮汤饮，则散寒兼行气，湿热不留于肠胃，是用金水以合于火，使元气有所统也。妙！妙！高粱酒功同。又治霍乱呕吐，止痢。

浙江绍酒，白面、白糯米酿成。但有蚬灰，少益人，不若家酿糯米酒，不犯药物，又无灰，温中益气。

粤中客家黄酒，以家曲自酿，糯米尤佳，比金华酒更胜。

木瓜酒，甘，温。活血络，利小便，走大肠，通经利湿。

金华酒，即东阳酒，用面、曲、蓼汁拌造，假其辛辣之力、解毒之性为之。虽少酸，而清香远达，色黄莹彻，饮之并不头痛口干，因其水重于他水，得水土之美也。

江西、浙江等处麻姑酒，用百药制曲而造，殊不足尚。

红曲酒，大热，有毒。破血，辟山岚寒气，治跌打。但发脚气、肠风下血、痔瘘、哮喘、咳痰饮人均忌。

暹罗酒，用檀香等三蒸而成，酒力极大，价极贵，去积杀虫极验。

家浸绿豆酒，久则色清味纯，升清解毒。但服温补药饮之则减力。惟和糯米酿成，则暖胃扶脾。用黑豆酿成者，更能治产后百病，去风升阳。

杞子酒，补虚损，去劳热，健腰膝，止肝虚目泪。

菊花酒，去头风，明耳目，去痿痹。

葡萄酒，补气调中，而性热。

桑椹酒，补五脏，明耳目。

桑寄酒，祛风湿，益筋骨，安胎补血。

凡酒甜而有灰者，皆能聚痰伤脾；味太辛者，皆令头痛口干。过饮则相火妄动，肺金受灼，由是痰嗽，困倦，呕吐，昏狂，善怒，喘衄，精枯，无所不至矣。

## 酒　糟

辛，热。除冷而助湿。病水肿，劳嗽，吐血均忌。惟敷风寒扑损，行瘀止痛，及浸水洗冻疮，敷蛇咬叮蜂毒效。

## 赤　豆

甘、酸，平，无毒。解小麦湿热，清便血，豆芽更妙。利小水，同鲫鱼或鸡。消水肿，治肝黄成消渴。同鲤煮。但走精液，多食则肌瘦。忌同米煮食。

其花，同葛花煎，解酒。赤豆同土鲮，治痔积；积久干瘦，则同肥肉。

## 蚕　豆

甘，辛，平，无毒。平胃气，和脏腑。多食滞气，成积作痛。治误吞针。同韭食，即针从大便出。

皮煅灰，治天泡疮。

## 豆　酱

　　甘，咸，平，无毒。杀鱼、肉、菜、菌、百药毒。调五味，和脏腑，杀虫，除烦热。但发疮动湿，肿胀，五疸，咳嗽人忌。勿同鲤鱼煮食。豆同面制良，米制次之。

　　酱油，性味尤美，而功用俱同。

## 芝麻油

　　经火炒熟，而后榨油。世说以为性冷，谓芝麻得火愈凉，故杀五黄诸虫，下三焦热毒，吾恐未必。今调物食句生用，菅以之煎物，味焦而热，可知煎炼必热。惟久蒸则性平，久贮不蒸则反生而冷，如枣仁炒，越宿而复生，此物性使然。余详上胡麻条下。

## 豆　腐

　　甘，咸，寒，小毒。宽中益气，和脾胃，消胀满，下大肠浊气。清热散血，解硫黄毒。多食动气，发头风疮疥。杏仁、萝卜可解。锅中凝结面上者，揭取名腐皮，和食物，益人，无毒。

## 粉　皮

　　绿豆粉所制。甘，淡，凉，无毒。解酒及厚味饮食热毒。多食难化，令腹痛泄泻。食杏仁可解。绿豆粉丝，功用亦同。

## 糯稻根须

　　甘，辛，平，无毒。入肺肾。补气化痰，滋阴壮胃，平肝，去风湿阴寒，安胎，治冻疮，刀伤。

## 黄大豆 即白豆

甘，温，无毒。宽心脾中气，利大肠，消水胀满肿毒，痘疮。

## 稽 豆

甘，苦，温。健脾，除风，利湿，消肿。

# 卷十五　菜部

## 韭

气温，初微酸，肝之菜也；后辛，是上承肺阳以达阴，为血中行气之品。生则辛而散血，治血流胃口作痛，及吐衄扑打，下血，尿血，噎嗝，亦瘀血在胃所致，若胃虚而噎勿用。俱韭汁和童便饮。停痰，反胃及痰带血丝。皆血滞痰也。取汁，童便和乙金末服。熟则甘而补，除心腹痼冷痃癖，助肾益阳。丹溪曰：心痛，有因死血留胃者。韭汁、桔梗加入药中，开提气血；有肾寒气上攻心者，韭汁和五苓散为丸，茴香汤空心下。反胃宜牛乳加韭汁、姜汁，细细温服。盖韭汁散瘀，姜汁下气，消痰，和胃，牛乳解热润燥补虚也。噎膈胸痛，食入即吐，取汁，和盐梅卤汁服，亦散热消瘀之意耳。韭作羹，和酱食，不用盐，食至十斤，消渴自止，为其本于阴中之阳，以达阳中之阴也。痔疮痛，泡韭汤，熏洗数次即愈，脱肛亦可。解药毒、食毒、狂犬蛇虫毒。多食神昏。冬韭不可生食，动宿饮必吐。

韭子，辛、甘而温。补肝，温达三焦，令肺胃合气下降以归于命门。治梦泄，遗精，溺血，溺数，遗尿，白带，白淫，筋痿，下元虚冷，暖腰膝。肝主溺，肾主精，肝与命门通，而三焦为命门之使。《经》曰："三焦者，中渎之府，水道出焉。"韭子得降收之气以效下焦之用，能化水而出，即能约水之行。肝不疏泄，则肾精益藏。《经》曰："足厥阴病则遗尿，思想无穷，入房太甚，发为筋痿，及为白淫。"同龙骨、桑蛸，以治诸病。

同故纸为末，滚水下，治茎强不痿，精流刺痛，是其治下焦，皆元阳虚而有滞以为漏者，得上焦辛甘施化而病愈，通上以摄下也。盖韭之功在辛温散结，子则包含少火未散，故收精壮火。

阴虚有火人勿用，多食令人昏。烧烟熏牙虫，亦伤骨坏齿。蒸晒炒研用。

花能动风，清明后食韭佳。五月及霜后忌多食，食之口臭，诸糖可解。

## 薤　白俗作藠①子

辛，苦，温滑。温中助阳，祛风，散结下气。治胸痹刺痛，仲景有栝楼薤白白酒汤。泄下焦大肠气滞，生肌续筋骨。治冷泄，泄痢下重，气滞所致，四逆散加此。脚气，喘急，安胎，易产，皆滑泄之功。奔豚气痛，捣汁饮。霍乱干呕，煮浓顿服。救卒死，生汁滴鼻中，韭汁亦可。赤痢，同黄柏煎汁。吐胃中痰食虫积、关膈，捣汁生饮。涂汤火疮，和蜜捣。金疮疮败。辛泄气散血，温长肉。

叶光滑，露亦不贮。治肺气喘急。忌牛肉。同食令人作癥瘕。八月栽根，五月掘种，含金水之精，归于木之达，火之成，故能畅金气以归于下。

## 大　蒜一名胡，音算。

辛，温，小毒。能导阳气归于五脏，以宣阴中之滞气通窍。凡辛香臭极，皆通窍。而此独能引阳归阴。治寒湿气痛，心腹冷痛，一切痃癖，水气肿满，寒疟冷痢，皆阴中无阳以化也。二便

---

① 藠（jiào 叫）：藠头，即薤。多年生草本。鳞茎可作蔬菜，一般加工制成酱菜。《正字通·艸部》："藠，俗呼薤曰藠子，以薤根白如藠也。"

不通，衄血，脑泻，鼻渊，暴痢，泄泻，产后金疮，中风，痈疽肿毒。皆阳郁阴中也。辟邪恶，散湿，消谷化肉，磨积，解暑，除疫，杀蛇虫蛊毒，中暑不醒，捣和地浆，温服。行诸气以治有余之病。多食生痰动火，散气耗血，损目昏神。阴虚切忌。捣贴涂脚心，治鼻衄及干、湿霍乱转筋。

同田螺、车前子熬膏，贴脐中，能消下焦水肿，从尿而出。捣纳肛中，治关格二便闭。同黄丹为丸，长流水下，治寒疟冷痢。捣贴足心，又治暴痢泄泻，及噤口痢、脑泻、鼻渊，皆引热下行也。煮水灌产后中风。先烧红地，以蒜磨地上成膏，将僵蚕去头足，安蒜上，碗覆一夜，取僵蚕为末，嗜鼻，口含清水，治头风痛。同栀子、盐涂脐，通小便。和热土捣，入新汲水取汁，灌中暑欲绝。捣和麻油，厚敷一切疮肿，干即易，最效。又贴疮上灸之，能消一切痈疽。或曰：头上忌灸。然不知痛者，虽头毒不妨。昔东垣治脑疽，灸百壮始知痛而愈。同齑水顿服，吐腹中虫积，噎膈不下，腹热如火，手不可按者，皆效。夏月食之解暑。

服云母、钟乳人勿食，犯之则腹痛泄痢。忌韭、蜜、生鱼同食。一法用熟鸡蛋去黄，以烂蒜填满，覆疮上，加艾灸之，最散毒。

## 白芥子

辛降肺，温达肝散结。故除冷，利气，豁痰，痰在皮里膜外，及胸膈胁下寒痰、冷涎壅塞，非此莫达，故控涎丹用之。散痛，消肿，辟恶，痰行则肿消，气行则痛止，辛散则恶毒祛。为末，醋调敷，消痈肿。通经络，发汗，面目黄赤，暴风毒肿，喘嗽，痞块，反胃，痹麻木，脚气，筋骨腰节诸痛。痰阻气滞。阴虚肺热

本草求原

三一二

勿用。

北产黄白者良。煎汤不可过熟，熟则力减。芥菜子主治略
同。为末，酒下，治反胃上气。同白芷末、姜汁调，涂脚气。同白
术，枣肉丸，治胸胁痰饮。为末，水调涂足心，治痘疹入目，能引毒
下行。同苏子，定喘；莱菔子，消食；各微炒研，煮饮，名三子养亲
汤，治老人痰喘，胸满，便秘。加蜜，研用，又治喉痹。

陈年咸芥菜卤，治肺痈初起未溃，饮之，吐臭痰而愈。芥
本动风动气，疮痔便血当忌。得盐水久窖，变为辛寒，能降散痰热，
真良法也！

## 莱　菔俗名萝卜

根，辛甘。生捣汁饮，则辛全。辛主升，气升而后降。下气，
消痰，削血，止渴，宽中，去邪热。治吐衄血，汁和酒温饮，兼
滴鼻中。消食，制面毒，解酒毒，火伤，虽死，灌之即苏。食物
作酸。同猪、羊肉，益脾胃；同鲫鱼，止嗽。痘疹忌之。敷跌
打伤紫，散瘀。揩冻瘃①，煨熟揩之。治偏头风痛，取近蒂青色
者，取汁滴鼻，左痛滴右，右痛滴左。噤口痢，丹瘤游风，捣涂。
解附子毒，但耗气伤血。与生地、首乌同食，白人髭发。生姜能
制其毒。夏月多食其菜，冬不患痢。冬月取菜叶阴干，或摊屋瓦上，
任霜雪打压，至春收之。赤痢，砂糖煮；白痢，糖霜煮服。初痢最
宜，久痢胃虚勿用。口含莱菔，或饮其汁，可辟烟熏。根熟食，则辛
去甘存，反滞膈停饮，或谓熟降者，谬。

其子，微甘而辛，利血中之气。生则升，能吐风痰，以水擂
取汁，和香油、蜜温服，鹅翎探吐。散风寒，宽胸膈，发疮疹。炒

---

① 瘃（zhú 竹）：冻疮。《灵枢经·阴阳二十五人》："血多气少……足
指少肉，足善寒，血少气多则肉而善瘃。"

熟，则降气，杀辛燥以和于火，金火相合，则液化血而不化痰。消痰定喘，炒研，和皂荚灰、姜汁、蜜为丸，白汤下。治面积气胀、气蛊，以汁浸砂仁一夜，炒干，再浸再炒，凡七次，为末，米饮下，如神。风秘、气秘，捣水，和皂荚末服，立通。下痢后重，止气痛，消面食。下气甚速，气行则痰化，故丹溪谓其治痰则破墙倒壁之功，虚人忌之。叶茎温膈下气，久露晒干食，永无喉疾。

# 葱

生，辛散；熟，甘温。白冷，青热，伤寒方中不得用青。外实中空，肺之菜也。肺主皮毛，其合阳明，大肠。故发汗解肌，以透阴中之阳，直达巅顶。仲景白通汤、通脉四逆汤并加之，以通脉回阳。益目睛，白睛属肺。利耳鸣，阳上达之效。通二便。葱管吹盐入玉茎中，治小便闭及转胞，上达则下通也。治水肿，阳气通则气化而水行。合鲤鱼同赤小豆、桑白、白术、陈皮煮食，最消水肿。治伤寒头痛，连根用。女劳复，腹痛卵肿，取汁和醋服。妊娠伤寒，赤斑变黑，煮葱白热服，取汁。时疾热狂，阳透则热除。阴毒腹痛，厥逆卵缩，葱白安脐上，灸之熨之，阳透则阴不滞。脱阳肢冷，脉欲绝。熨脐后，以葱汁和热酒灌之，随服四逆汤。治吐血，衄血，尿血，便血，赤白痢，葱煮粥、薤粥俱佳。气为血帅，气通则血活也。金疮折损血出，煨研，同白糖封之，止痛无瘢。乳痈，风痹，通乳，安胎，合香豉、阿胶用。风邪喘嗽，同橘皮用。风湿身痛，取汁，入香油少许煎，调乙金、川芎末服。便毒初起，取根和蜜捣，敷之。阴囊肿痛，小儿盘肠，皆阳郁阴中。饱食房劳，血渗大肠，便血肠癖成痔。取根，干为末，温酒下。解药毒、鱼肉毒、蚯蚓毒、狂犬毒。气通则毒解。服地黄、常山、玉桂者，犯之无效。同鸡雉、犬肉食，则动血；同蜜食，杀人；同枣食，令人病。多食令虚气上冲。

叶，专散血气。葱根，专行经络。葱花，主心痹痛。葱子，明目，补中气。

患外痔者，先用木鳖煎汤熏洗，以青葱涎对蜜敷之，其凉如水。水病足肿，煮汤渍之，日三度佳。小便闭，小腹膨急，气上冲心，此由气郁乘膀胱而冲胞系，不得正也。合陈皮、葵子煎服，或合桃柳枝、木通、川椒、枯矾、灯心煎，熏洗外肾，避风。表虚易汗人忌之。

# 生　姜

生者味辛，属金，入肺、太阳。若微辛，则为土中金，入胃。气微温，初春之木气，入肝胆。若大温为热，则入心益火。无毒。久服去臭气，臭为浊阴之气，姜能扶阳抑阴。通神明，开五脏六腑，通四肢关节，《经》曰："毛脉合精，行气于府。府精神明，留于四脏。"言神明为阳气之灵，必金火合而阳气通，乃得畅达。姜苗于夏，芽于秋，霜后则多筋无姜，是金以火始，火以金终，故能畅金气以全火之用。开胃，止呕吐，吴萸汤用之。阳气流行，胃气自降也。消痰下气，阳和健运，则湿去而痰自消。除风邪寒热，并咳逆上气，辛和肺卫，合大枣之甘以养心营，则营卫调，而气自通降，故桂枝等汤用之。按：同大枣，又能行脾胃津液，使浊气散而不上逆，不特专于发散也，故为治呕圣药。同白芍，则温经散寒。利水止汗，肺为水之上源，肺气行则水利汗止，故真武汤、茯苓桂枝汤用之，今人罕知。止利。少阴之气，上交于胃则止，故吴萸汤用之。凡中风、中暑、中气、中恶、中毒、干霍乱，一切暴病，合童便立解。姜开痰下气，散邪，童便降火。凡早行含生姜，不犯山岚湿雾恶气。行血痹，去秽恶上冲。疗狐臭，姜汁频涂。搽冻耳。熬膏搽。杀半夏、南星、菌薹、野禽毒。<sub></sub>禽食半夏则毒。捣汁，和明胶熬，贴风湿痹痛。久食兼酒，则患目发痔。积热故。疮痈人食之，则生恶内。妊妇多食，令儿歧指。象形也。

生和半夏，主心下急痛。汁和杏仁煎成膏，治一切急痛气实，心胸壅隔，冷热气。汁和蜜食，治中热呕逆，不能下食。取姜治呕，蜜和胃也。姜汁大走经络，与竹沥则去热痰，同半夏则去寒痰。汁和酒，露一宿，饮之，止痰疟。和饧煎食，止咳嗽。同醋浆，止呕杀虫。同半夏煮汁，治心下痞坚，呕哕。

姜皮行表，和脾行水，治浮肿胀满。以皮行皮。故姜留皮则热减，去皮则守中而热存。连皮生晒干，功同生姜，可入丸散，较干姜则不热。生姜治表实气壅之呕。若胃虚气不行而呕，宜主以益胃之品。煨姜则降而不升，止腹痛泄利，扶脾气，散郁结，故逍遥散用之。同蜜治风热，咳逆，痰结。取蜜之润，以和辛散也。然阴虚咳嗽者，终非所宜。秦椒为使，恶芩、连、夜明砂。

## 干生姜<sub>水浸去皮，再浸再刮皮，</sub>
晒干，瓮中酿三日。

气温，温而不大热，得春天冲和之气，入肝木以和胃。味辛，得阳明燥金之味，使金生水而转润。无毒，为脏寒要药。主胸满，咳逆上气，胸为肺分，肺寒失下降之性，则逆而满。温中，土虚则中寒。止血，阳虚阴必走，得暖则血自归经。出汗，虽去皮而生干，其走表不异，且更热。逐风湿痹，寒邪留于筋骨之病。肠澼下痢。寒邪陷于肠胃之病。仲景治少阴下痢便脓血，桃花汤用干姜不炒，因外邪内干也。同五味，温肺；同人参，温胃；同参，引血药入心肺生血，治血虚发热；肺得肾气上至，下降入心而合于胃，汁乃成血，是火中之水，藉肺母以生化也。同橘皮、台乌、白蔻，除胸

三一六

满，咳逆上气。

炒干姜，味变苦，属火。治气虚之里寒。气者火之灵，生于火而统于金。生者畅金之气以全火之用，炒者守火之体以全金气，故无论纯寒与中气虚而化热，须此守中，生散而熟守也。主一切沉寒痼冷，心下寒痞，目睛久赤，虚火上浮之病。若血虚生热之病，宜与阴药同用，为反佐以生血。此皆取其雄烈之用。故《本经》申言生者尤良，言不论外内寒，皆可用生也。今人则以气虚中冷，生用惧其散气。至血虚发热，产后大热及气虚化热，以致伤血而唾血、痢血、吐血，必须以童便加炒至略黑，以杀其辛味，盖肺虚不能骤用过辛也。同四物加牛膝，治产后恶血，血虚发热。参、甘、芪、升、冬、芍、生、地、榆，治肠澼下血。《金匮》治肺痿，炮姜合甘草即此意。后世遇失血，每用姜炭，以为火从水化，使浮阳不僭而血自止。不知姜炭全失姜之本性，止宜炒以守中，配入凉血之味，使寒不凝而血乃和。叶天士亦谓炮黑入肾，陋甚！伤寒热痢，仲景用赤石脂丸，以炮姜配川连、当归，于此可参。

炒干姜末，白饧为丸，米饮下，治寒痢，水泻，胃虚少食难化，冷痰吐逆。黑姜末，米饮下，治血痢；酒下，治寒疟。过用凉药血不止，脉反紧疾者，宜炮姜炙甘。

## 大茴香古作蘹香，俗名八角。

辛，热，入心、肾、小肠、膀胱，暖丹田，补命门，散一切寒结。凡阴虚，肝火从左上冲头目必用。与吴萸、玉桂皆治肝，吴走肠胃，桂走肝脏，茴走经络。专治癥疝阴肿，小肠冷气；次治腰痛，泄泻，开胃，下食，调中，止呕，火生土则运化。止呃，腹痛，霍乱，同砂仁、食盐用。肾气冲胁，喘息不便。生研，热酒下。

按：茴香本旧根而苗于冬，能回阳于剥落之时，故能补肾中阳气。而膀胱遂藉之以施化，且其味辛中有甘，而后微苦，辛而甘，则能达肾阳以归中土，故为调脾胃之妙品。由甘而苦，故又能下归以宣小肠火腑之用。

太阴、阳明、厥阴之筋，俱络阴器。脾胃为寒水收引，则阳气下陷，郁于阴中，而任与厥阴之脉，亦不得伸，故为疝痛囊肿。此味畅小肠之火气，以行膀胱寒水之化，而后厥阴风木，乃得布其出地之阳。世人以疝多湿热，不宜用。不知皆由阳虚致寒郁而生湿，湿郁乃生热，必须此香辛之品。散外寒以冲内热，更佐利湿热之味以奏功。

一人脐下筑筑，咮痒，心下痛满呕吐，眉疼，目不欲视，头不举，神昏恶食，睾丸控引，尿数少，脉沉弦而涩，此因忧郁，寒湿乘肝而为疝也。以吴萸佐姜、桂、茴、楝及治气引药治之。肝苦急，以辛散之也。

合故纸、玉果炒米，治脾肾虚，少食餐泄。酒炒同川楝、荔、橘核、桂、苍、川、瓜、牛膝，治寒湿成疝。同麻仁入五苓散，以葱白、田七汤下，治二便闭，鼓胀气促。盐炒为末，糯米糕蘸食，治小便频数。同川楝炒为末，酒下，治肾消饮水，小便如膏。同杜仲炒，入木香为末，水酒煎服，治腰痛。炒黄用，得酒上行，得盐则入肾而降浊阴。

## 小 茴

辛，平，理气开胃。治胁下刺痛。一两炒同面，炒枳壳五钱，为末，盐酒，调下。祛蝇辟臭，食料宜之。大茴性热，多食伤目发疮。亦治寒疝。隔纸焙，燥研。按：小茴最调胃，故《拾遗》用治小儿气胀，霍乱呕逆，腹冷不下食。

# 茄　子

甘，寒，而熟于秋。能降肺阴入胃以化血。故主散血，止痛，消热毒疮肿，生茄去瓤，合于疮上。大风热痰，老茄以瓶盛埋地中，经年化为水，入苦参末为丸，酒下。腰脚血热生风，致拘挛筋急疼痛。血不化则病风，风藏即血藏也。以茄煮浓汁，入生米粉熬膏，和麝香、朱砂为丸，糯米酒下。若因寒湿而血不化，又宜达阳行血为主，少佐此味，入血以行金土之化。但性寒利，多食腹痛下利，大肠滑者忌之。女人能伤子宫，难孕，发动风气痼疾。秋后多食损目。老黄者烧灰，治乳裂。入药多用黄茄，宜九月黄熟时收取，洗净，阴干。难孕人忌。

茄蒂，治肠风下血，血痔，烧灰，米饮下。口齿疮蜃，烧灰擦。擦紫、白癜疯。紫癜用紫蒂，白癜用白蒂。俱生切，点硫黄末擦，取其散风毒瘀血也。治对口疮，脑疽。生茄蒂、生首乌等分，煎饮。初起以蒂烧灰，酒下即消。

茄根，治中风，寒湿诸证，鹤膝风，疠风，用白根为君，同风湿药浸酒。散血消肿，宜赤根。治血淋，同叶干为末，盐酒任下。下血，血痢，阴挺，烧灰，纸卷插入内。齿蜃，连根树烧灰，敷之，先以蜂房煎汤漱过。口中生蕈，或根或子，烧灰，盐等分，醋调擦，先用醋漱口。诸痈肿疔疮。烧灰淋汁，调各疮药。煮汤，渍冻疮皴裂。茄根用马屎浸三日，晒炒为末，点牙即落。

茄同蒜食，发痔痛，旧根尤甚。

**马齿苋**一名九头狮子草，
又名命菜，以其难燥也。

酸，寒，含水气以滋肝。专入血脏，散血消肿，多年恶疮，敷三二次即愈。烧灰，煎膏，涂秃疮湿癣。**利二肠，解毒。**治破伤风属半表半里者，头微汗，身无汗，地榆、防风、地、丁香同此等分末，米饮下。**杀虫，治血瘤，诸淋痔，赤白痢，赤白带下，**俱取汁，合鸡子白温，令热服。**血癖，小儿丹毒，**与热淋，俱取汁饮，以渣敷之。**滑产，**治足趾甲疽肿烂，阴干一两，青木香、盐各二钱半，烧存性，加朱砂敷之。**解马汗、射工毒，**涂之。**封丁肿。**先灸之，乃烧灰，和梳垢封之，根即出。

有大小二种，大者无用，叶小而节间有水银者入药，去茎用。不可与鳖同食，食成鳖瘕。同蜜敷恶疮烂脚妙。

## 淮　山—名薯蓣，又名山药，又名山芋。

气平，得秋分之凉气，色白而润，入肺。味甘，得土之冲气，入脾。无毒。**主伤中，**脾位中州而统血，血属阴中之守也。甘平益血，故主之。**补虚羸，**中血足，则肌肉丰。**除寒热，**肺气虚则寒邪生，脾血虚则热邪生。**邪气，益气力，**脾血足则四肢健，肺气充则力倍。**长肌肉强阴。**阴者，宗筋也，肝主之。此物多脂液，又能补肾填精，精足则肝旺，况炒之则气温，又能达肝阳于上，故阴强。**久服耳目聪明，**目得血则明，耳得血则聪。**轻身不饥，延年。**皆脾血旺之功。**补心气，**肝、脾、肾脉皆由肺而注心中，肝阳上达肺、脾、肾之阴气以归心，则水火同和而脊益。**养胃，厚肠，止泄痢，润皮毛，散游风，**皆由肺脾达至阴之气彻于中外也。**益肾气，理腰痛。**此物补血，何以又补肺肾之气？盖足三阴皆起于下，必藉肝阳上达以至于肺。故《经》曰："三阴至于肺，一阴为独使。"一阴者，肝也。阴血足而肝阳不亢，则清和之气上下皆受其益，故肾气丸用之。

**生捣，消肿硬。**甘凉之效。带泥捣，合蓖麻子、糯米等分，水浸研敷，消肿毒及顶后结核。半生半炒，米饮下，治噤口痢。熟则固肠胃，止泻，渗湿化痰而滞气；生则滑。干白而坚者良。同参、术、米饮，开胃。又和鲗鱼脑捣敷，或捣和川芎末、白糖，涂乳癣硬块。涂之，必奇痒，忍之良久，即止。盐炒涩精，姜汁炒理脾。

陈修园曰："凡甘平上品之药，《本经》皆提出'久服'二字，是于无病之时，缓缓填补，与五谷之养人相佐，以臻寿考也。若大病之时，而徒用甘平之品，则病不速去，元气日伤。如五谷为养脾第一品，岂脾虚之人强令食谷，遂可毕乃事乎？今人每取此等，及防、党、熟地、玉竹、阿胶、沙苑、沙参之类，加减应酬，而常得盛名，诚可慨也！"

按：广东甘薯，色略紫，甜腻而温，其补比强肾之功较胜，俗人称为山薯。须野生乃佳，但性颇滞。

## 冬　瓜 皮如霜粉，又名白瓜。

寒泻热，甘益脾。利二便，止渴，消水肿，水土合德，则土为水主，水为土用，自不氾滥。同鲤鱼、葱作羹，又去瓤，以赤小豆填满，泥包晒干，糠火煨熟，焙干为末，水为丸，冬瓜子汤下，以尿利为度，治十种水肿喘满。产后痢，伤寒痢，泥包煨熟，取汁饮。止消渴，苗、叶皆可用。散热毒痈肿，切片敷之。解丹石毒，下气。阴虚及反胃人忌之。九月勿食，令人反胃。霜后食佳。

冬瓜仁，甘，平。治心经蕴热，小水淋痛，鼻面酒齄如痘、疼痛黄水出，开胃，醒脾，胃虚呕吐。同参、苓、橘、斛、竹茹、枇杷、白芍、芦根汁。主腹内结聚，滞下脓血，以瓜子壳煎水饮，为肠胃内壅之要药。治烦满肠痈，益肝明目，去黑䵟。作面脂，泽肌润颜。凡方所用瓜子，皆冬瓜子也。

皮，去皮肤风湿热，洗外痔，解砒毒，热斑疿疹。煎饮。

冬瓜藤，苦，寒。清肝肺脾，活经络，利关节，和血气，去风湿。

## 木　耳<sub>各木所生。</sub>

禀湿热之气而生。甘，温，小毒。令人衰精，惟散瘀。治五痔，狁肿，崩中漏下，一切血症最验。<small>炒见烟，为末，酒下一匙。</small>

桑木耳，甘，平。黑者入肾，祛子脏风热，女子漏下。赤者走肝，治血病，癥瘕积聚，寒热无子，<small>积聚去，则孕成。</small>阴痛阴痒。<small>煅，与童便、炒香附至黑为末，醋下，血崩奇效。</small>金色者主癖饮积聚，肠风下血，衄血，痔血，虚劳咽痛。黄熟陈白者，止久泄益气。

槐耳，苦、辛，平。祛风破血，治五痔，妇阴疮，脱肛下血。<small>为灰，饮下，或同干漆，灰酒下。</small>

柳耳，治反胃吐痰。

柘耳，治肺痈，咳血脓。<small>每末一两，同梳垢二钱糊丸，米饮下，已成未成皆效。</small>

石耳，甘，平。利二便，明目益精。

按：凡木耳，皆得一阴之气，故凉血止血。木耳为恶蛇毒虫所过者，能伤人，生捣冬瓜蔓汁可解。凡仰生及夜视有光，欲烂不生虫者，皆不可食。

## 芸　薹<sub>即油菜</sub>

辛，温。畅气宣血，散结消肿。<small>捣贴乳痈丹毒。</small>最效。煮食，治腰脚痹，血风，血积，难产，<small>为末，酒下。</small>如无子，用叶妙。接骨。<small>同小黄米炒，加龙骨少许，醋调贴之，伤损亦效。</small>动疾发疮，损阳气，令人腹中生虫，不可多食。<small>漱炒，同桂各一两，</small>

良姜五钱，为末，醋为丸，淡醋下，治血结气块腹痛。

## 甜瓜蒂 即苦丁香（又果部）

春苗，夏花，花蒂结实。瓜甘，属土。蒂苦，属火。而气寒。属水。是由春升达水至火，夏火气盛。以归于土，而乃际于极上者也。水火达，而胃气乃上于肺，以布于四脏。凡食物皆然，此味治证，多灌鼻中以行之，可知其能上至于肺矣。故能涌吐肺胃风热痰涎，膈上宿食。凡桂枝证，寸脉浮而胸痞、气上冲者，胸有寒也；夏月身热头痛、脉微弱者，伤冷水，水行皮中也；少阳病，寒热头痛，脉紧者，膈有痰也；胸痛欲人按，而反有浊唾兼下利，寸脉弦者，未经汗下而烦躁者，皆上实也，俱宜吐之。吐亦有发汗之意，丹溪治小便不通，亦用吐法，甚至用四物、四君以引吐，皆成法也。今人但知汗下，而吐法绝置不用，致邪在上焦，久成坏症，惜哉。主水气，身面浮肿，咳逆上气，湿气上侵头痛，风眩头痛，痰闭咽塞，懊憹不眠，黄疸喘息，皆取其苦以达甘之用也。之颐曰："蒂具彻下炎上之能。"使火气达则风与热俱散，水气达则寒与湿俱除，故为胃土除湿热之要药。方用瓜蒂达胃至肺，赤小豆入肝升肾，等分为末，或吹鼻取出黄水，或以香豉煎汤调，下一钱。

同麝香、细辛，治鼻不闻香臭。合腻粉半之，治风涎气塞卒倒。若涎不出，含砂糖即出。炒黄为末，酸齑水下，治风痰在隔。诸痫、风痫加蝎梢，湿肿加赤小豆，有虫加狗油、雄黄，甚则加芫花，立吐出虫。但大吐亡阳，凡尺脉虚，胃弱，病后及上焦无实邪者，吐之则损胃耗气。凡取吐，须天气清明，巳午以前，令病人隔夜勿食，卒病者不拘。一女子齁喘，取吐胶痰而愈。

# 莲 藕

藕不偶不生，地二之火也。茎必奇生，是天一之水也。偶下奇上，是离中之坎，必致于上也，且脉络井然，窍穴玲彻，气平，入肺。味甘，入脾。故能通窍达络，调肺津，补中，入心脾血分。水精归脾，上升于肺，乃入心生血，是血原于水成于火，必赖地道上腾，中气上达，即是补。生食，解胸热，散瘀，取汁调发灰，治血淋痛胀欲死。合生地、童便，治产后血闷①痛，气上冲心。止渴除烦，取汁和蜜，治时气烦渴；和姜汁，治霍乱虚渴。治尿血、热淋，同生地汁、萝卜②汁入蜜，温服。解酒毒、硫、蟹毒。捣烂，热酒调食。熟食甘温，益胃，消食，宽中，补心，养神，多扎聚心。益气力，心血足则力充。实肠止泄，止怒，久服除百疾，令人心欢。益心之功。同蜜食，令人肥，不生虫。生捣，罨金疮伤折；熟捣，涂拆裂冻疮。卒中毒箭，多饮藕汤佳。

藕澄粉，治虚损失血，吐、利血，血痢口噤。频食，则结粪自下，胃自开。

产后生冷皆忌，惟生藕不忌，为其不③破血也。尘芒入目，取汁滴目中即出。

藕节，气平。解热毒，消瘀血。味大涩，汁和发灰，又止上下诸脱血。《经》曰："血者，神气也。"又曰："节者，神气之所游行出入也。"即此可知，血溢用节较胜。藕节伏硫黄。宋孝宗食蟹致痢，捣藕节和酒服而愈。同荷蒂煎，或为末，和蜜服，治暴吐血。晒为末，以参汤加蜜服，治便血。解热止渴，宜白花者；治血及补，

---

① 闭（bì 必）：闭门。《说文·门部》："闭，闭门也。"
② 萝卜：原作"葡卜"，据《本草纲目·莲藕》改。
③ 不：原脱，据底本旁注补。

宜红花者，红稟火气也。

# 荷　叶

　　苦，凉。色青，形仰，中空，象震，震，仰盂。感少阳甲胆之气，故升发元气以疏胃，苦入心，平入胃。洁古枳术丸用之烧饭为丸是也。令胃厚而不内伤，胜于巴豆、牵牛多矣。治痘感风，倒靥变黑，肢冷身痛，红背者升发散瘀，合僵蚕解结滞，痘自起，胜于人牙、龙脑。雷头风症，头面疙瘩肿痛，憎寒壮热，状如伤寒，不可过用寒药，清震汤治之。用一枚，合升麻、苍术各五钱。泻痢，暑渴，清热，阳水浮肿，烧存性，米饮下。产后瘀痛，烧灰，或炒煎汁，童便调更妙。吐、衄血，同蒲黄为末，麦冬汤下。崩淋。同黄芩、蒲黄末，酒下。其散瘀血，留好血，与藕相同。但藕畅地道之阴液，此达天道之清阳，为略异耳。洗肾囊风，治遗精，研末，酒服，极验。安胎，止崩，治血痢，健脾。宜用叶蒂，名荷鼻。取其味厚于叶也。但荷叶多服令人瘦。用之煅银，银顿轻，其消烁可知。荷蒂达水中真气，故和血，如肝达肾阳而为血脏也。荷梗清心，消暑，通气。

# 莲　子

　　甘，补脾。平，实肠。而涩。固精。得水土之精英，自抽茎、开花、结实，皆自下而上，藕以偶生，而奇茎直上，是以地二之离，致其坎一之用于上。乃实中。包含卷荷二枝，形复倒垂，有归根复命之义，莲者奇也，而心复偶，是奇中有偶，从上生下，则地二之火下交于坎，以致其用于下。故能益土以行水火之升降，而交通心肾，安靖上下君相火邪。补中，养神，益气，清心，固精，止泄，醒脾，止久痢，崩带，赤白浊，古方治心肾不交，劳伤白浊，有莲子清心饮；补心肾，有瑞莲丸。**益十二经脉血气**，经纬贯串之余化也。**及诸血病。**水中真气入肺以资血之始，肺阴入心以资血之化。**大便燥者勿服。**以其健脾堤水也。同川连、人参，治噤口痢；同连、芍、扁豆、升、葛、橘、曲、甘、滑、乌梅，治滞下如神。酒浸二宿，入猪肚内煮晒，酒糊丸，补益虚损。**补益去皮；固精健脾，连皮用。**

莲子心，**苦，寒，清心去热。治劳心吐血**，同糯米为末，酒服。**尿精**，同辰砂末，白汤下。**血疾渴，产后渴**，为末，米饮下。**暑热霍乱。**故治心肾病。莲子宜带心，益脾，则宜去心。又种子，以其所缊①为资始资生之本也。

**石莲**，莲子经秋，老于莲房，堕入水中，久而变黑。**甘，寒，清新宁神。**同龙脑为末。**白浊遗精**，同茯苓为末，白汤下，此髓有热也。若肾虚而滑，忌之。**心虚热赤浊**，加甘草为末，灯心汤下。**热毒，噤口痢。**同参用，取水土之余气，以助脾阴而去湿热。**砂盆中擦去皮，留心用。**石莲入水则沉，是全归水性密藏之义。以卤盐煎之则浮，是水中之真阳得本族以柔之，而生气流动也。故落田野者，百年不坏，食之黑发不老。肆中石莲，产广东树上，大苦寒，不宜入药。

## 莲蕊须

**色黄，味甘，入脾。气温，入肝。性涩。**而华于夏，是本天一之灵而透地二之火，以丽于土。故**镇心，通肾，固精**，欲勤、精薄而滑者宜，阳亢者切禁。**乌须发，止梦遗**，俱同黄柏、沙苑、砂仁、甘草、鱼胶、五味、盆子、牡蛎。**吐、崩之诸血。**兜涩之效

① 缊（yùn 韵）：通"蕴"。包含；收藏。

固矣。岂知血原于水，成于火，藉肝达水气以资血之始，尤藉肺阴降火以资生。而中土之汁，又血之本也，肝气达而土气和，则血调。忌地黄。

莲花，性功同。取白花阴干用。萃仙丸用之。

莲房，苦，入心。温而涩，功专止血。崩下，溺血，皆烧灰用。

花蕊，浸酒妙。

莲叶①，涩，寒。取汁熬膏，每汁一两，加饴糖五钱，治阴虚失血，止白浊，贴蛇鳞疮。

初出卷叶，全用，煎饮，下胎衣，存性，治莲蓬疮。

花，阴干，贴疮。凉心血，解热毒。治惊痫，消湿，去风，疥疾②。

## 芡 实即鸡头实

生水中，向日开花、结苞，是禀水之真气，而感太阳以发育。甘，平而涩，故能益脾肾，助胃气，脾受水中之真气，以上行于胃者也。利湿。治湿痹，腰膝痛，泄泻，益精气，强志，水之精为志，言水中真气之灵也。合粳米煮粥食。小便不禁，遗精，同金樱膏为丸，名水陆二仙丹。带浊，同茯苓、黄蜡、蜜丸，盐汤下，名分清丸。蒸熟，捣粉用。生食动风滞胃。涩精，连壳用。同秋石、茯苓、莲肉、枣肉为丸，盐汤下，治心肾损伤，尿数遗精。

## 水瓮菜即过塘蛇

淡，寒，利水。治狂犬伤，取汁饮。敷皮肤热毒，背痈大

---

① 莲叶：此上原衍"补"字，今删。
② 莲叶……疥疾：原置于"洋茶花"前，今移此。

疮，蛇伤，坐板。坐之。

## 柠檬叶

辛．甘，温。止咳消痰，顺气。

## 洋茶花

淡，平。白者治白痢，红者治红痢，俱同猪肉煎，或浸酒。白者妙。

## 白　菜

甘，凉，无毒。辟鱼腥，和平，消食，解酒，利肠胃。多食恶心，肤痒，发风疾。胃寒人忌。生姜可制。

## 芥　菜

辛，温，无毒。利九窍，通肺开胃，利胸豁痰，除冷气。多食动风发气昏目。忌同鲫鱼、兔肉食，痔疮失血人忌。

叶上有红筋者良，叶有毛者勿用。

其心和醋食，适口，多食助火，生痰，动血，发疮。酒后多食，缓人筋骨。

### 菾莯菜俗名石菜

甘，涩，寒，滑，无毒。通心，开胃，疏膈，利水，清热痢。胃寒人忌。

茎灰淋汁洗衣，皎如白玉，其消削可知。

## 苋　菜

甘，冷，无毒。除热通窍，利大、小肠，滑胎易产。青者治气痢，赤者治赤痢，杀蛊毒。但动风冷中，脾弱易泻勿用。恶蕨粉、鳖肉。

## 菠　菜

甘，冷，滑，无毒。润肠，通血脉，利脏腑，清肠胃，五痔。根尤良。解酒，制丹石毒。忌同鳝食。

## 生　菜 即白苣菜

甘，寒，无毒。利五脏筋骨，开胸膈热壅，通经络，快脾。令人齿白，聪明，少睡。中寒、产后、小肠气痛人，均忌。

## 黄萝卜

即胡萝卜。甘，淡，微温。下气补中，利胸膈肠胃，安脏，进食。

## 茭　笋 俗名乌茭

甘淡而冷，无毒。止渴，除五脏邪热，心胸浮热，肠胃积热，止痢。多食令下焦冷。同生菜、蜂蜜食，发痼疾，损阳道，宜用糟食。除目黄，解酒毒，通二便，治癞疮。

## 竹　笋

甘，淡，微寒，无毒。利膈，开胃，清痰，止渴，利水。痰火宜用，以其清热、清痰，有竹沥之功也，多煮为良。若痘疮不起，非因血热毒盛，不可轻用，恐滑肠也。发热疹瘢毒，化血破积，又治疫病迷闷，妊妇头旋、颠扑、惊悸，小儿惊痫。

苦笋，苦，寒，无毒。解酒，清热消痰，止汗，明目，利窍。治中风失音，面舌目黄。

青笋，甘，寒。治肺痿吐血，鼻衄，五痔。

淡干者，有光笋、火笋等，功亦略同淡鲜笋。

用水浸酸为酸笋，煮汤食，止渴，醒酒，利膈，止痢。水煮，洗痘疹结毒良。

但诸笋性冷难化，不宜多食。惟冬笋甘平无毒，堪食无患。

伤笋食香油、生姜治之。另详苞木类。

## 黄 瓜即胡瓜

甘，淡，寒，小毒。清热止渴，利水。多食损阴血，发疟病。疮疥、脚气、虚肿、病后脾弱，均忌。小儿多食，滑脾，生疳虫。和姜、醋食，则水气减①。

善②解毒热火气，北人坐卧炕床，故以此为珍品，至南人止堪供蔬。甚不益人，多食虚热上逆，有损阴血。各症见前。惟老黄瓜去子，以芒硝填满，悬阴处，俟硝出刮下，点火眼甚效。去瓤入硝，阴干为末，吹咽喉肿痛，立愈。又治杖疮焮肿，河水浸之，取水搽。汤火伤灼。五月五日，碎瓜入瓶内封，挂檐下，取水搽③。

## 节 瓜

功同冬瓜，而无冷利之患。甘，淡，益胃，长于下气消水。

## 水 瓜

甘，凉，无毒。解热凉血，通经络，下乳汁，利肠胃，治

---

① 减：此下原有"又补论在下二十九页"，今据文意移出，故删。
② 善：此上原有"黄瓜"二字，今删。
③ 善解……水搽：原置于"丝瓜"前，今移此。

痰火，痛肿。<sub></sub>同豆豉、食盐，敷血疗疮良。多食痿阳。

## 番　瓜（藤补在下）

甘，淡，温，有毒。助湿滞气，多食发脚气、黄疸。忌与羊肉、猪肝、赤豆、荞麦面同食，为食类之下品。

## 白　瓜 即越瓜、稍瓜

甘，寒，无毒。利肠，去热烦，止渴，利水，解酒。但冷中发疮，多食令脐下癥痛。

腌为酱瓜，温，平，开胃益脾。烧灰，涂口疮、阴茎热疮，以其解热收湿也。

## 苦　瓜

苦，寒，无毒。除邪热，解劳乏，清心明目。但苦能助火，火盛翳胀及噎膈病愈后，均忌。

其子甘，苦，无毒。解误食疔牛中毒，擂水灌。壮阳益气。须熟赤者方能内藏真火。

## 藤　菜 即落葵

酸，寒，滑，无毒。散热，利大、小肠，滑脾。脾冷忌之，曾被犬伤尤忌。

## 芥　蓝

甘，辛，冷，无毒。宽胸，解酒，但耗气损血。病后及患疮忌之。

## 绿豆芽

甘，凉，无毒。解酒，清热，明目，利三焦。但受郁浥①之气而出，能发疮动气。

## 蛾眉豆

甘，微温，无毒。边有红、青、白三种，而子皆白。秋繁冬盛，有似扁豆，故亦和中下气，调五脏，解酒，通利三焦，金水合德也。化清降浊。疟疾忌。旧根者发旧病。

## 豆　角即豇豆

甘，咸，平，无毒。汁黑补肾，甘补中，平益肺气，和五脏，调营卫，止消渴，吐逆泻痢，解鼠莽毒。

或曰水肿尿短者忌之，按：咸平则金水合德，能行注节，岂有尿短反忌之理？存参。

## 刀　豆即大弋豆

甘，平，无毒。和中下气，利肠胃，补肾元。嫩时煮食、酱食、蜜煎，俱佳。老则收子，大如指头，色淡红。同猪、鸡肉食尤美。昔有病后饥逆不止，取其子，烧存性，白汤调服二钱即止。此降逆归元之效也。

## 蕨　菜

甘，寒，滑，无毒。降气，利水，清热。中寒人食之，则

---

① 郁浥（yù yì 欲益）：亦作"鬱裛"。谓潮湿不干。

目暗鼻塞，痿阳脚弱，邪气壅于经络。

## 鹿葱花 即萱草

甘，平，而味如葱，无毒。为鹿所食，最解毒。散郁结之烦热，消食，利湿。治小便赤涩，酒疸，白浊，利胸膈，安五脏，长乳，同猪肉。止赤痢。同猪肠。令人欢乐忘忧。

根，利水通淋，小肠气，立验。治酒黄疸，白浊，衄血，取汁，和生姜汁呷之。吹乳，乳痈。擂酒服，并敷。

一名忘忧草，金针菜即其花也。

## 芋

本作薯，因有番薯，改读为污。《项羽本纪》："士卒食芋菽。"《博物志》："芋以十二子为卫，应月之数是也。"

甘，温而滞。调中益气，止泻。多食困脾滞气。有黄、白、紫数种。紫者破气，黄者发疮疥，俱有小毒。白者无毒。其大如椰子者最美。冬月食，不发病。其苗，醋煮可作蔬。

## 番 薯

甘，平，滑，无毒。凉血活血，宽肠胃，通便秘，去宿瘀脏毒，舒筋络，热痿以片糖煎食最妙。止血热渴，产妇最宜。和鲫鱼、鳢鱼食，调中补虚。红皮白肉、白皮红肉者胜。

叶，敷虫蛇伤，并痈肿毒痛、毒箭。同盐捣。汁，涂蜂螫。

## 香 蕈 即香信，同菌。

楠木上糯米种出。甘，平，无毒。大益胃气，亦祛风行血，香能散故也。其治湿热肿胀，亦香能运胃之功。若各土菌，因湿郁而生，必不能治矣。

## 蘑 菇 又羊肚菜、鸡㙡菜①

埋桑楮诸木于土中，浇以米泔而生。其长大色白，柔软中空如鸡腿者，名鸡腿蘑菇；状如羊肚，有蜂巢眼者，名羊肚菜；出云南沙地，高脚者曰鸡㙡菜。皆得米气，益脾胃，清神气。蘑菇甘，寒，兼消热痰；鸡㙡甘，平，兼理五痔下血。一得桑楮余气，一得山川灵气，故微异耳。至于草菇，则受阴湿而生，不能益人矣。

## 十 菌 各木菌附

处处山中有之，得岚瘴郁蒸而生。甘温，或甘寒，有毒。能长湿热寒湿，令人腹痛颇胀，发痰呕逆，或发冷气。其在冬春未启蛰前，为毒尚浅，宜和生姜食之。秋夏湿热盛行所生，其毒大，且恐虫蛇经过，为毒更甚。

松菌，甘，温，治小便不禁。

杉菌，辛，温，治心脾暴痛。

槐菌、柳菌、榆菌、桑菌、芦根菌、甜竹菌、露兜簕菌，俱咸寒。去肺脏、大小肠热，治赤白痢。同猪肉食。俱朽株所生，无毒，食之无虞，得姜醋良。但恐日久虫生，味苦，亦不宜食。

至皂荚、茅根、苦竹各菌，有小毒。食之多发疮疥。

枫树菌，误食，毒攻心包，令人笑不休。

---

① 鸡㙡（zōng 宗）菜：即鸡㙡菌。也作"鸡枞"。《本草纲目·菜部·鸡㙡》："鸡㙡……益胃清神，治痔。"

凡中菌毒，急以地浆、粪汁或生白矾研新汲水解之。

凡菌味苦，或辣，或夜中有光，上有毛，下无纹，仰卷色赤，欲烂无虫，洗之水黑，煮之不熟者，皆毒，能杀人。闻昔有人得一大菌，光润可爱，置之瓶中，蝇蚋扑上即死，究其所得之处，乃在古冢穴中，洇为椊枋①之毒无疑。今人煮菌，以纹银器并灯草置锅中同煮，或食时以银器试之，银色黑者勿食；或煮时投以姜屑、饭粒而色黑者，亦勿食。世多食菌而死，其毒甚于河豚，不可不慎。

痔病、牙痛者，食菌必发。

## 慈　姑

甘，涩，寒，无毒。熟食壅气，多食损齿，动宿疾。冷滞腹胀，脚气，瘫痪，脐下痛，同生姜煮稍可。崩带肠风，五痔疮疖，孕妇，更忌多食。若生捣汁服，又解百毒，治石淋，产后血闷攻心，下胞衣。

叶，敷小儿游风、丹毒。

## 龙须菜

形如柳，根长尺余，白色。甘，寒，无毒。利水，去肉热，治瘿结气。醋拌，或和肉食佳。

## 鹿角菜

生海石间，形如鹿角，紫黄色。甘，寒，无毒。下丹石积，解面毒，散风，退骨蒸。晒干，水洗醋拌，则胀起如新，味

---

① 椊枋：棺材。

滑美。

## 紫　菜

甘，咸，寒，无毒。去热气烦满，咽喉不利，瘿瘤脚气。中寒食之，腹痛吐涎沫，饮热醋可解。

## 甘菊苗

粤东无甘菊，惟黄菊功用颇同。初夏嫩苗叶，甘，微苦，凉。清肝胆热，益肝气，明目，去翳。同花浸酒，加南枣、杞子更妙。治头风眩晕欲倒。作羹，煮粥亦可。宜初夏采苗，阴干用。花详隰草部。

### 诸葛菜 即蔓菁、芜菁

苦，温，无毒。治热毒风肿，乳痈寒热。和盐敷。
子，能明目。作面脂，令人面白美颜。多食则气胀。

## 芹　菜

有二种。一生平田者，曰旱芹，禀青阳之气以生。甘，辛，宣达，无毒。能清理胃中浊湿，使胃气清纯，精血有赖。故治血崩、赤白带，养精，保血脉，益气，去伏热，通鼻塞，解酒，止烦渴，利二肠，治黄病，令人肥健嗜食。《本经》所载指此。若生陂泽者，曰水芹，得湿淫之气以生。不益人，且恐蛇虫遗毒，令人腹满痛甚，须服硬饧二三升，吐出方安。和醋多食，亦损齿、发疮疥，以湿热之气盛也。有鳖瘕人忌之。

## 葫芦瓜

有二种。甘甜者虽无毒，亦不益人。惟解丹石毒，通石淋，治大水浮肿及水气黄疸，二便不通。火酒浸，饭上蒸食，或实糖霜煅，存性用。亦必暴病实症方宜。若久病，胃虚脾弱及脚气虚胀犯之，必致吐利不止而死。平人多食，亦伤胃，发疮疥，苦者尤甚。

其子，煎汁或酒浸，治鼻气窒塞。少少滴入。又目疾胬肉方用之，取苦寒以降火也。

长柄匏瓜，性治亦同。烧存性，擦腋下瘿瘤，以愈为度。

## 丝　瓜

功性同水瓜。解毒，去痰，消肿，主血热各病。治肠风，崩漏，疝痔，痈疽，滑肠，下乳。其经霜老丝瓜，经络贯串，房膈联属，更能通人经络，和血脉，化痰顺气，更解热毒，消肿，杀虫，治诸血病。故取近蒂三寸，连皮烧灰，治痘出不快。砂糖水或米汤下。以其甘寒解毒，而无滑泻之虞也。其立冬后小丝瓜，煅和朱砂服，则稀痘；搽牙，则止风虫牙痛。

叶，敷蛇伤，干即易。并取汁服。

蒂，同金针菜，治一切喉咽肿痛。屡效。

## 南　瓜

有二种。一种小而色红润，一种长大而皮白。皆甘温，入心解毒，补中益气。与番瓜大而皮糙者不同。蒸晒浸酒佳。

其藤，甘，苦，微寒。平肝，和胃，通经络，利血脉。

## 番瓜藤

苦，辛，凉，无毒。走经络，治肝风，滋肾，和脾胃，养血调经。

## 丝瓜藤

苦，微寒，小毒。和血脉，活经络，滋水，止阴痛，补中健脾，消水肿。治血枯少，腰膝四肢麻木，产后惊风，调经。其近根三五寸，存性，治鼻渊，常流臭浊水。

## 陈干菜

苦，咸，平，无毒。治肺火咳嗽，化痰理气。治喉疼失音，益阴滋水。咸故也。

## 胡　荽 即蔗妥①，俗作圆绪。

辛，达肠胃；温香，通心脾四肢。消谷，行小腹气，辟秽恶，起痘疹。凡儿虚弱及天时阴寒，或触犯不正，如汗气及狐臭、天癸、一切秽恶壅滞心脾，致痘疹痧出不快，以之挂于床帐上下，兼取根叶或子，煎酒数沸，物盖，勿令泄气。候冷含喷，从项背至足，令遍，勿喷头面。春温时及壮实胃热勿用。

其子，同米糠等分，乳香少许，烧烟熏痔瘘、脱肛效。

---

① 蔗妥：即"蔗荽"，又作"胡荽"，俗称"香菜"。《本草纲目·胡荽》："张骞使西域始得种归，故名胡荽。今俗呼为蔗荽。"

# 卷十六 鳞部

## 龙 骨

东方苍龙属木，入肝藏魂。形为火而纯阳，出水中而呵云。又本于阴，阴阳变化，能治阴阳乖离之病，且天一生水而化形于肾，以主骨，骨乃天一纯阳之真形也。甘，平，无毒。主心腹鬼疰，精物老魅，皆阴恶之气，阳能制阴也。咳逆，惊悸，狂痫，皆阴不能守阳，肝火上逆挟痰，而归迸于心肺也。合牛黄则能收肝经浮火归阴，逐痰降逆。自汗、盗汗，亦阳浮耳。久泻，便数淋痢，上下失血，崩漏带浊，遗尿。同桑蛸末盐汤下，并治淋沥。脱肛，皆阳不能固肝而肝气奔于下也。多梦纷纭，精滑，皆阴阳不交，肝魂不守也。《金匮》治虚劳失精，有桂枝加龙骨牡蛎汤。《千金方》同远志酒服，治健忘心冲。再加朱砂蜜丸，治劳心梦泄，夜梦鬼交。止阴疟，治休息痢，生肌定喘，气不归元。敛疮，益肾暖精，同远志。收神魂，一皆取其阳神之灵变，以治阴阳之离散，非徒涩可止脱之说也。故仲景救逆汤、桂枝甘草龙骨牡蛎汤、柴胡龙骨牡蛎汤，皆因表邪误灸误下，而加之于表剂之中。《本经》又言其治癥瘕坚结，谓肝经血积，惟此变化走肝者，乃能入而攻之也。岂收涩之性能有此效乎？

陈修园曰："痰，水也，随火而升。龙，火也，而潜于水，能引逆上之火，泛滥之水而归其宅。若与牡蛎同用，为治痰神品。"仲景风引汤从此味悟出。

白地锦纹，舐之粘舌者良。补阳，酒浸或煮、火煅；补阴，煅赤，以黑豆、胶蒸，研细水飞用，否则着肠胃。晚年作热。

同莲肉、藕节、远志、枯矾、朱砂，糯米糊丸，治虚羸便浊，滴地成霜。

忌鱼及铁。畏石膏、川椒。得人参、牛黄良。

# 龙齿

涩，平，无毒。主杀精物，镇心安魂。治大人痉癫狂热，小儿惊痫，心下结气，不能喘息。功同龙骨，余则逊于骨，以齿为骨之余也。今人贵齿而贱骨者非。希雍曰："骨入心、肾、肠、胃，故兼止泻固精；齿单入心、肝，故但镇惊安魂。"肝魄属阳，游而不定，龙之变化，属木者安之；肺魂属阴，止而有守，虎不仰视而专静，属西方金者定之。故阴魄不宁以虎睛，阳魂飞越制以龙齿。

形如笔架，重数两。外光泽如磁，碎之其理如石，舐之粘舌者真。亦有微黑，煅之色如翡翠者为苍龙齿，最上。若小如笋尖，或如指状者，海鳅齿骨也；如贯众根者，海马齿也，舐之亦粘舌，宜细辨。龙角亦安神魂，故《千金方》并用之。

# 穿山甲 即鲮鲤甲

劲毛坚甲，皆在皮外。辛，平，微寒，有毒。善窜，得金气专而合于水，能透肺气，行经络，肺为注经之始，肝为环经之终。使气至而血行滞化。血原于水，藉气以行。治五邪惊啼悲伤，惊伤心神，则阴阳闭塞，传于肺而为悲哭。肺贯心以行呼吸，肺气通则阴阳达。烧灰，酒服。风湿冷痹，浑身强直，同全蝎炒，入五积散内，加姜、葱。通经下乳，炒研酒服，虚人同猪蹄煎。血滞化热以成风，炒同甘草末，米饮下，烧末擦之。诸风亦去，血行风自灭也。风疟、痰疟、单热疟，炒同大枣。下痢里急，炒同蛤粉。妇人阴癞，以白沙炒。痘干紫黑不起，以蛤粉炒，同生地、犀角、紫草。**便毒便痈**，同猪苓并醋炒，加地榆末，酒服。外又同轻粉、麻油搽，或止以土涂之。**疔肿**，烧存性。同川贝末，酒服二三次，后用泻药下之。**瘰疬溃坏**，土炒，同斑蝥、艾茸敷之，外加乌桕叶，灸四壮。**耳痛**，炒，同土狗吹。**耳鸣、耳聋**，同蛤粉炒吹。**拳毛倒睫**。以羊脂抹炒。**消肿溃痈**，入谷芒热灰煨。**止痛排脓**，为疮科初起要药。已溃忌用。**以其食蚁，又治痔瘘、蚁漏**。一妇项下忽肿一块，延至颈，刺破出水，久不合，此误食蚁而成蚁漏也。山甲烧存性敷之，立愈。

按：在堤岸杀之，血入土，即令渗漏。若油笼渗漏，刮甲包肉靥投之，自至漏处补住。故所治诸病，皆是闭者能通，而利漏崩中，又是渗者能补也。

再按：五邪悲伤是肺金气泄，肝无所制，致魂失奠安。在脏为渗漏，在邪为闭塞，用此兼通兼补，乃无碍也。人但知其能通而不知其能补，何不取瘰疬溃坏一症而细思之？

此物之用，全在拌炒引导。须细看上文，各随本症，或炮，或炒，或醋，或土，或油，或蛤粉等拌，类推之以尽其用。未有生用者。尤须因病之上下左右，取上下甲分治之，更效。尾甲尖厚，有三角，力尤大。

又烧敷痔漏，擦疥癣，皆效。

# 蛤 蚧

味咸，益精。气平，补肺。有小毒。牝牡相呼，情洽交抱，虽劈不开，是神凝而气聚，气聚而精完，为交合肺肾精气之妙品。**定喘，止久嗽，肺劳，传尸**，同阿胶、鹿、犀、羚浓煎，时时临卧细呷。治久嗽，肺积虚热成痈，咳脓血，喉中气塞，胸膈噎痛。**肺痿，咳咯血，通月经**，气聚则精完也。**下石淋，利水，止渴**。

肺气完则水道通调。气液衰，阴血竭者宜之。希雍曰："气味俱阴，能补肺，益水上源。"咳嗽由风寒外邪者勿用。其尾治疝。

按：蛤蚧之类有四。真蛤蚧头圆身细，长五六寸，背褐色，微有黑绿斑，如大守宫，腹白如银。雄为蛤，皮粗口大，身小尾粗；雌为蚧，皮细口尖，身大尾小。见人欲捕之，多自啮其尾。尾不全者无效。出广南、粤西城垣榕树间，川产更胜。捕得成对，卷榕树皮中者，即真无疑。线缠，蒸晒干。若常捕不论牝牡，只可入杂药。口含少许，奔走不喘者真。凡用去鳞甲肉毛及头足，其毒在眼。酥炙或蜜炙，或酒焙令黄。勿伤尾，功在尾也。

一是石龙子，又名蜥蜴。生石岩间，头扁身长，尾与身等，长七八寸，大者尺余。其状若蛇，脚似梅花，鳞目五色，多赤斑腹多红紫。者为雄，色黄身短者为雌。咸，温，偏助壮火，阳事不振者宜之。以其吞霾吐雹则雨，有阴阳析易之义。故亦治癃淋，利水，下血，除癥结，水肿留饮，《千金》蜥蜴丸是。阴癀，《外台方》用之。能祈雨，故长于利水。雌雄并用，酒浸炙，去头足。

一曰守宫，又名蝘蜒，又名壁虎，俗名四脚蛇。生屋壁间，形小身细，长二三寸，色褐斑黑，食盐及蝎虿，故治风。咸，寒，小毒。入血分。治血病，滋阴降痰，其尾善动。打死仍动。尾研细末，弹熟肉上，肉即蠕动，故疮生致命之处，痘出眼目及要害之地，用之移于别处，甚捷。麻城移痘方用之。生斩，蒸肉食，为瘰疬症妙品，兼服六味滋阴之剂，且毒能攻毒，故治痈疽。世说以朱饲之，满三斤，干末，以涂妇人臂，有交接始脱，故名守宫。此必别有术，今不传矣。守宫祛风移疮，而石龙利水壮阳，功用自别。用针揉曲为钓，以蝇作饵，在灶缝中引之

本草求原

即得。

一曰水蜥蜴，又名蛇酱母①。生草泽间，头大，尾短，身粗，色青黄，能入水与石斑鱼合，不入药用。

## 白花蛇蕲蛇

蛇应巽巳，巽为风。善行数蜕，如风之善行数变，故能治风。花蛇又食石南藤花叶，石南辛，苦，治风。甘，咸，内走脏腑；气温，外彻皮肤，所以透骨搜风胜于诸蛇。凡外中风邪，久郁血壅而成湿痹，或湿郁血中久壅而成风毒，肝为血脏，即为风脏，温达肝，甘咸又走血分。以致㖞僻拘急，瘫痪不仁及大疯疠癣，惊搐疥癞，白癜，恶疮，瘰疬，漏疾，悉本风湿浸淫于血者宜之。皆阳少阴多之病。如阴虚血少，内热生风者勿用。得酒良。服蛇酒忌见风，开坛宜避其气，免至面目浮肿。凡疠曾服大枫仁者，服花蛇无功。

湖、蜀、江南皆有。龙头虎口，黑质白花，胁有二十四方胜。腹有念珠斑，尾有佛指甲。惟蕲州产最佳。虽死而眼光不枯不陷，蕲舒之界，则一开一陷，他产则俱枯。头尾及骨有毒，头、尾各去三寸，亦有单用头尾者。酒浸三五日，去尽皮骨，焙干，则久而不蛀。大蛇一条，只得净肉四两。忌铁。每一两，同天麻、狗脊各二两，为末，酒浸炖成膏。加姜汁收之，治阳虚手足举动不快。同南星、石膏、荆芥、地骨研，茶下，治脑风及偏正头痛。取五寸，同雄黄一两，蜜一斤，杏仁一斤，炼膏，遇疠风先服通天再造散，下去虫物，每晨温酒下一钱，除根。

---

① 蛇酱母：疑应作"蛇医母"，《本草纲目·鳞部·石龙子》作"蛇医母""蛇舅母。"

## 乌梢蛇

色黑而甘，入血；平，散风。故治诸风顽痹，皮肤不仁，风瘙瘾疹，疥癣热毒，眉须脱落，瘑痒等疮。功近白花而稍逊，但性善不噬人，无毒，故古方多用。或曰白花主肺风，功专白癜；乌蛇主肾风，功专紫云。然白花咸，亦走肾；乌梢平，亦走肺。殊不必拘。古法取其肉，蒸焙为末，喂鸡食，尽三条，烹鸡取肉，焙末，酒服，总治大疯。身黑头圆剑脊，眼有赤光，至死不枯。以尾细长可穿百钱者佳，重七钱至一两者为上，十两以外者中，大者力减。去头与皮，酒煮，或酒浸炙干用。忌铁。

## 蛇 蜕

甘，咸，平，小毒。性灵能辟恶，故治鬼魅蛊毒。性善窜属巽，入肝去风，故治惊痫，癫疾，非外邪客忤而由于心。肝虚者勿用。风疟，头风，重舌，木舌，唇紧，烧末敷。喉风，烧烟吸之，或炙；同当归末，酒下，取吐。癜风白驳。煎汁涂。性毒能杀虫，故治疥癣，煎搽。肿毒无头，烧灰，猪脂和涂。石痈无脓，蜕皮贴。诸疮有脓，烧敷。痔瘘。属皮而性善脱，故治皮肤作痒诸疾，目翳，烧灰，同花粉末，入于羊肝内扎定，米泔水煮食，治痘后目翳妙。产难，同蝉蜕、头发并烧存性，酒下。逆生者以针刺儿足三七下，盐擦之，即生。烧灰吹耳，治耳卒痛，孕妇忌用。

取白色如银者，皂荚水洗净，或酒，或醋，或蜜浸，炙黄用。或烧存性，或盐泥固煅，各随本方。

### 蚺蛇胆 即南蛇

生岭南，味甘，入脾。苦，胆之本味，入肝心。气寒，小毒。

凉血。土木合德则杀虫，虫因风木所生，土以培之，则风湿化。故治心腹蜃痛，虫内攻也。下部蜃疮，虫外侵也。五痔，痔痢。通草汁化下并涂五心下部。齿蜃，同枯矾、杏仁研掺。虫蛊。更清心肝，散血消肿，使受杖者血无上薄凝滞之患，为护心止痛灵丹。同血竭、乳、没、狗头、骨灰、天灵盖、象牙、麻皮灰、朱砂为丸，临杖服，或单含胆少许，多杖无害。明目去翳。肝胆主目。

其肉甘，温，味美，小毒。杀虫，辟瘴，食之瘴不侵。治诸风瘫痪挛痛，麻木瘙痒，疥癣恶疮，小儿痔疮及疠风肌死，鼻未倒者，俱同羌活浸酒饮，或加糯米酒麴酿之饮，或作脍食，并效。急疳蚀烂。作脍食。取胆粟大，置水上，旋行极速者真。

## 蝮 蛇

形短而粗，嘴尖鼻反，有头斑身如锦纹者，有黄黑青黑而斑者，皆蝮也。有头扁如土色，无纹，形小者，虺也。二者最毒，伤人即宜刮去伤肉，投于地中，其热如炙。此蛇老则生脚，能上树，啮人还树，垂头听人哭声。头尾相类，大如捣衣杵。蝮肉酿酒可治疯癫，其胆磨汁可涂蜃疮。如此毒物，无容取用。但中其毒者，宜以细辛、雄黄末掺之，或花粉、桂末，或黄荆叶捣涂之。

## 水 蛇

甘，咸，寒，无毒。治消渴烦热，去皮炙黄，同花粉末、麝香，饭为丸，姜汤下。毒痢，明目。

皮治骨疽，骨痛甚，出脓血，烧灰油抹。手指天蛇毒。取生者中截如指长，去骨肉，包之，外以纸扎之。

## 黄喉蛇

有红黑节节相间者，有黄黑相间、喉下色黄者。甘，温，小毒。酿酒，治风癫顽癣恶疮。自死蛇水渍至烂，取汁涂恶疮、大疥如钱。烧灰，同猪脂涂风癣瘘疮、狂犬伤。

蛇头治久疟，小肠痈，烧灰，入丸散。发背肿毒。烧灰，醋和搽。

此蛇吞鼠、吞蛙，见腹中大者，破取干之，其鼠治瘘；以腊月猪脂煎焦去渣涂。其蛙治噎膈，泥包烧存性，米饮下。劳嗽，吐臭痰，取蛇吞青蛙未咽者，连蛇打死，泥包煨，酒下。忌生冷五七日。蛇瘘。烧灰，封之。

### 附**解蛇毒法**

蛇蟠人足，淋以热尿，或沃以热汤，即解。蛇入人窍，以艾灸蛇尾，或割蛇尾，塞以椒末，即出。

内解蛇毒，宜雄黄、贝母、大蒜、薤白、苍耳。

外解蛇毒，宜大青、鹤虱、姜黄、干姜、黑白豆叶、黄荆叶、蛇含草、犬粪、鹅屎。

凡入山，佩雄黄、雌黄，或烧羖①羊角烟，或筒盛蜈蚣，则蛇不敢近。

## 鲤　鱼②

鳞三十六，阴极则阳复。甘，平。下水气，利小便。入白矾

---

① 羖（gǔ 谷）：黑色公羊。《说文·羊部》："羖，夏羊牡曰羖。"
② 鲤鱼：原置于"蝮蛇"后，目录注"误入于此"，今移此。

于鱼内包煨，上水肿食头，下水肿食尾，立消。忌用盐及见水。又同赤小豆煮食，治妊娠水肿。治咳逆上气，脚气，黄疸，水肿而胎不安，便血。同白蜡煮食。

脑髓，治耳聋。骨，治鱼骨鲠。烧灰，水下。齿，烧灰。治石淋。鳞，烧灰，酒下，治产后滞血，淋沥及吐下崩血。同血竭、血余灰、百草霜、松墨煅，延胡醋炒，归、芎等分，末，酒下。又十灰散亦用之。胆汁，苦寒，治目赤肿痛，青盲外障。合青鱼胆治内障。

忌天冬、朱砂。

阴极阳生，能发热动风、风热及天行病后。下利、疮疥、宿瘕勿用。聤耳有虫，脓血不止，以鲤肉、鲤脑、鲤肠洗切，加黑芝麻炒，同捣炙暖，包贴耳，虫即出。脊上两筋黑血，目旁有骨如乙字。俱有毒，宜去之。

# 青　鱼

脊青入肝，好食螺蚬。二物明目。其胆苦寒，凉血，明目退翳，同鲤胆、牛胆、羊胆各五钱，熊胆二钱，石决一两，麝少许糊丸，茶下二分。去风热目赤肿痛，和黄连膏冰片点。以肝主目也。又治喉痹，以汁灌鼻，吐涎痰。火热疮，痔疮，腊月采阴干，磨点，功同熊胆。出竹木刺入喉咽或入腹刺痛。磨酒饮醉，鲩鱼、鲫鱼胆生汁，调酒亦可。肉甘，平，补肝，利水，治脚气。同韭白煮食。黑鲩胆功同。忌豆酱。

## 鲫　鱼俗作鲗鱼、鲋鱼

食泥，不食杂物。甘，温，无毒。能益肠胃，以生血而化血解毒。营出中焦是血生化于土，大肠又胃之合也。治肠风下血，入五倍煅存性，酒服，神效。**赤白痢，血痔**，入白矾、陈皮、椿皮煅，俱存性，米饮下，俱效。**痔热痛**，入谷精草填满，煅存性，加冰片、蜜敷。**血崩**，入血竭、乳香煅存性，酒下。**温中健脾下气**。治胃冷不食，同豉汁、胡椒、姜、橘煮食。膈气吐食，用蒜填满煨，取肉，同平胃散为丸，米饮下。**生肌**，脾胃主肌肉。**消恶核肿毒**，生捣涂。**诸疮久不瘥**，实肠解毒之功。**行水**，**治脚气**，作脍食，土制水也。**走马牙疳**，入生地一两，砒一分，煅存性，加枯矾、麝香少许掺之。**脱牙**，取雄黄入砒，露于阴地，刮霜贮，针点牙根即落。**消水肿**，同赤小豆煮食。**阴疮**，炙油调涂。**肠痈**。猪脂煎灰服。又入绿矾同煅，治反胃。

凡煅勿去鳞，以鳞止血也。

忌砂糖、芥菜、猪肝、鸡肉、麦冬。

子，益肝。胆，治脑疽鼻痒。滴鼻中。其头，发痘疹、旧疾。

## 鳢鱼

色黑，首有七星，夜朝北斗。甘，寒，无毒。水土合德，能补土制水。治湿痹水肿，同术、苓、橘、姜皮煮食，或煮汁和冬瓜、葱白作羹食。妊娠水气，二便闭，脚气，五痔。但多食发痼疾。痘后食早令瘢黑，惟除夕煮汤浴儿，不洗清水，能稀痘。

其胆，甘，平。喉痹将死，点入即瘥。病深者水调灌之。

**石首鱼**即白鲞鱼，俗作黄花、白花，又名鳇鱼。

生咸水中，而淡平，无毒。得金土气，开胃，宽中，消食，治腹胀、暴痢。诸病食之，无助火腻滞生冷之患。

其脑中石，治石淋诸淋，同归等分为末，水煮。

## 鳔　胶 即鱼中白胶

甘，咸，平。得天一之气，为水之府。能调阴中气化，故养筋脉，定手战。烧灰存性，治难产，温酒下。产后风搐强直，螺粉炒，为末，蝉蜕汤下。破伤风，同雄黄、僵蚕、天麻。赤白崩中，焙研，同鸡子煎饼，送酒。止呕血，散瘀血，消肿毒、便毒，烧存性，酒下，外杵生菖蒲敷之。痔疮。炒研，砂糖调，日服，久则痔自枯落。此皆滋荣经脉，而风与毒自化也。其性胶固，故又固精。蛤粉炒，同沙苑，蜜丸，名聚精丸。同故纸等为丸，能暖精种子。

其脑骨为末，入有嘴壶中，熏脑漏。暴病则效。

用胶为丸须切细，蛤粉炒成珠，磨末，待凉，调蜜。忌捣，捣则黏而难丸。

## 鳝　鱼 俗作鳝

穴泥善窜，得土中阳气以生。甘，温，无毒。能通血脉，走诸窍，行湿逐风。湿不化而病于血，则为风。有黄、青二种。

黄者，俗名黄鳝。益血，止血。治虚损，风湿冷气，产前百病，产后恶露淋沥。其血壮阳。同石龙子、蛤蚧、生犀、生附子、草乌头、乳、没①、黑芝麻、阳起石、朱砂、血竭、细辛、五倍等分为末，生鳝血为丸，壮阳种子。其尾血治口眼㖞斜，同麝少许，左㖞涂右，右㖞涂左，正即洗去。鳖血、鸡肝血同伏龙肝亦治口㖞。滴耳治聋，滴鼻治鼻衄，滴目治痘疹后生翳。同蒜汁、墨汁，涂赤疵、赤游风。水族皆以血为用，而此尤足于血，使血行风灭，风

---

① 没：原作"末"，据《本经逢原·鱼部·鳝鱼》改。

中血脉用之，从其类也。况温更能达血。

青者，俗名藤鳝。补中益气，助膂力。同鹿筋、虎骨、参、归等分为末，酒蒸大鲤取肉为丸，酒下。治老人虚痢，久痢肠滑，晒干焙焦，加神曲，醋为丸，酒下。腹冷肠鸣，除风湿痹，饱食暖卧取汁。百虫入耳。烧研绵包塞耳。同北芪食，益气力。

风鳝，甘，温，小毒。善穿深潭，冬寒穴里始得。治痔痢腰背脚湿风，五痔，肠风下血，带下，阴疮。孕妇忌。

白鳝味亦甘美，然生痰滑精。

鳝骨灰，涂流火。油调甚效。

## 鳗鲡鱼

禀水土以生，去风杀虫。水郁土中，则化风生虫。然有二种：阔嘴者为鳗，俗名蛮鳝。甘，温，达阳以化湿，故暖腰膝，起阳，治湿脚气，腰背湿风常如水。尖嘴为鲡，与水蛇同穴，甘，寒，小毒，补阴除热以去湿。二者皆治骨蒸，杀劳虫。昔有人病瘵，相传死者数人，后病者食此而愈。宜食其肉并嚼其骨，则痨虫与牙虫皆死。如无，即腌者亦可嚼食。治痔瘘疬，小儿疳瘵，诸虫心痛，多吐，冷气上冲满闷，肠风下血，风瘙，鲡类蛇，故治风与蛇同。带下，阴疮，阴痒。去湿杀虫之功。然皆性滑，脾肾虚滑及多痰人，勿食。腹有黑斑，项背有白点及水行昂头者，大毒不可食。孕妇食之，令胎多疾。

其骨及头炙研，治痔痢、肠风、崩带。烧灰敷恶疮，烧烟熏痔瘘，虫蚊化为水，熏竹木去蛀虫，置骨衣厢中辟蠹。

## 乌贼骨 即墨鱼骨，一名海螵蛸。

咸，归水走血；血为水所化。温，达肝和血。肝藏血。益肝肾之阴气，使血随气行，亦因气固，故血枯而为血闭、血瘕，《素问》云：气竭肝伤，以致血枯。月事衰少不来，胸胁支满，病至先闻腥臊臭，出清液，吐血，目眩，前后血病，治之以四乌鲗骨、一茜根为末，丸以雀卵，饮以鲍鱼汁。盖茜根通经活血，雀卵壮阳益血，药后即饭，即饮鲍鱼汁，压药下行，利肠续绝。诚以肝伤由于醉饱入房，竭其中气，故补肝肾之气，仍欲其留顿中宫，从脾胃转输于下也。鱼本水物，为血肉之品，能入水脏，通血脉，益阴气。煮汁服能引诸药入肝经行血。凡石首、鲫鱼淡干皆可用，不独鲍鱼也。**及血枯而为白带吐下血**，脏毒肠风及内痔久下血，为末，木贼汤下，三日后服猪脏黄连丸。又凡阴血耗散，为末，醋下。**尿血**，同生地、赤茯末、柏叶、车前汤下。**衄血**，同槐花末吹鼻。**舌肿出血**，同蒲黄末敷。**肠风崩漏**，皆肝肾伤而冲任之气，不能约制其经血也。又治**惊气入腹，腹痛环脐**，肝主惊，惊伤则营气不舒，故痛。**阴中肿痛**，烧末酒下。**疟疾，聋瘿**，皆厥阴经病。**目翳热泪**，厥阴窍病。为末，蜜点。**脐疮出血脓**，同干胭脂末，油开搽。**聤耳出脓**，肾窍病。性能燥脓收水，为末，加麝吹之。**鼻疮疳蠚**，同白及、轻粉末搽。**痢疾**。又同五灵末蒸猪肝，食治目翳。

常浮水中，俟乌喙之，即卷乌入水而食，故名乌贼。其腹中墨及胆可书字，但逾年即灭。浸煮炙黄，去皮研，水飞用。恶附子、白蔹。其肉益气通经。

## 鲩 鱼 即鳢鱼

食草而生，甘，温，无毒。暖中和胃，惟池蓄者佳。若海鲩，则发诸疮。

胆，苦，寒，能出喉中竹木刺。酒化二三枚，温呷取吐，搅水咽服，治喉痹。

## 鲳　鱼 即鲳鱼

形如鲫，身圆，无硬骨。甘，平，无毒。益气力，令人肥健。

腹中子，毒，令人痢。

## 嘉　鱼

此鱼食乳水，功同乳。甘，温，无毒。治肾虚，消渴，劳瘦虚损，令人肥健悦泽。

## 鲥　鱼 俗名三黎

四月而出，甘，温。暖中益虚，但发疥癫痈瘤。其鳞用油熬，涂汤火伤妙。

宜以笋、芹、苋、荻同煮，或糟食。

## 鲚　鱼 俗名麻鲚

逐队齐出，形如尖刀。甘，温，小毒。发疥助火，动痰，惟贴败疽痔漏。烧土同壁土，醋浸搽。然痔瘘人忌食。

## 鳡　鱼

头似鲩，而口大颊黄。甘，平，无毒。止呕，暖中益胃。

## 鳊　鱼 即鲂鱼

严冬善息土中，性不起动。甘，温，无毒。调胃，去风，消谷。和芥食助肺气，开胃进食而无发热动风之患。疳痢人勿食。

# 鲈 鱼

四五月出。甘，平，小毒。发痃癖疮肿。补五脏，益筋骨，和肠胃，治水气。曝干，安胎，益肝肾，作鲙尤良。

其肝，毒，剥人面皮。芦根汁解之。忌乳酪。

# 石斑鱼

有雌无雄，二三月与蜥蜴蛇交。其胎及肠有毒，令人吐泻。用鱼尾草汁少许解之。

# 银 鱼 一名鲙残，俗名白饭。

甘，平，无毒。作羹食，宽中健胃，而无油腻伤中之患。

# 金 鱼

似鲤、鲫，赤鳞金脑。甘，咸，平，无毒。治久痢噤口。入胡椒、酱、葱煮食，并嗅之。

# 鳛① 鱼

甘，平，无毒。暖中益气，醒酒，治消渴，去尾烧灰，同莲叶研，新汲水下。阳痿，煮食。收痔。同米粉煮羹下。

# 鲟 龙②

甘，平，无毒。补虚益气，令人肥健。煮汁饮治血淋，其子杀腹中小虫。

---

① 鳛：同"鳅"。《广韵·尤韵》："鳅，亦作鳛。"
② 鲟龙：即鲟鱼。

忌丹石、干笋。

鲟鳇，<small>大者长二三丈。功用同。</small>

# 河 豚

甘，温，有毒。海中者大毒，江中者次之，淡水中者又次之。<small>散子必入淡水，得咸则肥，得淡则瘦，其毒渐泄也。</small>有二种：背淡青黑，腹白无斑者可食，颇暖中，但助湿发毒，动风，患脚气、痈疽忌之。若有赤黄斑，赤嘴、赤翅者，大毒，杀人。

其肝及子同蜈蚣烧研，香油调搽疥癣效。其目拌轻粉，埋地化水，搽脚上鸡眼疮，可拔根。

制食：须去子及嘴目，与脊中肝内恶血，并周身脂膜。以滚盐水泡去涎煮，忌煤火及煤炱①落入。反荆芥、桔梗、菊花、甘草、附子、乌头，故食之一日内忌服药。其子要久渍石灰水中，乃可煮食。

中其毒者唇舌麻，头旋目眩，步行敧侧，急以荻芽、芦根汁、橄榄汁、甘草汁等，或槐花同干胭脂末调水灌之。如腹绞痛昏倒者，粪清灌之。蚯蚓汁亦可，鸭血亦妙。

# 沙 鱼②<small>即鲛鱼</small>

似鳖，无脚有尾，背皮粗错，可饰刀靶。其肉作脍补五脏，功近于鲫。其皮治尸疰蛊毒。炙同龙角、鹿角③、蜈蚣、雄黄、朱砂、干姜、细辛、川椒、麝香、蘘荷根为末，酒服。

---

① 炱（tái 台）：烟气凝积而成的黑灰，即烟尘。《玉篇·火部》："炱，炱煤，烟尘也。"

② 沙鱼：即鲨鱼。

③ 鹿角：此下原衍"鹿角"二字，删。

翅名金丝菜，爽脾胃，益人。

## 章 鱼

似墨鱼而差大。甘，咸，寒，无毒。养血益气。

## 海 蜇 即海蛇

鲜者名水母，无口眼，以虾为目，色红紫。以姜醋煮食。以
石灰、矾水去其血汁，其色遂白，以茄柴灰和盐淹之，不去原
血。晒干。咸，冷，无毒。治妇人劳损积血、带下，小儿风疾、
丹毒，汤火伤，安胎。取白的泡酒饮。能化物，不能自化，脾胃
寒弱勿食。

## 鰕俗作虾

性跳跃，生青熟赤，风火之象。甘，温，小毒。治小儿赤
白游风，生捣，敷。吐风痰，同姜、葱、酱煮食，束肚以翎探吐。
托痘，绞汁入药。除鳖瘕、皮内隐痛，作羹食。敷虫疽、血风臁
疮，同黄丹捣。壮阳补肾。虾米一斤，蛤蚧二对，茴香、川椒各四
两，并以青盐炒木香一两，研，盐酒下。是风能胜湿，热能助
火也。

虾头，去风，白者入血分，下乳汁。

无须、腹中通黑者，毒能伤人。

风痰喘嗽人忌。小儿多食则足软。

## 海 马

虾类，形如马，长四五寸，雌雄成对，有交感之义，故令
易产。孕妇带于身，临时煅末，饮服，并手握之。治血气痛，壮

阳，功同蛤蚧。消痞块。同木香、大黄、白牵牛、青皮、巴豆，入
童便浸七日，去豆为末，水下。

## 鲍 鱼

腥秽，可淡曝而不可着盐。干则形如块肉，专取腥臭以涤
一切瘀积，同气相感也。辛，温，入肝，散瘀血，治跌折，四
肢血痹，妇人血枯经闭，煮汁，送乌鲗藘茹丸利肠而不伤元气。崩
中，能行即能止。下乳汁。同麻仁、葱豉煮食。用以煮肉，胎沫尽
解，涤垢腻之验也。

## 鱼 生

虽沃以姜醋五味，而生冷之性犹存，多食令人为癥瘕，为
痼疾，近夜食尤甚。惟久痢肠澼，丹毒，吞酸胃热病，宜此冷
利辛辣并用以劫之。若时行病后，胃弱人忌之。藏器以为温补
起阳，谬甚！

忌与乳瓜同食。

### 各鱼脑骨

皆消毒，解蛊毒，煅服。作器盛饮食，遇蛊即破裂。

### 诸鱼鳞

治食鱼中毒，烦乱，或成癥积及鱼骨哽。俱烧灰水服。

## 鱼 子

唯青鱼、鲤、鲗子可用。治一切远年障翳胬肉，赤肿疼痛。
用活水中，夏初春末生下草际者半两，以硫黄水温洗净，石决、草

决、青葙、谷精、黄连、杞子、炙草、枳实、牡蛎、蛇蜕、灰白芷、龙骨、黄柏各一两，白附、白蒺、酒芩、羌活各五钱，虎睛一只切七片，文武火炙干，用一片，共研，午、夜各服三钱。忌猪鱼酒肉、辛辣、色事。凡遇恼怒、酒色、风热即疼者是活眼，尚可医；如不疼，则不治。

## 鳡 鱼 即鳙鱼

甘，温，无毒。暖胃，去头眩，益脑髓。虚寒人以姜醋煮。老人痰喘宜之。蜜酒作脍食。多食动风，发疮疥，有宿病者忌之。

## 红眼鳟鱼

眼赤。甘，温，无毒。暖胃和中。风热、疥癣、痼疾人忌之。

## 白扁鱼

身白，腹扁，鳞细，头尾俱向上，肉中有细刺。甘，平，无毒。开胃助脾，消水，令人肥健。

恶疮疖食之发脓。多食生痰。忌枣。

腌糟食佳。

## 泥 鳅

甘，平，无毒。暖中益气，醒酒止渴，壮阳。同米粉煮羹，调中收痔。

忌犬肉。

## 黄骨鱼 即黄颊

无鳞，似鳅而大腹下黄，背上青黄，腮下有二横骨，雨须。甘，平，无毒。醒酒，祛风，消水肿，利小便。

## 比目鱼 即龙唎塌沙

甘，平，无毒。补虚，益气力。

增比鱼形如比目，身横大而短，微黑色，功用亦同，更暖脾胃。

## 鲦鱼

形似墨鱼而无骨。咸，平，无毒。益气养血。干者尤良。

## 蒲鱼 即少阳鱼

形圆如荷叶，无鳞，口生腹下，尾长可螫人。甘，咸，平，无毒。治白浊，膏淋，玉茎涩痛。不益人。背淡黄者佳。中其尾毒令人痒闷，以葛布灰调油搽。

## 塘虱鱼 即角鱼，俗名暗钉鱼。

形似鳅，腮下有二横骨，能刺人。甘，平，无毒。补血滋肾，调中，兴阳，治腰膝酸痛。

## 鲇鱼

形似鳅而大，重至三四十斤。甘，温，无毒。益胃，利水，消肿。治五痔下血，肛门涩痛。同葱煮。醋煮开胃。赤须无腮者有毒，勿食。

忌野鸡、野猪、牛肝、鹿肉。

## 土鲮鱼

甘，平，无毒。补中开胃，益气血，功近鲫鱼。但燥火动气，阴虚喘嗽忌之。

## 赤　鱼

形似鲇鱼，身青，二、三月甚多。甘，温，小毒。动风，发疮疥，不益人。糟藏久味颇佳。

## 赤赖鱼

形如小鳝，身赤，大者长五六寸。甘，平，无毒。醒脾开胃，煮醋或腌晒，俱佳。

## 白颊鱼 即白鸽鱼

甘，平，无毒。腹中有泥，味微苦。开胃益脾，令人肥健。

## 花蝼鱼 即七星鱼，俗名泥鱼。

甘，温，无毒。滋肾益血，助阳补阴。同胡椒，治寒痰咳嗽。

似白颊，身黑，有白点。

## 薜壳鱼 俗讹作散索。

似花蝼，口大身圆，黄白色，有鳞。大者长四五寸，吞虾。虽至小亦有子。甘，平，无毒。暖中益气，其子尤佳。去肠胃，则不发病。

# 卷十七　介部

## 龟　版

凡介虫属阴，皆能滋阴益血，除热，使阳气下潜。生于水中，皆能利水；其甲属金，皆能攻坚。而龟能伏息，首藏向腹，使任脉常通于督，是由阴达阳以补阴中之气。鹿鼻向尾，使督通于任，由阳以行阴之滞而益阳中之血。主漏下赤白，热胜湿则漏赤，湿胜热则漏白。破癥瘕，金能攻坚也。痎疟，湿热痼结阴分，则老疟不愈。五痔，火结大肠也。阴蚀，湿浊下注也，俱烧灰涂。肺合大肠，肾主阴户。龟版性寒除热，甘平消湿也。湿痹，四肢重弱。甘入脾，走四肢，甲属甲胃，主坚强。破瘀结，酒炙，同炒侧柏、香附、童便浸炒，为末，米糊丸，温酒下。止久痢、血痢、血麻痹、血崩。同鹿角烧灰，入四物汤服。皆阴气充而血自调，湿热自走也。时珍以为纯阴岂能走湿哉！且甲属骨，又入肾而主骨，故续筋骨，治小儿囟骨不合。督脉附足太阳入络于脑，脑为髓海，唯任合督以为肾气者治之。且龟有神灵，藉其神气得水火既济之义，故补心，除惊恚、心腹痛、骨蒸寒热。又血脏即风水之脏，阴气不足则血热生风，故阴火痛风用为要药。炙末酒服。其治痘疮，烧灰酒下。难产、交骨不开，炙同发灰、芎、归，水煎，生胎、死胎皆下。胎产下痢，醋①炙饮服。涂臁疮，醋炙，再煅存性入轻粉、麝，以葱汤先洗搽之。小儿头疮干燥，烧灰油搽。流火湿疮。鳝血调涂。

---

① 醋：底本漫漶，据校本补。

取年久枯败腹版，久则阴气全，新割者有毒。世以自死者为败版，既死精气已脱，况恐为蛇所伤，何益？水浸三日，去外衣熬膏，则无腥臭气，或酒炙、醋炙、酥炙、猪脂炙、烧灰，随用。入丸散，须飞细，免滞肠胃。

水龟版黑白，功专滋阴坚骨；山龟版黄，长于风湿攻坚。胃弱、便滑及妊娠勿用。

肉，亦益阴气，补血通脉，久痢失血、寒嗽宜之。甘，酸，温，无毒。酿酒治痛风，拘急瘫缓，是阴气虚而成风湿，非外受之风湿，同花粉、杞子、雄黄、槐花、麝煎服，治筋骨痛。食积，肩腿痛。五味属阴，伤于五脏之阴，必须益阴气乃可。

龟尿，走窍，透骨。治聋，滴耳。中风舌瘖，点舌下。惊风不语，小儿龟胸，龟背。用摩胸背。取尿法：以猪鬃刺其鼻，或以镜照之，龟见影则淫发尿出。

胆汁，苦，寒。治痘后目肿，久不开。取汁点。

## 鳖　甲

肋，色青入肝，龟用版属肾，鳖用肋属肝。咸入肾，平入肺，能疏达肝气，使肾经之真阴由冲任以上至于肺。冲任为阴中之阳，附于肝以行真阴之化，故三阴脉唯足厥阴与督脉会于巅，龟运任阴以会督阳，是还真阴之元，阴根阳以生也。鳖达肾阴于肺，是达真阴之用，阴从阳以化也。故鳖无耳，以眼听，其胆大辛，皆专精于木，而上从乎金也。《经》曰："一阴为独使。"从阴生阳也。为肝、胆、血分之气药，是疏肝，非补肝。主心以下至腹癥瘕坚积，致发寒热。肝气凝聚也。平以制之，咸以软之。去痞，亦肝气滞也。息肉，肺窍病。阴蚀，痔核恶肉，二便者肾之窍也，入肺肾以行阴气软坚，故治一切恶肉。劳瘦骨蒸，往来恶寒老疟，阴虚血燥而瘀结，则劳生阴虚而邪薄于阴，阴与阳争则为疟，久而不愈则结为癥瘕，而成疟母。行阴气以除热散结，故为治疟要药。**血瘕，腰痛，胁下坚。**血结不消，则新血无以养，而心下引腰胁，俱坚痛。**治脚气，**足为三阴所起，阴虚不升，则不能召阳下降以和阴滞。**尿不利，**阳不得阴，归则下阻。**尿不禁，梦遗，**阴气不充则不固。烧存性，酒、童便、葱汤下，取臭汗。**漏下，**炙末，酒、醋服；或醋炙，加干姜、诃子皮糊丸。**咳、嗽血，**蛤粉等分炒，加熟地以茶下瘀结而客热不散之病。**盗汗，**阴气不流贯，则营卫不和。**沙石淋，难产，**俱炙末，酒下。**奔豚气冲，**醋炙同三棱末、桃仁泥，水醋煎稠，酒调下。**斑痘发喘，**同灯心煎。**汤火伤烂，**煅灰掺搽。**惊痫，痛肿，杀瘵虫，**皆肝血结滞也。**行经阻，治肠痛，**是皆以行散肝经血热瘀结为益阴。故妊妇及肝虚无结热、胃弱，或呕、脾滑，均忌。同血珀、大黄酒服，治血瘕癥积。

九肋、七肋得阳数，世有去下肋伪充者。重七两者为上。龟宜小，鳖宜大。醋煮，去裙炙，治劳。童便者捣炙，或再以灶灰淋汁浸一宿，煮烂熬膏用。

肉，凉血益阴，治疟痢。同生姜、砂糖煮羹，不用盐。作丸服，治虚劳腰痛，痃癖，脚气，漏下，带下，血瘕。恶矾石，忌苋、芥菜，鸭、鸡卵。

头，善缩，烧灰酒服，治阴虚脱肛、妇人阴脱下坠。或同蝟皮、磁石、桂心为末服，外用紫苏汤洗净，煅灰同百药煎、伏龙肝，开油搽。

头血，涂脱肛尤妙。及风中血脉、目瞤唇动口喎。服小续命汤后，以生血调伏龙肝、百药煎涂，鸡冠血调亦可。

卵，盐藏煨食，止泻痢。

# 牡 蛎

咸潮所结，水气最厚，故气微寒而平。金水合德，能制木火之浮越，且单生无偶而口左顾，又入一阳胆经，故治少阳寒热，伤寒传入少阳而寒热往来，仲景有柴胡龙骨牡蛎汤。温疟洒洒，单热疟背洒洒然，即白虎证中背微恶寒，为火欲发而不能径达，宜咸寒泄之。惊恚怒气，怒在心，而发在肝。筋急筋缓，肝病。鼠瘘，即瘰疬，是三焦与胆木火郁也。骨节留热，寒入膀胱、肾故。血虚营热。肝主营，金能制。其开应潮长，其阖应潮退，得开合之枢机，又咸能降阳归阴，寒能化阳益阴，阳归阴益，则水火调而开闭合度。故治遗浊，崩淋，尿血，泄泻，尿数或不禁，自汗，盗汗。阳虚证，遗精有桂枝龙蛎汤，赤浊有子午丸，尿血有牡蛎散，泄泻有五味子丸，自汗有牡蛎散，盗汗有柏仁散，尿数有菟丝子散，尿不禁有桑螵蛸散，皆用之。又阴虚证，同杞、地、车、柏，治遗浊；同地、柏、芍、榆、蒲黄、青蒿、鳖甲，治崩带；同地、冬、芪、芍、神、枣、黄柏，止盗汗；同黄柏炒末，小茴汤下，治淋闭；烧灰用水煎，止尿数；同麻黄根作散，收阴汗；同杜仲煎，固盗汗；又同蛤粉、糯米粉，扑亡阳汗多。随阳之虚实皆可用。世人但以收涩目之，何以阳虚者不虑其咸降，阳亢者不患其敛涩耶！虚劳虚热，营虚恶寒。阴阳两虚，补阳则燥，补阴则滞。惟收阳以益阴为宜，故虚劳证有猪脂丸，恶寒有巴戟丸，并用之。又水湿所生，能利水湿化痰，论见龙骨。味咸能软坚，故入血而治赤痢，消疝瘕、痞积、块瘿、结核，同贝母消积癖痰结，同柴胡去胁下硬，同茶消项上结核，同大黄消股间肿。心胁下坚满痛，脾胃湿积，塞其水路，则肝无血以渍肾，致热壅液停而病。同参、归、地、萎、天冬、车前，姜汁糊丸，盐姜汤下。足肿加葶苈炒，尿赤加栀、豉，腹痛加芍、甘。结胸服陷胸汤无效，误下伤胃，不堪大小陷胸之攻伐，宜理中汤理其中州，加芩、枳、花粉、牡蛎、蜜丸，导邪下行。**止渴**，益水则止。仲景有牡蛎栝楼根汤。去大病后水气。仲景牡蛎泽泻散以导水壅。久服强骨节，魂礴坚固，主坚强。杀邪鬼，平补肺则清肃之威申也。延年。咸寒益精之效。

补阴生研，外治煅粉。今人概用煅灰，灰岂能益阴哉！

得甘草、牛膝、远志、蛇床良。恶麻黄、吴萸。

煅粉敷金疮、痈肿，鸡子白调。扑自汗。

## 珍　珠

蚌色苍，入肝。感中秋月光而孕珠。其体光明象离，入心。其性坚白象金。入肺。味甘，入脾。咸，气寒，入肾。无毒。主镇心，安魂魄，除惊热，去心、肝、肺虚热之功。止遗浊，肾虚热也。解痘疔，同豌豆、发灰、油胭脂点。去翳，肝热则生翳，同甘石、硼砂、人爪甲、冰片点。坠痰拔毒，治癫痫狂，同朱砂、牛黄、竺黄、血珀、犀角、神、远、藤钩、金箔。阴蚀疮，杨梅结毒，俱同钟乳、象牙、牛黄、没药、明矾、僵蚕、蛀竹屑、桦皮灰、冰片，奇效。下疳，人中白、黄柏、青黛、硼砂、鸡内金、腻粉、冰片。下难产、死胎、俱为末，酒下。胞衣，为末，醋下。明目，治聋。研末吹。煅灰生肌，治汤火伤，忌着水，着水则肉烂。

入豆腐内煮过，布包；或同灯心研细服，不细则伤脏腑。

## 蚌　肉

色青入肝。甘，咸，冷，入脾肾，无毒。清热行湿，治雀目夜盲，肝肾病。小儿哑惊，活蚌水磨墨，滴口中，得下黑粪即愈。目赤昏，以黄连纳入，取汁点。血崩带下，皆湿热病。痔瘘，汤火伤，<small>生炙水涂。</small>解酒热、丹砒石毒。<small>生研灌。</small>古人取方诸水以清神魂，用蚌向月取水也。<small>凡海中牡蛎、蛤狮、蚬肉，功用俱略同。</small>

## 蚌壳粉

枯壳生研，治反胃，<small>生姜汁、醋调下。</small>雀目，<small>同夜明砂入猪肝内煮食。</small>痰嗽，<small>炒红同青黛末，用斋汁、麻油调下。</small>痰积胸膈痛呕，<small>同巴豆炒，去豆，醋为丸，以姜酒下。</small>脐腹痛，<small>茴香汤下。</small>明目消翳，止痢。<small>煅灰涂痈肿，醋涂。</small>掺脚趾湿烂。<small>皆清热利湿也。</small>其功与蛤粉相似。

## 牡蛎肉<small>俗名蠔</small>

甘，咸，寒，无毒。调中解酒，止渴，治丹毒。<small>以姜醋生食。</small>煮食肥肤美颜。

脾虚精滑忌。

## 蛤　粉

咸，寒，无毒。走肾经血分，润燥清热，降痰定喘，止嗽利湿。治阴气虚，上气喘逆。<small>阴不为阳守，则阳上逆。</small>水满胸急心痛，<small>炒同香附末，白汤下。</small>气虚水肿，<small>同大蒜捣丸，白汤下。</small>遗精白浊，<small>煅，同炒黄柏，水为丸，酒下。</small>雀目夜盲，<small>研炒，黄蜡为丸，入猪腰内蒸食。</small>消坚癖，散瘿瘤核肿，<small>咸爽坚。</small>涂汤火伤，<small>寒清火。</small>腹单肿肢瘦，<small>同防己、葶苈、赤茯、桑白、陈皮、郁李仁，蜜丸，米饮下。</small>血痢内热，<small>为末，蜜下。</small>血结胸胀痛，<small>同甘草、滑石、芒硝末，鸡子清调下，更服桂枝红花汤。</small>衄血，<small>同炒槐花末，新汲水下。</small>乳痈，<small>每三钱入皂刺末半钱，酒下。</small>肝痈，<small>童便煅，甘桔汤日三服。</small>解鳔、阿胶滞。<small>故用之同炒。</small>热痰能降，<small>寒润之故。</small>坚

卷十七 介部

三六五

痰能消，咸以耎之。湿痰能渗，火煅则渗。燥痰能润。煅粉于冬时取栝楼、莲子捣成团，风干用。

按：蛤粉，古人取咸海中诸蛤之粉，凡牡蛎、蚌蚬之类，均可并用。故李防御①得市人嗽药，以治痰嗽面肿，立愈。方用蚌粉少加青黛，以淡齑水和麻油数滴服，立愈。而各本有以蚌粉为蛤粉者，《圣惠方》又以米饮调白蚬壳粉治咳嗽，大抵海中诸蛤咸寒，功用略同。江湖蛤蚌亦利湿清热，但无咸水浸渍，不能软坚耳。今人则但取白壳紫唇者为蛤蜊壳用，间有诸蛤充卖，究亦无碍。

煎剂取枯壳生研，入丸散煅用。

## 蛤蜊肉

咸，冷，无毒。止渴，开胃，润肠。治老癖为寒热，去血块，醒酒，煮食。服丹石毒，消水肿，利水化痰，治崩带，瘤瘿，五痔。

诸海蛤肉功同。

## 文　蛤

即海蛤之壳，厚有光彩紫花斑者。咸，微寒，入肾血分，涤饮耎坚；平，入肺，散外寒郁结阳热于阴分。治咳逆，是指肺热内郁言。胸痹，腰痛，胁急，瘰疬，下血，崩漏，皆热结阴血中，藉阴寒，同气导之下归。利水，治恶疮五痔。耎坚。仲景治伤

---

① 李防御：宋朝内医官。宋徽宗宠妃苦痰嗽终夕不寐，面浮如盘，命李防御治之，三日不效，当诛。李技穷，与妻对泣，忽闻市人卖嗽药，遂得此方，并三帖为一，分二次服，是夕嗽止寐安，至晓面肿亦消。蛤青散方出《医说》卷四引李防御方，名见《惠直堂方》卷二。

寒本应汗，反灌冷水，致热郁欲饮水而不渴，是郁热非真热。皮上粟起；《金匮》治渴欲饮水，并用文蛤散。为末，沸汤下。治反胃后渴饮，有文蛤汤。皆散郁开结除饮之义。涂疳蚀口鼻。煅灰，猪脂开搽。凡肺虚感寒，致湿热内郁、痰结舌燥者，悉宜主之。加入麻、杏、二陈中以清散，随后温养肠胃。

醋煮半日，捣粉用。

## 蛏 即螺

生江湖中，似蚌蛤，闽、粤以海田种之，谓之蛏肠。甘，温，无毒。主赤冷痢，制丹石，治产后虚热。但性动湿，天行病后忌。

## 蚬

似扁螺而小，甘，咸，冷，无毒。治时气，开胃利水，下暴热气、湿气、脚气，明目通乳，解酒毒、目黄。糟煮食良。浸汁食止渴，制丹石药毒。生浸取水，洗疔疮痘痈。

多食发嗽消肾，遗浊勿食。

饮食中毒，黄蚬汤可解。

枯蚬壳，咸，温，无毒。取陈久者佳。止痢，化痰，止呕，治吞酸心痛。白蚬壳更治卒嗽痰喘，为末，米饮下。黄蚬壳尤治反胃。同田螺壳研。又白梅肉捣为丸，煅存性，人参砂仁汤或陈米饮下。醋煮研用。煅灰涂一切湿疮，功同蚌粉。

## 淡 菜

甘，寒，无毒。生咸水中而味淡，补阴虚劳损，精血衰少。治妇人崩中、漏下、带下、吐血、久痢、血结、疝瘕，消宿食、冷痛、肠鸣、腰痛、产后瘦瘠，理腰脚气，为消瘿上品。但多食令人阳痿脱发。一切海中苔菜皆然，不独此也。一名海夫人，去毛良。

## 田　赢即田螺

肉视月盈亏。甘，大寒，无毒。得至阴之水，精入肾以开热结。治肝热目赤，养去泥，入盐于内，取自然汁点；或入珍珠、黄连末于内，取汁点。风弦烂眼，入铜绿于内，取汁点。醒酒，葱豉煮食。通尿闭，同盐生杵，敷脐下寸三。治噤口痢，捣烘热入麝，贴脐。酒毒，口糜下血，烧至壳白肉干，研酒下。脱肛，养净泥，入黄连末于内取汁，先以荷叶作汤点之。反胃呕噎，取东螺蛳吐泥晒干，藿香汤下，枯壳研服亦可。水肿，同大蒜、车前子捣贴脐上。诸黄疸，杵烂入酒内，浸汁饮。脚气，捣敷两股。痔痛，入冰片于内，或入白矾于内，取水搽，先以马齿苋汤或冬瓜汤洗。瘰疬溃破，连壳烧存性，开油搽。疔疮，恶肿，入冰片取水点。手足指疮，生捣敷。妒精阴疮。和壳烧存性，入轻粉研敷。煮食，利二便，去腹热。浸汁饮，止渴，解丹石毒。

其屬煅存性，去目翳。

其壳，甘，平。烧存性，治尸疰，心腹痛，为末，以乌沉汤、宽中散之类调下，绝妙。反胃，方见蚬壳。急惊，取年远白壳烧，入麝，水调灌。止上下血，取枯壳研服。小儿头疮，疮疡脓水。烧掺，或油开搽。

蚬壳咸温，蚌壳咸寒，此则甘平，功虽近而少殊，故反胃方蚬壳与赢壳同用，用者审之。溪涧螺蛳形小而壳厚，得水气多，与田螺得土气多者似异。但其壳肉皆旋转，皆能转运湿热下行，功用无别。徽州溪涧中螺肉青碧可爱，焙干以充方物，但冷利，多食则腹痛泄泻，急磨木香酒解之。

## 白螺蛳壳

生于屋下阴湿之地，升于墙壁之上，朽腐而粘于墙屋间，风日吹曝，其色大白，气味虽甘寒而金气尤厚。凡蛤壳皆外刚属金，而此尤足于金。故能燥湿运脾以开痰结，凡痰蓄肺气而为心痛、膈痛、胃脘痛或反胃，皆宜。烧存性，酒下。

## 瓦垄子一名魁蛤，一名蚶，又名瓦屋、血螺。

甘，温，无毒。其肉红，益肺胃①血，温中，健胃，起阳。治心气痛，冷气风痛，痿痹，痢脓血。血调之功。润脏止渴，利关节。服丹石人食之，免生疮肿热毒。

其壳如瓦屋之垄，故名瓦屋。俗名毛蚶，又于其壳之略厚大者名血螺，蚶音钦。甘，咸，无毒。烧通，醋淬成灰，消血块，治跌打、积年胃脘瘀血疼痛，散痰积，单用醋丸，消胃脘痰积。咸㪟坚故也。以壳灰泡汤腌糯粉，则发松异常。连肉烧，敷走马牙疳妙。同鳖甲消疟母，化痰瘀，惟血螺壳功大。

## 玳 瑁即瑇瑁

甘，寒，无毒，入心脾。凉血解毒，破癥结，消痈肿，止惊痫心风，除烦热，行血气，利大、小肠，解蛊毒、磨汁服或刺其血饮，最效。百药毒，治伤寒热结狂言，解毒清热之功等于犀角。预解痘毒及痘疮黑陷，心热血凝也。同犀角俱生磨汁，入猪心血少许，紫草汤下。迎风目泪。心肾虚热也。同羚羊角、石燕为末，

---

① 胃：底本漫漶，据校本补。

薄荷汤下。

生用，过汤火则无功。

## 海　粉

是海中介物，吐沫于沙石而成。如蜂之酿蜜不殊，形如粉线，色碧。咸，寒，无毒，入肝肾。养阴，清散顽痰、瘿瘤、积块、热毒。景岳曰："热痰能清，湿痰能燥，坚痰能软，顽痰能消，可煎可入丸药。"

## 蟹

生青熟赤。咸，寒，小毒，入心、肝、胃。脉热，散结，破血。主胸中邪气热结痛，喁辟面肿，皆瘀血为患。能败漆，生捣涂漆疮。涂汤火伤，散血之功。续筋，去壳用黄，捣烂微炒，窨疮中，筋即连。接骨，生捣以热酒冲入饮醉，以渣涂之半日，骨内谷谷有声即好。干蟹烧灰酒下，亦可。养筋益气，醋煮利筋节。理经脉，消食，产后血滞腹痛，酒煮食。治解颅，以螯同白及末捣涂，螯俗作擒。解鳝毒，蟹居蛇鳝穴，蛇鳝畏之。故食鳝中毒，食之即解。治疥癣，捣膏涂。耳聋，捣汁滴。疟疸。烧研，酒糊丸，白汤下，和血解湿热。妊娠忌食。性逆水横行故。

凡赤物多热，惟蟹独寒，清胃动风，跌折热瘀宜之。若血寒结忌，又忌与柿同食。又单螯、独目，六足、四足，腹有毛，背有点，足斑、目赤者毒，能伤人。冬瓜、紫苏、蒜、豉、芦根各汁可解。

蟹爪肉及壳内黄纳金疮，可续断筋。蟹爪破胞，催生下胎，同甘草、阿胶，东流水煮服，如一手脉活动，一手沉着，是双胎一生一死，服之则死者出，生者安。一方同玉桂、瞿麦、牛膝末，酒下，即堕胎，以爪易脱而又散血也。**止产后血闭**。酒醋煮。壳煅存性，治崩中腹痛，米饮下。**冻疮及蜂虿伤**，蜜调涂。**蓄血发黄，胸胁痛而不浮肿者**，黑糖调酒下。若浮肿为气病，不可散血。**儿枕痛，乳痈硬肿**，酒下。**辟虫风**。烧烟熏。**盐蟹汁治喉风肿痛**。细咽之。蝤蛑咸，冷，有毒。解河豚毒，取膏涂湿癣疽疮。

石蟹，生溪涧穴中，小而壳坚赤，敷久疽疮妙。

蝤蛑螯光。若螯有毛者，名蟛蜞，有毒，令人吐下。其生沙穴中，见人即避者，沙狗也。功味胜于蟛蜞，时珍谓不可食，非。

## 鲎音后子

**善候风，甲青，血苍。其肉松脆，辛，咸，平，微毒。散肝肾肺血结，治痔杀虫。**

**尾及骨，治产后痢，肠风下血，崩中带下**，烧灰，米饮下。须先服生地蜜煎等。**久嗽，呀呷有声**。壳同川贝、桔梗、牙皂，蜜丸，含化，吐出恶血，即愈。

**胆，治大疯，杀虫**。同白矾、绿矾、轻粉、水银、麝末，井华水下，取下五色涎为妙。

**子，如珠粒**，糟食功同于肉。

**壳灰，开油搽子粒疮**。

## 石决明即九孔螺

**一名珍珠母。咸，平，无毒。软坚，滋肾，除肝肺风热，为磨翳障要药。**同谷精草末、猪肝点食，治痘后翳；同木贼焙末，姜枣汤下，治肝虚翳。**治青盲雀目**，同苍术末入猪肝内煮，先熏后食。**羞明怕日**，同黄菊、甘草煎。**五淋**，单为末，水下，淋中有爽硬物加朽木粉。**痔瘘，风热入肝，烦扰不寐，游魂无定**，同龙齿及养血药用。解酒酸，将酒荡热，以末搅入。骨蒸劳热，益水之功。点外障。但消伐太过，不宜多服。

如蚌而扁，片壳无对，七孔、九孔者良。盐水煮一时，研细，水飞用。反云母，恶旋覆。

# 海　螺

大者如拳，青黄色。壳可为酒器，其肉比诸螺尤美，治心腹热痛。但甘寒而冷，肠胃虚寒忌。

# 沙　螺

生沙中，大五六分，长二三小，两头一样大，壳①青黑色。甘，寒，无毒。消火，解酒，止渴，去积热。

# 蠝②

形如蚬而大，壳青黄色。甘，温，无毒。压丹石，解酒。但湿热动风，发疮疥，咳嗽人忌。

# 沙　白

如蠝而大，壳黄白光滑。甘，温，无毒。补虚，除烦热，止渴，令人肥健。

# 海　参

甘，咸，微寒而滑，无毒。润五脏，滋精利水。但泻痢遗

---

① 壳：底本漫漶，据校本补。

② 蠝（léi 雷）：海中动物，肉可食，也可人工饲养。清·李调元《南越笔记》卷十一："蠝比黄蚬而大，闻雷则生，故文从雷。"

滑人忌之。宜配涩味而用。乌色者良，红者损血。刺参甘温，暖肾益精，治痿。

## 角带子

甘，平，无毒。治消渴，下气，调中，利五脏，滋真阴，止小便，消腹中宿物。

产新安县九龙者佳，别产少益。

# 卷十八　虫部

## 蜂　蜜

合群花之味以成甘，有变化之妙。得露雾而气平，故入胃脾。生则清凉，熟则温补。主心腹邪气，味为阴归形，形归气。甘平和阴以调营卫，通三焦，故心以下及大小腹、胁肋，凡六淫七情之邪气可除。诸惊痫痓，皆厥阴风木之病。所谓厥阴不治，取之阳明也。安五脏诸不足，气清和而味甘，施之阴阳内外皆宜。况脾为五脏之长，脾温润则皆润。止咳，明目，益气，补中，气充于谷，阴为中守，润五脏以通三焦，则脾气畅而虚热除，中自得补。止痛，甘能缓急。解毒，变化甘平之用。除众病，和百药，合诸花英华酝酿合一故也。润燥，通大便，仲景有蜜导法。治痢，姜汁和服解毒润肠。产后口渴，熟水调服。难生、横产，同麻油煎服。天行卤疮，斑疮忽然遍身如火，疮皆戴白浆，随决随生，不治数日死。以蜜搽之，兼合升麻煎拭之。汤火伤，同薤白捣涂。疔肿。刺破，同葱研涂，疔出以热醋洗。但性滑润，脾虚肠滑，及湿热痰滞、呕家、酒家并忌。故琼玉膏用糖霜，枳术丸用荷叶包饭，佐金丸用米饮，牛黄丸用蒸饼，黑锡丹用酒麴，磁朱丸用神曲，虎潜丸用酒，香连丸用醋，茸珠丹用红枣，滚痰丸用水泛，各有所宜。今人概用白蜜，殊失制方之意。

白如膏者良，点眼明目。味微苦者点眼。去热膜，味酸者不堪用。

用银石器，每蜜一斤，入水四两，慢火熬，掠去浮沫，至滴水成珠为度。每干蜜一斤，入酒四两，再熬沸为丸，则药力易化。以姜汁炼，治癫。虚热忽生，四肢不和，饮蜜良。同芦根汁，梨汁，人、牛、羊乳，童便，治噎膈便燥。忌与生葱同食。

### 黄白蜡 黄蜡晒百日，或烊入水中十余遍，即白。

蜡淡，得五味之元，故入中土以返于元阴。蜜甘蜡淡，犹瓜甜蒂苦，见物之枢也。《素问》以淡为五味本，此味由甘而淡，是返其始也。各脏不足，各取本味以调之，虚甚则取淡以维之。气平，又得五味之全，以和中不偏。

黄者益血，补中，行经脉，治下痢、脓血，《千金》同阿胶、连、柏、当归末，陈仓米饮下，治热痢及产后痢。一方去归、柏，加羊脂、乌梅、发灰，治虚中留滞久痢。华佗用鸡子去白入蜜醋，蜡煮令匀，纳黄连、发灰末，熬为丸，治痢脓血，食入即吐，是皆还脾阴之元，补中寓泻也。俗以蜡为收涩者谬。续绝伤，生肌，止痛，胃为五脏之原，脾主肌肉，完其元阴之气则然。护膜解毒，蜡矾丸取蜡护阴，白矾收阴也。肺虚膈热，咳嗽而燥渴音嘶。净蜡溶为丸，蛤粉为衣，临卧先嚼胡桃，后服之。

白蜡功同，止血，消肿，而痢白脓者用之较胜。溶化和酒服，治胎动下血欲死。茯苓淡而轻，故主渗泄；蜡淡而坚重，故止痢。火热暴痢勿用。又威喜丸治湿热白浊，遗精亦用之。同阿胶三钱溶化，入连末五钱匀服，仲景名调气饮，治赤白痢，腹痛后重面青。此方与前三方，皆治痢之神剂。同轻粉、珠片、黄柏、铅丹、蛀竹屑、葱白、猪脊髓，治阴蚀恶疮。同儿茶、铅丹、胡粉、粉霜及水龙骨、黄柏、猪胆汁、猪脂熬为膏，治内外臁疮。包大黄为丸，凉脾不损胃，胃寒脾热宜之。

### 露蜂房

蜂黄黑，能螫人致死，故房有小毒而能攻毒。且房悬树上，屋中小蜂房无用。得风露阴阳交蒸之气，以治阴阳分离之病。味苦咸，能降阳归阴。气平。属金，散阴以扶阳，兼杀虫。主惊痫癫疾，阴虚而阳离以上逆，则阴阳相并发为癫痫。瘈疭寒热，金平风木以散邪。邪气鬼精，阴阳和合则邪鬼自退。蛊毒，肠痔，风露之气能涤痰垢，且取其攻毒也。附骨疽，根于脏腑之阴虚也。恶疽，历节肿、疔肿，皆攻毒之用。上气，遗尿不禁，烧灰，酒服。崩漏无子，为末，酒服。阴痿，烧灰，新汲水服，最兴阳。阴毒腹痛，烧灰，同葱白研，放男左女右手，握阴卧，汗出即愈。瘰疬成瘘，炙研，猪膏调搽。牙风肿痛，酒浸含漱；或以盐实房孔烧过擦之，盐汤漱去。枳痰久嗽，小儿重舌，酒和，敷舌下。杀牙虫，同盐、细辛，水煎含。治喉痹肿痛，烧同僵蚕为末吹，或以乳香汤下。妒乳。烧灰，水煎二钱，去渣服。

房蒂名紫金沙，治舌上出血。同川贝、芦荟，蜜丸，温水下八分。诸症属血气虚，无外邪及疮溃后，勿用。焙同石绿、桂、远、参、朱砂，以粥为丸，白汤下，治五痫。同京墨，酒服，治崩漏。同发灰、蛇蜕，烧酒服，治恶疽，附骨疽，疔肿、历节肿。涂痈肿醋调，洗疮煎用。十二月采，洗去泥，蒸半日，晒干，炙黄或不炙，各从原方修治。

## 虫白蜡 与蜜白蜡殊。

蜡树属金，得收敛坚强之气。其叶能治疮肿，虫食其叶，吐涎成蜡，为生肌，止血，尿水以之加入凉血药中，甚效。定痛，补虚，续筋，接骨要药。同合欢皮入长肉膏中用，神效。治下疳，服之未成即消，已成即敛。肠红，入鲗鱼腹中煮食。杀痨虫，止咳，止泻，润肺，厚肠胃。俱宜与合欢皮同用。

## 五倍子 即川文蛤

盐肤子木上虫，食其汁，老则遗种，结球于叶间。故治多同盐肤子叶。味酸苦涩，气平，无毒。是水气先从木以致于金，而金即效其下收之，用于水木也。盐肤子皮中有盐，是水气凝内而透于外也。治风毒眼肿，痒痛涩烂，浮翳瘀肉，同蔓荆为末，煎汁热洗。齿宣，走马牙疳，同青黛、枯矾、黄柏研，先以盐汤漱口，掺之。咽中悬痈舌肿，喉痹，同僵蚕、甘草研，白梅肉和丸，含咽。咳嗽，五倍善收顽痰，解热毒。黄昏咳嗽，乃火浮肺中，不宜用凉药清之，宜合五倍、五味降而敛之。若肺有实火及暴感风寒，勿用。风湿，风毒，疥癣，湿烂，已上皆阴虚阳浮而风淫，宜水气上奉于金以收之。又热毒化风，以致湿烂，得燥收之以归阴而烂自已。心肾阳虚，遗精白浊，小便余沥，同茯苓龙骨丸服，一泻一补，是能泻而后能秘也。脱肛，煮烂熏之，内服参、芪、升麻。泄痢，同炒仓米、白丁香、细辛、花椒为末，蜜汤下。忌鱼肉。子肠下坠，止血，敛汗。焙研津唾调，涂脐上。解酒，止消渴，敛溃疮、金疮，已上皆阴虚而阳散于中下，宜水藉金气以收之于下也。杨梅结毒，同地骨、小蓟、皮硝、甘草、苦参、葱头煎洗。小儿白口恶疮状似木耳。同青黛研吹。其色黑，可染须。泻非虚脱者，勿用。

蜀产如菱角者佳。去虫，炒黄研，以浓煎松萝茶，每倍一斤，用茶半斤。熬搅至稠，又用糯米汤煮一日，如稀糊，俟味不涩止，晒干。或单用糯米粥汤煮稠，俟七日发出黄黑毛，再搋晒，略干，又搋又晒至可丸。其味甘酸，最生津，化一切胶痰。

入汤生用，入丸略炒。染须炒至烟起，以浓茶泼之，炒至烟尽，布包压干为末。

## 盐　麸叶 子

俱酸，咸，寒。除痰饮咳嗽，生津止渴，解热毒、酒毒、喉痹，下血、血痢，功同五倍。

## 百药煎

五倍每斤，入桔梗、甘草、细茶各一两，为末，入酒麹二两，酒糟四两，擂匀置糠中窨，待起如发面状，作饼晒干。味酸咸带甘，性浮升。治上焦痰嗽，热渴，含噙尤宜。收湿，消酒，治牙齿宣蚀。同五倍青盐煅，各钱五，铜绿一钱，研掺之。面鼻疳蚀，便血，同荆德烧末，米饮卜。血淋，煅同车前、黄连、木香、滑石为末，灯心汤下。口舌糜烂，喉痹，风湿，诸疮，久痢，脱肛。消肿毒，敛金疮，染须发。煅一两，同针砂醋炒，荞麦面各五钱，以荷叶熬醋调刷，荷叶包一夜洗去。同黄芩、橘红、甘草等分，蒸饼丸，干咽，定嗽化痰。同细茶、荆芥、海螵，蜜丸，含化，清气化痰。入滚痰丸中能收一身顽痰，归于一处而后利下，最效。

## 桑螵蛸

螳螂深秋乳子作房，粘于桑枝，至芒种火旺时，子出而房存。味咸，气平，是辛金趋丙火以归于水，故能申肺金治节之权，运达三焦气化，使肾之作强得其用。主疝瘕血闭，通淋，利水，三焦者水渎之府，太阳之别，治节行而三焦达，则中下之虚滞自除，如用他树者，以桑皮佐之，桑皮行水达肾。益精生子，治阴痿腰痛。水足火达也。主伤中，桑气能续伤。失精遗尿，寇宗奭治女劳，尿数如泔，心神恍惚。同参、归、菖、远、龙骨、茯神、龟甲醋炙等分研，人参汤下，能安神定志，治健忘。或曰同黄芩则利水，同龙骨则治遗精白浊，盗汗尿数。然观古方治妇人胞转，小便不通，及妊娠遗尿，小儿夜尿，皆用此一味炙为末，米饮下，可知能行即能止，得金水之精专，而水道自安常也。喉肿。同马屁勃，蜜丸，犀角汤下。但咸平，虽走肾利水，然得秋收之气，失精遗尿，火太盛者宜少用。

热水浸淘七遍，焙干，或醋蒸汤泡煨用，免作泻。畏旋覆。

生研涂出箭镞。螳螂同巴豆亦出箭镞，敷后痒极即出。以黄连贯众汤洗石灰，敷之。今人多用蛄蜋，出后敷生肌散。

## 白僵蚕

桑本水土之精，蚕食之而气辛平，味咸，是水土归金矣，乃蚕病风死而僵直。僵者金化木也，色白者木从金也，故能清金平木，散经脉之结气，以除热化血而消痰。脾胃之清气上于肺，肺阴入心生血以化于胃，统于脾，归于肝。肝主一身经络，若肺伤而脾胃不清，则经脉傍绝，液不化血而化痰。唯木从金化，故直入风脏以行经脉。主小儿惊痫，阴阳漓而肝气逆，则经脉阻绝，郁热成痰而病。夜啼，蚕三眠三起，有合于卫气出阳入阴之妙。去三虫，虫乃风木所化，金主肃杀。灭黑黯，令人面色好，水上滋金也。男子阴痒，金制风，咸除痒。咽肿喉痹，三焦之火，与肝风上壅，经脉阻逆聚血成痰之病。风痰，结核，瘰疬，头风痛，痰疟，癥结，风虫牙痛，瘙痒，血病，崩带，皮如鳞甲，下乳，灭瘢，皮肤风疹如虫行，丹毒，疳蚀，金疮，疔肿，皆取其散结行经耳。凡内风外风，无论阴阳，各随主治而咸宜。因其感风而僵，以之治风，同气相求也。

头蚕色白而直，食桑者良。糯米泔浸一日，待桑涎浮出，去丝绵嘴足，焙或晒干用。凡色白属金之药，俱忌炒。若温死之蚕，以石灰淹白者，用之有害。恶桑螵、茯苓、桔梗、萆薢。同白矾、枯矾等分研，以姜汁、竹沥调灌，或加薄荷，治急喉风、风痹。为末，葱茶调下，治偏正头风。同蜜炒黄连，掺重舌、木舌妙。同衣中白鱼，井华水下，治血崩。同淮、芩、苏、杏、芩、防、蘽、桔、五味、百合，治风热久嗽。同丹砂、牛黄、胆星、蝎、麝、犀、蝉、藤钩、竹黄，治急惊客忤。煎汤浴，治小儿肤如鳞甲，名为惊疳，亦名胎垢。崩带由风热乘肝者，亦多用之。同炒山甲酒下，治三阴疟。为末，蜜调，治小儿撮口噤风，气喘及口疮通白，并风疳蚀疮。同衣鱼、鹰屎白，灭疤痕。

## 原蚕蛾一名晚蚕，取雄蛾。

性淫气热，浴焙于大火之候。而味咸，是火中之金趋归于水。食桑而得水土之精。能使肺气归于命门，以返真阳于真阴，故益精气，阳中之阴化，则精气足。强阴道，交接不倦，强志，生子，固精，止尿血、白浊，好颜色，补中轻身。阳主轻捷。

取晚蚕初番出、未交之雄蛾，纸封焙干，椒拌密藏，则不蛀。去头足翅，炒研用。早蚕及三四次出者无用。为末，蜜丸，常用火焙，勿令尘湿。以酒下，治阴痿，并治血淋疼痛；盐汤下，治遗精白浊。又为末，敷刀斧伤，止血生肌。得菖蒲酒，其功即减。观其止淋浊，则非一于强阳可知。

## 原蚕砂即晚蚕屎

蚕趋阴归阳，其屎趋下转化。甘，辛而温，更能归阳以化阴，为风湿之专药。主肠鸣，热中消渴。阳趋于阴之效。凡湿郁不化，久成风毒、冷痹、关节缓弛、皮肤顽痹、腹内宿冷、腰脚冷痛、冷血内瘀，风在阳经则关缓，在阴经则关收，此以辛燥去风胜湿，使阴化于阳，是治风冷病于阳而阳不能卫者，宜炒黄袋盛，浸酒服。**炒热，绢包熨之俱可。**寇氏以酒拌，甑蒸于暖室中，铺油单上，令病人以患处卧沙上，露头面，厚盖取汗，以防昏闷，未愈间日再作。**治风弦烂眼，**麻油浸二三宿，加瓦炙雄黄研涂。目胞属稍，脾有风湿，则生虫弦烂。又治蛇串疮，有人食乌脾蛇身变黑，渐生鳞甲，以蚕砂日服五钱，尽斗二而愈。**血闭，血漏，**同伏龙肝、阿胶末，温酒下。**腹中癥瘕。**同桑柴灰汁，煮鳖肉作丸服。**阴虚有火勿用。**淘净晒干。

按：蚕吐丝为经，故走经络。凡风湿瘫缓固宜，即血虚不能养经络者，亦宜加入滋补药中。

# 蚕 茧

甘，温，属火。而作茧退藏，得桑之阴精，能泻膀胱相火，引清气上朝于口。离中有坎。**止消渴。**缲丝汤及丝绵煮汁，功亦同。**痈疽无头者，烧灰酒服。**用一枚出一头，二枚出二头。**肠风大、小便血，淋痛，**同蚕纸并烧灰，蚕砂、僵蚕并炒等分研，加麝少许，米饮下。**血崩。**食桑得木气之全，故入风脏治血。宜早蚕。

## 蚕蜕皮 即老蚕眠起所蜕皮。

甘，平。**治目翳，较蝉蜕更捷。**得脱化之妙也，微炒用。**主崩下血，**同槐子炒末，酒下。**热淋，**和麝，水下。是金合于水火，以生血之义也。但难遽得，今人以出过蚕之纸代之，烧灰用。又治走马牙疳，蚕纸灰，同白矾、麝香，蜜调贴。**缠喉风，**蜜和灰为丸，含化。**小便淋痛，**同麝，米饮下。**排脓穿毒。**按：蚕砂宜原蚕，取夏蚕阴从阳化也。茧与纸宜早蚕，取金气由阳入阴，还离中之坎，助火以生血也。

按：蚕砂纸一尺烧灰，食即绝孕，须慎用。

附**黄丝绢**即蚕吐黄丝所织未染者。

煮汁服，止消渴，产妇胪损，小便淋沥。以炭灰淋汁煮极烂，洗去灰，加入黄蜡、白蜜、茅根、丹皮、连根木、白及煎服，勿作声。洗痘烂，烧灰止诸血。

## 蜻　蜓

生水中，微寒，涩精。赤者性热，暖水脏，壮阳，强阴。

## 蝎

色青入肝，气平，味辛、甘。宣肺补土以平木，有毒。凡土虚肝乘者能化，故治诸风眩掉，皆肝病。急慢惊痫，以薄荷叶包炙焦，白汤调下。中风，口眼㖞斜，抽掣不遂，同白附、僵蚕为末，酒①下。风淫湿痹拘挛，瓦上炒，入麝，酒下。肾冷脐腹胁痛，焙研②，酒、童便下。小肠疝气，和麝香，酒下。脐风撮口吐沫，酒涂炙为末，加麝，银花汤下。横疬不收口，同胡桃煅研，北芪、银花汤下。月食不调，寒热带下，同归、地、羌活、柴胡、丁香煎，散血分之风热。胎惊发搐，蝎梢同麝。耳聋疟疾。

形紧小者良。全用去足，或单用尾，尾味苦属火，力尤捷。滚醋泡去咸，或水洗，炒干用。蝎螫人涂蜗牛，或敷泥水，或以冷水渍之。

## 斑　蝥俗作斑猫

辛，寒，有毒。破阴结、溃毒，攻瘀，治瘰疬。肥皂二斤去

---

① 酒：底本漫漶，据校本补。
② 研：底本漫漶，据校本补。

核，每荚入斑蝥四粒，线扎蒸，去斑并皂皮筋，得皂肉十两。入川贝二两，花粉、元参、甘草、薄荷各两半，为末，以肥皂捣为丸，白汤下后，腹痛勿虑。盖瘰疬必有毒根，治以斑蝥、地胆为主，制度如法，令其根从小便出，如粉片血块烂肉，是其验也。但小便必涩痢，以木通、滑石、灯心等导之。斑蝥捕得尿射出，臭不可闻，故直走溺窍，利水下败物。一方，每一两用米一升同炒，至米焦去米，入薄荷四两研，乌鸡子清为丸，蜡茶下三丸至五丸，日减一丸后又日加一丸。**破石癃、血积、血疝便毒。**每三个入滑石五钱，白汤下，毒出小便痛，以车、泽、朱、苓、木通饮。**下癫犬咬毒，**先于患人头上拔去红发二三茎，以斑蝥七枚，糯米同炒熟，并研末，加六一散三两分，七次，白汤下，或加蟾蜍汁更妙。疮口于无风处去恶血，小便洗净，发灰敷之，俟小便泄下，如狗肉形三四十枚，毒始尽。**腐烂死肉，**煅之存性，犹能烂人肠胃，故前二症用米同炒，宜去质用米，但取其气更稳。**堕胎。**

夏秋生，食豆花，青黑斑者为斑蝥；色赤者为红娘子；食芫花，色青绿者为青娘子，又名芫青；食芫花尤毒。春生，食葛花，头赤身黑，为亭长；冬入地，头黑尾赤，为地胆。四虫本一物，而随时变化，其功略同。但红娘更破血蛊、下瘀，功同水蛭。芫青尤走气破水，二者皆消目翳，亭长通经络，甘草汤下，腹痛食黑豆汤。地胆除鼻瘜，下石淋，其余悉同斑蝥。俱去翅足，糯米炒，去米用。

## 水 蛭 俗名黄蜞

咸走血，苦平胜血，性唼血。主通肝经，破一切坚积瘀血，同麝香酒服，治跌打蓄血妙。因月闭或血瘕而无子，痛风，痛则血结。利水，得水而生。**堕胎。**

色黄、挑之易断者是。若泥蛭，头圆身阔，能损人目。采展开，腹有子去之，米泔浸，晒干，猪油熬黑，研细，以少许置水中，七日不活，方可用。倘炙不透，虽为末，经年，得水犹活，入腹能啮人肠胃。犯之腹痛面黄，饮泥浆水，或牛羊热血同猪脂饮乃下，或饮梅浆水即化。

## 虻虫 <sub>即嗽牛马血蝇，又名蜚虻。</sub>

苦，泄血结；微寒，泄三焦迫血上壅之火，<sub>蛭治瘀于下，此治瘀于中上。</sub>有毒。治一切血积、坚癥、寒热，<sub>因血蓄而发寒热也，</sub>用二十枚，丹皮一两酒服，跌坠之血化为水。若久宿血入骨节，二味等分，加入四物为丸。治经闭而不伤血。通血脉，利窍，除喉痹、结塞、火迫血上壅。疬风、耳鸣、尿秘，<sub>皆血积所致。</sub>堕胎。

去翅足，炒熟用。

## 䗪虫 <sub>即土鳖</sub>

生屋壁及平原暗湿土中，状似鼠妇，而大者寸余，形似小鳖，无甲有鳞。咸，寒，入血软坚。有毒。以刀断之，中有白浆，凑接即连，复能行走。故破坚血、续筋接骨奇效。治血积而心腹寒热，<sub>血凝则经络阻而阴阳乖。</sub>同大黄、桃仁酒下，破干血。木舌肿强，同食盐煎热，含吐涎。重舌，同生薄荷汁，帛包捻患处。口疮。

俗名山蟑螂是。

## 蝉蜕

禀水气味而咸寒，仲夏变化，吸风饮露，不食而生。得清阳以化，故治形气不化诸病，退目翳，催生下胞。<sub>皆形结不化。</sub>

治目痛赤肿，发疮疹，痘痒，疔肿，皆气结不化，更用壳以行皮也。风热成内外障，清阳之气能从阴畅阳。中风失音，其声清响故。止小儿夜啼。昼鸣夜息故。蝉类甚多，唯大而黑者为仲夏发声，取其从阴以达清阳故。古方惟慢惊及痫症于补剂中用之，风热则仍以风热主剂，略加之以达阳。非徒以金制风，以寒制热之说。果尔，则古人何以谓秋鸣者无功？

蝉身治小儿惊痫，天吊嘬风，夜啼，用下半截为末二分，入辰砂，以藤钩汤下。癫病寒热，音哑，下胞出胎，小儿阴肿，因坐地风袭及虫蚁所吹，煎水洗后，仍服五苓散。俱取其由阴脱化清阳之效。但皮肤病用蜕，脏腑经络病用身，从其类也。且蝉腹更通声豁痰，全用则攻毒。

洗净，去翅足用。壳同犀、地、冬、翘、紫草、银花，治痘血热不起。同蒡、葛、冬、薄、甘、元参、花粉、赤桎柳，治瘖疹。同全蝎、轻粉、乳汁，治小儿初生噤口不乳。同僵蚕醋涂疔疮毒肿；炒研酒下，治肤疹、风热疮、破伤风。羊肝汤下，治痘后目翳。

## 蜣螂即推丸

咸，寒，有毒。喜入粪土中，取屎丸而推转之。故又名推丸。能入肠胃推转热毒，为癫狂、惊痫、瘰疬仙品。以一枚为末，入水，于滚汤中炖热，去渣饮，治急慢惊。治暴噎吐食，以二枚入生姜内煨，又陈皮二钱同巴豆炒，去豆用皮，同研，吹喉中，吐痰二三次愈。噤口，赤白痢，烧研酒服。二便久闭欲死，男用头，女用身七个，同土狗七个；男用身，女用头，焙研，水调下。脱肛，烧灰，入冰片少许，掺托入。引痔虫，为丸塞下部，虫出尽永瘥。止痔瘘出水，阴干，入冰片少许，纸捻蘸插入，渐渐生肉，药自退出而愈。敷附骨疽丁肿，同大麦捣。出箭镞入骨，同巴豆微炒，捣涂，待痛定痒极，乃撼动可拔。**小儿积滞。**土包烧食，甚效。

畏羊肉、石膏。一方，肛门痔瘘有虫，痛痒脓血，取七枚，同新牛屎五钱，肥羊肉一两，捣为丸，绵包塞肛中，虫即随大便出。其与羊肉合用者，取其相反，激其气以奏功也。

五月五日采，蒸藏之，去足，火炙用。勿置水中，令人吐。

按：贴疔疮，用蝉腹下肉稍白者为蝉心，更效。但食羊即复发。

## 蝼 蛄 即土狗

咸，寒，下降，穴土而居，故治水肿。取下截同甘遂末，以商陆汁一匙，白汤下；面肿者同轻粉嗜鼻。上半截则涩，反止二便。**利二便闭急，**同蜣螂研，以向南樗皮汤下，用法见蜣螂。**下胎下胞，**以下半煮汤服，立下。**通石淋，**同盐焙研，酒下。**下哽噎。**炙末吹之。且立夏阳盛则鸣，又能从阴透阳，故治脐风。同甘草研敷。**出肉刺，溃痈肿，**俱生捣涂之。**瘰疬，**生研，入炒丁香和贴。**止头风，**同五倍、全蝎，醋糊为饼贴。**通耳聋。**同山甲、麝香，或加地龙、白矾、全蝎、雄黄，以葱涎和，塞耳。其治奔豚，即导水湿之力也。同山甲、故纸、海藻、茴香、木香、黑丑、全蝎、吴萸为末，入萝卜心内，加糯米同煮饭为丸，盐酒下。

夏至收善飞之雄，雌不能飞。晒干，去翅足炒用。夏至后则阴气盛而不能透阳，故无取。

## 蜈 蚣 一名天龙

蛇应巽巳，属风，而此能制蛇，善走窜。辛散温达，故能截风散结，辟邪，治急惊，炙末，入朱砂、轻粉，乳汁为丸。**脐风撮口，**炙末，猪乳调下。**天吊反张，**炙去头足，入麝研，吹鼻至目合乃止。**瘰疬，**同茶炒香，先以甘草水洗，敷之。**丹毒瘤肿，**同白矾、雷丸、百部末，醋调涂。**便毒初起**，炙末，酒调下。**痔肿**，炙末，入冰片少许，唾调涂。**通肠漏管**，金头蜈蚣同牛角鳃、象牙、猪甲、猬皮、蛀竹屑。**蛇瘴**一名锁喉瘴，项大肿痛连喉。用赤足蜈蚣二节研，水下，即愈。**蛇瘕，破伤风欲死**，研末擦牙，去涎即活。**趾生鸡眼**，焙研或加麝贴之，以南星末，醋调涂四围。**秃疮**，浸油搽。**温疟**，洒洒时惊，同全蝎，加入凉膈散服。**疠疯，杀虫，去瘀，堕胎**。凡中诸蛇虫、鱼毒、尸疰、恶气、蛊毒，皆可解。以毒祛毒，无出其右。

取赤足黑头者，火炙去头足用。或酒炙，或薄荷叶火煨用。

中其毒者，以鸡屎、桑皮、蚯蚓、八角、盐、蒜等服之涂之。脐边有红紫圈可证。被咬者以蜒蚰、鼻涕虫涂之；或生蜘蛛放咬处，自吸其毒，蛛死放水中，吐而活之。按：鸡亦属巽巳，而肖于酉，巳会酉化金以媾木。蜈蚣得金木之专气，故反受制于化气，而为鸡所胜。

### 白颈蚯蚓老即白颈，又名地龙。

得土中阴水以生，星应蚓水。味咸下降，气大寒，利水解热。故治**伤寒伏热**，同荆芥穗，捣汁饮。**温病热狂，天行大热**。和人尿捣服。皆阳明内热藉土之合水者以除之。其性善窜，能通经络；冬蛰夏出，雨晴则鸣，质阴而气阳，又能行湿化以畅木化。故凡肝肾虚而病于湿风，以成脚风、脚气、鹤膝、诸痹拘挛、腰痛，黄疸必用。活络丸以之为君，中风之骨碎补丸，鹤膝风之地仙丹，脚气之拘龙丸，定痛丸之治行痹，皆用之。皆肝肾郁有阳毒，藉水中之土以解毒平风。又治**头风**，随左右先涂姜汁在鼻，次同冰、麝为丸，纳鼻中。**风热头痛**，姜汁炒研，同夏苓末，生姜、荆芥汤下。**咽肿**，捣涂喉外，又以一条入盐化水，加蜜饮。**老人尿闭**，同茴香，杵汁饮。劳复卵肿或囊缩，煮汁大饮以取汗。牙齿动摇及外物伤动欲落，炒，同五倍亦炒，为末，先以生姜擦牙，后敷擦之。耳卒聋，安葱管内，入盐化水点耳。痘疮，脾肾虚热，娇红，渐变干紫伏陷。同荸荠捣，和酒服。若干紫暗黑，皮坚，为肝脾血热，又宜犀黄、紫草等，非地龙所宜。此皆阳气畅而湿化，行水精以布之明效也。其主蛇痕、三虫、伏尸、鬼疰、蛊毒，杀长虫，治黄疸，亦不外去湿解毒之功。但有小毒，过服则躁愦欲饮，宜盐水解之。蚓见盐则化为水，反其所自生也。古人病蚓咬毒，每夕蚓鸣于体，浓煎盐浸数次愈。解热毒，捣汁，或盐化水，入药通经络，或炙干，或烧灰，或晒为末用。

## 蚯蚓泥 即蚯蚓屎

甘，寒，泻热解毒。治赤白久痢，敷小儿阴囊热肿、腮肿、丹毒。

## 蛙

背青绿，尖嘴细腹者，为青蛙；背有黄线者，为金线蛙；背黑者，名蛤子。即田鸡。俱甘，平，微寒。得金水土之精，大益肺脾之阴。蝼蛄由阴达阳，此则由阳畅阴。利水，解酒，解毒，消肿。肺阴降则二便调。时珍谓其甘寒，与螺蚌同功，犹属偏见。青蛙尤治水肿及水蛊、单腹胀，去皮炙熟食，或加炒蝼蛄、炒苦葫芦为末，酒下。调疳瘦劳热、尸疰，益产妇，治痔痛，取长脚者烧存性，雪糕和丸，饭半饱后，枳壳汤下。肛门虫蚀肠瘘，同鸡骨烧灰吹入。

金线蛙，治虾蟆瘟。时行面赤项肿是也，杵汁水调下。

田鸡，治噤口毒痢，并肠肚捣碎，瓦烘热加麝贴脐。消酒积。

但其骨性热，妊娠多食，则苦淋，令子寿夭。宜去骨用。

小蛙俗名蛤蚴①，破瘀，多食则尿闭脐痛。车前能解。

## 蟾　蜍 即癞虾蟆②，形大而背多痱磊者是。

本土之精，厚重行迟。甘，平，无毒。上应月魄，入肠胃，退热行湿，解毒杀虫。土能生物，亦能化毒。为疗肿、痈疽、诸疮要药。初起，以活蜍系疮上半日，蜍必昏愦，放水中救之。再易一蟾，似蜍如旧，毒始尽。势重者剖蟾合疮上，不久则臭不可闻，如此二三易即消。治温病发斑、生捣汁饮。肿胀及疳劳腹大，砂仁入蜍腹内，泥包煅存性，黑糖调服，下尽青黄粪即愈。若粪不能溅注而淋滴不前者，元气已乏，不治。疳痢黄瘦，一枚同皂角去皮弦一钱，俱烧存性，加蛤粉、麝香为丸，米饮下。狂犬伤，先去顶心红发，杵汁生饮，小便见沫，即解。破伤风。二枚生杵，同川椒一两炒酒服，取汁。

其皮辛凉，有毒。贴疮瘰，艾灸甚妙。内服，去皮取肉生捣，或风干煅存性用。

目赤、嘴赤者，有毒。蟾蜍烧灰敷鼠瘘、阴蚀、疽疡。破癥痕俱效。

蟾蜍脂涂玉，刻之如腊。

## 蟾　酥 即蟾酥眉间白汁。

辛，温。发散一切风火郁抑，为拔疗散毒、消肿仙品。蟾

---

① 蚴（guǎi 拐）：蛙类。种类甚多，如山蚂蚴、梨头蚴等。清·李调元《南越笔记》卷十一："蚴者，蛤之属。谚曰：'蟾蜍、蛤、蚴。'"
② 虾蟆：亦作"蛤蟆"。《史记·龟策列传》："月为刑而相佐，见食于虾蟆。"

酥丸为外科之仙方。一法以银针刺入疔根，同牛黄、冰、麝、铁锈、丁香抹而烂之；再同牛黄、冰、矾、麝、僵蚕、朱砂，溶蜡为丸，麻子大，葱酒下，取汗；再同黄丹面为丸，纳入，疔黄尽出，贴水澄膏。消痔疾、脑疽，通关窍。但大毒，能烂人肌肉。外科用之，取其以毒攻毒，脑疽，乳和滴鼻中。亦止用一二厘，仍须与牛黄、明矾、乳、没等同用方可。生肌时用之，则反痛。

### 蝌 蚪 即虾蟆子，有尾如鱼渐大，则生脚脱尾而成虾蟆。

治火飙热毒，一切疮疖。捣敷或化水搽，或取一升淘净，加旧石灰或红毛火石、白灰半斤，稠成水，日晒，调加三黄散搅匀，再晒至干收藏。临时加冰、麝，七月七水开搽。乌须发。捣汁埋东壁下，和桑葚汁涂之。

### 蜗牛 蛞蝓 即蜒蚰，又鼻涕。

蜗牛负壳，一名蜒蚰。蛞蝓无壳，一名鼻涕。皆生湿土，阴雨即出。咸，寒，无毒。治诸肿毒、痔疮。入麝，取水搽，或浸油涂，或烧灰敷之。制蝎蛊、蜈蚣啮毒。二物所行之路，蜈蚣过之即死。入冰片研敷。

其形尖小而绿桑上者，名绿桑蠃，与蜗牛俱治肠热脱肛。烧灰，和猪脂涂。各木皆有蠃，独取桑上者，正如桑螵蛸之义。三者皆润躁软坚，主贼风㖞僻，惊痫挛缩。更治喉中各病。

### 果 蠃① 细腰蜂，俗名缸瓦峰。

《诗》曰："螟蛉有子，果蠃负之。"言其取青蜂之子，教

---

① 蠃：同"螺"。蜗牛。《尚书大传》卷二："钜定蠃。"郑玄注："蠃，蜗牛也。"

祝化成子也。辛，平，入肺，止咳呕。

其毒锐，能出竹木刺，生研敷。治久聋。

其巢象鼻，能去瘜肉。煅吹。

## 紫草茸

麒麟竭①树上，蚁聚其脂液而成。出真蜡、波斯。甘，咸，平，治五脏邪热气，金疮，崩漏，破积血，生肌止痛。今人专治痘，有活血起胀之功。无紫草咸寒作泻之患，名曰紫草茸，实非紫草类也。若不得真者，则以紫草嫩苗代之，亦可凉血升发。又紫草详于草部，与此异类。

## 蜘　蛛

种类不一，惟悬网者微寒，有毒。循丝上下，取治睾丸上下之病，故狐疝、偏有大小，时时上下，蜘蛛散主之。大小儿积疝用之。又能利邪下泄，故治干霍乱，疟疾，蛇伤。捣涂。去头、足，米泔浸，煅研用。大蜘蛛为治红云血癣圣药。

## 壁　钱

生壁间，形扁，似蜘蛛，有白膜如钱，故名。治鼻衄，捣汁滴鼻。金疮血出，捣涂。痔疾，喉痹。烧研，同人中白等分。

## 五谷虫即粪蛆

苦，寒，无毒。故治热病谵妄，毒痢作吐。化粪而生，故消积滞，治臁烂，痔疾，痔疮。

① 麒麟竭：原作"骐鳞竭"，据《本经逢原·虫部·紫矿》改。

漂净晒干，酒炙，或煅为末，同糖霜服。一法用打死蟾蜍放坛中，取蛆以河水渍养，俟食尽蟾蜍，用疏布扎坛口，倒悬流水中漂净，焙用。治疳积、腹大脚弱、翳膜遮睛，神效。

## 天　牛

杨树中蠹虫，有须如角，故名。利齿善啮，性最锐。甘，温，小毒。治疔肿、恶疮，出箭镞、竹木刺，最捷。焙末，蜜调敷。他树上者亦可用，而功薄。

## 桃蠹虫

与桃实中虫，皆辛，温，无毒。杀鬼，辟邪，实中。虫尿，辟瘟疫，令人不染。为末，水服。

## 萤　火

腐草所化，得大火之余气。辛，温，无毒。入胞络三焦，极明目，夜明之功。务成子萤火丸，辟五兵白刃，虎狼蛇虺毒，邪鬼疫疠，以其有照幽之能。庞氏①极言其效，惜世罕用。

## 衣　鱼

即衣书中蠹鱼，碎之如银粉者是。《本经》言其咸入小肠、膀胱，温达肝，无毒。治妇人疝瘕、淋闭、惊痫、天吊口㖞，利水，研服。中风项强。摩之即安。灭疮斑。同鹰屎白、僵蚕敷。

---

① 庞氏：即庞安时，字安常，自号蕲水道人，北宋蕲水（今湖北浠水县）人，著有《伤寒总病论》。

**鼠　妇**即湿生虫，俗名肥蛀蚋。

酸，入肝血分。咸，入肾。无毒。主寒热瘀积，湿痰，喉症。治久疟，《金匮》鳖甲煎丸用之。产妇遗尿，《千金方》熬研，温酒下。痘疮倒靥，为末，酒服。惊痫，血病，喘急。解射干、蜘蛛毒。瓦焙同人中黄、中白、竺黄、枯、硼、青黛，统治喉症，极效。

## 椰柑虫

椰柑汁赤，而味敛涩。其子中之虫最活血。治疮疽散大不收，并消肿，神效。止牙痛、心气痛。捣酒服。其子名朱卷皮，连皮用，亦与虫同功。牙痛用醋煎含。

其叶寒涩，消食，消积疳，杀虫。

其蓇，浸痔洗疔妙。

## 沙　牛

生山沙中，形似谷牛。通窍，利水，治淋。炒研，同白糖汤下。

## 禾　虫

甘，温，无毒。暖胃，补气，少加醋良。但湿热发疮疥，有湿食之，则腹滞痛。喘嗽人忌。

## 茄根上蛀虫

辛，温，小毒。杀虫，败毒，治杨梅恶疮。

# 卷十九 禽部

## 燕窝

燕食海粉，吐而成窝。得风日阳和之气，<small>燕又属火，吞之则暖</small>。化海粉之咸寒为淡平，能使金土相生，养肺胃之阴，下滋肾水，化痰<small>海粉本消痰</small>。止嗽，健胃消食，补而兼清，使肺气清肃下行，为调理虚损痨瘵之仙品。凡肺胃虚劳，咳吐红痰或久下血、吐血，以冰糖煮食，往往获效。<small>肺胃气行，则血随气止，但冰糖同煎则甘壅气滞，宜与陈米①煮粥</small>。然阴柔性缓，惟阴虚不甚者宜之。若阴火太甚，血逆上奔，虽用无济。又白者消痰，益痘疹。同米煮粥，治噤口痢、滑肠。红者已劳痢，更止血，以红为火燕之真液也。然甚难得，或煮汁，或入丸散汤剂，俱可。

燕窝脚功同，而性重达下，为治噎膈妙品。

燕窝中粪，煎浴，治小儿卒惊，似有痛处而不知。

## 鸡

卦属巽木，星应酉昴金，先寅鼓翼而鸣。<small>火动生风之象</small>。味甘，入脾胃。气温，达肝。小毒。故丹溪谓其属土而有金木火，性补而助肝中湿火。又谓男子阳事不力，不宜食，以风火易动而易散也。但毛色不一，是土兼四气，随其偶合而变，当分别用之。盖鸡本木火气胜，惟黑、黄二色，归气于水土。雌又属

---

① 陈米：原作"陈及米"，"及"字衍。

阴功，乃专补。

黑雌鸡，甘，酸，温，平，无毒。治虚劳少气，盗汗心悸。同生地、饴糖炖食，不用盐。破心血，和血，安胎，益新产血。同黑芝麻煮酒，和以五味食。去风湿痹、中风、舌强直视。煮酒食，又食姜葱粥取汁。

乌骨鸡，毛有白有黑，总以舌黑为良。甘，平，无毒。补肺脾以滋肝血，平肝去风，除烦热，养阴血。治崩中，赤白带，同白果、莲肉、苡米、胡椒煮食。遗浊，同上。脾虚滑，豆蔻果烧存性，入内煮食。虚劳羸瘦，消渴，妇人胎产虚热，一切弱病，古有青蒿乌鸡丸清补，小乌鸡丸温行，皆用之。下痢禁口。煮食，饮汁亦可。入丸煮烂，取肉或并骨研用。

五爪乌骨雄鸡，有毒。治贼风痛痹。置痛处，任其鸣啄即止，以毒引毒外泄也。

黄雌鸡，甘，咸，酸，温，益肝脾气。治产后虚羸，煮汁煮药俱佳。病后虚汗，同麻黄根、苁蓉、牡蛎煅煮。消渴尿数，煮汁冷饮。下痢，噎食，胃弱。取肉同茯苓面作馄饨食。助阳固精，健脾，醋煮。产后虚热，同百合、粳米，和以五味煮食。水肿。同赤小豆煮。

反毛鸡，治反胃。煮烂去骨，入参、盐、归煮。

泰和老鸡，托痘疮。寒甚加胡椒、杜、附。

丹雄鸡，甘，温，纯阳，得离明之象。治崩漏、赤白沃，通神，杀恶毒，辟不祥，瘟疫，煮独食尽。中恶魔魅，以血灌鼻。中风喎斜，乘热敷患处。百虫入耳，炙香塞耳即出。温中。

白雄鸡，酸，温，属金，平木下气。治癫狂，以五味作羹粥食。惊忧愤致心行违僻，真珠、薤白煮食。卒心痛，治食和真珠、麝，醋服。赤白痢，以面作馄饨。水肿。同赤小豆煮。口鼻出腥臭水，以碗盛之，如鱼虾走跃，捉之化水，为肉坏。食鸡馔即愈。止渴，利小便。肺通调则水利。

雄鸡头，甘，温，宣阳。暖肝肾，通经活血，起痘，安生胎，堕死胎①。

丹鸡冠血，三年者良。纯阳之气充溢，咸走血透肌，平去风活络。生血活血，补气舒气，通经。治风中血脉僻㖞，热涂颊。阴毒卒痛，入热酒饮，取汗。中恶卒死，自缢，卒惊，俱滴口、涂面、吹鼻，仍破鸡押心下。女人交接出血，烂弦风眼，并搽。蜈蚣、蜘蛛、马咬，涂之。中蜈蚣毒舌胀，浸舌并咽。百虫入耳，滴耳。浸淫疮，不治周身杀人，急涂之。痘疮虚寒，青白不起，和酒饮，痘热忌之。

鸡血，咸，平。安神定志，治惊邪，鬼击，自缢，涂心下、喉下，抹唇。阴毒，筋骨折，和酒饮。杂物入目，滴眼。蚰蜒入耳，滴耳。解百虫毒，热饮。小儿下血。乘热饮。治心血枯少。肝火旺，利关节，通经络。

乌雄鸡肪，甘，寒。治久聋，煎好，入桂、葛再煎，去渣常滴。涂发秃。

雄鸡肝，甘，苦，温。起阳，同菟丝、雀卵为丸，酒下。肝虚目暗，同豉米煮粥。疳积坏眼，不入水研，和蜡酒煮，常食。遗尿遗精，同桂心、龙骨为丸，米饮下。漏胎下血，和酒食。阴蚀。切片纳入引虫。

乌雄鸡胆，苦，寒。明目，治眼热泪，五倍蔓荆汤洗后，点之。尘沙眯目，胎赤眼。点之。治沙石淋，晒干，倍鸡屎白，研匀，酒下。搽痔。

---

① 雄鸡……死胎：原置于"黑雌鸡"前，今移此。

雄鸡肾 治齆鼻作臭，用一对，与脖前肉等分，豉七粒，焙研，鸡子清和作饼，安鼻前引虫。忌阴人、鸡、犬见。

鸡喉咙，治尿不禁，同鸡内金、屎白等分研，麦粥清服。气噎，食不消。煅存性，同沉木、丁三香等分，枣肉和丸。

鸡内金，即鸡肫内黄皮。属鸡脾，能磨沙石。味甘健脾，以行气于三阴三阳；气辛入肺，以调水道，利湿化痰，为郁热伤阴要药。治尿频及遗，并肠烧存性，酒下。男用雌，女用雄。淋痛，烧研，白汤下。上消，同花粉为丸。中消，天门冬丸用之。肾消，肾气虚有肾历散，胃热入肾有白茯苓丸，皆用之。反胃，酒调下。噤口痢，焙研，乳汁下。疟疾，乳下。乳蛾，吹之。食积腹满，目翳，鹅口白疮，乳服。走马牙疳，同枯矾搽。鸡骨哽，吹咽。敷诸疮生肌，皆消坚益阴之功也。又同葛根，治酒积；同血药，治尿血、崩带下血；同肠煅，止遗精白浊。

胫骨，炙研，治能食而瘦。入砒石煅，拔疳漏枯骨。插入外以拔毒，膏药盖之。

毛，烧灰，破血，消阴肿，左肿取右翅，右肿取左翅。肠痈，雄鸡顶上毛并屎烧，酒下。下骨哽。

屎白，即鸡矢，雄鸡屎乃有白，腊月收之，白鸡乌骨者良。色白，微寒，无毒。调肺气以通水道，活血平肝，使肝不致于克土。治中风，风痹，破伤风，同黑豆炒，浸酒食。不为金用，则巽风自化也。心腹蛊胀，脾虚热而肝乘，则水液不得下渗，脉沉实而滑。小儿胀满黄瘦，俱炒黄，酒下；寒者加丁香，米汤下。凡鼓胀、湿胀、水胀、气胀并治。转筋入腹，手足直而脉弦，癥瘕，好食生米者同米炒为散。石淋，血淋，遗溺，尿秘，乳妒，乳痈，内痈未成，俱酒调。鼻衄，烧灰吹。白秃疮，为末，和醋洗。止牙痛，和麝擦，或加麻鞋底灰妙。下死胎，煮水煮粥食。耳内疮，炒敷。疔肿，溏屎和石灰涂。瘰疬。干矢灰、腊猪脂和敷。

卵白属金。象天，甘，微寒，无毒。得巽木清阳上浮之气，以包举浮火下降，为从治之法。治目赤痛，心下伏热，烦满咳逆，霍乱，消渴，脉洪无力，俱调参末服。热泄难产，生吞。时行黄疸，酒醋浸一宿，生吞。产后血闭、血晕，身痉直视，加醋调荆芥末。一切热毒，丹肿，腮痛，和赤小豆涂。汤火伤，和酒搽。反胃，同人参、薤白，米煮粥。胃寒喘食不化，同参、附、姜煎。横生倒产，同参、丹砂、乳香、姜汁。悦颜色，冬月酒浸七日，涂面去黯皰，或入胭脂、硼砂，纸封取涂，更妙。咽塞鼻疮及干呕头痛。入米醋糠，火顿滚三次，热饮。

卵黄象地，甘，温，无毒。得风木出地之初气，以生化阴血，补中益气，养肺肾之阴以交心。止咳，治肺肾虚劳吐血，妊娠下痢。入黄丹煨干为末，米饮下。产后痢，醋煮。妊娠漏血，酒煮频食。瘰疬已破，米蒸半日，熬黑纳孔中。烦热，煎食。干呕，生吞。久疟，同常山为丸，竹叶汤下。下死胎。姜汁和服。与乱发同熬油，涂一切头疮，小儿火热疮，杖疮已破，天泡水疮，耳疳出汗，汤火伤。或加轻粉。

全卵，甘，平。镇心，安脏，除热，益气血，清咽，开音，伤寒发狂、咳嗽失音，并生吞。定惊。治风痰哮喘，尿中浸四五日煮食。赤白痢，醋煮。产后虚痢，同上。疳痢腹胀，入巴豆一粒，轻粉一钱，包，蒸熟加麝糊丸，温汤下。贼风痹麻，和豆淋酒。产后血晕，煮酒。产后口干、舌缩，搅水食。白带，酒艾煮。痈疽，蛛、蝎、蛇伤，新狗屎搅入，合患处。皆平补气血，引虫去毒之功。但多食则滞闷。同蜡煎止痢。

抱出卵壳，治目翳，研末。痘毒癣及白秃、头身诸疮。烧灰油调。

卵壳白皮，治割舌未断，以蜜调冲，和膏涂皮上袋之，再以止血药搽舌根，七日而安。久嗽气结。同麻黄、紫菀炒末饮下。

窠中草，治白秃，同白头发烧灰，猪脂开搽。天丝入目。烧灰淋汁洗。

# 鸭

逼火而生，唼①水而长。甘，冷，微毒。老则无毒。入肺以达气塞，滋脾肾以解毒结。绿头者，水木生发之象。利水，治水暴肿，木达肺通则水调。卒中恶死，取雄鸭向口断其头，血滴口中，外以竹筒吹其下部。解砒毒。黑嘴白毛者，治肠胃虚热，乘肺咳嗽痰血，取金水相生也。取血先调热酒饮，次用参苓平胃散加枣肉，酒炖食，名白凤膏。热痢，疮肿，宜煮食。

鸭掌，得足太阴之气，以滋阴降火。

白鸭血，补血，生血。热饮，解诸药毒及误吞金银、中恶溺水死者。冲热酒食，治白痢，如鱼冻。劳伤吐血。

脑，涂冻疮。

涎，治谷麦芒入喉，及小儿痉风反张，滴之即消。

肫内皮，治诸骨哽。炙研水下。

卵，甘，咸，微寒。除心腹膈热，止泄痢。惟盐藏食良，否则闭气。诸病咸忌，滞下尤忌。

白鸭屎，解石药、金、银、铜、铁毒，服药过剂昏晕，以汤浸，澄清服。涂热疮肿毒。同鸡子清。

## 野 鸭 绿头者上。

夏藏冬出，九月后得霜雪而肥，禀水之精。甘，平，无毒。

---

① 唼（shà 煞）：水鸟或鱼吃食。

益肺胃阴气，平胃消食，肥而不脂，美而易化。杀腹中诸虫，金平风木也。利水。肺通调也。凡滞下、泄泻、喘咳、虚劳失血、产后恶疮、热毒，俱宜食。

其血解挑生蛊毒。生血热饮探吐。

# 鹅

苍者冷毒，发风发疮。惟中射工毒者，取血饮之，并涂身即解，以其食此虫也。

鹅脑，同犀角，治目睛突出。

鹅血，治噎膈反胃。

白鹅，甘，平，无毒。治疠风。取粪口边尾毛，及嘴足皮、肫内皮，同煅存性，和风药用，为风药向导也。然不可遗失一处，其处即不愈；又不可杂别色，恐愈后其处色黑。此即蛇发风毒，而祈蛇反治风毒之义。

其脂，祛风，润燥，除手足皲裂，解礜石毒，治卒聋。灌耳。其肉止渴，解热。

其尾肉，涂手足皲裂，纳耳中，治聋及聤耳，取达三焦之气也。

其血，能吐胸腹诸虫血积。瘀结吐逆，食不入，乘热饮之。即吐出病根，以血引血也。

其涎，治误吞稻芒。鹅食谷，性相制也。

其胆，苦，寒，解毒，治痔。调真珠、冰片搽，有核加熊胆。

其卵，补中气，消诸疮。入粪尿中养四十九日，取出，调冰、麝涂之。

其腹毛，为衣被絮，辟惊痫。其尾毛，烧灰，治噎食。酒或米饮下。

其屎，滤汁，治小儿鹅口疮。自内生出可治，自外生入死。同砂糖搽，或烧灰和麝搽。**苍鹅屎**，敷虫蛇咬毒。

## 雁

甘，平，无毒。通利气血，壮筋骨，治风麻痹、拘挛、偏枯。取肉炙熟帖之，取脂煎汁，每日温酒下。

其脂，生发，涂之。补劳瘦，治热结，胸痞呕吐。

其胫骨，能定南北，可制指南针。入骨空中制，今人入鲤鱼脑中制，以其伏土，定而不移也。

## 鹑

甘，平，无毒。补土续气，实筋骨，调肺利水湿，消结热。治腹大如鼓，泻痢，疳积。皆中焦湿热也，和小豆、生姜煮食，得下白液即愈。盖鹑乃蛙化，蛙解热结，消水肿，治疳也。

## 白　鸽 即鹁鸽，白者良。

咸，平，无毒。得金水之精，滋肾阴，平肝风火，调精，清肺气，解诸热药毒，益虚羸。治恶疮，疥癣，风疮，白癜，瘰疬，煮熟酒服。痘毒，煮食，仍以毛煎洗。止渴，煎汤咽。

血，解药蛊毒。

卵，能稀痘。入竹筒封置厕中半月，取白和辰砂为丸食。

屎，名左盘龙。野鸽尤良。辛，温，无毒。由咸平转化辛温，从阴化阳，凡风郁化热伤阴宜下不宜散。者，可导而出之。治破伤，中风传里，同江鳔、僵蚕炒，雄黄为丸，酒下。阴毒腹痛，冷气心痛，炒研，酒和澄清饮。虫腹痛，瘰疬，炒研，饭为丸，米饮下。疥疮，头疮，白秃，醋煮敷。反花疮，初如米粒破之血出，肉又生反出，炒研，温水洗，敷之。**消肿，消痞，杀劳虫。**炒嗅之。

# 雀

属阳性淫。甘，温，无毒。壮阳益气，暖腰膝，缩小便，治崩带，益精髓，肾冷偏坠，同大茴、胡椒、砂仁、桂，煮酒服。小肠疝气，反胃，俱带毛去肠，入金丝矾①末，煨炭，酒下。赤白痢。入巴豆煅，溶蜡为丸，红痢甘草汤，白痢干姜汤下。

卵，酸，温，无毒。达肝气以化生精血。治血枯，详乌鰂骨内。如无雀卵，生雀肝代之。起阴痿，同天雄、菟丝为丸，酒下。治带下，疝瘕。

头血，治雀目夜盲。点之。

脑，治聋，绵包塞之。冻疮。烧灰油调涂。

雄雀屎，名白丁香。头尖而直者为雄。雀食谷易化而出，故能消烂。苦，温，微毒。治目翳胬肉，和人乳点。化疮腐，不溃者点之即溃。疝瘕，积胀，痃癖，同蜜、姜、桂。急黄欲死，汤化服。咽塞口噤，温水调灌。风虫牙痛，绵包塞孔中。痘厴，同麝饮下。吹乳，破伤风，疮作白痂无血，伤人最急，俱研末，酒下。喉痹，乳蛾，砂糖和丸，绵包含咽。面黚黑，酒皶。蜜调点。用漆桌抹微湿，铺雀屎于桌，以箸辗转抄之，则白粉粘于桌上，将黑粪掠去，晒干白粉，以甘草水浸一夜，去水，焙晒用。亦治风热目痛。

雀反白术，忌李及诸肝。

---

① 金丝矾：原作"金系凡"，据《瑞竹堂方·飞黄丹》改。

**巧妇鸟**即黄脰雀，又名鹪鹩、禾鹊。

其巢大如鸡卵，悬树上，系以麻发，或一房二房最精密。治膈噎。烧灰，酒下。

其肉炙食，令人聪明。

**飞　鼠**即蝙蝠，又名伏翼。

咸，热，有毒。《本经》用治目瞑痒痛，明目，夜视有光。煅灰用。古方治疳，以朱砂入腹内，炙酥，白汤下。久疟，同猫头各入黑豆煅至骨化，油调敷，或掺，内服连翘汤。慢惊，炙焦，入人中白、蝎、麝，蜜为丸，乳汁下。干血气痛，烧存性，酒下。久疟，同蛇蜕、灰蜘蛛、麝、鳖甲醋炙，蜜丸。久咳，烧焦，饮下。以其活肝血也。但性悍，服之多下利。金疮出血不止，成内漏者，烧末，水下。服之泻水而血消，其毒可知，勿轻用。

屎名夜明砂，辛，寒，无毒，乃未化之蚊眼也。破瘀活血，治血干，蚊食血。消积，血化即令气化。消翳，蚊眼明于夜。治内外障，入猪肝内煮食。青盲，同炒糯米、炙柏叶、牛胆为丸，竹叶汤米饮下。雀目，猪肝汁和丸，米饮猪肝汤下。五疟，同朱砂、麝、糯米饭为丸。胎疟，为末，酒下。疳积，猪肉汤下后，泻出胎毒，次以生姜同黄连为丸，米饮下。行腹中血气，破寒热积聚，皮肤洗洗时痛，下死胎。烧灰酒下。治瘰疬，炒服。人马扑损，酒服。无辜病，拌饭食。溃肿排脓。同桂、乳香末，砂糖并水调敷。取其幽夜不迷，入腹不化，不为阴邪所转，故主惊痫，治气血之阴邪也。

淘去灰土，取砂，即蚊眼。晒焙用。

## 淘　鹅 <sub>即鹈鹕</sub>

脂油，咸，温，滑，无毒。性走，能引诸药透入病所拔毒。故治风痹痈肿，<sub>涂之。</sub>耳聋。<sub>调磁石、麝，绵包塞耳，口含生铁少许。</sub>

其舌，治疔疮。

其毛皮，治反胃。<sub>烧灰，酒下。</sub>能入心胃，拔毒外出也。

## 五灵脂 <sub>即寒号虫屎</sub>

春夏羽毛丰盛，冬时裸形。昼夜哀鸣，不能飞，用遗作食，出入数数。尿凝如脂，得阳出阴入，辗转化阴之气。<sub>粪属阴而变化于阳气。</sub>苦、酸而温，入心肝血中之气，利气以通血脉，使血闭能通，<sub>生用。</sub>血失能止。<sub>炒用。</sub>治血痹，<sub>同乳、没、川乌。</sub>血积，血痢，肠风，崩中，吐血，<sub>同芦荟。</sub>一切血病，<sub>血晕及恶血冲心、胎衣不下，俱半生半炒，酒下。</sub>同蒲黄，名失笑散。<sub>醋酒调，或醋糊丸，酒下。</sub>治一切心胸腹胁、少腹小肠疝气、妊产诸痛。凡血滞经气而为肝疟，目翳，<sub>同海螵、猪肝。</sub>白珠浑黑，发直硬，<sub>名血溃。</sub>反胃。<sub>同猪胆为丸，姜汁酒下，白粥压之。</sub>同石灰、头垢、五更无根水下，治疟。食不消，<sub>同煨巴豆、木香。</sub>消渴，<sub>同黑豆研，冬瓜叶或皮汤下。</sub>瘫痪，<sub>酒下。</sub>疳热，<sub>同胡连、猪肝为丸，饮下。</sub>肺胀，<sub>同桃仁、柏仁，甘草汤下。</sub>痰结，<sub>同半夏、姜汁。</sub>酒积黄肿，<sub>同麝饮下。</sub>重舌胀，<sub>醋漱。</sub>齿痛，<sub>醋含。</sub>血箭，<sub>掺之。</sub>风癞，<sub>油涂。</sub>除风，<sub>血行风自灭。</sub>杀虫，<sub>虫生于风，血滞风自生。</sub>皆气平而血自和也。与破血者殊，故妊娠皆可用。风入气分则化湿，入血分则为痰，血散风行，痰湿自消。同雄黄酒服及敷，治虫蛇蝎伤。同乳、没、茴香涂服，治骨折伤肿。但气膻，胃虚者忌之。

色黑，心润泽者真。研末，酒飞去砂石；熟用者炒至烟起。

多服则伤胃，故失笑散以六君继服。

恶人参。

## 野　鸡即雉

雉与蛇交，遗卵遇雷则入地为蛟，不遇雷则仍为雉。虽与蛇交变有毒，然星应胃土，甘温补中，止虚痢、产后痢。同陈皮、椒、葱作馄饨。又食虫蚁，治蚁瘘。但多食发疮痔，同家鸡食周身疼痛。

## 山　鸡即锦鸡，凡鹨鸡、鹭雉之类皆是。

甘，平，小毒。治五脏气喘不得息，作羹臛食。但发痔，忌豉。其卵忌葱。

## 鹧鸪

甘，温，小毒。治温疟久病欲死，合毛熬酒渍服，或生捣汁服。蛊气欲死。酒服。利五脏，益心力聪明。皆除痰降气之效。解野葛、菌子、生金毒。以毒攻毒。但此鸟食乌头、半夏苗，多食则咽喉痛肿、溃烂，或头脑肿痛。甘草、生姜并可解。

## 斑鸠

甘，补脾益气；平，益肺明目。金能鉴物，取气血物为引导也。食之令人不噎，气充故也。血，热饮解蛊。

## 伯劳

其肉，方书不用。其毛，治母有娠乳儿，儿病如疟痢，羸瘦如魅①鬼，他日相继腹大，或瘥，或发。他人有娠相近，亦能相继，谓之继病，俗名魅病，即丁奚疳也，取毛带之。

## 啄木鸟

啄裂木食蠹，褐者是雌，斑者是雄。甘，酸，平，无毒。治痔瘘脓水，煅酒下。劳虫，同朱砂封煅埋地中，先服朱砂、猪肉，饿一夜取出，入麝，酒下。虫出钳入油锅煎之。久年痫病。同荆穗入罐内，加酒封煅，和石膏、附子、铁粉、朱砂、冰、麝研，酒下，十服愈。

## 乌　鸦

有四种。纯黑小嘴反哺其母者为慈鸦，虽能补劳瘦，止骨蒸咳嗽，然人不敢食，以其孝也。

乌鸦嘴大腹白，贪戾，专搜风毒。酸、涩，平，无毒。治劳瘦骨蒸欬咳，腊月取，煅酒下。吐血，入花粉、白矾煮。风痫，煅同朱砂，或同胡桃、苍耳子研，酒下。疝气偏坠，同胡桃、苍耳、新胎衣煅，酒下。劳瘵，入人参、花椒煮食，其骨又和二味为丸服。皆血滞生风之病，非若慈乌之调补也。

## 鹊

灵能报喜，造巢必背太岁，向太乙，鸣必尾掉，周身之气悉通于下。甘，寒，无毒。故为石淋专药。烧灰淋汁饮。治结热、消渴、大小肠涩。其脑烧之，入酒同食，令人相思，故妇勿食。宜用雄。翼左覆右者为雄，烧毛浮水者为雄。

---

① 魅（qí 奇）：小儿鬼。《说文·鬼部》："魅，小儿鬼。"

其多年之巢，治癫狂鬼魅蛊毒，积年漏下，烧灰水下。难产，取多年生育相安之义。涂瘘疮。

## 孔雀血

生饮解蛊肉亦同功毒，但食后服百药无功。

其屎治崩中带下，敷恶疮。孔雀与蛇交而不食蛇，蛇交时则毒蛇，伏蛰时则无毒，性与雉同。若似孔雀而食蛇者，鸩也，能杀人。

## 鹰屎白

鹰扬则风动于天，健翮善击，至秋则翮革，有善脱之义。且屎中有未化之毛，更治难脱之病，故灭伤挞痕，同僵蚕，蜜涂，又同白附子，醋敷。面皰，同胡粉，蜜敷。消虚积，杀劳虫，治中恶，烧灰，酒服。消翳。入阴丹、阳丹。

头烧灰，和麝，治痔瘘头风。酒下。

## 鸱鸺①即猫头鹰

日伏夜出，鸣主伤人，故俗名鬼鸱。酸，寒咸，乃阴毒之味。专杀阴毒之虫，引阴邪外出，故治劳瘵，酒煮焙干，同大风鳢七条，摊薄荷上蒸烂，去骨，和淮山粉为丸，酒下，功同獭肝。疟疾，油燁②食。风虚眩晕。煮食，其骨烧，酒下。

## 鹤有玄、苍、黄、白四种，惟白者入药。

鹤闭目养神，能运任脉，其益在血。故白鹤血咸，平，无

---

① 鸱鸺（chīxiū 吃休）：猫头鹰一类的鸟。《庄子·秋水》：“鸱鸺夜撮蚤，察毫末，尽出瞋目而不见丘山，言殊性也。”

② 燁（zhá 炸）：今作“炸”。

毒，补肺肾真气，益力，去风。张璐玉谓鹤食蛇虺，顶血大毒，杀人。不知所指何鹤？

脑和天雄、葱实服，明目，夜能书字。

肫中砂石子，解蛊毒。磨水食。

## 鸬 鹚 即水老鸦

酸寒胜热，咸利水湿。治腹大如鼓，体寒者。卫气并于血脉则身寒。烧存性，米饮下。

头及骨，治鱼骨哽及噎。烧灰酒下。鱼骨哽但密念鸬鹚则下，以其食鱼故也。

其屎多在石上，色紫如花，去面上黯黑、鼺痣、瘢疵，及汤火疮痕，疔疮，猪脂和涂。鱼骨哽。水调服，并涂喉外。

## 鸩

似孔雀，黑颈赤喙，产于瘴疠之乡，宿于槟榔，大毒。其羽画酒能杀人，但性善啄蛇，故中蛇咬毒，刮喙末涂之，立愈。

## 布 谷 俗名谷公谷婆，因其声而呼也。

甘，温，无毒。安神定志，令人少睡。

## 鸜 鹆 俗名八哥、了哥

甘，平，无毒。下气，治噫逆，五痔，止血，炙食及为散饮下。止老嗽。

其睛和乳汁滴目，令目明见远。

## 黄 鹂 即仓庚

春阳先鸣。甘，温，无毒。补益阳气，达肝助脾，食之令人不妒，以阳和之气，可胜阴毒也。故梁武帝郄后食之而妒减。

毛黄，尾有黑色相间，黑肩青脚。亦名莺。

## 百　舌 即牛屎了

状如了哥，而小身略长，灰黑色，微有斑点，喙尖黑。行则头俯，好食蚯蚓。甘，平，无毒。杀虫，益智慧。治小儿久不能语。

## 鱼　狗 即翠鸟，女子取其羽为首饰。

咸，平，无毒。能水上取鱼，故治鱼骨哽，及鱼骨入肉不出。煎汁饮或存性饮下。

凡禽本乎天，为阳中之阳，多是补阳，阴虚人不宜。且种类甚多，不识其性味，决不可食。凡有形色异常，及死不伸足、不闭目者，食之杀人。

## 骑牛燕

色黑如燕，形大颇似雀，尾甚长，每骑于牛背之上。以盐连毛久腌，煎粥饮之，不论寒热久痢并治，神效。

# 卷二十　兽部

## 白　马余色不佳。

于卦为乾，属金，肖于午，属火。虽能长筋骨，强腰脊，但有毒，死者尤毒。宜洗尽血煮食。忌煎炒。其心、肺、肝及鞍下肉，受鞭有毒。俱不可食。

白马阴茎，甘，咸，平，无毒。治伤中，绝脉，益气，平益肺。藏真高于肺，以行营卫。长肌肉，甘益脾故。强志，起阴有子。咸入肾，平生之，甘制之，制则化，化则生也。同苁蓉，干末为丸，酒下。以羊血拌，蒸晒或阴干用。

白马胫骨，甘，寒。煅存性，降阴火，中气虚者以之代芩、连。

赤白马悬蹄，甘，平，入肺、胃、大肠。治肠痈，腹痛、耳轮、甲错，或绕脐有疮如粟，下脓血，同鸡子白涂。破瘀，酒服，血化为水。杀虫，平属金威。治牙疳，龋齿，同盐掺，肛蚀，和猪脂，绵包导之。止衄、内漏，下崩赤白。俱酒下。烧灰用。

白马屎，微温，入心、心主午，马属午。肝，温达肝。以行血，止渴，止吐血、同柏叶降肺以和其升降，干姜驱寒，艾叶反火内归。衄血、饮并滴鼻。下血、崩血，金疮出血，搅肠沙痛，一切恶忤卒死，绞汁饮，或取干的煮服，或烧末，酒煮浴之。伤寒劳复，烧末，酒下。疔肿，炒熨。久疮痒痛，同齿研敷。诸疮伤水、伤风，烧烟熏。冻指欲堕，煮水浸。积聚胀满。同蒜捣涂。其屎中粟，治金疮、胁痛，剥马被骨刺欲死。捣敷，以尿洗之，搅汁饮亦可。

驹胞衣，治妇人天癸不通。<sub>烧存性，入麝少许，新汲水下，三次即愈。</sub>

白马牙，治马痫，<sub>水磨服。</sub>烧灰，涂肠痈、痈疽初起，<sub>鸡子白调。</sub>疔肿，<sub>刺破封之。</sub>虫牙痛。<sub>煅，以温醋开舍。</sub>

马骨，烧灰，敷头疮，<sub>醋和。</sub>止邪疟、儿夜啼。<sub>涂乳头令饮。</sub>

白马溺，辛，寒。治消渴，破癥坚积，肉癥嗜肉、食发成瘕，<sub>咽中如有虫上下是，俱取饮之。</sub>痞块，<sub>调僵蚕末涂之。</sub>虫积反胃，<sub>热饮能杀虫。</sub>虫牙痛，<sub>舍之。</sub>洗白秃、落牙。<sub>煎巴豆点之。</sub>

白马鬐①膏，治偏风㖞僻。<sub>此风中血脉也。手足阳明经络于口，会太阳经络于目，寒则筋急而僻，热则筋缓而纵。故左中寒则逼热于右，右中寒则迫热于左。寒者急，而热者缓也。治急者缓之，缓者急之。故用马膏之甘平柔缓，以摩其急颊，以润其血脉痹滞；用白酒、玉桂之辛热涂其缓颊，以收其纵，通其经络；以桑钩②勾之，桑能治风痹，通节窍也。且饮美酒，食炙肉，使酒行于上，而甘以助之也。</sub>

又马屎烧熏，鳖虱、臭虫悉毙。

食马肉心烦，饮美酒则解，饮浊酒则剧。中马毒者，熟杏仁、芦根汁、莱菔汁。<sub>可解。</sub>忌猪肉、苍耳、生姜。

## 牛

黄牛，配坤，色黄属土。甘，温，无毒。专益脾胃气。功同黄芪。安中止渴及唾涎。治痞积，<sub>肉一斤，入常山三钱煮食。</sub>皮癣，<sub>五更炙食，以酒调轻粉敷。</sub>又用四蹄肉熬烂去渣，熬成胶名霞天膏。取脾胃主物之液，有形无质，能由肠胃渗透肌肤毛窍，

---

① 鬐（qí 奇）：马颈上的长毛。《玉篇·髟部》："鬐，鬣也。"

② 钩：原作"钧"，据《本草纲目·兽部·马》改。

搜逐一切胃虚不运而留结为痰，中宫怠和，日受物而不运，非丸散可治。致中风偏废，口眼歪斜，痰滞经络也，皆由阴虚火盛，煎液成痰，宜加竹沥、贝、橘、苏子、花粉、杞叶、茯苓等，酒下。痰涎壅塞脏腑皮肉，而宿饮癖块及病后瘦弱，肥人气虚加二陈、苏子、白蔻。手足皮肤痰核、劳瘵、蛊胀，有积热者，加茯苓或再加陈、贝、苏子、栝楼仁、根、硼砂。诸虚百损。加淮山、建莲、茯苓、小茴，红枣为丸。服后，在上在表者，吐汗；在里者，自利而愈。吐利后渴，服其所出小便止之。淡粥养半月，五年内忌牛肉。

水牛肉，功同，兼消水肿、湿气、尿涩，同姜醋食。伤寒时毒、肢肿痛甚，生切包之。白虎风痛。寒热发歇，骨节微肿。晒干炙黄，同燕巢土、伏龙肝、飞面各二两，砒黄一钱，水为丸，摩之。

水牛乳，甘，微寒，无毒。补虚羸，清心肺热毒，止渴，润皮肤肠胃，大便燥宜。去冷气疝癖，和蒜煮。小儿风热吐乳，和生姜、葱白。热哕，脚气痹弱，调硫黄末食。顶生疮如樱桃，破则分裂，多饮之自消。蜒蚰入耳、滴之。入腹，饮之。气痢，煎荜茇服，一寒一热，以和阴阳。养血脉，乳为血液所化。老人上热下虚，上热清则下行受补。下热气，血和则气降，而在下之血海有滋。噎嗝反胃。皆下虚上热耳，同牛、羊乳、芦根、蔗汁熬膏。

水牛鼻，止渴，长乳汁。作羹食①。

各牛髓，甘，温，无毒。补中，填精髓，润肺，壮阳，助胃。炼净，同胡桃、杏仁泥、淮山、白蜜熬捣成膏。续绝伤，通经脉，治瘦病，同生地汁、白蜜煎。劳损风湿。同羊脂、姜汁、酥白，蜜煎成膏，酒下。

---

① 水牛鼻……羹食：原置于"脑"部分之后，今移此。

脑，甘，温，微毒。治风眩，吐、咯血，同杏仁、胡桃、白蜜入酒食。头风，同白芷、川芎末，酒炖热食。脾积痞块。同皮硝酒煮，或加鸡内金、黄连、木、沉香、砂仁。

牛皮，治水肿尿涩，同豉煮汁。熬胶尤良。兼解疮毒。

血，咸，平。解毒，补肺胃，治血痢便血，煮醋。金疮跌折，炮矢伤垂死，剖牛纳入于腹中。下水蛭。肠痛，黄瘦，热饮之，次早饮猪油。

牛脂，止消渴，同花粉熬膏。涂疥癣白秃。

心，补心，治善忘。

脾，治痔漏，淡煮多食。消痞块。同朴硝作脯食。

肺，补肺。

肝，补肝，明目，治疟及痢，醋煮。阴䘌。纳入引虫。

肾，益精，治湿痹。

胃，甘，温。益脾胃气。止渴，醋煮。解中蛇、牛毒，煮水饮取汁。去风眩。忌同犬食。

百叶，治热气、水气、下痢，解酒、丹石、药毒。姜醋同肝煮食。

胆，主风木，苦，大寒。治风热目痛、疳湿。酿槐子服。治经络风痰、惊风，酿南星末多年，功同牛黄。镇肝明目。酿黑豆百日，夜吞二三粒。治谷疸，和苦参、胆草为丸，姜汤下。阴冷，酿食茱萸百日，嚼二七粒纳阴中，即如火。痔瘘出水，同猬胆、轻粉、麝为丸，纸捻送入。心腹热渴，下痢，涂痈肿，杀虫。牛胆入石灰于内，风干，治金疮①。

胞衣，烧存性，搽臁疮不敛。

---

① 牛胆……金疮：原置于"牛肉"部分之后，今移此。

白水牛喉，治呷气反胃，食不下而大便秘结，去两头节，并筋膜脂及黑片，晒干炙炒，醋淬研收，米饮下。急喉。同喉症药。

靨，即肺系肉团，能引药入肺以通气。治喉痹、气瘿。烘干研，酒下。

齿，烧灰治癇，固齿。揩之。

角䚡，乃角尖之①坚骨。苦，甘。入心、脾、肝、肾血分，以和三阴之气，疗精气下陷，令血能行能止。治便血，豆豉汤调。血痢，血崩，赤白带，酒下，寒者配以附子。损娠下血不止，同龙骨、归、地、芍、榆、干姜、阿胶、艾叶、蒲黄。冷痢，饮下。痔疾，酒下。蜂虿螫疮，醋调涂。下血瘀，酒下。俱烧灰用。牛角䚡同猪甲、猬皮、蜈蚣、蛀竹屑、白矾、白蜡，去漏管②。

角，烧灰，治喉痹欲死，血石淋，血逆心闷痛，俱酒下。儿饮乳有阻、似喉痹，涂乳令咽。赤秃发落。和羊角灰、猪脂调涂。

骨，烧灰，治吐衄，崩血，下血，邪疟，涂疳蚀。以牛骨甘温，可占卜，有先事之灵也。

蹄甲，烧灰，治崩漏，接骨，入乳、没各二钱，于甲内烧，米糊为膏，敷之。臁疮烂，桐油调涂。玉茎生疮。油调搽。

毛，烧灰，通淋，水下。治邪疟，酒下。小儿迟行。

口涎，治反胃，和糯米粉为丸，煮食，或加麝顿热服，再以丁香汁和粥食。损目破睛。点之。

屎，为百草所转化。苦，寒。散热，解毒，利水，故治水肿，霍乱，绞汁煮食。黄疸，面为丸，白汤下。疳痢，浸汁饮。卒死，酒调灌。下死胎，涂腹。伤损。炒热包之。烧灰，则收湿、

---

① 之：此下原衍"之"，据文意删。
② 牛角……漏管：原置于"牛肉"部分之后，今移此。

生肌、拔毒，故治疮疽，痘瘘，一切腐烂，掺之。又方治疬瘘，同白马屎、白羊屎、白鸡、猪屎灰、漏芦末，以猪膏煎乱发，去渣调涂。核疬，白秃，乳痈，汤火伤、犬咬。俱以热屎涂封，或和酒敷。

齝草，即牛食而复出者。辛、苦，温。以其沾涎之多，故反胃噎膈，同杵头糠、糯米粉、牛口涎为丸，煮熟，加砂糖食。寒冷呕吐，小儿流涎，口噤不乳。绞汁灌，或涎涂其口及颐。

牛拳①，即穿鼻绳木。烧灰，治痫，酒下。涂鼻疮，吹缠喉风。

牛肉忌与生鱼同食。牛发毛白者，有毒，饮乳解之。

## 牛皮胶 即黄明胶

甘，平，无毒。滋益解毒，而无滑利之患。治吐血，同桑叶末、生地汤下。咯吐，同新绵灰饮下。衄血，贴山根至发际。胎动下血，煮酒服。血淋，血痢，寒湿脚气，面炒珠，酒下。风湿走痛，姜汁化贴。脚裂，着布烘贴。脚底木硬，姜汁、南星和烘。破伤风，烧末，酒下，汗之。跌扑损伤，同冬瓜皮炒焦，研酒下。汤火伤，一切痈疽、瘰疬、便毒初肿。俱水化涂。活血止痛，润燥，止痢，同黄连、黄蜡。防疮毒内攻，山甲烧末，和酒下，功胜蜡矾丸。通大便。葱白同煮。但性腻，脾胃弱忌。

## 牛 黄

牛属土，土气中和，本能生物、化物，阳得阴则化，阴承阳则生。以平戾气，乃食百草，而精华凝结为黄。凡牛生黄，夜视其身有光，毛润泽，眼如血，是精英光现，犹人之有内丹也。或云牛病生黄者非。黄生心、肝、胆之间，还以治心、肝、胆之病。味苦清心，解毒，消痰；心火炙则液成痰。气平入肺，制肝熄风。肝热则风生。风火熄而痰清，则神魂定、窍通，而惊痫寒热，和蜜灌，或和朱砂、姜汁、竹沥。狂癫热痉，热口不开，竹沥下。小儿胎热、身黄夜啼，俱乳汁下。中风失音，天行时疾，邪魅中恶，痘疮黑陷，皆除。同朱砂，以蜜浸胭脂汁搽。入外科，内服可解疔肿痈毒，外敷止痛散毒。

虽治小儿百病，然通窍堕胎，引邪深入。若风中经府血脉内无便溺阻滞，而与冰、麝同用，反引邪入里。伤乳作泻、脾胃寒者均忌。小儿病多属胎热，初生时，和黄连、甘草，蜜调灌之妙。

牛有黄，多吼唤，以盆水承之，伺其吐出。迫喝堕水者名生黄，嫩黄圆滑，外有血丝，层叠多而可揭，轻虚气香者最良。杀后得于角中，心、肝、胆中者，名心黄、角黄、肝胆黄。形虽圆，下面必扁者，次之。但磨指甲黄透甲，形松气香，尝之先苦后甘，凉透心者真。多出陇西及晋地。洋牛黄坚而不香，骆驼黄易得，亦能相乱，宜辨。得丹皮、菖蒲聪耳明目，人参为使。恶龙骨、龙胆、生地、常山。

## 酥 酪

牛、羊、驼、马乳，煮熟冷定，所结浮皮为酥。去皮，入旧熟乳汁少许封贮，为湿酪。以酪晒结，日日取其浮皮，炒少时，器盛，晒成块者，为干酪。取酥皮再煎出油去渣者，为酥油。凡入药，微火溶化，滤净用。

皆血液之属，润滑滋血，血热而肠胃枯燥者宜之。伤热失音，用以通声最妙。功胜人乳，以其无怒火淫毒也。凡炙一切坚劲筋骨药宜之。脾滑勿用。

# 羊

胡羊毛卷而丰，肉厚皮薄，可为裘，俗名绵羊。白羯去势为羯。者良。肺之兽也，目无瞳子，周身之气皆聚于肺，故气腥膻而甘温，有毒。羊配未，属火，故《素问》言其苦热，言其理也，非真大热。色白，补肺脾，暖中，东垣曰：人参补气，羊肉补形。由形归气，由气归精，补气即能生血。益气血，壮阳。同蒜、薤食。治虚冷，劳伤，反胃，骨蒸，同淮山、粱米煮粥，或入白石英于内，以荷叶包蒸，去石，加姜、葱作馄饨。产后腹中虚痛，及少腹疝痛，或脑中风汗出，取羊肉汤，煮生姜、当归、北芪。产后带下，同蒜、豉煮。崩中垂死，同归、地、干姜煮。寒疟，饱食，饮酒取汗。膈痞，同白面、姜汁、陈皮。身面浮肿，取商陆汤，同葱、豉煮。损伤青肿，生切贴。白秃，羊脯炒热贴。长乳。同鼠肉食。止惊，开胃，健力，发疮。

青羖羊功亦相近。牡羊曰羖。忌铜器、半夏、菖蒲、豆酱、醋。凡热病及孕妇勿食。令子多热也。

白羝乳，羊子五月曰羝。甘，温。补肺肾，润肠胃燥而反胃。治消渴，口疮，舌肿，含咽。漆疮，涂之。蜘蛛咬毒。腹大，浑身生丝，饮之。

肾，即羊腰。甘，温。补肾气，益精。治阳衰，盗汗，腰脚疼，同羊肉、葱白、杞叶和五味煮粥；或阴干为末，酒服。肾冷，内肾结硬，同杜仲或苁蓉，酒煮。胁破肠出。麻油送入，煎人参、杞子汁温淋，并食羊肾粥。

青羖羊肝，牡羊曰羖。苦，寒。补肝，治肝虚风热，目赤痛，煮食或生吞生贴。**目病失明**，生贴并炕干，同决明子及蓼子炒为末，白蜜下。**不能远视**，葱子炒研，同煮去渣，入米煮粥。**青盲内障**，同黄连、熟地为丸，茶下，忌猪肉。**翳膜羞明、多泪**。上方去熟地，忌铁。皆肝热病，以泻为补。

青羖羊胆，苦，寒。明目，目者肝之窍，胆之精华，故诸胆皆治目病。但诸畜临杀，怨气多聚于肝，故肝之血不利于目。惟羊肝专明目，羊肾专引药入肾，性也。**点风弦泪眼，赤障白翳**，入蜜于内风干，待霜出扫下，或九蒸之，候干点之。**病后失明**，同上。**目为物伤**，同鸡胆、鲤鱼胆点。**通大便**，导之。**涂热疮代指**。

羊肚，甘，温。治反胃、虚汗、尿数。作羹食，忌米饮。

羊脬，止下虚遗尿。炙同故纸食。

羊胰，胰者，两肾间之脂也，即三焦。除脏腑垢腻，润肺，祛痰，止嗽，同枣酒煮。灭痘痕。同甘草涂。

青羊脂，生止痢，脱肛，取润以导之，寓泻于补也。熟主贼风痿痹，妊娠下痢，酒服。下痢腹痛，同阿胶煮粥。润肌肤，涂赤丹，阴脱，杀虫。入膏药，透经络，去风热毒气、疮疥。误吞铁、铜、银，多食自出。

羊血，咸，平。治血晕闷，九窍出血，衄血，俱生热饮。下血，醋煮。下胎死及胎衣，生热饮。解吞蛭虫及石药毒。凡服丹石人食之，则十年前之功尽亡。若服石药毒发，取生热饮即解。服地黄、首乌、补药亦忌之。

羊髓，甘，温，利经脉，益气血。治血虚风，润肺泽毛。酒服。

羊心，以红花盐水涂炙食，解心气郁结。

肺，通肺气，治肺虚久嗽，以杏仁、柿霜、豆粉、酥蜜灌入煮食。止消渴尿数。同羊肉、盐、豉作羹。

外肾，治肾阳虚，精滑。

羊睛，干为末，点目去翳。熟羊眼中白珠和枣核磨汁，点目翳、羞明。

青羊角，即黑羊。咸，平，无毒，功近羚羊。彼是野兽，此取黑牡角，起棱雄猛，专伐肾邪，辟不祥。故主青盲明目，即羚羊之明目。止惊悸，即羚羊之治魔寐。寒泄。即羚羊之恶血注下。久服安心，益气轻身。即羚羊之益气起阴。杀毒虫，烧之辟蛇、恶鬼、虎、狼。即羚羊之辟蛊毒不祥。又治风疾恍惚，为屑，微炒酒下。吐血喘咳，同桂末，糯米饮下。产后寒热痫疾，酒下。气逆烦满，水下。打扑损伤。同砂糖焙酒下。是皆肾虚有热，不能摄津。主寒泄以补，救瞳人。羚羊则因肝伤不能统血，功在去恶血以消翳障。烧灰用。

胫骨，甘，温，无毒，入肾补骨。凡思想不遂、意淫于外，作劳筋绝、发为筋痿，及脾不摄精、遗尿白浊，名曰劳弱。同姜制厚朴、朱砂、茯苓，酒煮糊丸，酒或米饮下。治筋骨挛痛。酒浸服。月水不断，取前左脚灰，同棕灰酒下。湿热牙痛，同白芷、牙皂、归、青盐擦。齿疏。同升麻、黄连擦，或同青盐、生地炭、香附炭末擦。能消铁。误吞金银及骨鲠，米饮下。其灰可磨镜。烧灰用。

脊骨，功同，兼通督脉，治腰痛，杵碎，同杞子根、葱、蒜，或苁蓉草果汤煮，加酒。痔瘘脓水不止。烧灰，同麝、雄黄掺。

毛，醋煮，裹脚。

屎，治孕妇热病，涂脐安胎。伤寒肢痛，煮汁浸，或同猪膏涂。时疾阴肿，同黄柏煮洗。头疮白屑，煎洗，又烧灰同烟煤油开搽。发毛黄赤，烧灰，同猪膏搽。痘风疮，烧灰，油搽。箭镞、竹木入肉，灰同猪膏涂。反花疮，入鲗鱼腹内煅，先以米饮，洗过搽之，又能生发且黑。瘰疬已破，灰同杏仁烧研，猪髓调搽。慢脾惊风。炮同丁香、胡椒为末，东壁土汤下。皆苦平，拔风毒之功。

腹内草积块，煅存性，治反胃。和平胃散，枣汤下。

羊胎，调补肾虚瘦弱，最妙。同鹿胎、紫河车入六味丸中，名三台丸。

# 猪

配亥，为六阴之极，属坎卦，水畜也。饱食嬾①卧，周身脂膏不流，故肥肉助湿热生痰而气不降。阴虚及肥人宜少食，痰嗽亦忌。惟肺燥干咳及火嗽痰结，食精肉则痰易出。炮熟同白糖食。盖精瘦肉，补肝，益血，润燥，但难消化耳。

其汁则全是肥脂所化，食之渗入经络，令人体重动风，发痔瘘瘤疾。

肥肉，治阴蚀𧏾疮，俱煮汁洗。漆疮，火丹，破伤风肿，俱生切热贴。解丹石热毒，同葱、薤煮食作泻，以水淘沙石净则止。打扑血凝，心下不食，洗净斩烂，阴阳水冲下一钱，使虫闻香上攻而血开。狂病，和酱食或煮粥。疳疾久热黄瘦。同赤小豆煮。

精肉，治刮肠痧。炙香和轻粉食。

肉脯，治禁口痢，煨食。打伤青肿。精肉炙贴。

腊猪头，烧灰，治鱼脐疮肿黑，状狭而长。鸡子白调敷。

膏，煎汁，利肠胃，解诸药毒、蛊毒、同乌梅煎饮即下。诸肝毒。治肺热卒喑。和蜜煎。水煮食，下胎衣。治尿秘，𧏾疮，便闭，上气，干咳。和酱、醋食。酒煮食，治关格，同姜汁煎。食发成瘕，心腹痛，咽间如有虫上下，好食油是。产后虚汗。加姜

---

① 嬾：同"懒"。《玉篇·女部》："嬾，懈惰也。"

汁、白蜜煮。同黄连蜜煎汁，治口疮咽塞。皆甘寒润肺，凉血破结，除风热，利血脉之功也。涂疥疮，煎芫花杀虫。漆疮，手足唇裂，或入热酒中洗。贴吹奶，发背。冷水浸贴。猪膏同滚水大饮，通大便燥结，甚效。滴鼻治杂物入目，滴耳治虫蚁蜈蚣入耳。腊月猪膏，涂漏疮不合；和盐涂足，则山行石蛭不著人；此蛭著人则足穿。入膏药，治疮杀虫；同生铁煎涂，生毛发。

脑，甘，寒，有毒。治风热入脑眩鸣，涂痈肿，冻疮皲裂血出。酒和。喉痹已破疮口痛。蒸和姜醋食。多食猪脑，令人阳痿①。

脊髓，甘，寒，无毒。通督命，补精髓。东垣治虚损，补阴丸多用之。治劳伤骨蒸，同猪胆、童便、柴胡、前胡、黄连、韭白煎服。小儿颅解，敷之。脐肿，同杏仁研敷。头疮，同轻粉煎敷。痔疮。同上。

血，咸，平，无毒。消腻，除瘴，去风。治淋下血，酒炒食。杖疮血出，和石灰烧为丸，又烧三次，敷之。血液变为痰虫而嘈杂，油炒食。交接阴毒腹痛，乘热和酒饮。解丹石诸草毒。热饮。

心血，归心，导血，得冰片入心，故治心热、癫痫、惊风。同靛花、朱砂为丸，酒下。凡补心用为引药，活痘黑陷，瓶干之，同冰片酒下，生血亦可。开骨催生。和乳香为小丸，面东酒下二三丸。

猪尾，治气弱遗尿，利肠和血。

尾血，动而不息，治痘倒靥，同冰片，新汲水下。中恶卒死，新割灌之，并缚豚枕之。滴蛇入七窍。或曰猪临杀，惊气入心，绝

---

① 多食……阳痿：原置于"血"部分之前，今移此。

气归肝，皆不可多食。

心，镇惊甘，咸，平。悸，治自汗不睡，入参、归煮食。嗽血，入沉香、半夏，以小便湿纸包煨，食心。产后中风惊悸，豆豉汁煮食。心急痛。每岁入胡椒一粒，同盐酒煮。但多食伤心气。益血不益气。忌茱萸。

肝，藏血，苦，温。入血，肝血病用为引导。治肝虚目暗，葱、豉作羹，入鸡子同食。目赤，作脍食。雀目，夜不能视，湿痰及肝火也。同夜明砂作丸。雄者良。休息痢，同杏仁、童便煎干。脱肛，有猪肝丸。卒肿，生切醋洗，和蒜、醋食。胀满，葱头、姜、椒炙食。水肿，同陈米、绿豆煮粥。中蛊腹痛，蜜煎。牙疳，煮，和赤芍末食，后服平胃散。阴痒，纳入引出。打伤青肿，炙贴。劳悴，日晚寒热，惊悸烦渴，同甘草末、童便煮干，捣丸，米饮下。久泻带下。同诃子末炙，陈米饮下。饵药人勿食。忌鱼生、鹌鹑。

猪联贴，即脾。味如泥，诸兽同。属土，治脾胃虚热，同陈皮、参、姜、葱煮粥。积块，多刺，以皮硝擦，焙干，入红花子为丸，酒下。疟疾无时。同胡椒、吴萸、良姜炒，作馄饨煮食。

肺，甘，寒。补肺。治肺虚咳嗽，麻油炒，同粥食。咳血，蘸苡米末食。忌饴。

猪腰，咸，冷。泻肾虚热，通膀胱，为补肾药引导。治遗精多汗，梦与鬼交，入附子末煨食，酒送。阴痿，同杞叶、豉汁，椒盐煮羹。腰痛，椒盐淹透，入杜仲末，荷叶包煨，酒下。耳聋，葱、薤白、防风、人参煮粥。脚气，醋蒜、五味治食。卒肿，入甘遂末煨食。卒嗽，干姜煮食取汗。酒积，同葛粉炙，米饮下。久泄，入骨碎补末煨食。赤白痢，同陈皮、椒酱捣，作馄饨食。崩漏，同上。产后蓐劳虚汗，同盐、酒、椒、葱拌，冲热粥食。瘦怯及劳瘵，同童便酒炖，五更初酒下。止渴，各随主药以补肾之阴阳。时珍谓其不补命肾气者，非。**痈疽初起**。同飞面捣涂。

胰，即胰，两肾中间之脂，即三焦。甘，平，微毒。除肾脏邪毒垢腻，润脏。**治肺痿咳嗽**，同枣肉浸酒食。**脾虚冷痢**，舌上生疮，腹鸣心闷，脚酸痛，经闭无力，痃癖传尸，两肋虚胀，肺干胀喘，俱同青蒿叶酒炖干，和玉桂酒服。**远年肺气**，同轻粉入瓶，煅至烟尽，饮下。**解丹石毒**，炙汁饮，石随大便泻下。**去翳**，同蕤仁、青盐捣，点。**手足唇裂**，酒浸搽。**霉疮**，同胡连等药。**通乳**。

肚，甘，微温，无毒。补脾胃虚，以胃治胃也。入人参、干姜、川椒、葱白、粳米蜜缝煮，或加芡实。**治水泻**，入蒜煮烂，五更泻者，加平胃散为丸，饮下。**消渴**，入黄连、花粉、知母、天冬、粱米煮烂，捣丸，饮下，或同豉煮粥煮汤。**劳热骨蒸，劳虫，痔蛔**。俱酿糯米蒸捣为丸。**通血脉，消积，养胎，治热劳脚气**，俱以蒜、椒、酱、醋等治食。**疥痒**，皂荚煮水煮食。**白秃**，勿洗，热揭引虫，或入砒札，煅存性，油和搽，以椒汤洗。**杀牙虫**。肚尖上涎，同枳壳末，绢包咬之。

肠，甘，寒，引药入大、小肠。**治肠风脏毒**，热痔血痢，入黄连或槐花，醋煮烂为丸，米饮或酒下。**寒泻**，入吴萸蒸烂为丸，饮下。**尿数，广肠挺出**。

脬，即尿胞。咸，寒，引药入膀胱。**治遗尿**，入糯米以五味煮食。**疝气坠痛**，入大小茴、故纸、川楝等分，加青盐、酒煮烂食，饮其酒，其药焙为丸。**阴囊湿痒**，盐酒炙食。**玉茎生疮**。带半尿，以新砖煅干，入黄丹掺。脬入参，煮食，治产伤胞。

胆，苦，寒。清心通脉，补肝胆以和阴，滑润直达下焦，令肝血和而风静。不仅泻肝胆火之说。**治里寒外热**，厥逆无脉，干呕而烦。此阴阳闭塞，故用白通汤以通阳，加人尿、猪胆，咸苦直走下以和阴。**或泻或止，久而不愈**。取汁炒黄连、黄柏为丸，或加胆汁炒柴胡等为丸，饮下。此肝血不和，而风动櫌①土，若不有以和阴滑脏，徒用黄连泻肝胆，鲜效。可知时珍谓其泻肝胆，及寒因热用之说，未尽。**伤寒斑出**，同鸡子醋煎服，取汗。**通小便**，热酒调服，又连汁，笼阴头亦通。**导大便**，和醋用，内无大热者用之。**止痢**，入黑豆加麝，阴干研，姜汤下。**湿䘌呕痢面赤**，和姜汁导，俟酸气冲喉，下五色物及虫即愈。**止渴**，同定粉煎为丸，含化。**杀虫**，同醋煎。**点目翳赤肿**，和盐、硼，或同铜钱蒸干为丸。**疔疮恶肿**，同葱捣敷。**瘭疽②出汗**。身生如赤豆，生汁搽之。**治喉风闭**。入黄连、青黛、薄荷、僵蚕、白矾、朴硝等分，纸包，于腊月悬地下，封盖，立春取出风干，研末，吹之神效。

胆皮，晒干烧灰，**最去目翳，治天蛇毒**。入雄黄、蜈蚣末于胆内套指。胆导法或和醋，或和皂角末搅匀，更速。

猪肤，甘，寒，即猪皮。入肾肺。**解客热**，猪，水畜也。**治少阴下利，咽痛，胸满，心烦**。煮汁，入蜜以润燥除烦，入白粉同熬，以益气止利。

上唇，**治盗汗**。煎汤，调椒目末服。

鼻，烧灰。**治目风膜**。水服。

舌，**健脾消食**。和五味煮汁。

靥，喉系下红团肉。**治项下瘿**。焙末，酒下，或酒熬，露一夜，炙食。或同沉香、陈皮、朱砂为末，临卧酒下。忌咸、酸、油腻。

齿，煅灰，**治惊痫痘陷**，皆热病。**蛇咬，中牛肉毒**。

---

① 櫌：同"櫌"。《说文·木部》："櫌，摩田器。《论语》曰：'櫌而不辍。'"朱骏声通训定声："櫌，字今作櫌。"
② 瘭疽：皮肤的一种急性化脓性感染。《千金翼方·疮痈下》："瘭疽，著手足肩背，累累如米起，色白，刮之汁出，愈而复发。"

骨灰，治赤白痢，酒下。止渴，同大枣、建莲、炙草煎饮。痘陷，煎汁饮，颊骨尤良。解丹石、马肝、菜果诸毒。脊骨更止渴。

外肾，甘，温。治风寒，惊痫癫疾，壮热瘈纵，吐舌出沫，同归酒煮服。鬼气，蛊毒，除寒热、贲豚、五癃、邪气挛缩、茎中痛、阴阳易、少腹痛。热酒吞。

猪乳，提后脚捋取。甘，咸，寒。走血以去风热。治惊痫，鬼气，寒热，天吊，五癃，断酒。饮之。用代乳儿可免惊痫、痘疹患。皆风热耳。绵蘸吮之，月儿胎惊口禁，和朱砂抹口。

母猪蹄，甘，咸。下乳汁，煮汁，入通草、漏芦煎取汤，和葱、豉煮粥羹。治痈疽乳发，同通草煮作羹。天行热毒肢肿，同盐、葱煮饮。解百药毒，洗挞伤、腐疮，去恶肉，溃热毒，消毒。

蹄甲，酒浸半日，炙焦用。化痰定喘，同半夏、枯矾、麝末饮下。或同南星煅，加冬花、冰、麝研，食后桑白汤下。治痘疮入目，浸汤洗。斑痘目翳，同蝉蜕、羚羊角研，温水下。白秃，入白矾、枣肉煅，和轻粉，油开搽。五痔，伏热在腹，肠痈内蚀。

毛灰，治赤白崩中，同黑豆煮酒食。涂汤火伤。油调搽，留窍出毒。

屎，寒，无毒。去热，解毒。治天行热病，黄疸湿痹，蛊毒，瘴雾毒，头痛心烦，项强头掉欲吐。口唇生核，疔疮入腹，赤游火丹，一切药毒，俱水浸绞汁服及涂。搅肠痧痛。母猪生儿时屎干为末，白汤下。烧灰治血崩，酒下。小儿客忤偃啼，及夜啼、惊痫、痘疹黑陷不起，淋汁浴并服。中猪肉毒。水服。涂白秃、恶疮，消腐肉，同雄黄、槟榔。疽青烂多水，填满。下疳，以米泔洗净搽。雀瘘有虫。猪膏和敷引虫。出血不止。新屎压之。

腊月猪尾，烧灰，治喉痹，水下。赤秃发落。和猪膏涂。

猪肉，古人多言食忌，然皆不验。惟反黄连、乌梅、桔梗。肥肉，外腴内滋，润肠胃，生精液，充肌泽肤，老人燥痰干咳最宜。惟外感，腻滞固，邪难出。疟痢，内滞不受肥黏。弱病，肠胃薄，不受厚味。肥人，多风湿寒痰，食之则生痰动风。湿热金疮人，食之助湿作热。忌之。一种蹄甲白者，有金水相生之象，渍风干制为南腿，补养脾肾，病食无碍。

# 狗

黑者暖肾，黄者暖脾胃，以其性温属土也。然味酸咸，亦补腰肾，壮元气。煮烂，和糯米饭，入麴酿酒。气虚劳热，入骨皮、前胡、北芪、苁蓉、酒、醋煮至烂，去药及骨，加当归、莲肉、陈皮、苍术、厚朴、炙草末，为丸，盐酒下。寒疟，水鼓，气胀，败疮稀水不敛，痔瘘，有虫者和蓝汁。俱宜食。食后发渴，粥饮解之。食犬不消，发热腹胀，心下坚或泄，杏仁茶可解。

按：艮为狗，肖于戌，属土，能制水。而《内经》以为木畜，谓其酸温，达肝阳以化阴土也。故能壮阳，暖腰膝，填髓，实下焦。

狗血，咸，温。白狗。治癫痫，温热发狂，从背破取热饮。鬼击吐、衄血，疔肿。涂之。黑狗血，治产难，血上冲心，酒下。虚劳吐血，解药毒，俱生热饮。痘疮入目，点之。辟邪魅怪病。一女生疮痒而不痛，愈而复发，系犬于马，马走五十里，断犬头合痒处，一蛇在皮中动，钩取之，长三尺。腥能引虫。心血，治心痹痛。和川椒末服。

狗乳，初生子者。治十年青盲。频点，狗子开目即愈。

脑，治头风，鼻瘜，阴蟹，狂犬伤。取本犬脑涂。

涎，用盐擦鼻即出。治诸骨鲠，脱肛。抹之。误吞水蛭。以饼点食。

肾，平，微毒。治产后身冷如疟。身热用猪腰。

胆，鲑鱼插树位枯，狗胆涂之即生。小毒，属土木，达肝阳，化阴土，而苦平，上行肺心以活血散结。诸畜胆所不能。治衄血，伤损，血气痛，酒下半个，瘀即下。刀箭疮，恶疮，鼻䘌，鼻瘜，涂之。聤耳出脓，同枯矾，绵包塞之。目赤涩痒，目中出水，肝虚目暗。上伏日采，酒服；又入萤火阴干点，或生点。反胃，和五灵脂为丸，酒下，龙眼大三次，即效。痞块疳积，同炒枯，五灵脂、阿魏等分为丸，黍米大，津咽三十丸。赤白痢，入黑豆阴干，加麝，赤以甘草汤，白以干姜汤下。去肠中脓水。和通草、桂为丸，服之令人隐形，揭虫蛇、痈疖、怪疮，功同狗血。杀虫。青白犬良。

阴茎，六月上伏日采，阴干。咸，平，无毒。走下焦，补命火，暖精兴阳，同菟丝、沙苑、盆子、鱼胶、山萸、鹿茸、巴戟、苁蓉。补冲任，多火忌之。治带下，冲任虚寒所致。妇人阴痿。

颈毛灰，治邪疟。汤下。

尾毛灰，敷犬伤、汤火伤。和烊胶涂。

齿，平，微毒。治癫痫寒热，磨汁服。烧灰治痘陷。同人牙灰汤下。

头骨灰，止金疮血，治跌扑损伤。同血竭、蚒①蛇胆、䗪虫，天灵盖、自然铜、乳、没。临杖服，护心止痛；杖后服，最生肌长肉。治久痢，汤下。解颅，鸡子白调涂。赤白带，梦泄，产后血奔四肢，俱酒下。接骨，热醋调涂。止疟，止崩，敛疮生肌，同桑白、当归为末，油搽。化鼻瘜为水，同苦丁香吹之。消诸瘘。

① 蚒：原作"蜽"，据《冯氏锦囊秘录·虫鱼部·蚒蛇》改。

酒下。

骨灰，生肌，治诸瘘妒乳，休息痢。

屎，热，毒。烧灰，治心痛欲死，酒下。发痘陷，治鱼肉癥积，酒浸饮。解诸毒，敷诸疮、疔肿、瘘疮。并酒浸饮。

黄白犬屎中粟，干饿数日以生粟饲，俟其泄下，淘取之。治噎膈，煮粥，入薤白泡熟，去薤白，入沉香末食。痘倒陷，为末入麝，新汲水服。解毒之功也。黑犬亦可。

肝，治心风发狂，批开，以黄丹、朴硝擦之，缚定，水煮饮食。脚气攻心，生切，以姜醋进取泄，先泄勿用。涂狂犬咬。同心肾捣。

## 驴

肉，甘，温。食之动风，脂肥尤甚。或言其治一切风，是指乌驴言。

乌驴皮，治风狂，酿酒。补血。阿胶是其所制。

其头肉，治消渴、黄疸俱甚效。同姜、豉煮汁食。酿酒去大风。

其膏，治癫不语，酒服。去聋，同鲫鱼胆入葱管七日，滴之，或同生椒生捣，绵包塞之。消眼中瘜肉，同白盐注两眦。涂疮疥癣、风肿。同盐。

乳，甘，冷利，无毒。治黄疸，湿热，急惊天吊，止渴，解气郁、稀痘，点风热赤眼。浸黄连，取汁点。

阴茎，甘，温。强阴壮筋。

屎，辛，寒，小毒。杀虫，利水，止胀。治反胃，热饮二合，不可过多。如病深者，连服七日，屡效。噎病，或单饮，或入四物汤内服。狂犬咬，癣疬恶疮，俱多饮。风虫牙痛。含漱。

屎，熨风肿漏疮。炒。绞汁，治心腹痛，水肿。烧灰，止鼻衄，涂疮癣。油开。

# 阿　胶

凡皮皆肺之合，皆入肺。乌驴舌黑而皮纯黑，属水，入肾。水性下趋，得火化而甘温上行，则肺阴裕而火不能伤。皮主外卫，炼成精液，则金化水下降，而主血之心火，与藏血之肝气皆和而风火不作。故驴皮煎胶，本能润肺益气，滋肺以和心包，则火不食气。滋肾益血，阴益而阳化，则血自生。养肝熄风，治一切风毒骨节痛。酒服。若阿井水煎成，特名阿胶，所重在阿也。阿井，是济水之伏脉所注。《内经》云："手少阴外合于济水，内合于心。"故入心，以驴皮属水，煎胶而气平，入肺。味甘，入脾。则水上行心肺而血生，肾脉直者，上贯肝膈入肺，其支从肺络心，肺阴入心生血，皆藉肾脉贯膈而上，故曰血原于水成于火。得甘以守之，而血乃行于肌腠，散于经脉。经曰："中焦取汁，变化而赤，是谓血。"又曰"脾统血。"是血之能生、能化、能行、能止者，此也。故治肺痿，吐血，同蒲黄、生地，或同辰砂、藕节汁，蜜调。呕血，同木香、糯米末，滚水下。衄血，同蒲黄、生地、姜汁。大衄者以布扎两乳。尿血，炒研，粥饮下。血痢，酒化。下血，同生地汁酒下。崩带，经不调，蛤粉炒，同辰砂酒下。胞转淋闭，水煮服。血痛，皆水不济火，肺阴受伤，心包之血不能散行于经脉，而乱溢于上下。血枯，入心补血。劳极气虚，洒洒恶寒如疟状，虚劳瘦弱，阴裕而阳化，而壮火不至食气，阴降而阳随之以归元，则元气亦受益，是由益阴化阳以益气也。腰腹痛、四肢酸疼，脾为后天生血之本，脾血枯，则内空而痛。安胎。胎得血养。其治肺风喘促，涎潮眼窜，同苏叶梗、乌梅。诸风瘫痪者。以豉汤化，顿服，继食葱豉热粥。

驴，本马类，动风，肝为风脏藏血，藉动风之药引入肝经，得阿水之沉静以制动，则风火自熄也。其化痰、定喘嗽、安胎者，同葱白、豉煎。阴降则火不化痰，与湿滞之痰异。阴内守则气平也。与风寒湿壅之喘异。即治吐下等血，亦由暑热伤阴之病。若风寒外郁、怒气初盛、湿盛化热者，非所宜也。至虚秘、同葱白、蜜。肺痈、肺痿、尿秘、水肿皆用者，润下滋燥之功也。

人身血脉宜伏不宜见，宜沉不宜浮。阿井水清而且重，性下趋，用搅浊水即清，故降淤浊而去火，炎上逆之痰，更与血脉相宜。同葱豉，则宣气达阳以化阴滞；同蒲黄，则心和于土而血化；同生地，则助其凉血以退热；同酒，则行气以和血，气行血和，故痈疽肿毒可治；同枳壳、滑石蜜，则通利二便。产后虚秘宜之。凡煮胶须加鹿角乃成，有阴得阳化之妙，故《本经》又言其轻身益气。凡肺病喘嗽，不论肺之虚实，俱宜阿胶，加紫菀、冬花。又同猪苓，则利水；同四物，则止胎漏；同蜜蜡、黄连，则止泻痢；同杜、续、青蒿、北芪，则止崩漏。但阿井今奉官禁，惟熬贡胶乃启封，真阿胶难得。杂水所熬，亦能去风补血，但无下趋僭阳之性，则止血、调经、化痰之力薄矣。乃伪造者，又以牛马旧革、鞍靴之类，浊秽不堪入药。当择光黑如漆，色带油绿，不作臭气，夏月不湿软者真。《本经》阿胶亦用牛皮，如果生牛皮水浸熬膏，功不减驴皮，以牛水畜也。但今之牛胶，制作不精，故不可。然性黏腻，胃弱作呕、脾虚食不消者，勿用。同黄连、归、干姜，治冷热不调，下痢赤白，里急后重；同人参，治小儿惊风后，瞳人不正。阿胶育神，人参益气。补血，面炒，饮化；止血，蒲黄炒，酒化，童便和；化痰，蛤粉炒；润肠、利水，水煮。得火良。山药为使。畏大黄。

# 虎 骨

虎属西金，厥肖为寅。啸则风生，是木从金而化，如乙庚之合，能使肺媾于肝，以益血养筋而熄风。肝木从金达阳于上，必得肺阳降阴于下。肝乃右旋而内返，中风之危症，皆木不得金化而升降息也。且取用在骨，得坚贞之气，故辛而微热，无毒。壮气暖胃，追风定痛，强筋肝主筋。壮骨。以骨补骨。凡风病挛急，血不润则筋不舒。骨节风毒风虚走注，风有太过不及，皆阴微不能从阳耳。为之要药。辟邪，治健忘，惊悸，同龙骨、远志末，姜汤下。痫癫瘟疟，皆取其威也。宜头骨，头风亦然。休息痢，脱肛，兽骨哽，犬伤，俱捣末，水服。痔肛凸，蜜炙为丸，温酒下。汤火伤，敷之。月蚀疳疮，以猪脂熬膏涂。白秃，油开。䐈烂疮。畜汁洗，敷之。

虎之气力皆出前足，故膝胫及前掌腕中骨，形圆、扁似棋子者最良。而左胫尤胜，以卧必枕左胫也。然按病之前后左右，头脊收用，尤效。骨取黄润者良。青黑者乃药箭毒，勿用。杵碎去髓，以狗肉包一夜，投其好，以回其灵。涂酥、或酒、或醋炙黄脆，研如尘用。粗则着肠成积。同附子，治白虎走注，两膝热肿；同没药，治历节痛；同通草煮汁食，治筋骨痛；同乳、没、附子、苁蓉、牛膝、川瓜、天麻为丸，治肝肾气血虚，足膝酸痛无力；煮汁浴，或和醋浸，去骨节风毒，止脚痛肿。

虎睛，以生羊血或酒浸一宿，焙干研，治小儿痫，同犀角、大黄、远志、栀子，蜜丸，酒下；或同竺黄、地龙、朱砂、代赭、人参、雄黄、醋淬铁粉、金银箔、轻粉研，紫苏汤下。惊啼，水调下。夜啼，竹沥调下。明目，皆心肝热，而木从金化以益血也。或曰：龙骨安肝魂，虎睛定肺魄，勿泥。一时难得，以珍珠煅末代之。

牙，治狂犬伤，发狂，杀劳虫。刮末酒下。

虎肚，治反胃吐食，瓦煅存性，入平胃散和匀，白汤下三钱。肉补在后。

## 犀　角酸，寒

牛属土，清胃。而犀居水，食毒草群棘，是得水土之精，毒物投水土而俱化也。故解钩吻、鸩羽、蛇草百毒，蛊疰，凡蛊毒之乡，遇有饮食，以角搅之，有毒则生白沫，无毒则否，以之煮毒药，则毒消。除邪鬼瘴气，天地之戾气即大地之毒气，水火既济，即天地之灵气。中恶扑倒，厥冷握拳，口鼻出血，似尸厥，但腹不鸣，心腹暖，切勿移动。同朱砂、麝水灌，令人围绕，烧苏合、安息香，或烧火打鼓救之。魇寐不寤，切勿火照以犀角为枕，又唾其面，咬其踵及大趾甲。服食中毒。俱生末，水下。其治吐血，同鹅鸭肝研，桔梗酒下。衄血，尿血，同地、匀、丹皮，热盛加芩。心系于肺，小肠为心腑，故二症可同方。痢血，同生地、地榆。下血，去风，利痰，痘疹密黑陷，新汲水磨，冷服。惊痫，生磨服。伤寒时疫，发黄发斑。热病下迟，则热留胃而发斑；下早，热乘虚入胃亦发斑。畜血谵狂、消痈、化痰、化脓、定惊、明目者，以其酸苦涌泄、咸寒清热入胃，除热而效其用于心肝，使心火熄而肝风自平，血结自散也。风火相煽即成热毒，热毒在心则血结而神昏、语涩，故犀角治症，多是昏冒不语。痘因气虚毒盛及灌浆时勿用，以其化脓为水也；而结痂余毒痈肿，又宜之。气虚失血孕妇勿服，以其耗散气血也。中毒箭、生角刺疮中，立愈。热毒伏心，下鲜血，同地榆、银花、升麻、丹砂、滑石研，以银花藤汁为丸，更效。按：血结在上者，犀角地黄汤散之；血留在中者，桃仁承气攻之；血实于下者，抵当丸决之。

黄中黑花、黑中白花者为上，纯黑无花而光润者，次之。镑<sup>①</sup>成以热掌摸之，香者真，臭者假，角尖为胜。鹿取茸，犀取尖，其精气尽在是也。现成器物多被蒸煮者，不堪用。入汤剂，生磨汁；入丸散，镑细，纸包纳怀中待热，研立细。升麻为使。忌盐。

# 象　皮

皮肉壅肿，人以钩刺之，半日即合。故治金疮不合，下疳，烧灰用；或切片酥炙熬膏，生肌。其治湿痹者，甘、辛、平之功也。

牙，甘，寒，无毒。善脱，故拔毒生肌，去通肠漏管，同明矾、黄蜡、铅花、猬皮、牛角鳃、金头蜈蚣、猪甲。痘疹不收，铜铫炒黄研，白水下。铁及杂物入肉，刮屑水敷。骨刺入肉，白梅肉调涂。骨物哽，磨水服，旧梳屑尤佳。尿秘，生煎饮。尿多，烧灰饮下。心肝风痫惊悸，一切邪魅迷惑、热疾骨蒸，以其杀邪也。故古人以象牙作十字，贯于山榆木而沉之，则水怪死。合丹药置之于傍，则无忌。

胆，苦，寒，微甘。清肝、心、脾，功同熊胆。去尘膜，内障明目。肝热则目暗，同熊胆、鲤鱼胆、牛胆、石决、麝糊丸，茶下十九。治口臭、绵包点牙根。疳疾，皆心脾热。杀痨虫，同獭肝、芦荟、干漆、胡连、丹砂、黄连、青黛、鬼白入滋肾药内。须干了，上有青竹文斑，光腻、微带甘者真。要另捣粉，乃和药。

---

① 镑（pāng 乓）：削。《玉篇·金部》："镑，削也。"

# 熊　胆

熊常升木引气，冬月则不食，舐掌食气，是足于气者。故胆苦寒，清心，泻肝胆，凡胆所同。而独能辟尘，扑尘水上，投胆少许，即豁然而开为真，是其所独。是阴寒而有阳动之气，能畅肝胆气血，通周身经络而开邪结，故明目去翳。同冰片点，如泪痒，加生姜粉。治初生目闭，搽之，内服四物，加甘草、花粉。肠风，痔瘘，恶疮，同猪胆、冰片搽。惊痫，虫心痛，畜血，血淋，俱水服。牙虫，同猪胆、冰片搽。中箭弩，涂之，更同雄黄酒服。疳瘦，同君子肉，米饮下。耳鼻各疮，时热黄疸，喉痹，皆热毒闭结之病。同州勿更焙惊痫。暑痢。目疾由肝肾虚，不由肝脾热壅闭塞气血者，诸胆均忌。一法以少许研滴水中，挂下如线，直至水底不散者真。

# 羚羊角

羚羊属木，角则骨之余、肾之坚气也。经曰："肾在体为骨，在气为坚。"气寒味咸，入肾、膀胱。无毒。是具体于肾，致用于肝，故明目，肝血少则目暗翳障，水足则肝血充。益气，《经》曰："一阴为独使。"水足而肝行其化，则气充。起阴，阴器为宗筋，属肝木，木得烈日而萎，得雨露而挺也。去恶血注下，肝藏血，肝热则瘀滞下注、疝痛、毒痢、疮肿、瘘疬。咸破血，寒清热也。辟蛊毒，湿热成毒，咸寒除之。除邪气、恶鬼、魇寐、卒死，羚羊灵异通神之功。去风，舒筋，治惊痫、中风、子痫、搐搦、拘挛、历节痛，肝主风，主筋，热生风则挛痛，咸寒舒之。安神魂，定惊狂，肝热则魂越。怒气烦闷，气逆噎塞，寒热，相火寄于肝胆，在气为怒，病则诸症并见，俱为末，水下。去瘀生新，止汗消水，催生下胎，热痢，赤丹、赤斑。痒甚则杀人，俱磨酒或水下。恶疮、溪毒。散血清热之功。

再按：诸角皆入肝散血解毒，而犀角为最，以其得水土之精，消毒物，专入胃经，拔毒外出，故痘热毒盛必用。若痘毒并入肾经气分，正面稠密不起，是肾不能致气于肝，肝亦不能为肾行其化。又须羚羊角分解其势，使气流运恶血于他处。此非犀角所能，世人罕知。盖羊本火畜，而角长有节，内有天生木胎，故又属木，水中之火即肾气也，故羖羊角亦治青盲目暗，辟邪魅蛊毒，惜世罕用。惟与白羖羊角，同治乳癖。今人每用琉璃角灯，磁片刮碎，怀胸中令热，研细酒下效。取宿腐之味，以消陈积也。

不可单用，角有节，有挂纹者真。羚夜以角挂树而宿，若一边有节而疏，乃山驴、山羊，非羚也。多两角，一角者胜。铁剉细，藏怀中，热研或磨用。肝肾虚而有热者，宜之。

## 鹿麋辨

鹿，山兽，孕于秋，生于春，是受气于阴，成形于阳，每夏至角解，阳体遇阴而退也。故其茸角补阳，补右肾精气。麋，泽兽，孕于春，生于秋，是受气于阳，成质于阴，每冬至角解，阴质遇阳而退也。故其茸角补阴，填左肾血液。然麋、鹿之卧，口鼻皆反向尾闾，以通督脉。督脉为阳气之总督，为周身骨节之司，为阴中之阳，阳常下引真阴上升于脑，其下引也，即其下交于任阴也。是头为诸阳之会，即为阴气之会。水中之火曰阴气，又曰精气。茸角生于首，故二者皆入督以补肾，肾亦主骨也。任为阴气之专任，常下降丹田以引阳，即其下交于督阳也。故龟伏息而任脉通，鹿反向而督脉达。二者之角皆血所贯，皆能补冲脉、心包，以冲为血海，心包主血会也。斑龙丸歌云能补玉堂阙下穴，即心包也。胞中为精血所聚，其脉络于心，故心包络主血会。但鹿虽益阴，而阴成于阳，阳为主，举阳即以益阴。麋亦益阳，而阳成于阴，阴为主，补阴即以健阳。

质粗壮，脑骨坚厚，毛苍黑而杂白毛者，麋也。形略瘦，脑骨略薄，毛黄泽而无白毛者，鹿也。

## 鹿 茸

甘，温，一云咸热。无毒。补阳气以生精血、固精、阳升举则固。益髓、强筋、健骨、安胎，摄二便、益气起阴。皆大气升举之效。凡真元阳虚，精血又竭，以致耳聋、眼花、眩晕、骨热，腰脊冷痛，同菟丝、大茴、羊肾，酒煮为丸。尿数带下，冲任虚寒，同狗脊、白蔹、艾，醋煮糯米为丸。虚痢，酒炖加麝，以灯心煮枣肉为丸，饮下。血瘀，崩漏，尿血，淋浊，肢酸疼软，虚劳洒洒如疟状，寒热惊痫，上燥下寒，或下热上寒。惊痫皆冲任病，阴气虚则相火妄动，而上热下寒；阳气虚则随阴下陷，而下热上寒。宜峻补者，俱同五味，加入八味丸，名十补丸；不受燥补者，同淮山、当归，酒煮乌梅为丸。强志，肾藏志，精血足则强。生齿，齿为骨余。杀劳虫，脊中生虫，习习痒痛，浙浙有声，同鳖甲、生犀，加入六味丸，与天灵盖同功。痈肿疽痒。

脉沉细，相火衰者宜之。阴虚有火，上焦痰热及气升人，勿用。形如茄子，圆短毛软，片如玛瑙者上，如黄蜡者次之。短亦要二三寸，太嫩则气血未足。毛硬枯瘦，尖长生歧者下。酥涂、酒涂、炙用，不可过焦，伤其气血。

## 麋 茸

甘，温，无毒。其治筋骨腰膝酸痛，多与鹿茸同。但功偏于阴血肾精，而升阳之力薄。前人谓其胜于鹿茸者，言无温补过峻之虑也。

# 鹿　角

咸，温，无毒。生用散热行血，消肿，辟邪。治胎漏，屑同归水煮。胎死，堕胎血瘀，为屑，葱豉汤下。胞衣不下，屑末酒下。疟疾，乳调下。跌折，酒下。骨哽，为末含咽。梦与鬼交，尿血，俱水磨服。脾热流涎。末，米饮下。蜜炙研酒服，活血兼通阳道，止筋骨痛。烧灰治胞中余瘀，酒下。赤白痢，同发灰。涂丹毒，猪脂调。背痛乳疮。醋调，或醋生磨亦可。以角血发泄已尽，止有拓毒、消散、逐恶之功也。麋角功同，而益血、去风痹痛、除丈夫冷气、益阳更胜，以阴将尽而故降革也。

取现年新角尚嫩者，寸截，炭火烧过为末，水和成团，或牛乳和，更妙。绢包再煅；或寸截置小坛中，酒和浸七日，刮去黄黑皮，盆盖泥包封，大糠火烧一日夜，研用，名鹿角霜。或生为屑，炒黄研细用。粗则伤肠胃。生者活血，胜于补虚；酒浸焙及煅炒，通阳益虚胜于活血。古方阳虚尿数，同茯苓，酒糊丸，盐水下。尿不禁，角霜独用，酒糊丸，酒下。皆用角霜，取其坚质火炼，通阳以坚肾也。张石顽曰："角霜温中益土，治脾胃虚寒，少食反胃、呕逆，甚效，取其温中而不黏滞也。"须炒煅用。今人以煎胶之渣代用，其胶既去，服之何益？

## 鹿角胶—名白胶

坚强之阴液，得火炼成胶，是阴化于阳中。甘、咸，微平。能填补冲任督脉之精血，茸从督脉交通阳维以及于冲脉，胶则直从督而缘合冲任。兼通达阴气以活血。补而不僭，故《本经》列茸于中品，列胶于上品，以其甘平足贵也。强肾，主伤中，胃在中焦而三脘皆在任脉，是胃肠本于至阴，而阴为中之守。劳绝，腰痛，羸瘦，补中益气，《经》曰："阴伤则无气"。气虚惫倦，有似劳极而倦者，故曰劳绝。妇人血闭，无子，吐血，下血，崩血，尿血，盗汗，遗精，同龙牡、角霜，酒糊丸，盐汤下。尿数，同茯苓，酒为丸。或不禁，酒同鹿角霜为丸。带漏，肢痛，安胎去冷，止痛，皆补精化气之效。功下归于元精，茸则补气化精，主上行，治症略同，而功用各别。其治淋露，跌折，疮肿，即鹿角拓毒之功耳。

得桂，通阳，除寒热惊痫；同龟胶，达任，治瘦弱腰痛；得归、地，入冲脉，治血闭胎漏。同角霜、鹿茸、龟版、虎骨、猪脊髓，蜜丸，盐汤卜，名异类有情丸，大补气血，胜于草木石金。善饮食人，加猪胆汁以降火。

麋角胶功同而效更大，以其血更足也。麋角屑酥炙，同附子或加淮山酒为丸，治痿，大补气血，壮筋骨，或用麋角霜亦可。可知麋鹿胶功用不减麋茸。

取嫩角寸截，河水浸七日，刮净，煮三日夜，频添水，俟角液尽，去渣取汁再煎，加酒熬成胶，阴干。忌晒，晒即化水。今多以牛胶加楮实伪充，宜察。

## 鹿 骨

甘，热。安胎，下气，益虚弱，续绝，壮骨，除风。同杞子水煮或浸酒。治洞泄。烧灰水服。

脊髓，甘，温，主伤中绝脉，筋急痛，酒和服。肺痿咳嗽，同杏仁、桃仁、生地汁，酥蜜。壮阳，令有子，蜜煮食。填髓，壮筋骨，生精，润燥。同生地汁煎膏，或同猪脊髓、鹿脑炼膏，加蜜炼匀，入滋补丸服，甚妙。凡肾寒腰痛，以姜汁化少许，入摩腰膏内擦肾堂，即暖气透入丹田，大补元阳。以鹿一牡能御数牝，肾气甚足，肾主骨，髓则骨之充也。角则骨之余。

# 鹿　胎

阳质初备，甘温，无毒。为补养天真、滋益少火之良药。参、芪、河车、桂、附等佐之，则大补元阳。凡下元虚寒而不受燥补者，加入六味丸中，则无伤阴之患。

色淡形瘦，嘴尾蹄甲如生鹿者真。若色深形肥，为麋胎，食之损真阳。獐胎亦似鹿胎，但色皎白，且下唇不若鹿之长于上唇。入药，酥炙黄用。

鹿肉，亦补阳，但服丹石药人勿用。以其食毒草，解诸药也。麋惟茸角，阴中有阳，而血肉筋骨俱成于阴，故肉甘寒，益阴。多食则阳痿，孕妇食之，令子多病。

鹿血，起阴，治腰痛，折伤，肺痿，吐血，崩带，气血虚，诸气刺痛。刺头角间血，同酒饮。解痘毒。夏至前后头血胜，冬至前后尾血佳，同兔血各以纸盛，置灰上晒干，和乳、没、雄黄、黄连、朱砂、麝，蜜丸，能稀痘。或曰刺血不可代茸，亦一说。又曰二茸一阴一阳，分之可以治阴阳之偏胜，然鹿阳中有阴，麋阴中有阳，则群以阴药即益阴，助以阳药即益阳，二者亦可合用，故《本经》言鹿不言麋。

鹿筋，治劳损续绝，大壮筋骨，起阴，食之令人不畏冷，去尘沙眯目，嚼烂按入目中即出。骨哽。渍软搓紧索，如弹子大，持筋端吞至哽处，徐引之即出。但骨细者为鹿，骨粗者即为麋筋，食之反阴痿。悬蹄上有四骨者，为正北鹿筋，两骨者非也。

# 麝 香

麝似麞[①]而居山，食柏叶、香草、蛇虫。其香在脐，为诸香之冠。香者，天地之正气，故辟恶气，杀鬼，去瘴蛊毒，杀虫。邪气中人，亦能闭塞关窍。气味辛温，香气射人，能走关窍，自内达外，使皮毛、经络、骨节之壅结俱开，而邪从此出。故逐心窍凝痰，而治惊痫，水调服。温疟，邪闭募原。邪疟，同墨研，书"去邪辟魔"四字于额上。魇寐不醒，心气闭。诸风，诸气，诸血，诸痛，癥瘕，鼻窒，耳聋，目翳，阴冷，纳子宫。带下，冷所致。逐败血，催生。同盐、豉，以旧青布包烧红，以秤锤淬酒下。坏果败酒，故消酒果枳滞。治蛇咬，涂足，蛇不敢到。牙虫，绵包咬之，以其食虫蛇也。蚀一切痈疮脓水，入十香丸服，毛窍皆香。痔肿，口内肉球，有根绵吐出乃能食，痛彻心，水研含吞。麝入脾治肉，牛黄入肝治筋，冰片入肾治骨。凡中风、中痰不醒，以油调灌。先开其关，虽虚症宜补忌通，但虚而病于壅结，亦须少佐开通为引导。惟中风在表，未入于里，用之则筋骨皆开，反引邪内入，致成痼疾。开通之后，亦勿复用。同雄黄研羊肝包吞，治蛊毒；同硫黄、辰砂，贴痈肿。孕妇忌之。

麝见人捕，则自剔出其香，为生香，难得。今用以当门子为胜，勿近日火。微研或入酒研，不损香气。忌蒜，不可近鼻，防虫入脑。今人以荔核灰入酒拌，伪充。同桂末治果积作胀气急。以瓜果得麝，即落而不实，木得桂即枯也。

# 猬 皮

为胃兽，类鼠，属水；皮毛如针，象金。苦，平，无毒。

---

① 麞：同"獐"。《说文·鹿部》："麞，麋属。从鹿，章声。"

专入大肠，燥金以散泄。辛散，苦泄。湿热活血，故治五痔，阴蚀下血，同山甲灰、豆蔻末，米饮下，或同熟艾烧烟熏之。肠痔有虫，油和涂。肠风下血，煿焦去皮取刺，同炒黑木贼，酒下。蛊毒下血，水服。五色痢，酒服。脱肛。同桂、磁石末，米饮下。鼻衄，瘜肉，俱绵包塞鼻。阴肿痛引腰背，酒煮服，猬能治虎，故去风缓收。腹痛疝积，酒服。反胃，酒调服或煮汁。眼睫倒刺。猬刺、枣针、白芷、青黛等分，随左右目嗜鼻，口含冷水。煅存性用。或炙。脂滴耳，治聋。肝脑治瘰疬，狼漏。脑又点痘后风眼。

按：痔症初起，多属肾阴虚，不能润肾窍。而大肠燥，加以酒食积毒，乘燥化火伤血，则大肠之收气失职，而浊气污血流注肛门而成。是初起皆燥与热合，宜滋阴润燥；久之，则热与湿合，热盛则肿痛，宜清火渗湿，湿盛则坚硬下坠，宜宣利，若疼痛作痒，又宜凉血去风，不得过用苦寒，致阳病不能化阴而湿益不行，亦不得诅用阳药伤阴，致阴不收而淫为热。须因症以为主剂，而此味皆可佐入，以其大肠燥金有专功也。

### 鼠 用牡不用牝。

艮为鼠，肖于子，穴土善穿。甘，温，无毒。禀水木达肝，益胃制湿，透络消食。治疳积，寒热，贪食，泥包烧，去骨，和五味、豉汁作羹，或炙食。石水鼓，癥瘕，骨蒸，劳瘦，杀虫。作羹粥，或酒熬入药。勿食骨，令人瘦。

生捣敷跌折，续筋骨，贴乘热项强身急。以猪脂煎膏，涂诸疮热肿，加黄蜡、黄丹。瘘烂，加乱发煎，半涂半酒服，极效。打扑伤、汤火伤，加蜡涂。惊痫。酒服。烧灰治蛇骨刺伤，掺之。破伤风。猪脂合涂。经闭，胸胁痛引阴中，恍惚悲惊，嗜食欲呕，如有孕，名曰狐瘕。手足成形者杀人，未成形可治。和桂末酒服二三次，当下。**滑产**，水下。**长乳**。酒下。**同石灰捣，治刀伤**，上三项俱用未毛小鼠为佳。**箭镞入肉**。取雄鼠肉焙末，酒下，即出。

**胆，治青盲目暗**，和鲤胆点。**卒聋**，滴耳。**老聋**。同炮川乌、细辛、胆矾焙研，加麝吹之，口含茶，初则更聋，十日见效。鼠暴杀乃有胆，破喉取之，色红者良；受惊则胆破难得。鼠肖子，子气通肾，窍于耳，注精于目。鼠目夜明，其精在胆，故治盲聋，而睛亦明目。骨能生齿，皆肾病也。

**肝脑同捣，涂针箭入喉膈隐处。**

**肝中有白点，如豆大者为漏**，或在头上剖破必有虫，切宜割弃。中毒死者勿食。

**脊骨，治齿折**，多年不生，研末，日日揩之。**并治齿痛**。取雄脊连尾一条，煅同旱莲草、制香附、碎补、白蒺各二钱，药豆三钱，青盐二钱半，石燕煅三钱半，研末擦之，亦可固齿。①

**猳即牡鼠屎，一名两头尖**。本子水之阴脏所传化。甘，微寒，无毒。入脾胃、膀胱，达阴气以化阴邪。**治夹阴伤寒，及伤寒劳复发热，男子阴易腹痛**，或茎肿尿秘。由女子伤寒初愈，与交中毒也。同韭白连根煎服，得微汗即愈。阴肿更以女子近阴月经布烧灰调服。劳复同葱、豉煎服。**痨伤发热，阴蚀、阳蚀，通经**，炒研，酒下。**下胎**，煮汁煎粥。**乳痈初起**，研酒下。**吹乳**，枣包烧存性，加麝酒下。**二便秘**，涂脐。**乳痈已成**，同黄连、大黄、粥清和涂。**瘰疬烂**，研敷。**疔肿**，同乱发烧，针疮纳入。**伤损瘀痛**，烧末，猪脂和敷。**马咬踏疮**，同马鞘烧，猪脂和。**狗、猫、蛇咬**，俱烧，同糖涂。**惊痫中风**，入风剂中用。**明目**，皆畅阴气而精血自流通也。或以为厥阴血分药，非。

---

① 肝中……固齿：原置于"猴"之后，今移此。

两头尖者为雄鼠屎。同葱、豉煎，又治儿疳腹大。

## 竹 鼺①俗名篱鼠

此鼠食竹根。甘，平，无毒。益肺胃气，化痰解毒。

## 狐

肉，甘，温，补虚，起阴，暖中，去风，解蛊毒。其首有毒。宜去之。

五脏，苦，微寒，有毒。治蛊毒，寒热惊痫，虚劳，瘴鬼疟。阴干同阿魏，醋糊丸，嗅之。

阴茎，甘，微寒，小毒。治女子绝产，阴痒阴脱，小儿阴癫卵肿。炙为末，酒下。以其善缩入腹也。

## 豺 狗

似狗，前矮后高，尾长体瘦。酸热有毒。治疳痢，腹中诸疮，煮汁或烧灰酒服。冷痹软脚气。熟以包患上。

## 木 狗

生山中，如黑狗。能登木，除脚痹风湿，活血脉，暖腰膝。其皮为衣褥，能运动血气。

## 狼

穴居如犬，锐头尖喙，白颊骈胁，前高后广。咸，热，无

---

① 鼺（liú 留）：竹鼠。亦名"竹鼺"。哺乳纲竹鼠科，一般身长约三十厘米，背部呈灰棕色，生活在竹林中，专吃竹类植物的根和地下茎，毛皮可用。《本草纲目·兽部·竹鼺》："时珍曰：竹鼺，食竹根之鼠也，出南方，居土穴中。"

毒。补五脏，厚肠胃，填精髓，去冷积。

# 兔

肖于卯，属木。穴生，属阴。辛平，或曰甘寒，无毒。解肺胃大肠血热，治呕逆下血、湿痹，止渴，压丹石毒。

血及脑，俱催生、滑胎，神妙。以蒸饼染血，纸包阴干，研乳香汤下。脑涂纸上阴夹干，书"生"字于面上，临时烧灰，煎丁香酒下或阴干。同乳香研为丸，风干，醋、酒任下。血又治心气痛。和面或和茶，乳香末为丸，白汤、醋任下。须腊月取活兔用方应，八月天医日亦可。以兔善走，而神在脑髓与血也。

肝，性冷，泻肝热，明目。治目暗，以其得木气至阴之精也。

屎，名明月砂，又名望月砂。解毒，杀虫，治目翳，痘疮入目生翳。干为末，茶下或同雌雄槟榔磨，无根水服。劳瘵。同硇砂，蜜丸，五更以甘草浸水下。疳痢，痔疮。炒研，酒下。又方，煅存性，日服或研同鸡肝为丸，谷精汤下，治目翳，翳厚加鸡内金。

## 兔毫败笔灰

沾墨已久。微寒，无毒。故利水，通淋，治阴肿，脱肛，水下。阴痿，难产，酒下。加藕汁或金箔，尤滑胎。咽痛，心痛。饮下。

## 山獭阴茎

此物纯阳，性淫。凡兽牝及妇人遇之，皆抱合难脱。故甘，热，无毒，治阴痿精冷而清。酒磨少许服。

## 水 獭

食鱼而知水信水，性灵明。甘，咸，寒，无毒。治热毒，风水虚胀，骨蒸热劳。通血脉营卫经络，通二便。去毛，连五脏头骨炙研，水服。解人物时气病。煮汁服。

肝，一月一叶，十二月十二叶，间有退叶。甘，温，无毒。治冷劳，仲景有獭肝丸。蛊毒传疰，一门悉患，火炙水服。劳瘵，尸疰，尸疰是五疰之一，使人寒热，沉沉默默，不知所苦，无处不恶，积月累年，淹滞至死，死后复传他人，以致灭门。阴干为末，水服。獭爪亦可代。产劳。烧灰酒服，治肠痔下血，小儿鬼疰及久嗽，鱼骨哽。其杀虫之性与捕鱼不殊，以食鱼之生气悉聚于肝也。

胆，治目翳黑花。入药点。

## 膃肭脐 即海狗肾

咸，入血软坚；温，通行消散。故治血块，冷积，鬼气，尸疰，梦与鬼交。所到之处，水为之温，故咸温入肾，补精，暖腰膝，壮阳道。同阳起石、萸肉、鹿茸、巴戟、苁蓉、菟丝。酒煎合药，以川椒、樟脑同收则不坏。或同糯米、酒麹，酿酒服。

## 驼

驼峰味极美，但能动风。其峰内之脂，火炙摩风，去顽皮死肌，取甘温热气透肉也。和粉煎饼，治痔；和酥服，治周痹，涂恶疮、瘘烂。

颔毛灰，治痔，赤白带。

## 狗宝

苦，能下降；温，能开结。故治噎膈反胃，为末，以灵仙汤加盐调下。疮疽痔疬不收，冷痰积结，癫痫。

郁热伤脾，气血枯槁者忌。

## 败鼓牛皮

气平，无毒。治蛊毒，淋沥，水酒任下。耳疮。醋浸涂，或烧灰，猪脂调涂。烧灰用。

## 毛　毡

畜毛所作。烧灰，止血活血，治产后下血，崩漏赤白，酒下。坠损疼痛，成片盐酒煮，包之。牙疳、鼻疳，烧枯，同枯矾、人中白烧过研搽。火灼疮。

## 山　羊

肉，甘，温。治冷劳，山岚疟痢，赤白带下。

心血，咸，温，无毒。和伤散血，为虚劳失血之神丹。治跌扑损伤、骨折、瘀痛。酒服分许取醉，醒即续。不伤元气而走散阴血，不可多服。久伤、血凝气滞者，须加行气之味。

产滇蜀诸山。善走好斗，大如牛。苗人削竹锋刺心血收干，价重等于牛黄。今人以宰取者伪充，则与杀羊血无异耳。

## 麂　麖①

麂肉甘，平。以姜醋煮食，治五痔大效。其皮作鞾②韤③，除湿痹脚气。大者为麖，不堪药用。

---

①　麖（jīng 精）：水鹿。又名马鹿、黑鹿，古称大麖。形体高大粗壮，善奔跑。雄的有角，为名贵药材。《山海经·中山经》："尸山多苍玉，其兽多麖。"

②　鞾：同"靴"。《说文新附·革部》："鞾，鞮属。从革，华声。"

③　韤（wà 袜）：同"韈"，袜子。《说文·韦部》："韤，足衣也。"

## 灵　猫 <sub>即香猫俗名。</sub>

如狸，似金钱豹，自为牝牡。肉甘，温，暖胃。其阴道连囊剒取，酒洒阴干，其气入麝，功亦相似。

## 猫

肉甘，酸，温，无毒。以其食鼠，故作羹消鼠瘘、结核已溃未溃皆愈。<sub>瘘多鼠涎毒所致。</sub>又补血，治痨瘵。

头骨，烧灰，甘，温。治鳖瘕，痀喘，走马牙疳，对口疮，鬼疰，蛊毒，心腹痛，杀虫，儿疳，<sub>俱酒服。</sub>痘疮黑陷，<sub>同人、猪、犬四头骨用，或四屎亦佳。</sub>瘰疬，<sub>同蝙蝠、黑豆煅掺，或油搽，内服五香连翘汤。</sub>小儿阴疮，鼠咬，<sub>油搽。</sub>疮不收口。<sub>鸡子黄煎油，和白蜡调敷。</sub>

脑，阴干，眼酥炙。<sub>或烧。</sub>

毛，煅，俱治瘰疬溃烂。

牙，解热毒，治痘黑陷最良。<sub>同人、猪、犬四牙煅，蜜调下。以痘毒归肾，则黑牙为肾标，入肾发毒也。</sub>

肝，杀痨虫。<sub>生晒研，每朔望五更酒下。</sub>

皮毛，烧灰，治疬瘘，诸疮溃烂及鼠咬，<sub>加麝香涂。</sub>鬼舐头疮。<sub>膏和搽。</sub>

尿，以姜擦猫鼻尖或生葱刺鼻取。治蜓蚰诸虫入耳。

胎胞，甘，温。炙或烧灰，治噎膈反胃。<sub>同朱砂，或同冰、麝、牛黄、乙金各少许，津唾化服。</sub>

屎，腊月采，泥包煅。治痘陷，疬烂，蛊疰，<sub>水服。</sub>痀哮，<sub>砂糖汤服。</sub>鬼舐头疮，<sub>猪膏和涂。</sub>鼠咬蝎蛰，<sub>涂之。</sub>鬼疟无期。<sub>水服神效。黑者良。</sub>

按：猫体阳而用阴，善跳跃，夜视精明，睛随时收放，生食物而能化阳也。故杀虫，辟鬼疰。其睛脑更能明目，然鼻端常冷，惟夏至日暖。性畏寒，阴贼机窍，阴之用也，故解毒。猫病以乌药水灌则愈，食薄荷则醉。猫肉又治瘰疬、杨梅恶疮。且食之则蛊毒不能害。

## 狸

与猫同类异种，故功同于猫。其肉甘，平。治皮肉如针刺，肠风痔瘘，入大枣、枳壳、甘草、牙皂，罐载，穿一孔，泥包煅至烟尽，为末，盐汤下，或作羹食。风冷下血，脱肛，煅同麝香，饮下。温鬼毒气，皮中如针刺。瘰疬。作羹。益中气，去游风。

肝，治鬼疟止发无时。热猪血浸，阴干。同虎、狗头骨灰，和醋糊丸，嗅之。又包指上。

骨灰，头骨尤良。甘，温。开阴中郁结，攻坚，为瘰疬肿痛酒饮任下。及已溃掺之。要药。后人乃用猫代之。治一切游风，尸鬼，诸疰毒气，皮中如针刺，或心腹走痛。噎膈，俱酒下。痔瘘，和雄黄、麝香为丸服。杀虫，治疳。

阴茎，治疝气，经闭。烧灰调东流水服。

脑睛，最明目。

## 野 猪

出深山，褐毛，如家猪，腹小脚长，牙出口外。其肉有重二三百斤者。甘，平，无毒。补五脏，润肌肤，治肠风便血。青蹄者勿食。

膏，最长乳，无乳人宜之。酒浸食。

胆中黄，甘，辛，平，无毒。止金疮血，生肌。治鬼疰癫痫，小儿疳气，客忤天吊。阴干研，水下。

外肾，连皮存性，治崩带，肠风下血，血痢。

## 狗獾

似小狗而肥，尖嘴矮足，短尾，深毛，褐色，可为裘，亦食瓜果虫蚁。甘，酸，平，无毒。补中益气，治小儿疳瘦，杀虫蛇。

## 虎肉

酸，平，无毒。治疟疾，益气力，止呕吐、恶心，辟邪魅。热食伤齿。药箭射处有毒，勿食。小儿未生齿勿食。

血，壮神强志。

生肝，不见水，瓦煅，和平胃散一两，白汤下，治反胃吐食。

## 熊肉

甘，平，无毒。补虚乏，风痹，筋骨不仁。患寒热积聚、痼疾者忌食。

脂，杀痨虫。

掌，以酒、醋、水三者同煮易熟，能益气力，御风寒。

其胆，春在首，夏在腹，秋在左足，冬在右足。

罴①大于熊，功用同。

---

① 罴（pí 皮）：熊的一种，俗称人熊或马熊。《尔雅·释兽》："罴，如熊，黄白文。"

# 猴

肉，酸，平，无毒。治风劳，辟疫瘴。作脯，治久疟，酿酒尤佳。

头骨，煎浴，治小儿惊痫，鬼魅寒热。

皮，治马疫。张栏中。

凡兽，各有滋补，但多食每生痰火，宜节之。若兽自死者，死而口不闭或首向北者，带龙形者，五脏着草自动者，肉随地不沾尘者，热血不断者，犬不食者，脯沾尘漏者，祭肉自动者，晒不燥者，煮不敛水者，落水中浮者，并有毒，能杀人。形异不识者，切宜禁食。

# 卷二十一　水部

古人煎药必择水，诚以各有其性也。如一井之水，有地脉山泉者，清冽；近江湖者，次之；近海潮、近沟渠，则咸污矣。

## 井　水

明旦初汲曰井华，出井未放曰无根。得天一真气浮于水面，性同雪水。补阴，解热闷烦渴。蜜和饮，或以青布浸熨。

## 春雨水

得春升气，主发散，升提。

## 淫雨潦水

未受地湿，无根，味薄，去湿热。

## 露　水花草上者。

润肺，止烦渴，解暑，白露降则处暑。止疟。多由于暑，故治疟，露药一宿服也。

## 腊雪水冬至后第三戊为腊。

治时气瘟疫，热狂，中暑，酒疸，杀虫，解丹石毒。抹痱良。

## 长江急流水

潮退下趋，通二便。

## 潮长逆流水

性上行，能涌吐痰饮。

## 黄斎水

酸，苦，涌泄，能引痰饮宿食上吐。

流水以勺扬万遍，名百劳水，又名甘澜水。水性咸重，捞之则甘轻，不助肾邪而益脾胃。煎伤寒、瘀热、劳伤等药，取其激扬以除陈也。

## 千里水及东流水

去邪秽，亦治阳盛阴虚，目不瞑。

## 地浆水 掘墙阴地作坎置水，搅澄用。

能泻阳救阴，治泻痢冷热，热毒腹痛，中暑，霍乱神昏，取道上热土围脐，令人尿脐中，以热土、大蒜等分杵，水澄灌之。黄土更佳。虫蜞入腹，解一切鱼、肉、菜、果、菌、药毒。干霍乱者服之即安，忌米汤。中砒石毒，和铅粉灌之。

## 百沸汤 一名麻沸汤。

轻、浮，散结热，外感，宜热饮。助阳气，通经络。治风冷气痹，煎药，并热浸脚取汗。虚寒暴泄。以深汤浸至腹上妙。

## 阴阳水 即生熟水

能分阴阳，治阴阳交争，霍乱吐泻。干霍者，入盐饮之，即吐痰食而愈。忌米汤。

# 酸浆水

糯米热投冷水中，五六日味酢，生白花是。浸至败则害人。收脱阳，止烦渴，通关节，开胃。治中暑亡汗，霍乱吐下，煎干姜屑呷之。伤食筋闷，煮粥入少鹰屎食。利水。

## 甑气水 蒸糯米甑衣所滴者。

扫烂疮、痦烂如神。

# 磨刀水

咸，寒。利小便，润肠，消热肿。治肛门肿痛，服之。产肠干而不收。以之湿肠，内服磁石末即上。

## 浸蓝水 染布水同

布生阳气，解热毒，杀虫，治误吞水蛭，腹痛黄瘦。饮之即下。

## 米泔水 洗米第二次水。

硬米者，清热，凉血，止渴；糯米者，兼消鸭肉食，益气，解毒、霍乱。

## 缫丝汤 埋土久愈妙。

止渴。

# 冰

甘，寒。治暑毒、阳毒、热甚昏迷，置膻中良。解酒毒，治

食冰成病，<small>以之煎理中丸。</small>

## 柏叶菖蒲上露

明目。

## 韭上露

去白癜风。

## 方诸水<small>即蚌水</small>

向月取之，得至阴之精。明目止渴，涂汤火伤。

## 煮盐初熟槽中黑汁

涂蚀䘌、疥癣、虫咬，及毒虫入肉即化，痰厥不省，灌之即吐。但疮有血不可涂，人畜饮之则死。

## 猪槽中水

解蛊毒，<small>饮之。</small>蛇咬。<small>浸之。</small>

至古冢废井，泽中停水，两山夹水，山岩水有翳，及诸水经宿、面有五色，铜盘久贮水、花瓶水，皆毒。煎药固忌，洗涤亦禁。

酒中、酒后饮冷水、冷茶成癖，手颤。饮水即睡，成水癖。盛暑时，病后，汗后，忌洗冷水。冬月远行，勿以热水濯足。

## 增　补

雨水，甘淡而冷，无毒。烹茶妙。暴雨勿用。

立春节雨，清升，脾气下陷宜之。无子之人，是日夫妇各饮一杯，还房即孕，资始发育之义也。

花下雨水，止渴。取美花初晴滴下之水，<small>毒花勿用</small>。和花粉为丸，远行解渴妙。

立冬后十日<small>为入液</small>。至小雪<small>为出液</small>。雨水为液水，制杀虫、消积等药良。

端午午时取水，制疟痢、疮疡等药效大。

端午午时有雨，急伐竹竿中，必有沥水藏之。能清热化痰，定惊安神。治心脾积聚，蛊病，痨瘵。<small>和獭肝为丸</small>。

立秋日五更井花水，治疟疾，饮之却百病。

寒露、冬至、小寒、大寒四节及腊日之水，浸造滋补痰火积聚杀虫药，与雪水同功。

立春、清明、谷雨贮井水，造风湿补脾药良，亦久留不坏。三节长流江水亦然。

山穴流泉，重于他水，煎之似盐花起，此真乳穴液也。开胃，健脾，润颜，功同钟乳石，酿酒益人。

山岩泉水，甘，平，无毒。主霍乱烦闷转筋。山有美石、美草木者良，有黑土、恶石、毒草者勿用。脏寒人亦忌。

凡激湍瀑涌之水饮之，令人颈疾。

盐卤水，即斥卤苦地之水可煮盐者。咸苦，大毒。治痰厥不省，少少灌之，取吐而止。疗疥癣及牛、马、虫蚀，毒虫入肉。<small>涂之</small>。但毒与碱灰所滤之碱水同。<small>详土部</small>。人与六畜饮一合即死。止可点豆腐，煮四黄，焊物。

沙河中水，令人喑。流水有声，令人瘦。

炊汤水经宿，洗面令人无颜色，洗身成癣。

# 卷二十二 火部

## 桑柴火

利关节，拔毒，去风，止痛，化腐生肌。阴疽、瘰疬，燃火吹灭，日灸。一切补药，缓煎。煎膏宜之。但不可点艾，伤肌。

## 煤 火

助肾阳而有毒，惟北地属水，足胜其气。南人食之，多受其毒，以庙汁解之。其烧煤之旁置大缸水，则毒从水解。

## 炭 火

宜煎百药，煅炼金石。

## 艾 火

灸百病、诸风冷疾。须取太阳真火，否则真麻油灯或蜡烛火点上。若击石之火，阴火也，无功。

## 竹 火

伤筋损目。入硫黄末于艾，灸风冷尤良。

## 灯 火

淬小儿诸惊及头风脑痛，风痹缓急，以油能解风毒，火能通经络也。小儿初生，冒寒欲绝，勿断脐，急烘絮包之，将胞衣于脐下，往来燎之，使暖气入内。诸惊、仰向后者，淬两眉、囟门、脐上下；眼翻者，淬脐上下；不省者，淬手足心、心上下；握拳口往上者，淬顶心、手心；口出白沫者，淬手足心、口上下。搅肠痧痛、肢厥，身有红点，亦宜淬于点上，但必用麻油灯良。

## 灯　花

治小儿邪热在心，夜啼。乳调二三粒抹口。

## 神针火

治寒湿痹，附骨阴疽，一切筋骨隐痛，取火气直达病所。五月五取东引桃枝，削如鸡子大，长五六寸，干之。用时以绵纸三五层贴患处，将木点麻油烧着吹火，热针之。又法以乳香、没药、山甲、硫黄、雄黄、草、川乌、桃树皮各一钱，麝五分，拌艾绒二两，纸包卷如指大，点火吹灭，隔纸数层针之尤妙。

## 马矢煴

煨风痹药，取其性缓，通行经络也。

凡煎补药，宜文火，缓煎；泻药、散药，宜武火，急煎。

# 卷二十三　土部

## 黄　土<sub>三尺下不黑者。</sub>

甘，平，无毒。乃中央正色，益脾胃以胜水。治泄痢赤白，腹内热毒，绞痛下血，脾运则血化。解诸药、肉、椒、菌毒，<sub>毒见土则化也。</sub>筋脉拘纵。<sub>寒水所化之风，俱煮水去渣饮。</sub>治虫入腹、攻痒黄瘦，<sub>湿酒搅，入杀虫药和饮，取土以引之也。</sub>小儿喫①土，<sub>黄连汤调下。</sub>惊风身黑，<sub>名乌沙惊。刺破，醋炒布包熨之。</sub>肉痔肿痛，<sub>取朝阳土，同黄连、皮硝、猪胆为丸，日入肛内，内服乌梅、黄连二味。</sub>坠扑欲死，及杖疮未破。<sub>蒸热包熨，或同童便、鸡子清调频涂；或烧地令热，以生姜磨热地成浆，刮取涂之，仍刷两胯，以防血攻阴，立愈。画地作王字，取其土涂蜈蚣咬。</sub>

## 东壁久土

甘，温，无毒。得太阳初升少火生发之气，<sub>南壁则壮火之气衰。</sub>补土胜湿，止泄利霍乱，下部疮，脱肛。<sub>同皂荚末搽。</sub>用以炒药，为脾胃引导也。调水饮，治嗜食泥土者，取土入虫口，而祛之下行也。又治瘰子瘙痒，<sub>敷之立愈。</sub>疬破脓水不止，<sub>厨中壁土，同轻粉涂。</sub>恶疮，<sub>同大黄，无根水开搽。</sub>背痈，<sub>烟熏壁土，同黄柏、姜汁搽。</sub>亦拔湿毒之功。

反胃用西壁土，亦收敛脾胃气之意耳。

---

① 喫（chī吃）：同"吃"。《玉篇·口部》："喫，噉也。"

# 白善土

诸土皆补脾，而白土苦，温，兼入气分。治带下，反胃，醋淬数次，同干姜多服。咳嗽，同白矾、姜汁。水泄，久痢，止吐、衄血、热丹。同寒水石涂。其治寒热积聚，月闭癥瘕者，土之间气，能去间厕之积也。

# 赤　土

甘，温。治汤火伤，研涂。牙疳䘌，同荆芥研擦。风疹瘙痒。温酒调服。

# 粪坑底泥

大寒，治发背，诸恶疮，阴干，新水调敷，痛立止。疔肿，同蝉蜕、全蝎等分，香油煎滚温服，渣敷四围，或以热粪盛核桃壳内覆疔上，根即烂出。淬水饮，止心痛。

# 蚯蚓泥

蚓，雨则先出，晴则先鸣。质阴气阳，其泥从寒水脱化而出，故甘寒，行湿清热。治湿热白痢，炒烟尽，沃汁澄清饮。热疟，同菖蒲、独蒜，面和丸，朱砂为衣，无根水下。丹毒，水和敷。反胃，《经》曰："三阳结，谓之隔。"同木香、大黄末，无根水调下。尿秘，同朴硝，水调涂脐下。卵肿，薄荷汁或甘草汁，轻粉涂。时行腮肿，柏叶汁开涂。赚烂疮，同轻粉，油开搽。外肾生疮，同绿豆粉，水研涂。下部杨梅结毒，韭地蚓泥、硫黄等分研匀，另泥包煨桐油开搽。一切热毒疮、蛇犬伤，盐研敷。凡热病谵狂，无燥结可攻者，凉水调服。吐血不止，石榴根下蚓泥，新汲水下。涂蜂毒。同片糖。

## 孩儿茶 即乌爹泥

茶所制，故清上隔热，化痰生津。得泥中阴气，故定痛生肌，涂金疮及诸疮、痔肿，同麝、唾津开涂。痄疮，同胡连或珠、冰、轻粉掺搽。牙疳。同硼砂。苦能燥，涩能敛，故止血，收湿，治气热脱肛。同熊胆、冰片搽，亦治痔。同薄荷、细茶，蜜丸，含化消痰。

出南番云南，以细茶末入竹筒埋土久，捣汁熬成块。小润泽者上，大而枯者次之。

## 伏龙肝 即釜月下赤土、灶心泥

辛，布肺，微温，达肝，无毒。得火土相生以化脾胃之阴，则湿化行而血亦化。与术之燥不能治血者殊。故消湿肿，治卒嗽，同香豉。反胃，米饮调下。咳吐衄，蜜下。泄血，水下。血漏，同阿胶，酒下。崩带，脉微涩，同棕灰、梁上尘炒烟尽，入冰、麝，酒或醋汤下。尿血，产后瘀痛，酒下。孕妇瘟热胎动，水调服，并涂脐。催生，酒下，并搽脐。下胞，醋调涂脐，内服甘草汤。固精，补精血生化之原，非止涩也。化阴以和阳，则风化亦平，故治中风不语，手足不随，水下。肠风。同烟壁土，水下。辛能散坚；温能和血脉。故治阴冷腹肿，阴肿，丹毒，俱鸡子白敷。热疖，椒末和醋搽。臁烂，同黄柏、黄丹、赤石脂、轻粉油搽，忍痒数日愈。发背，酒涂。痈肿，蒜或醋或鸡子黄涂。脐疮，水涂。重舌，醋或牛蒡汁涂。杖疮，油涂。灸疮肿，煮汁淋。中恶魇，以灶有神故。夜啼。

用炊饭者良。煮羹者味咸，勿用。研细，水飞用。无湿勿用。

## 百草霜

由火而转化水黑之色，得血化之原。水归火而化血，火归水而血反其原。故治衄血，吹之。咯血，生姜点含。吐血，同槐花、茅根、糯米。齿血，掺之。下血，同香附、麝饮下妙。崩血，同狗胆汁和归酒下。漏血或胎死，同棕灰、伏龙肝，童便、酒下。带下，同金墨入猪肝内包煨，酒送。脏毒下血，米饮调，露一夜服。血痢，同金墨、半夏、巴豆，以黄蜡油化为丸，挟热加川连甘草汤下，红白痢姜汤下。膈噎，胎前产后诸病。同白芷研，童便、醋下。辛，温，散结消积，故治伤寒阳毒，黑奴丸同麻黄、大黄以攻口，解三焦结热。口舌肿塞，决去血，醋调敷。咽结块，蜜丸，新汲水下，立效。发斑，疟疾，方见铅丹。白秃。和猪脂涂。

灶额上煤烟也，质轻细，与梁上尘入上焦，釜底墨质略结，走中下焦，故黑奴丸三者并用，亦水火转化之义也。

釜底墨又治筋转入腹，酒下。霍乱吐下。同百草霜搅滚水下。矢血有寒有热，此二药入温剂，为正治；入寒剂，为从治，俱宜。但有瘀者不可遽用，宜佐化瘀之品。

## 梁上尘 即乌龙尾

轻浮，辛苦，微寒。能散久积气。烟尘气所结而成，故能以气治气病。主噎膈，治霍乱吐下，尿秘，俱水下。脱肛，同鼠屎烧烟熏。蛾喉，同枯矾、皂荚盐炒研，吹点。牙痛，盐炒研，嗜鼻。胎动，横生逆产，俱酒下。妒乳，醋和涂。无名恶疮，同蚯蚓泥、蜜、葱，涎和涂。赤丹，猪脂和涂。老嗽，同冬花、月经衣研，水和涂茅上，待干，烧灰吸之，神效。止诸血。功同百草霜。

烧令烟尽，筛用。

## 松烟墨

烧灰，辛，温。止衄，葱汁磨滴，又和鸡子白服。吐血，生藕汁或莱菔汁或鲜地黄汁磨服，世用柏叶汁、甘蔗汁，每有瘀积之患。二便血，同阿胶服。卒淋，水下。赤白痢，同姜炭、醋和丸，饮下。崩漏，堕胎血溢，同乳香，醋下。催生下胞，酒下。痈肿，醋和涂四围，猪胆汁和涂中。飞丝及尘物入目，灯心点墨汁，卷之。血晕。童便下。止金疮血，生肌，牛皮血癣。同寒水石、白矾、花椒研猪脂搽。

取硝牛皮及瓦窑上松烟，别烟勿用。按：吐血宜急止，《准绳》用血余灰，以水煎阿胶，入童便、藕汁、蓟汁、生地汁和好墨服。又法用醋炒黑大黄、栀炭、香附等引血下行，转逆为顺，其法捷而稳。若用墨，恐非松烟，致误。

## 石　碱　一名盐卤

阴湿，辛苦，温，微毒。润下软坚，去湿热结心痛，消痰磨积，同楂肉、阿魏、半夏，皂荚水制，醋和丸。目翳，牙虫，填孔内。噎膈。见铅下。不可过服。

同石灰，或加麦秆灰汁。烂肌溃疮去瘀腐，点瘰疬、痣痔、疣核神效。取蒿蓼之属，浸晒烧灰，以原水淋汁，每百斤入粉面二三斤，则凝淀如石。发曲，浣衣，去垢。多用之。

## 诸　土

神后土，正月起，申顺行十二辰是。每月旦日取涂屋四角及塞鼠穴。能逐鼠。

清明日戊上土，同狗毛。涂房户内孔，蛇、鼠、诸虫永不入。

太阳土，按九宫看太阳在何宫取。治动土犯禁致病。煎汤饮。

道中热土，治中暑死，取温以散热也。

人家行步高起土，名千步峰。治便毒初起。生姜点醋磨涂之。

鞋底泥，治不服水土。和水服。

冢上土及古冢砖，辟瘟疫。五月一日取埋门外阶下。

燕巢土，治惊邪，作汤浴。黄水湿瘑，疥疮，浸淫疮，发心下能杀人。白秃，风瘙，瘾疹，俱水涂或加麝。丹毒，鸡子白和敷。一切热疮。同黄柏油开搽。

细腰蜂巢土，催生，泡汤饮。治头风肿毒，疔肿，蜂虿伤，醋涂。霍乱吐泻，乳汁下。乳蛾，醋和，翎点搅喉中痰涎。鼻瘜。吹之。

蜣螂转丸土，在地中如丸。大寒。治反胃，时气黄疸，吐泻，汤淋汁饮。顶上瘿瘤。醋涂，并烧存性，酒服。

鼠穴土，蒸热，熨风冷痹疼，涂疔肿。和童便。

蚁蛭土，下死胎胞衣。炒热揾心下自出。

松木上白蚁泥，消恶疮。同黄丹炒黑，油开涂。

田螺泥，水养取，晒干用。性凉，治反胃。酒下。

猪槽垢土，治难产，和黑豆面煮服。丹毒赤黑。频涂。

销金银锅，瓷器粉所作。研末，治偏坠疝气，酒下。汤火疮，入轻粉敷。锅上黝烂肉。

白瓷器，止上下诸血，行血，白崩，白丹，赤黑丹，猪脂涂。汤火伤，桐油涂。去目翳，加雄黄点。穿疮肿。打碎，埋灶内炭火上一夜用。

香炉灰，止跌打刀伤血，生肌。

煅铁灶灰，消坚积。

社稷坛土，涂门户，令盗贼不入境。牧宰临官宜用。

富家中庭土，七月丑日私取涂灶，令人富；除日取富家田中土涂灶亦吉。

陈醋坛泥，苦，酸，平，敛肝。开胃，镇邪，散风，消湿，利水。

粪坑泥，取尿常淋的炒，淬水饮，治心痛效。

## 锅脐灰

辛，温，无毒。入肝，补脾，燥气，敷疮败毒。

# 卷二十四 金部

## 金 箔

金为火妻，为水母。辛，平，无毒。专助肺阴，使肺阴下降，入心生血，入肾生水。故镇心神，坚骨髓，肾主骨。通利五脏，益阴之功。除邪气，壮火伤肺气，谓之邪气，故消痹之金银箔丸，喉咽生疮之桃红散，及肺损吐血、骨蒸劳极而作渴，皆用之。取其助肺降火，以益真气也。小儿惊伤，心虚则惊邪易入。又金能制木平风，故治癫痫失志，魂魄飞扬，上气咳嗽。皆肝经风热之病。

丸散用箔，乃无重坠伤中之患。煎剂用赤金叶煎水，则制肝平风，降痰逆。若生金为阴巳之气，伤肌损骨，作针针疔疮，纳磨金屑于内，能拔疔根，故服生金一二分，即肠胃如裂而毙。金锭及首饰之类，又无味而有油腻，勿用。心气血虚而无惊邪者，以补心为主，非金所能定也。畏锡、水银。遇铅则碎，五金皆畏水银。然误服轻粉、口疮龈烂煮金频含。及水银入耳，能蚀人脑，以金枕耳，即出。入肉筋挛，以金物熨之，金白见效。金又能引毒外出。火烧金针针牙及掠眼，又止牙风痛，风眼烂弦。

## 银 箔

功用与金同，但入气分不入血分，且性寒。解热毒烦闷，磨水服。安胎，煮水入葱白米煮粥，或入苎根酒煎饮。治孕妇腰痛，煎水饮。胎热横闷，漏血，同葱白、阿胶、糯米作粥。痈肿。五石汤亦用之。生银亦无毒，故能试中毒而色变。

# 自然铜

性禀坚刚，辛，平，散火，为续筋接骨、行瘀止痛要药。折伤必有瘀滞经络，须审虚实，佐以养血补气温经之味。同乳、没、䗪虫、五铢钱、麻皮灰、血竭作丸，煎归、地、续断、牛膝、丹皮，红花汤下。骨不碎折不可用，即接骨后，亦宜速理气活血，乃无燥烈散气之患。昔有饲折翅雁而复飞者，故治折骨。

出铜坑中，火煅醋淬七次，非煅勿用。细研，甘草水飞用。煅之成青焰如硫黄者，硇石之伪也，此则不畏煅。

## 赤铜屑 即扣赤铜落下屑，青、白铜者不可用。

苦，平，微毒，六畜有损。细研，酒灌，直入骨损处，六畜死后，取视其骨，尤有焊痕可验，故亦接骨。同五倍染须发。

煅赤醋淬七次用，或以红铜火煅水淬，亦自落下，水淘净，用好酒炒见火星，研用。

## 铜 青 即铜绿

铜属金，醋制而生绿。木色。酸，平，小毒。是从金而得木之精液，乃入肝而达肺之化气。故治妇人血气心痛，心主血以肝为化原。合金疮，止血，吐风痰，以醋蘸捺喉中，或辰日辰时熬干，入麝、醋、面糊丸，薄荷酒下。治喉痹，同上。牙疳，同人中白火煅，麝香擦之。口鼻疳，同上。又同枯矾敷。杨梅疮，同白矾，醋、酒调搽。臁疮顽癣，入溶黄蜡，中隔纸贴之。烂弦风眼。姜汁调点，或蜜调涂碗底，艾熏干，搽烂处。明目，杀虫，止胡臭①。

---

① 胡臭：即狐臭。

本草求原

四六六

醋调涂腋下。所治皆风木之血，血脏之风病。

## 铅 即黑锡

本癸水之气，极阴之精。甘，寒。入脾、胃、肾，质重镇坠，得硫黄交感阴藉阳以生。则引火归元。治阴阳将离，上盛下虚，气升不降，痰涎上涌，噎膈反胃，呕吐眩晕，烦躁面赤及下元虚冷，赤白带下，真正头痛，阴阳俱飞越于上也。故养正丹、黑锡丹皆用之。得汞交感，则镇心安神，治精血枯竭，惊气入心，故抱胆丸用之。先镕铅两半，下水银二两，炒成砂，入朱砂、乳香末各一两，掭丸，井花水每下二钱。又掭成薄片，置酒中，半月结成白霜，取酒徐饮，最降阴火。固齿，明目，同桑条炭炒成灰，每早揩牙，漱口，洗目。乌须，制为梳，以梳髭。去虫病嘈杂，先食猪肉一片后，以砂糖调铅灰二三钱，五更服。水肿，同皂荚炙，酒煮频服。出轻粉毒，制铅壶盛酒十五斤，入土茯八两，乳香三钱，煮饮至筋骨不痛止。解砒毒、磨水灌。硫毒、煎汤饮。金石药毒。镕化淬酒饮。得土中冲气，故解诸毒。但性带阴滞，多服恐损心胃。

铅为五金祖，一变成铅粉，入气分；再变成黄丹，入血分；三变成陀僧，镇坠下行；四变成白霜，专治上焦胸膈，功同而略异。

以铁铫镕化，倾瓦上，去渣数次，再镕入硫或汞煅，焰起以醋洒之，候成黑灰，研细用。或单炒成灰和药，如煅不透，则阴降太速，令人头痛。又性入肉，故纤耳孔即穿。又与莲叶同炒，易成灰。

## 铅 霜 即白霜

用铅合水银十五分之一，炼成钱片，穿置醋瓮中，离醋二寸，密封阴处，候生霜刮用。铅为水中之金，能上交；汞出于丹砂，为离中之坎，能下交。用醋以拔其精华。甘，酸，大寒，无毒。清心肺热，以坠肝风火。治上焦热痰，利胸膈，止烦渴，用煅寒水石、牙硝、雄黄、枯矾、甘草、冰片研，水下。中风惊悸，皆热生风生痰也。同牛黄、朱砂、龙齿、胆草、竺黄、生地、远志、茯神、犀角、人参、金箔、铁粉，蜜丸，竹叶汤下。喉痹肿痛，同甘草、青黛、醋为丸，含化。**舌疮牙疳**，同铜绿、枯矾掺之。**小儿惊热**，夜卧多惊，同牛黄、铁粉研，竹沥下。惊痫喉闭、牙紧，同蟾蜍研，以乌梅肉点揩龈上，仍吹通关散。**痔肿**，同冰片酒调涂，甚效。经闭烦热，生地汁下，日三。止吐逆，解酒毒。皆取坎离之纯阴，以治阳分之偏胜也。

## 铅　丹 即黄丹

合黄硝、盐、矾炼成。硝苦温上腾，同硫黄化阴升阳，使阴随阳升。盐、矾同铅下降，则阳随阴降，故能升降阴阳，治伏暑霍乱，方见巴豆。温疟，同青蒿尿浸。寒多，酒服；热多，茶下二钱。诸疟，同百草霜，或同常山，蒜汁糊丸，茶、酒分下。亦治痢。热毒当脐挛痛，中恶心腹胀痛。皆阴阳不得升降也。咸寒走血分，除热下气，故治衄血，肺受火刑也，吹之。吐、咯血，新汲水下。惊痫癫疾，蓄热所生，同白矾纸包砖夹之，煅过，酒下。**痔症下血**，同白矾，散阳收阴；煅绿矾，理脾阴，和肝血；伏龙肝，化湿行血；猬皮，消痔。**止赤白痢**，同白矾、枣肉饭为丸，灯火烧过饮下，或同川连糊丸。**腹痛积痢**，同定粉、陀僧、硫黄、轻粉，交感以化积。**妊娠下利**，同乌鸡卵黄煨干，米饮下。化久积。质重镇逆，故治吐逆，醋煮干再煅红，饭为丸，醋下。反胃，同白矾煅，加亭脂，饭为丸，饮下，收阴于亢阳中。**坠痰，镇心去怯，杀**

虫，治疳。仲景柴胡龙牡汤用之，取其入胆以祛痰积也。但内无积滞，服之则有伤胃夺食之患。外治解热拔毒，止痛，去瘀，长肉，故治恶疮肿毒，膏药必用。涂口疮烂，蜜蒸搽。痔肿刀伤，俱同滑石搽掺。臁烂，茶洗后，同轻粉、枯矾、松香填之，外以酒柏末摊膏贴。血风臁疮，椒葱汤洗，同黄蜡、香油熬膏贴。目暴赤，蜜调贴太阳。目翳，同白矾研点，或同海螵、蜜蒸点。痘疹生翳，同轻粉等分，左患吹右耳，右患吹左。汤火伤。

铅一斤镕化，醋点待沸，下硫，次下硝，再沸再下，共黄十两，硝一两，即成丹。今人以作铅粉不尽者，用硝、矾、盐炒成丹，须水漂去硝砂石，微火炒紫，去火毒用，伏砒，制硫。用牙皂灰、砂仁壳灰、朴硝研，去风咽喉肿痛，吹搽温水灌漱。鲤鱼胆汁调点眼生珠管。

## 铅　粉　又名胡粉、锡粉、定粉、水粉、官粉。

铅安醋瓶，或糟缸，或悬酒缸封，化成粉，重变轻，黑变白，是水中金变还金色，从至阴变化，以达血中之气。时珍谓其入气不入血，离血以言气，谬。又粉每斤入豆粉二两，蛤粉四两，故甘、辛、寒，无毒。入脾、肺、肾，消积，脾阴伤所致。治无辜疳痢，下痢腹胀也，熬色变饮下。赤白痢，同鸡子清炙焦，冷水下。鳖癥。米淋汁，温服。杀寸白蛔虫，蜜服亦可。积久则化虫，炒焦入肉食。虫或血心痛，葱汁为丸，酒下。葱通气也。鼻衄，炒黑醋下。齿衄，同麝擦之。坠扑瘀血。抢心面青，气短欲死，水和服。已上三方皆达血中气之明证也。接筋骨，同硼砂等分，苏木汤下。干湿癣，阴股湿，粉之。黄水疮，同黄丹、枯矾，松香油搽。耳疮，涂之。疳疮，猪脂和涂。止痛，活血，可代黄丹，同黄连，入枣肉煅赤，以羊肉煨食，治休息痢效。堕胎。亦坠痰消胀，治食劳复。水服。

又铅合硫、汞煅升为灵砂，治阴竭阳升，上盛下虚，阴阳离绝，取阳中之阴下行者，阴中之阳上行者，两感相结，以交水火也；合汞、硝、矾煅升为轻粉，俱详石部。

## 密陀僧

感银铅之气而结，铅本至阴下行。辛，咸，小毒。从肺归肾，治阴虚不能守阳，久痢，则伤阴，烧黄醋茶下。惊气，阴虚阳越，茶调下。痫疾，阴虚而阳不达。反胃消渴，阴不归而阳逆。吐胸痰，醋水煎干研，水酒下。坠痰，止血，散肿，去狐臭，油涂腋下。口臭，醋调漱。消积，杀虫，治口疮，掺之，并醋调涂足心。痔瘘，同铜青、麝津涂。多骨疽，时出细骨，乃受胎未及月，父母交合，感其精气而生。桐油调贴。血风臁疮，油磨摊贴。阴汗湿痒，同蛇床敷。鼻皶、赤疱、痘瘢、面黑气、斑点，俱乳调夜搽。汗斑。先以姜擦，再以姜点雄黄末同擦。

外敷生研用，内服煅黄用，亦可代铅丹。

古用银坑中炼银之灰池铅脚，今因难得，乃用倾铜炉底，有铜气而无铅气，能烂物，止可外敷，不可内服。法用倾银败罐，同铅研匀，置银匠分金炉，煅出铅脚，再以锅入满灰，置铅脚灰上煅之，则银在灰上，铅坠灰底，其底铅即可代银坑之陀僧。水磨服，解砒、硫毒。合五倍，染发；同枯矾，治汗斑、狐臭。醋煅七次，桐油调，围背疽初起，即消。

## 锡

以砒为根，砒二百年成锡。甘，寒而毒。故新锡器盛酒，久则杀人，宜旧锡杂铅藏药。若饮酒昏迷欲绝，以锡器贮沸汤盖，取气水饮之即解。又解砒毒，磨水饮。同气相感也。

砒能硬锡。巴豆、蓖麻、生地、姜汁制锡。

## 古文钱

辛，平，小毒。调肺制肝，治目昏翳，消瘀散肿，肝热也，姜汁或盐同点，肾虚勿用。横产，五淋，水煮饮。下血，带下，酒煮饮。心气痛，便毒初起，俱用胡桃嚼碎食。时气欲死，水煮入麝饮。跌扑刀伤，取其走下阴分，以散凝滞气血也。火烧醋淬用。同胡桃嚼即碎。

## 铁　粉

炼钢铁所飞者。咸，平，无毒。镇心化痰，抑肝邪，坚骨髓。治惊痫发热，水调下。急惊涎潮，同朱砂，薄荷汤下。伤寒阳毒狂走，同胆草研，磨刀水下。风热脱肛。同白蔹敷按入。

## 生　铁

辛，寒，微毒。煮水饮镇心，散骨节、胁外瘀血，加酒服。消丹毒，洗虎伤，脱肛。蒜磨生油调，涂疮疥。

## 针　砂

作针家磨鑢①细末也。须真钢砂方可，人多以熟铁砂飞粉伪充。功同铁粉，平肝消积，治脾虚黄肿，湿热伤脾也。同烧干漆二钱，香附三钱，平胃散五钱，蒸饼为丸，汤、酒任下。水肿尿少，同猪

---

① 鑢（lǜ 绿）：磋磨骨角铜铁等的工具。《字汇·金部》："鑢，摩错之器。"

苓、生地龙研，入甘遂末、葱涎调，敷脐，厚一寸。**泄泻无度**，诸药不效，上方去甘遂。**虚寒滑利**，同玉桂、枯矾，凉水调，涂脐上下，干则润之。**项下气瘿**。入水缸中浸，取水常饮食，十日一换沙，半年自消散。是功去湿热，能使水化，又使水止，故丹溪小温中丸用之，方见《准绳·胀满门》。以治黄肿胀满，脾虚不运，不可下者。

铁铫内煅红，醋沃，置阴处半月，结块生黄，化尽铁性用。

## 铁落饮

辛，平，无毒。制肝去热，镇怯。治惊邪癫痫，善怒发狂，肝胆郁火所发。取其性沉下气也；贼风痉病，炒热投酒中饮，借酒以行皮肤也。风热在皮肤，恶疮痂疥；辛平入肺，肺主皮毛也。

烧铁赤沸、砧上爆下之屑，铁铫煅红，醋沃七次，煮水饮。

按：铁属金，制肝固矣。然古方用为治水肿要药，取铁落针砂醋煮半日，去铁砂，用醋和蒸饼为丸，姜汤下。即脾虚而胀者，亦多用铁浆、铁粉之类。或谓制肝使不克土，脾自运也。不知卤石受太阳之气，百余年而成磁石，二百年孕而成铁，性平寒而专禀太阳之燥气，故能入阴以降阳，又能燥阴以化湿。但服之须断盐，以铁忌盐，而盐润肿也。且过服亦令人凛凛恶寒，以其专削阳气也。煎饮，煎醋入丸，则不留滞脏腑也。

## 铁　精

此铁之精华，阴沉之性，得火炼而轻浮上升。平而微温，能镇摄虚火，治惊悸风痫，定心，破胃脘积血作痛，明目，脱肛，阴肿，敷之。阴脱，同羊脂布包热熨。疔肿，同轻粉、麝，醋糊敷之。中蛊腹痛，面青黄淋露。鸡肝和丸，食前酒下。但纯阴，镇摄太过，多食大伤胃阳。

出锻灶中，紫色、轻如尘者佳，或曰即砧上如尘飞起者。又钢锻作薄叶，磨光，盐洒浸醋中，生衣刮取，名铁华粉。浸水日久生黄膏者，名铁浆。皆取其金气平木，坠下解毒也。然必用铁之精纯为钢者方可。古人犹虑其留滞，故或用汁，或用华、用浆，取气、取精而不取质，以其消肾阴，竭肝胃之阳也。用者慎之。

## 铁　锈

辛，苦，寒。坠热开结，平肝。治风瘙瘾疹，水涂。恶疮疥癣，油涂。拔疔根，皆肝风热也。针刺，同蟾酥、麝填入。重舌口疮。水调含。

此旧铁赤衣也，露天入土者佳，刮磨用。

产后阴挺不收，同冰片研，水敷。蜈蚣咬。和蒜涂。

## 铁秤锤

辛，温，无毒。烧红，淬水，治喉肿；先嚼菖蒲。淬醋，治咽痛、咽生息肉，舌肿；饮之。淬米泔，熏洗阴癣顽疮。后敷杀虫凉血药。

草木药多忌铁，而补肾药尤忌。肝竭则盗肾气。

# 卷二十五　石部

## 丹　砂 即朱砂

色赤，入心，内含真汞；气微寒，入肾；味甘，无毒，入脾；结块如金，入肺；禀气于甲，语本《青霞子》。入肝，是得金降木升，以使水腾火中，火范水外，而又藉土以为升降之媒也。主身体五脏百病，备五行形色气味。凡身体五脏百病，皆可用而无所忌也。养精神，《经》曰："出入废，则神机化灭。"必水精上而火精下。两者相搏乃能化神，心肾交则精神交养。安魂魄，肝藏魂①，随神往来者也；肺藏魄，并精出入者也。精神交养，魂魄自安。益气，水火合则气生，甘又补脾气。明目，金能鉴，火能烛，水能照也。杀精魅邪恶鬼，具纯阳之正色。阳能胜阴，正能胜邪也。久服，通神明不老，研细，酒沃如泥，藏之。燥则再沃，每斤尽酒三斗。晒三百日，饭为丸，平旦吞三丸，半年诸病失。水火升降，阴阳和合也。秘精，糯米酒煮茯苓，阴干四两，乳香水糊丸，朱砂为衣，新汲水下。茯苓本阳以吸阴，丹砂本阴以充阳也。解小儿初生胎毒、痘毒，同甘草、生地，蜜调吮之。惊热夜啼，同牛黄研，犀牛角磨水下。急惊，同珠、珀、犀、竺、牛黄、金箔、滑石。心气不足，癫痫狂乱，同灯心入猪心内扎煮，同茯神等分，酒糊丸，麦冬汤或乳香人参汤下，此补心神而心气自充也。心虚遗精，入猪心煮食。心痛，同枯矾滚水下。诸般吐血，同蛤粉，或同蚯蚓，金箔为丸，冷酒下。安胎，和鸡子白顿服，胎死即出，未死即安。下死胎，水

---

① 魂：原作"魄"，据《黄帝内经素问·宣明五气》改。

煮为末，酒下，立出。**去目翳**，成块擦目。**目生胬肉**，同川贝点。**益心气**，同龙骨、远志等。**养心血**，同丹参、归身等。**补肾**，同杞、地等。**益脾**，同川椒、厚朴等。**祛风**，同南星、川乌、全蝎等。**治离魂**。离魂者，自觉本行作两人，并行并卧也。以参、苓煎浓汤调下。

生研，水飞用，切勿经火，经火烹炼则毒能杀人。离中有坎，经火炼则阳枯而阴亡。惟养正丹同铅、汞、硫黄炼之，以汞善走而火毒不至蕴发也。

性纯阴，纳浮游之火以安神明。阳弱人服之反损神。

辰产明如箭镞者良。恶磁石。研细，以磁石吸之则铁气去。畏碱水。忌诸血。中其毒者，以羊血、童便、金汁等解之。

## 水　银 一名汞

从丹砂煅炼而出，为火中之水。辛，寒，有毒。能导心肺热毒下行，沉阴归下。利水，坠胸上热痰，水归肾则痰化。呕吐反胃，清水不止，此下阴虚而热迫于上，宜养正丹加玉桂，米汤、姜汁下，借硫黄恋铅以导阳归下。杀虫，镇心，治疮疥、虮虱、瘙癣，同胡粉敷。白癜，拭之。误吞金、银、铜、锡，吞之即解。堕胎绝孕。至阴之性，能消阳。故灵砂丹取硫黄以制之，养正丹兼取伏火丹砂以制铅，乃得交通水火之妙。

入耳能蚀人脑，令人百节挛缩。以金银着耳边即出。头疮勿用，恐入经络，筋骨拘挛。

畏磁石、砒霜。得铅则凝，得硫则结。并枣肉、人唾研则碎。散失在地者，以花椒、茶末收之。

## 灵　砂 即二气砂

硫恋铅，为阴中阳；汞出丹砂，见火即出，为阳中之动阴。

阳固，动阴亦动，二者合炼，则交动交应，使水腾火中，火归水中，以治虚阳上逆，痰涎壅盛，头眩吐逆，冷水下。喘不得卧，寤不得寐，皆阴阳不得升降也。霍乱，姜汤下。反胃，同蚌粉炒赤，入丁香、胡椒、姜汁煮半夏，末为丸，姜汤下。心腹冷痛，同灵脂糊丸，菖蒲、姜汤下。小儿惊吐，及因惊脉虚而九窍出血，参枣汤下。为镇神魂，坠虚火之灵丹。然性毒下坠，不可久服。凡胃虚呕吐、伤暑霍乱、心肺热郁，勿用。

法以硫二两镕化，投汞半斤急炒，焰起喷醋，待不见星，研细固济升之。若加黑铅、朱砂炒成，则为养正丹，功亦同。

按：银朱亦硫、汞合造。但银朱用赤硫即土硫石、亭脂。而多于汞，灵砂用舶黄，而汞多三倍，是阴虚而盛阳于上，用阴以坠阳，而少用阳为从治以和之也。即阴阳两虚，亦宜硫砂半之，而后虚阳不致愈僭也。同枯矾、莲肉、藕节、龙骨、远志、糯米糊丸，治虚怠，赤白浊滴地成霜。

### 轻　粉　又名腻粉、汞粉、水银粉

水银阴毒入肉，合矾石燥水伤骨。又加盐，与焰硝之苦温升炼，而化为辛燥毒物。虽通二便，生麻油下。消水肿，铺乌鸡子白上蒸熟，加炒葶苈，蒸饼为丸，车前汤下。劫痰涎积，同大黄、牵牛，加入十枣汤，名三花神佑散。但性烈走窍，不可轻用。惟外治瘰疬，疥癣，酒皶，风瘙，阴疳诸疮用之，取其拔毒、散热、杀虫之效。今人治杨梅毒用之，疠疯醉仙丹、通天再造散用之，欲其驱诸药入阳明，开遂恶风、湿热痰毒、虫积从牙龈出，上下牙龈属阳明、胃、大肠。但用之不当，毒入经络筋骨，血液耗亡，变为筋挛骨痛等症。宜打大黑铅壶盛酒，入土茯八两，乳香三钱，封固，重汤煮任饮，则小便自有粉出，服至筋骨不痛乃止。陈酱亦制其毒。

## 银　朱

水银同土硫即石亭脂。升炼而成。辛，温，有毒。杀虫治疮，其功同于轻粉，皆以毒攻毒耳。同蟹壳烧，则臭虫绝迹；同枣肉熏，疮疥顿枯；浸醋梳头，则虱死。其毒可知。

## 雄　黄

千年则化为金，禀金气而味辛，入肺、胃；苦，温，微毒，入心、肝；色赤，得阳气之正。散百节大风，金媾木则风平。中风舌强，同荆芥穗末，豆淋酒下。破伤风，同白芷末，酒下。偏头风，同细辛左痛①吹右，右痛吹左。解阴毒，阳能化阴。暑湿热毒，阳又能召阴以归。蛊毒，同白矾，蜡为丸，水下。辟鬼魅邪气，正气胜邪也，吹鼻，身带及酒下。治惊痫，同朱砂和猪心血，斋水下。痞块，同白矾、面调贴之。胁癖，同巴豆，面丸，浆水下。酒癖久吐，同上方，加蝎梢为丸，将干，入面炒香，试之能浮水，即收之，酒下二粒。发瘕嗜油，此发入胃，血包之而化虫也，水调下。痰涎头痛，方同酒癖。燥湿，杀虫，解毒。故治痔瘘，同蜈蚣、猪甲、牛角鰓、猬皮、象牙、黄蜡、白矾。恶疮，疥癣，疔肿，同蟾酥、蜜、葱敷。虫牙痛，枣肉和塞。牙疳，入枣内烧化，掺之。脓耳，同硫黄吹。中指天蛇疔，入猪胆内套之。暑湿疟痢，竹筒盛蒸，研末，蒸饼为丸，甘草汤下。去死肌，湿伤脾故。阴肿，同白矾、甘草煮浸。皮肤如有虫行作声。同雷丸末，入猪肉上炙食。解诸蛇虺毒，岚瘴，劳虫，痘疔，同紫草研，刺破，胭脂调搽。风痒，同松

---

① 痛：原脱，据文意补。

香，蜜丸，饮下。喉风痹。新汲水下。又化瘀血为水，故治金疮内漏，掺之，仍以童便调下。杖疮肿痛，同陀僧，水调敷。中药箭毒。敷之。又消疟母，神曲糊丸，酒频下。治风①犬伤，同麝香，酒下。阴疽漫肿，入鸡子内蒸食。白秃，猪胆汁调搽。鼻准赤色，同硫黄、水粉、乳汁调敷。接筋骨。

同胆矾、白矾、丹砂、磁石，入罐内，烧三日夜，其烟上着，扫取点疮，则恶肉枯骨顿出。

所治皆属庚气病于血脏之肝，与阴之不化耳。故研入枣肉内扎定，与铅同煮一日，去铅为丸，黑铅汤下，治阴结便血。

赤似鸡冠，明亮不臭，重三五两者良。醋浸，入莱菔汁煮干，矸细，水飞用。生山阴，纯黄、明亮不臭者，为雌黄，功亦同。若杂青黑，或色纯而臭者，名熏黄，世人以醋乱去臭伪充，但色必不亮，只堪熏疮疥，杀虫虱。

# 石　膏

微寒，入膀胱。清火；甘，辛，入肺、胃。解肌；无毒。甘又缓脾。能从阴透阳，使膀胱水气上达肺胃，而郁热由皮毛肺主。肌肉脾主。以外泄，兼解三焦气分之热。三焦为元气别使，根至阴而彻至阳。寒苦入血分，甘寒则入气分。辛，寒，质重，能布阴于上，又能降阳于下，佐以麻黄、豉、葱，即内外两解。治中风寒热，惊喘，风为阳邪，在太阳则恶寒发热，有汗不躁。今无汗，似忌石膏。但烦躁而喘，为风寒郁热，邪火上冲。故大青龙用之，佐麻、桂、杏仁，以散寒化热；饮水多者，同麻、杏、甘，以散水外出。口干舌焦，目痛鼻干，大渴自汗不得卧，邪入阳明，则

---

① 风：通"疯"。

发热恶热，或微恶寒，但热劫胃津，必烦渴，热盛逼阴于外，必自汗又见。已上诸症，方可用白虎，石膏与知、甘并用。若热虽壮而无烦渴，知不在阳明，勿用。若喘而汗出下利者，太明合病，宜葛根芩连汤。大热无汗恶风者，太阳将入阳明也，葛根汤。**心下气逆，欲呕，少气不得息**，此伤寒解后，里气虚，津液未复，邪气上冲，故竹叶石膏汤同参、冬、米、甘，以养肺胃之液，竹叶、半夏以止呕。**腹中坚痛**，热结腹满，不能转侧，未至大便结闭，仍宜白虎。若误下，则肢厥阴亡。**除邪鬼**，热盛神昏，谵语生惊，有似邪鬼，但自大汗，仍宜白虎。**通乳**，阳明脉从缺盆下乳，热郁则乳闭。**掺金疮烂**，热壅肌肉则肿烂。**斑痧疹**，亦肺胃热病，白虎加竹叶、麦冬，甚则加芩、连、柏，咳嗽更加赤柽木、川贝、花粉。若虚火外逼，微红而稀少，宜小建中汤。**中暑自汗**，白虎加参。**暑疟**，竹叶石膏汤加参。**骨蒸，劳热久嗽**。是外邪传入于骨，不能泄越，脉必长，必有汗。为末，水调下，以身凉为度。**风热狂躁**，同甘草、竺黄、冰片，糯米糊丸。**痰热喘嗽**，同甘草研，参姜汤下。**食积痰火**，醋和丸，水下。**一切风热**，同竹叶煎水煮粥，入砂糖服。**丹毒**，水和涂。**牙痛**，上龈属胃，下龈属大肠，脉络所贯。热痛，同盐擦之；兼风，加防风、荆芥、白芷、北辛。**筋骨痛**，同飞面水和煅，酒下，取汗。**头痛**。额前连目痛，属阳明，同葱茶煎。但质重味淡，少用无功。其止渴生津在膏，故名石膏。若煅之成灰，则本性失矣。研细，甘草水飞用。醋为丸，泻痰火食积。糖拌炒，则不伤胃。入煎剂，需先煮。鸡子为使，忌巴豆、铁。胃弱、血虚勿用，血分热亦不宜。

亦名寒水石，生山中，作层、莹白、松软易碎者良。微青，有肌理，击之横解。微硬，为理石。破积聚，去三虫，涂石痈。醋煅同白蔹、鹿角，以针针破敷之。一种寒水石，又名凝水石，乃盐精入土年久结成，精莹有棱，入水即化。辛，咸，寒，治时气热盛，口渴水肿。二者皆大寒去热，而不能解肌。按：凡身大热，脉洪大，服苦寒不应者，宜加石膏。大便软或泄者，加桔梗。石膏善去脉数，若热退而脉数不退者，不治。暑必伤心包而传于三焦，故治暑。产后血虚、寒热忌之。

## 滑　石

甘，益脾胃；寒，入膀胱，泻热；淡，渗湿；白，入肺，滑利九窍。能上发腠理，肺主皮毛。通肺胃之气，下达膀胱，以清散湿热。主身热水泻，乳难，癃闭，石淋，利小便，滑胎，中暑积热，呕吐烦渴，湿热去，渴自止。若燥热尿多而渴，宜滋润，误服则益甚。女劳黄疸，日晡发热恶寒，小腹急，大便溏黑，额黑，同石膏研，大麦汁服，尿利即愈。当汗不汗，而鼻衄黑血，宜和营卫，俟血鲜急，以此饭为丸，水下。转脬，忍尿而成，研葱汤下。子淋，水和涂脐。伏暑吐泻或疟，同硫黄，面糊丸，姜汤下。或同丁、藿香研，米汤下。痘疮狂乱，循衣摸床，益元散加朱砂、冰片、麝香，灯心汤下。风毒热疮，遍身出黄水，为末敷。阴汗，同石膏、枯矾掺。趾缝烂，方同上。杖疮肿痛，同赤石脂、大黄，茶汤洗净，贴之。热毒怪病，目赤鼻胀，大喘，浑身出斑，毛发如铁。此热毒结于下焦，同白矾各一两，水煎饮。水肿，脚气，热痢，六一散加红曲治赤痢，加干姜治白痢。金疮出血，诸疮肿毒，逐凝血，宜精气。津液通而经脉舒，则肺脾之气益畅；湿热去而水化行，则精气亦布。故同甘草、朱砂，名益元散，能安魂魄，壮筋骨，温水同蜜调下。实热，新水下；时气，葱豉汤下；催生，香油浆水下；通乳，猪肉面汤下。难产由于风热内结，敛滞不舒者，皆宜用之。惟元气下陷，小便清利，及精滑，与阴虚内热，致小便赤涩，虽作泻，勿用。《经》言益精，谓邪热去，精自复耳。无湿者不得混施。

白而软润者良，水飞用。治痢以丹皮同煮过，走泄太过，故和以甘草。

# 赤石脂

气平，入肺胃燥湿；味甘，益气健脾。主黄疸，湿在皮肤。泄痢肠澼脓血，湿在肠胃。阴蚀，赤白带浊，湿注前阴。疳泻，为末饮调。脾滑，小便精出，皆湿乱所致。同干姜、胡椒，醋丸，米饮下。冷痢所下白冻，如鱼脑，去胡椒取姜米佐之，益虚以温固也。脱肛，同伏龙肝、白矾敷之。痰饮吐水，湿冷在胃，为末，酒下至一斤佳。心痛彻背，此寒水凌心而痛也。同干姜、川椒、附子、川乌，蜜丸。经水过多，同故纸研，饮下。尿不禁，同牡蛎，盐糊丸，盐汤下。痈疽疮痔，头疡疥瘙。皆湿郁而成热毒耳。久服补髓益气，湿去则气畅而津生，且此是石中所凝之脂，性黏，固济炉鼎甚良。正如骨之有髓，故能益精化髓，髓盈而气盛。此五色石脂所同。今人唯用赤、白二脂。赤者，入心行血，湿滞则血凝，取其凝脂。辛燥之气以化凝滞，是同气相求也。养心气，血滞则气亦涣散。止崩漏，能化即能收。滑胎下胞。血气壅滞，则胞衣不出。时解乃谓其酸涩。唯久痢滑肠，及去血过多，无力逆下而难产，乃用之。东垣遂谓涩可下胎，取重以镇之之义，殊属强解。岂心痛之乌头丸、行痹之应痛丸、痈症之犀角丸、消中之天冬丸皆用之，其亦以收涩为功乎？殊不知其能收皆本于能化，且质重直达下焦，故为泻痢要药。白者，敛肺气，厚肠，金匮风引汤用之，取其杜虚风复入之路也；而燥湿、利水、止崩痢之功则一，惟赤入血分，白入气分，各随其色而用之。

细腻粘舌者良。研粉，水飞用。恶芫花，畏大黄。白石脂末熬温，扑脐出汁出血良。黄、青、黑石脂各补本脏。

## 炉甘石

得金气而结。味甘，入阳明胃经，燥涩胜湿；气温，入肝，散风热。治目赤肿，煅，尿淬，同风化硝，水化点。**翳膜**，同黄连煮煅，入海蛸、朱砂、硼砂、冰片研点。又同青矾、朴硝煎洗。**昏花**，童尿淬，同醋淬代赭石、水飞黄丹炼，净蜜和点。**流泪烂弦**，以童便、黄连煮，煅入石膏、海蛸、冰、麝研，或加朴硝水淬，再入陀僧研，先以椒汤洗点之。**止血**，为目疾要药。又生肌，治耳聤出汁，同白矾、胭脂、麝吹之。**齿疏**，同寒水石擦。**漏疮**，童便制，同牡蛎涂，内服滋补药。**下疳阴疮**，醋煅，同儿茶研，麻油调搽。**阴湿痒**。同蚌粉扑。

产金银坑中，金银之苗也。状如羊脑，松似石脂，能点赤铜为黄。煅红，尿或醋等淬七次，研粉，水飞用。飞过丸如弹子，多攒孔，烧赤，淬于黄连汁内。数次更去烂，治阴湿肿。

## 无名异

甘，补血生肌；寒，凉血活血；平，收湿。主金疮跌折，内伤肿痛，酒下，即血散痛止。**接骨**，同甜瓜子各一两，乳、没各一钱，酒下三五钱，以黄米粥涂纸，入牡蛎包之，夹住。**柢杖**，临杖预服，则不甚痛伤。**赤瘤丹毒**，葱汁调涂。**痔瘘**，醋煅涂。**拳毛倒睫**，纸卷作捻，点灯吹灭熏之，自起。**脚气痛楚**，牛皮胶调涂。**一切痈疽肿毒**。醋磨涂。

生川、广，小黑石子也，一包数百枚。

## 石钟乳

石本精悍，生于阳洞，得阳气透化而为乳，为阴中之阳，大壮元气，起阴强阳。安五脏，通百节，利九窍。主风虚，腰脚无力，精滑。制粉，以袋盛之，炖酒饮，或煎牛乳饮，或同菟丝、石斛、吴萸，蜜丸，酒下。又莹白空明，味辛重镇，暖肺纳气。治肺寒气逆，喘咳痰清，和蜡为丸，水下，又同雄黄、佛冬花焚之，以筒吸烟入喉。肺损吐血。糯米汤调下。又温达肝，甘益胃，主大肠冷滑，同玉蔻、枣肉为丸，饮下。乳汁不通，气血衰，脉涩不行也。同通草研，米饮下。补髓通声。皆甘温助阳，色白利窍之力也。但藉以恣欲多服，不免淋渴痈疽之患。

  石为土中金，金之液，则肺归肾而益精，故安脏阴；中空，故通窍；形下垂，故下气；石汁如乳，故通乳；益肺中之精，故亦明目。

  出洞穴中，石液结成，下垂如冰柱，中通轻薄，如鹅翎管者良。若生阴洞，质实色晦者，有毒杀人。以甘草、紫背天葵同煮三日夜，或以藿香、甘松、零陵香、沉檀香水煮三日，再以甘草、地榆、天葵煮三日，研细，水飞用。煮炼不熟，服之令人淋。其所煮之水，服之损喉伤肺，令人头痛下利。猪肉可解。火煅则大毒。水煮是以水济火之义。

  蛇床为使，恶丹皮，畏石英，忌羊血、葱、蒜。至于参、术，则《千金方》多并用，取相反激之以建功也。

  孔公孽即钟乳之床，其利窍通乳，功同钟乳。殷孽盘结如姜，即孔公孽之根。又为疮疽、瘘痔、癥瘕、温散结气、去伤烂瘀血之用。

# 石 灰

  烈火之余。辛，温，有毒，故除阴邪湿毒。治痈疽瘀肉，同荞麦、草灰淋汁煎浓，刺破点。疣痣瘤赘，以桑灰淋汁煎膏，或插糯米于湿灰中，经宿如水精，俱刺点之。恶肿，同半夏敷。痰核，同白果肉捣，蜜和贴。疟腮，醋调敷。虫疥，淋汁洗。丹毒，同靛青醋涂。风疹，醋浆和涂。杖疮，麻油调敷。蝼蛄咬，醋涂。蚯蚓咬，毒如大风，眉须皆落，水浸涂。人落水死，布包塞肛门，引水出。痰厥气绝，心头尚温，千年石灰煎滚，去水，入水再煎数滚，澄清灌。中风口㖞，醋炒，左涂右，右涂左。风牙痛，同细辛搽。发落瘙痒，肺劳热也。水拌炒焦，酒浸常饮。乌须发，同铅粉，醋调搽。眉落，瘜肉。

古墓石灰，棺内的尤良。生肌长肉，散血定痛，止金疮血，掺之，疮深不宜速合，少佐滑石。风虫牙痛，蜜和泥包煅擦，又和砂糖塞之。偏坠气痛，同五倍、栀子，醋面调敷。白带白淫，同茯苓糊丸，饮下。酒积、久血痢，泥包煅，醋糊丸，姜汤下。虫痔，同炮川乌，烧饭为丸，水下。瘘疮、顽疮脓水淋漓，疮口不合，敷之。汤火伤。油调搽。

旧船油之石灰名水龙骨，治刀扑血出，止诸疮血，血风臁烂，煅过，入轻粉，以苦茶洗净敷。陈石灰亦可。下体癣。同牛屎烧烟熏。俱不可着水，否则烂肉。五月五，采葛叶、白芍、生地、苍耳叶、青蒿叶及凉血各草，和石灰捣丸，晒干，最止血生肌。或以船灰和鸡子白晒干，或入灰于冬月牛胆内风干，尤胜。一人脚肚生疮成漏，以石灰温泡熏洗，觉痒，知为鳝漏，洗数次即愈。洗阴挺及产后玉门不闭，亦炒。

## 煤　炭 即乌金石、石墨

辛，温，有毒。主经闭，巴豆霜为丸，以之为衣。瘀血内痛，同寒水石煅，酒淬研，饮下。敷刀伤、诸疮出血。

中其毒者昏迷，冷水可解。

## 海　石即浮石

水沫所结，色白虚轻。入肺。咸，润下软坚；寒，降火，入肺肾，以清散结聚之气。以浮聚治结聚，同气相求也。治咳嗽，水或蜜调下。沙石诸淋，甘梢汤调下。疝气囊肿，同香附研木通、茯苓，麦冬汤下，此正水腑邪气之结。头枕后痰核，正者为脑核，侧者为痹。煅，同轻粉焙牛粪油搽。耳脓，同没药、麝吹。痔疮，醋淬，同银花研，水下。在上食后、在下食前服。消积块、老痰、瘤瘿、结核、疔肿、恶疮，同没药，醋糊丸，冷酒下。止渴，煮汁，或同青黛、花粉，或加麝、蛤粉、鲗鱼，胆汁为丸，水下。去翳，解兽毒，敷痘痈最捷。沉香属木，反沉；海石属水，反浮。肝实肺虚之义也。以其相反之结气治邪气偶结之阻逆。多服损气血。

## 禹余粮

石内黄粉。气寒属水，味甘属土，水土合德，能使水流土止，以除湿热。如禹平水土之能，故名。故治寒热，脾胃湿滞之病。赤白痢，湿热在大肠，合赤石脂煎服。赤白带，湿热注前阴，醋淬，同干姜研。崩漏，同赤石脂、牡蛎、海蛸、伏龙肝、桂研，酒下。冷泄，醋煅，同乌头，醋糊丸，水下。少腹产肠气痛，为末，饮下。产后烦躁，甘草汤下。疠疯顽痹，湿毒所成。每二斤入白矾、青盐各一斤，罐封煅一日。每一两合九蒸晒，炒胡麻三两，荆芥茶下。灭瘢痕，同半夏、鸡子黄敷。催生。下焦之湿除，则不阻胎。又甘补中，重镇降气，故治大肠咳嗽，咳则遗矢。烦满，寒泻热则止烦，降逆则除满。咳嗽方同冷泄。血闭癥瘕，湿热滞则瘀积。大热，湿热在胃，大肠则甚。骨节痛，痔瘘。久服耐寒暑，固大肠。水湿去，则土气运，则血液自固，阴中之邪除，即阴气受益。故烦热痛结可治，而产后烦躁可除。是即赤石脂益精髓之义，以除邪而全地道之生化也。世人乃谓其收涩，岂血闭癥瘕、小腹痛结胀满，亦涩剂可治乎？

生山谷者，为太一余粮；生池泽，无砂者，为禹余粮。功同而禹粮胜。研细，水飞用。

## 磁　石即慈石

生山阳，受太阳之气，二百年成铁，为铁之母。辛，咸，寒，无毒。性可吸铁。能引肺金之气归肾以益精，坠炎上之火以定志。治周痹风湿，骨节酸痛，腰背脚弱，肾气虚不能周于营卫，则湿内着，而肝之虚风亦动。同白石英水浸于露地，日取水煮粥食。耳聋，研末，水浸去赤汁，绵包，同猪腰、盐豉煮食。又同炒山甲末，绵包塞之，口含生铁。若偏聋则塞病耳，以铁入不病耳中。瞳神散大及内障，同朱砂、神曲糊丸。盖磁石镇肾，则神水不外移；朱砂养心血，则邪火不上侵；神曲消化五谷，则精易成。重以镇之，则散大疾，收肾虚。外翳者，合羌活胜湿汤加减。阳痿，研，酒渍下。惊痫，炼水饮，益精镇怯之功。子宫疼痛不收。酒浸煅，米糊丸，滑石汤下。次早又同铁粉、归身末，米饮下。两相间服。脱肛。醋煅，饮下，并面糊调贴囟门。敷刀伤，止血止痛。金疮肠出，酒煎铁精润肠，以滑石同研，饮服。误吞针铁。取小粒钻孔，线穿吞拽之。丁肿，醋和敷。痈肿鼠瘘。同银花、黄丹、香油熬膏贴。肾气充则关节通也。一法布铁于患处，外用磁石频吸之。除烦祛热。藏气①谓其微温不寒，亦以其兼益肾气耳。治怔忡，消肿核。咸软坚。

---

① 藏气：应为"藏器"。即陈藏器，唐朝医学家、药物学家、方剂学家，撰《本草拾遗》十卷。

石性多悍毒，惟此益精无毒。火煅醋淬，水飞或醋煮三日夜用，但坚顽难化，不若酒煮，俟酒有石味，以之拌药，久拌久晒为佳。色黑能吸重铁者良。恶丹皮，柴胡为使。

## 代赭石

山上有赭，其下有铁，是金气所化而味辛，且苦入心，寒入肾。色又在赤黑之间，能使水升火中，火降水中，互藏其宅，更令金火合德以畅营达卫。故治贼风，金平木。鬼疰、蛊毒、精物恶鬼、腹中毒邪气。水火升降则天地位，正气充而邪自退。吐衄、崩漏、下血、胎动。皆心血热也。生地汁调下，心清则血调。慢惊，怯则气浮，平惊镇怯，惊自定。冬瓜仁汤调下。急惊。煎金汤下二三次，其脚有赤斑，即惊气出矣。斑不出不治。小肠疝气，心热移于小肠，水下。眼赤肿，同石膏水调贴太阳穴及眼头尾。喉痹肿，煮汁饮。丹毒，同青黛、滑石、荆芥研，蜜调下并敷之。疮疖。同皮胶酒服并敷。阴痿，精滑，遗尿夜多，难产。皆交通水火，阴阳得养之功。金疮长肉。血脉热除则肉长。哮呷不卧，醋调下。噫气膈噎。仲景治伤寒汗吐下后，心下痞鞕，噫气不除，以旋覆代赭汤。是阴寒走胃，上并心肺，而肺脾失其升降。故重用姜、枣宣脾气，参、甘安胃气，半夏降胃，旋覆咸降肺气以涤痰。赭石交通水火肺肾，以镇心气为佐，则阴宁于下，阳达于上，而中上二焦皆和也。今人赖之，以镇纳诸气而重用之，大失经旨。刘潜江曰：心肺合而气盛，气盛而血生。此属气分药，故养气丹用之。治真阳不固，气不升降而喘促，并治血海冷痹，皆因气以及血也。时珍以为血分药，非。

## 石　绿 即绿青

为铜之祖，能平木。善吐风痰眩闷 同冰片调姜汁及酒下。及风湿痰迷。一两乌附尖、附子尖，蝎梢七个，糊丸，薄荷汁酒下。痰涎从口角流出，不呕而功速。**急惊昏迷**，同轻粉、薄荷汁，酒下。**上下疳**，头耳疮，甘草水洗，同白芷敷。**胡臭**。同轻粉醋涂腋下。

## 石 青 即画家佛头青

甘，平，走肝胃。化积聚顽痰。水飞，糊丸，温水下。目痛、明目、折跌、痈肿、金疮。皆肝血积病也。癫痫，肝虚易惊。多痰者宜。

## 胆 矾 即石胆

酸涩，性寒，敛阴下降。味辛，宣阳上行，治阴不守阳，致相火上冲，化风生痰之病。主喉风痹，不恶寒者，同炒僵蚕吹。若恶寒郁热之痹，则非相火，宜温散，不宜酸寒矣。时珍未分。蛊胀水肿，俱醋煮，配君臣药，取其入肝胆以制脾鬼也。明目，目痛，烧研，泡汤洗。金疮，诸痉痫，阴蚀，石淋，崩下，皆风木病。吐风痰眩晕，醋汤下。咳逆上气，痔瘘，蜜调敷。齿痛及落，人乳和擦，止痛复生。牙疳，入枣内包烧，加麝涂掺。鼻疳烂，同上方。鼻痣，疮肿，不破，同雀屎点。赤白癜风，生研，同牡蛎粉，醋擦。口舌疮，煅掺，去涎水愈。蛊毒胸痛，茶清泡服即吐。风犬咬，敷之妙。甲疽，烧至烟尽，敷之。杨梅疮，同乳、没，醋调搽。胃脘虫痛，茶清调下，能杀虫。百虫入耳，醋和灌。乳蛾，牙虫。皆酸寒涤湿热，而风淫自熄也。

生铜坑中，乃铜之精液。磨铁作铜色，涂铜铁上烧之，红者真，鸭嘴色为上。畏桂、芫花、辛夷、白薇。

## 砒 石 出信州，又名信石。

苦，辛，大热，毒。生者，名砒黄；色白有黄晕者，名金脚砒，最良；红者，最劣。不堪入药。冷水磨服。解痰壅，癖积，积痢，同黄丹，蜡溶和丸，饮下。截疟，每一钱同绿豆一两，无根水丸，冷水下，加黄丹为衣。秘方：制砒、黄丹各一钱，雄精分半，方梗鸡苏二钱半，辰砂一钱，药黑豆仁两半，滚水候冷为丸，冷水下十余粒。血气心痛，倍茶末，白汤下。吐瘀血立愈。瘰疬，浓墨为丸，针破贴之。杀牙疳虫。铜绿等分，摊纸上贴。

炼过者，名砒霜，尤毒烈。燥痰，治疟，痰在胸膈，可做吐药。中风痰壅，四肢不收，以豆大研，新汲水下，再投热水即吐。除哮。入香橼内，以乌鸡包之，泥固，煅炭研，每分半饮下。哮喘一方：每砒一钱，入枯矾三钱，江西淡豆豉一两，蒸捣丸，冷茶下七九丸。遇阴雨即发者，神效。治狂痴，胜金丹用之，甚验。杀虫蚤虱，下胎，去腐，拔瘘管，枯痔。同天灵盖用，以天灵透骨，去垢生肌也。

毒能杀人，需醋煮。与绿豆仁，或黑豆仁，或茶芽同用，以杀其毒。或以三者煮水久浸，再以豆腐蒸过更妙。服之吐下后大渴，宜饮绿豆水。中其毒者，生羊血、冷水解之。若犯火酒，不救。

又法：每砒二两，寒水石三两，各研，用铁铫先铺石末，次铺砒在上，又以石末盖之，如升丹法，刮下，用以外治则不痛。砒见火愈毒。煅好，仍以甘草、硝石、蒜水浸用。头疮及疮出血仍忌，恐其毒入筋骨也。究不若生用，浸制为良。盖生砒水磨，劫湿去痰，兼解热毒也。按：水磨解热毒，言可杀其毒耳，非此热毒之物可治热毒也。

# 礜 石

类砒，热毒亦相近。砒带黄晕，礜全白。但能破积，去冷湿，风痹，瘙痒，不能开痰散结。今人每以充砒治疟，无功。且须泥包煅一日夕，方可用。与砒宜生用者异。

此石生于山无雪。入水不冻者真。故攻冷积最良，恶羊血。

## 空 青

与绿青皆产益州始兴、凉州等铜坑中，大块中空，内有青绿珠。即真。若初出穴则中空有水，久则干如珠矣。今人必以中空有水为真者，谬。甘，酸，大寒，无毒。益肝气、胆汁，通血脉，利窍，中空故。养精神，为明目之神品。胆汁充则明。去黑翳，同枯矾点。肤翳，每二钱入龚仁一两，冰片三钱，研点。一切雀目、目赤、青盲、内外翳障、风痛。俱用胡连各二钱半，日未出时勿语，采槐芽入竹筒内，挂天月德方，候干，用钱半共研，加冰片，卧时漱口，吹鼻内。如无，以石青代之。

曾青，功用亦同，兼止目泪。

## 礞 石

咸，软坚；辛，入肺，散结；甘平，入阳明，胃、大肠。燥湿化痰；色青，入肝，能使金媾于木，令风平而气下。为镇惊坠痰、消积之圣药。凡木强克土，脾胃不运，致积滞生痰，或食湿热结积，化痰，壅塞中上二焦，变生风惊等病，宜此重坠以降之。每合焰硝等分。煅至金色，硝性疏快，能利湿热，痰积从大便出。治小儿惊风，痰涎壅塞，喘急，每用数分。急惊热痰，薄荷汁蜜下；慢惊脾虚者，加雪糕、木香蜜下。顽痰食积，同矾水煮南星，皂角水浸半夏，姜汁炒片芩，枳实水炒赤茯，萝卜同硝煮，取水入牛胆风干，以姜汁煮神曲糊丸，名青礞石丸，白汤下。热盛者，加酒、大黄、百药煎、沉香，名加味滚痰丸。脾胃略虚者，合六君子，以竹沥、姜汁拌晒，以沥姜为丸，能泄痰而不损胃。一切冷积致泻、致痢、癖块，心腹痛。同赤石脂水为丸，锅内煅红收之。瘀滞、崩漏，加三棱、巴豆，水下。

阴虚火炎成痰，及脾胃虚寒者忌。

坚细，青黑，中有白点。同硝煅如金色，水飞用。无金者，不入药。

## 花蕊石 即花乳石

酸，敛阴；辛，平，达阳散结。产硫黄山中，无毒。故兼温，使肝升肺降，化瘀血为水以止血。治刀箭外伤，甚而破肚，煅掺即血止。急则乱掺亦合，仍不作脓。打扑内损，血入脏腑，产妇恶血冲心，昏晕不省，或犬咬，膈上有血，俱童便，酒下。下死胎胞衣，瘀去，则胎胞无阻。目翳，同芎、防、菊、荛、甘、白附研，茶下。脚缝出水，同黄丹掺。偶感寒凉，血泣上逆，吐血升斗。先化瘀，后大补气。若阴虚火炎，气虚不摄，以致血溢，中无瘀滞胸痛止宜滋阴补气。之症，勿用。应用亦须多服童便。

出陕华者，色黄，中有淡白点。出代州者，有五色。

每五两入硫黄二两同煅。寒不甚而内服者，独煅，水飞用。

## 麦饭石

山溪大小石中，内有状如饭团，中有粒点如米如豆，其色黄白。甘，温，无毒。涂痈疽发背，未成即消，阔大即敛，已溃排脓，腐烂即合。每四两合鹿角灰二两，生白蔹二两，共研，投滚醋煮稠，涂疮四围，留顶出毒，已溃则摊贴。

打碎，火煅，醋淬十次，研细，不细则痛。水飞用。

粗黄如鹅卵石，及旧面磨近齿处石，亦可代。

### 溪涧小白石 小如指者，黑色勿用。

治食鱼鲙①成瘕，胀满痛闷，烧赤投水中七次，热饮即利出瘕。洗背上忽肿如盘，烧热，投水中频洗。风瘙瘾疹，烧淬，加盐。以胡葱汁或地榆根煮之，即软，可作为粮。

## 河白沙

得水土之气，治石淋，炒热，淋酒饮。发斑疹，止绞肠痧痛。炒赤，淬水服。风湿顽痹不仁，筋骨挛缩，夏月晒热，伏坐于其中，取汗冷即易之。溺死。炒，覆面上下，露七孔，冷湿即易。

## 石　燕

甘，凉，利窍，行湿热。治淋，利水，煮水饮，或同桑白煎服。血淋，加赤小豆、红花研，葱白汤下。目翳，磨水点。倒睫，磨点后，黄连水洗。消渴频泻，肠风痔瘘，赤白浊带，磨汁饮，或为末，饮下。儿嗽吐乳，蜜调下。齿疏牙痛。同盐、麝擦。难产，两手各把一枚，立下②。

火煅，醋淬，研细，水飞用。

出祁阳江滩上，似蚪而小。

## 石　蟹

咸，寒，无毒。水沫所结，能磨翳积。治青盲，目翳，漆疮，天行热疾，热瘀血晕，解一切药毒、金石毒，催生，喉痹

---

① 鲙（kuài 快）：鱼鲙。鱼细切做的肴馔。
② 难产……立下：原置于"似蚪而小"之后，据理乙正。

肿痛，热水磨服并点。痛疽。醋磨敷。

出南海，形如蟹。研细，水飞用。

## 阳起石

味咸，入肾。气温，无毒，达肝。所产之山，雪不能到。形轻松，若狼牙。是阳气上行，动而不诎也。故补命门阳气，黑锡丹用。阴痿精乏，茎冷精滑，泄泻阴汗，同钟乳、附子、酒煮，面糊丸。崩漏，阳不摄阴。子宫虚冷，血结癥瘕，阴邪内蓄。腹痛无子，腰膝冷痹，水肿，喉痹，缠喉风肿。煅同伏龙肝，新汲水调搽。此龙火上冲，宜热药从治也。

出齐州，色白莹润，云头雨脚者良。凡阳起山久奉官监，真者难得，今取别产。色白，揉之如绵者用，坚脆者无功。火煅醋淬，研细，水飞用；或以樟脑酒升炼取粉。桑蛸为使。恶泽泻，畏菟丝，忌羊肉。

## 白石英

石皆土之精气所结。今透出精气，光澈棱削而为英。色白，甘，温，则温补肝脾，能引水中生阳上交于肺，透达肌腠。故治消渴，阴随阳升也，故谓其润燥。咳逆上气，木火之气不能与上气相接。胸膈久寒，风湿冷痹，肾虚耳聋，阴痿，肺痈吐脓，肺肾交补，邪气下降。肺痿，虚者宜之，热者勿用。黄疸，俱同磁石煅，以绢包浸酒饮。益精神，止惊悸，化痰，同朱砂研食后，金银汤下。利水，实大肠，消石水坚肿。杵碎浸酒中，以马尿糠火炖半日饮。但石性剽悍，虽兼润燥，不可久服。惟杵碎袋盛，煎取水。煮牛肉、猪肉、羊肉等食，则无害。一袋可廿度。煮牛乳酒食，更治虚劳皮燥，阴痿，脚弱烦疼。风引汤只令碎如米粒，不欲其渣入胃也。

白英兼理上焦，紫英治冲任血海，功多在下。

按：千金五石丸以钟乳、紫白石英、赤石脂温藏气，加石膏入胃以解诸石之悍也。俱火煅，水飞用，则无留中蕴热之虑也。

## 紫石英

紫为赤黑之间色。色紫，而甘，温，无毒，是水火合和之以生气生血，而补肝脾之不足。治心腹痛，寒热邪气、结气，<small>心腹脾之部位，肝邪乘之则病。</small>咳逆上气，<small>气出心肺，入肝肾，脾居中而转运，脾虚肝乘，不能下转而上冲。宜温散邪，甘和中，重以镇逆。</small>女子血海虚寒不孕，<small>风寒入于冲任子宫，则肝血不藏，脾血不统，往往无孕。温可以散子宫之风寒，甘可以益肝脾之血。</small>补心气，定惊悸，安魂魄，<small>水火交会之功。碎如米粒，煎水煮粥食。</small>风热惊痫瘛疭，<small>同白石英、石膏、寒水石、干姜、大黄、龙牡、甘草、滑石水煎，食后呷之，名风引汤。是寒热互用，而藉之以交水火也。</small>除胃中久寒，散痛肿，<small>生姜、醋煎敷。</small>蚀脓，<small>同白薇、艾叶、川芎、鹿胶、香附，治子宫虚寒无子。</small>赤白浊，泄泻。

明澈五棱，火煅醋淬，研细，水飞用。二英俱畏附子，恶黄连。过食致寒热者，饮酒可解。

## 珊　瑚

甘，平，无毒。去目翳，飞丝宿血。<small>点之。</small>吹鼻，止鼻衄。研细，水飞用。

## 玛　瑙

辛，寒，无毒。去目翳，熨赤烂，辟恶。

# 云 母

甘，平，无毒。镇火下降，益肺脾，下气，坚肌续绝，止牝疟，同蜀漆、龙骨，浆水下。久痢淋带，俱水调下，或煮粥。遍身风疹，水下。一切恶疮、刀伤。同黄丹熬膏，和以升丹贴之，绝妙。

入火不焦，入土不腐，宜折碎，用芒硝水浸二十日，以皮袋盛，揉之成粉用，或云取粉和蜜埋地中化水，能治百病。然石质非气血之物，岂足为养生延年之用哉！

# 卷二十六　卤石部

## 食　盐

咸，寒，走肾，走血，胜热，凉血；甘，利脾胃；肾为胃关，咸合甘以利其关，则胃气行，脾气乃化。辛走肺，煎盐用皂角收，故辛。能使水气上滋心肺，肺阴入心以生血。心苦虚，以咸补之。故补心、补肾药，多用盐炒。治心热多笑，炒赤煎饮。肠胃热结，心腹坚胀，胸有痰饮，霍乱，尸遁，腹胀急心或块起，或半腰骨是。中蛊，吐卜血，血如肝是。鬼击中恶，心痛，或连腰脐是。以上俱炒盐淬水饮。中恶淬酒，中蛊淬醋，使过咸，收引涎水恶物聚于膈上而吐之。故收豆腐用之，亦收水之义耳。伤食，方同上，并擦牙，温水漱下。阴蚀，天行胁胀，阴痛，下痢肛痛，俱炒热，熨患处。脱阳，炒熨脐下。转筋入腹，二便闭，撮口，俱填脐，加艾灸。便闭更炒过，吹入二阴。妊娠心痛，炒赤，酒下。气淋，醋下。漏精白浊，煅过，同淮山、茯苓、枣肉，蜜丸。甘济咸，脾肾两得也。水泻大渴，同劳茶炒焦，去盐煎饮。血痢，纸包烧研，粥调。破伤血不止，炒焦，酒下。明目去翳，生研点。坚齿，去风热牙痛，槐枝煎浓，入盐煮干，炒研，日揩之。喉中生肉，帝钟下垂，俱煅点。风耳痛鸣，蒸热枕之。目泪出，点之。酒皶赤鼻，擦之。口鼻疳烂，同白面研吹。身如虫行，风热也，水煎浴。疮癣痛痒，嚼擦。手足心风气毒肿，同椒末，醋调敷。蚯蚓、蜈蚣咬，煎水浸。蜂螫蛇伤，嚼擦。虱出怪病，卧即浑身虱出，痛痒难忍，渐至血肉俱坏，舌尖出血，身齿俱黑，唇动鼻开。醋煎多饮即愈。解狼毒毒，煎汁饮。药箭毒，贴疮上，灸之。溺死，垂头仰卧，用擦脐中。溃痈作痒，摩其四围。一切脚气，同槐白皮蒸，布包踏之并擦。逆产，用以摩妇腹，并涂儿足底，急抓之。喘逆，咸降下气，但多食则伤肺喜咳。一切风痛，炒熨。食暴雨潦水腹胀，盐汤探吐。皆解毒杀虫之功。水肿忌食。以其走肾助水邪之逆满也。多食则泣血，故好食咸人多黑。积聚结核用之，咸软坚也。二贤散以盐煮陈皮、甘草为末，有块加姜黄，气滞加香附，气虚加沉香。亦阳得阴化乃行也。吐霍乱、关格诸症，亦阴阳合化也。

### 青　盐 即戎盐，有赤、黑二色。

出西戎涯涘①之阴，不假煎炼而成。是寒水孕于金气，其除心腹痛，癥结积聚，明目，坚齿骨，功同食盐，一皆咸寒解热软坚之力。至其治目中瘀血昏涩、溺血、吐血、齿舌出血、小便不禁，通膀胱，利水，同苓、术煎。乃其所独。故食盐止用于寒凉剂中，而青盐则兼用于温肾之队，以其能引肺阳归阴，使阴为阳守也。治上盛下虚之沉香磁石丸，气虚精脱之水中金丹，皆用之。

古方荔核散，治疝气，阴核肿大、痛不可忍，同食盐、荔核炭、大小茴、沉木香、川楝研，酒下。及牢牙明目。同食盐，以川椒汁炒干，揩牙洗目。俱二盐并用，可知咸走肾、走血之义未尽也。又治痔瘘疮。同白矾入猪脬内阴干，水下。

温水洗去尘土，晒干用。

### 凝水石 即盐精石，亦名寒水石。

盐精渗入土中，得阴凝之气积久而成。精莹如水精，有棱，

---

① 涯涘：水边；岸。《庄子·秋水》："今尔出于涯涘，观于大海。"

入水即化。辛，咸，大寒，治心肾实热之上药。凡腹中积聚，咸软坚。身热，皮中如火烧，时气胃热，牙疼，明目，转脬尿秘，同滑石、葵子为末，煮服。丹毒，同白土研，醋调涂。牙龈出血，同朱砂、甘草。口渴水肿，皆有余之热也。

阴虚、脾虚者忌之。唐宋诸方寒水石是石膏，不得混用。

如无真者，以戎盐、元精石代之，皆咸寒降泄之用也。

生姜汁煮干，研用。

## 元精石

亦盐液入土而成，形如龟甲六角，青，入肝。白。入肺，辛咸而寒。是阴极生阳，水盛木芽之机，以至阴含阳，能使阳随阴归于肾。故来复丹治上实下虚，用硫黄补下，硝石散上，而入此以归阳，为一阳来复之义。正阳丹治伤寒阴毒壮热，亦同意耳。至目生赤脉，同甘草研，竹叶汤下。内外翳障，目赤，同石决、葵仁、黄连、羊肝为丸，茶下。目赤涩痛，同黄柏研点。重舌，同牛黄、朱砂、麝研，针刺去血涎点之。木舌喉疮用之，亦治热而兼引阳下归也。若冷热霍乱，同半夏、硫黄，面糊丸，米饮下。风冷、风热并用，则阴阳分利，阳归而风自熄也。但真者少，多是绛石伪充。

## 朴 硝 即皮硝

生于卤地，刮取煎化。以莱菔汁煮炼，在底而白者，为朴硝。黄者伤人，赤者杀人。在上生锋芒者，为芒硝。在上生六棱者，为马牙硝。再三以莱菔汁煮去咸味，置风日中去尽水气，轻白如粉，为甜硝，为风化硝。诸硝见水则消，皆辛能润燥，咸能软坚，苦寒泄热，皆能消化诸物，故名硝。但朴硝尚杂沙土，本体未化，牛马诸皮须之治熟，故又名皮硝。止可施于卤莽积实之人，及敷涂之方，汤散服饵必须芒硝。或以瓷瓶盛芒硝悬风中，待渗出瓶外，刮取为风化硝。

# 芒　硝

咸、苦，大寒，热淫于内，治以咸寒。无毒。咸走血，血者阴气也。走阴分，化阳毒，荡涤三焦肠胃实热，推陈致新。邪去则正复。凡热邪结于阴分，积聚固结，癥瘕，留血，停痰，痰血皆阴气郁结耳。谵狂惊痫，刚痉，骨蒸热病，水调下。痞块，同独蒜、大黄捣贴患处。过饱痞膈，吴萸煎汁调下。二便闭胀，泡汤多饮取吐。尿秘，茴香酒调下。淋闭，黄疸，疫痢，胃烂，发斑，风疹，丹毒，漆疮作痒，俱水煮涂拭。豌豆毒疮，猪胆汁和涂。灸疮痂落后肉成飞蝶痛楚，此血肉热极，同大黄末，水调下。膈热积滞，同蜜入新竹筒内，饭上蒸，滤去滓，卧时含咽。下死胎难产，童便调下。妊妇应下之症，同大黄引入大腹，软坚泻热亦不堕胎。通经，消肿毒，排脓，下瘰疬，代指肿痛。煎汤浸之。

附：紫雪，治伤寒温疟，一切积热狂叫，瘴疫毒，卒死，脚气，尸疰鬼魅，蛊毒发黄，腹痛，惊痫。黄金十两，石膏、寒水石、滑石、磁石、礞石各三两，煮取水，入犀、羚角、青木香、沉香各五钱，元参、升麻各一两，炒甘草八钱，丁香一钱，再煮去渣，入芒硝一两，硝石两半，煎成膏倾出，入麝钱二，朱砂三钱用。或加甘遂，治热痰固结。

碧雪，治一切积热，天行时疾，昏狂，或咽喉肿塞，口舌疮，心烦，二便闭。芒硝、牙硝、硝石、石膏飞，寒水石飞各一斤，先煎甘草一斤，取水煎成膏，入青黛一斤，取用为末，含化，或吹之。

## 马牙硝

咸，寒而甘，功同芒硝。然六棱以合阴数，得水气上蒸而成。又治赤眼肿痛，同豆腐蒸汁点。退翳明目，泡汤十两，厚纸滤过，瓦器熬干，入黄丹一两，麝五厘筛细，加冰片日点止泪。齿痛，皂荚汤镕化，倾石上成霜，擦之。食蟹龈肿，敷之。喉痹肿痛，每一钱加朱砂一分，含咽。气塞，加甘草吹之。重舌、口疮、鹅口。擦之。

## 风化硝

甘寒不泄。治上焦风热、心肺痰热、惊热，解暑，去睑赤肿，人乳和涂。目赤，同黄连煎点。头面暴热肿痛。硝石得水中之天气，故遇火能焰，温而能升；芒硝得地水之精，不得天气，故遇火不焰，专于寒降。

## 元明粉

芒牙硝同莱菔汁、甘草煎，入罐火煅，去其咸寒，阴中有阳，用代芒硝。去心胃膈热、痰热，肠脏垢滞，润燥破结，同大黄治痢，是通因通用。明目消肿，血热去故也。伤寒发狂，同朱砂，冷水下。鼻衄。水服。攻虽稍缓，而不伤血，然中虚、阴虚均忌。俱忌苦参。

一名白龙粉。

## 硝　石 即焰硝、火硝

卤地霜炼成，亦有芒、牙之分。在底者名生硝。但辛、苦、咸，温，与朴硝有水降火升之别。散热行结，治头痛，吹鼻。

心腹诸痛，同雄黄点眼。眼赤肿，点之。翳障，每一两入黄丹、冰片各二分，急炒，研点神效。风热喉痹及缠喉，每一两入僵蚕一钱，硼砂五钱，冰片一分，吹之。重舌，鹅口，同竹沥点。伏暑及肠风、酒毒、痢血，同阿、黄各一两，白矾、滑石五钱，飞面四两为丸，冷水下。五淋闭塞，劳淋，葵子汤下，通即补之。热淋、血淋，冷水下；气淋，尿有余沥，木通汤下；石淋，下如沙石，须隔纸炒过，温水调下。女劳，黑疸，日晡恶寒、发热，少腹满胀，身黄额黑，大便溏又黑，同枯矾等分，大麦粥汁调下。大风及丹石热风、手足不遂，每一两以乌麻油一斤煎至香，又入生麻油四两煎好，于暖室服，取汗。伏暑伤冷，霍乱，方同上血痢。硫黄纳火，硝散火，滑石去滞热胀痛，白矾收阴化阳，名玉龙丸，为伏暑妙方。破积块，痰饮。治肾虚气逆，来复丹用之。癫痫，瘰疬，牙颔肿痛，化金石。功胜朴硝，故升降丹及制礜石皆用。礜石寒降，火硝温升，亦一阴一阳，制方之妙也。按：芒硝入血，火硝则主气分之邪热，以升为散，不同于以寒胜热也。盖二硝同原于水以治热，但芒硝咸胜，主下归，故治阴中之阳结，使阴降而阳化也；火硝辛苦胜，主升达，故治气分之热郁，使阳升而阴自畅也。

## 硼　砂 即蓬砂、盆砂

甘，微咸，凉，色白质轻。出西番者佳，出南番者黄色，次之。故除上焦胸膈痰热，生津散肿，喉初肿痛，含化妙。治喉痹，同白梅捣丸含化。木舌，生姜点揩。口齿舌疮。同冰片、青黛、人中白擦。又辛咸能软坚，柔五金，而去垢腻，故治噎膈，积块，结核，胬肉，同冰片点。目翳，骨哽，含化。散瘀，止鼻衄，水服。去瘵虫，同兔屎等分，蜜丸，于望前五更，甘草汤日下七丸。咽喉谷贼，同马牙硝，蜜丸，含化。阴㿗，肿大，水研涂。饮食毒物，恶疮，同甘草以香油久浸饮，又涂。解酒，明目，生肌。腐瘀则生新。能制汞，哑铜，作金银焊。

虚人忌之，有积亦勿久服。生则化腐，煅枯则生肌。

## 硇 砂 音硵砂

有二种。一出于西域火焰山，是阳毒之精，能化沉冷痼疾，故去恶肉、息肉、目翳、胬肉、恶疮、烂胎，破积，但真者甚少，服必腐人肠胃，不可轻用。一是出于青海，与月华相射而生，附盐成质，人取淋炼而成，其性功与硼砂无异，但多伪造，不若用硼砂较稳。

## 石硫黄

出南番石下，阳液凝结而成。色黄坚，莹净如石，赤者名石亭脂。其下必有温泉。酸咸，大热，有毒。能恋铅而化五金，铅为五金之祖，真阴之精，阴阳相合则相化，故恋铅又能化铅。是本于水而成于火，故能入水中火窟以消阴翳，破痼冷之邪滞，以疏利大肠。热药多燥涩，惟硫黄暖而能通。凡寒凝阴积者，宜此化之。若虚寒而阴不凝结，又宜桂、附，用之反不中病。寒药多泄，惟黄连肥肠而止泻。治阴症伤寒，厥逆，烦躁，腹痛无脉，研艾汤下，取汗。一切冷积块痛，同焰硝炒结，入青皮、陈皮等分糊丸，米饮下卅丸。脏冷痛泄里急，生者五两，青盐一两，蒸饼丸，酒下，以食压之。伏暑伤冷霍乱，同硝石等分炒结，糯米糊丸，新汲水下。老人冷秘、风秘或泄泻，及一切脾胃冷痛痃癖，半夏等分，姜汁蒸饼为丸，姜汤或酒下，妇人醋下。酒鳖，冷酒败血而成。气鳖，嗜酒任气而成，生为末，酒下。气虚暴泄，同白矾为丸，朱砂为衣，温水下，或加滑石。脾虚下白涕，炒面为丸，米饮下。挟热痢下赤白，同蛤粉糊丸，米饮下。久疟，热多倍朱砂，寒多减朱砂，茶清调下。**肾虚头痛**，同食盐、台乌糊丸，饭后薄荷汤下。**风毒脚气**，痹弱，钟乳汤或人乳调下。胁冷咳逆，劳伤失精，遗尿，脏中生虫，衄血，转筋，滑利，痔瘘下血，妇人血结，阴蚀，皆寒湿之病。《本经》言其坚筋骨，谓寒湿去故也。若湿热痿痹，忌之。小儿慢惊，辟鬼魅，治铅砂入膀胱。制黑锡丹，硫飞而铅不死，服之则铅塞膀胱。卧则偏重犹可溲，立则正塞水道而不通，宜固济硫黄火养七日为丸，名金液丹，以瞿麦汤下三百粒，分十次服，水道即通。金铅得硫即化也。按：金液丹治阴水腹胀及阴蚀以上诸症也。但久服伤阴，令人便血，骨消筋缓。按：古方阴症兼有伏阳，每用硝石佐之，最有妙理。

番舶倭黄，嚼之无声者佳。以莱菔挖空，入硫黄蒸熟用，或入豆腐及猪脏中煮用，或醋煅用。硫是矾之液，矾是铁之精，磁石是铁之母，故针砂、磁石制入硫黄，立成紫粉。硫能干汞，见五金而黑，得水银而赤。畏细辛、诸血。

**土硫黄**，辛，热，腥臭。治恶疮黑陷，同荞麦作饼敷。紫白癜风，瘾疹，同枯矾、黄丹涂紫风，同附子及醋涂白风。疮胬肉，敷之。疽不合，填之。疥虫，鸡子油开搽。顽癣，疠疯虫，风子油酒调饮。玉门宽冷。煎水洗。不可服饵。得硝石则化为水。

# 白　矾

酸咸而寒，性涩而收。本燥金之气，成寒水之用。能于亢阳之中，收阴以归阳，收阴归下，即燥急在上。与燥湿者异，故不治湿痰。故却水坠浊，以之拭纸，水不能濡，可见。**治内淫之风痰**，如同皂角、半夏，温水下，治中风痰厥；同细茶，蜜丸，治风痫；蜜调服，治胸中痰癖头痛。盖阴虚而阳扰成风，鼓动阴液为痰，则阴益伤而阳亦不归，收阴则阴有主，而阳依之以归，自然痰消风静，非治外风之痰也。**阴伤之热痰**，如化涎散、金珠化痰丸是也，非外邪郁热之痰。**喉痈乳蛾**，同巴豆煎干，去豆研吹，或醋调灌。**木舌**，同桂安舌下。**口舌疮**，下虚上壅者，泡汤濯足。**鼻瘜**，同蓖麻仁、盐梅、麝，绵包塞之。**脚气冲心**，水煎浸洗，皆收阴下归之功。**妇人阴脱作痒**，烧枯，酒服，日三。此肾阴归元之效，非但酸涩止脱也。**反胃呕吐**，同硫黄炒，入朱砂，面糊丸，姜汤下。此方收阴引阳，大有妙义。**止血，通二便，治崩带，脱肛，阴肿，头风，久痢，妇犯房事经乱、黄疸**，同黄蜡、陈皮为丸，以滋血汤或调经汤下。人知此方护膜，而不知其收阴治此。**交接劳复，卵肿或缩**，矾一分，硝三分，大麦粥下。热毒从大便出，可知其功在肾，非止收脱已也。**虚惫便浊，滴地成霜**，烧枯，同莲连、藕节、龙骨、远志、灵砂，糯米糊丸，白汤下。**痰嗽**，同人参，醋为丸，或同黑栀、建茶，姜汁为丸，含化。**久泄，久痢，久疟**，枯矾飞面，醋糊丸，米饮下。赤痢，甘草汤；白痢，姜汤；疟，东南桃心汤下。**疔肿恶疮**，同煨葱白杵丸，酒下。孕妇勿服。再刺去血，同黄丹敷之。**一切痈疽**，即蜡矾丸，日服百粒，未破者消，已破者合。不但可防毒气内攻，且能托里化脓，止痛生肌，引金石毒外出。有人遍身生疮如蛇头，服之亦效，此坚浊去垢之功。**风热喉痛**，入猪胆内风干，吹之，或加人中黄。**谷贼喉肿**，方同上。**悬痈长垂**，枯矾同盐点。**舌有白膜**，刺破掺枯矾，否则儿哑。**齿衄**，水含化。**鹅口白烂**，枯矾同朱砂敷。**鼻衄**，枯矾吹之。**口臭**，同麝擦牙。**眉落**，枯矾蒸饼丸，温水日下七丸。**目翳膜**，蜜调点。**胬肉**，水化点。**风目赤肿**，甘草水化，搭眉心目胞。**弦烂**，煅同铜青，水化，点洗。**聤耳出汁**，同炒铅丹吹。**黄肿水肿**，同青矾、炒白面，醋、米糊丸，枣汤下。盖焰硝升散肾中之郁阴，凡归肾中之虚阳也。劳后交接入水，目黄额黑，足热腹满，方同上劳复。妇下白沃，中有干血也。同杏仁，蜜丸，纳阴中。遗尿，同牡蛎，酒下。心气痛，同朱砂、金箔，白汤下。又解毒，收阴于阳中，则阴化而毒自解。杀虫，治蛊毒，同建茶研，新汲水下。蛇、虫、蝎毒入腹，同甘草研，冷水下，外以矾放热刀上，取汁滴之。虎伤，研末包之。金疮，同黄丹或松香敷之。漆疮，煎汤洗。疥癣脓窠，坐板，风疹，干湿头疮，半生半枯，酒调涂。鱼口疮，煅同寒食面涂。鸡眼肉刺，同黄丹、朴硝搽，次日洗之，即落。疮成瘘。半生半枯，同五灵作线，湿香油再蘸插之。制半夏，则散湿痰及食积痰饮。以收阴为燥。时珍竟谓其燥湿，陈修园又以酸苦涌泄概之，俱属未合。

　　同焰硝烧水银成粉，治一切疮中生虫。生用化痰，解毒，追脓，去恶肉，多服则损人心肺。煅用则生肌，坚骨齿，除骨中热。热劫髓，则骨痿齿浮，咸入肾走骨。然多用则损齿，却水故也。又通二便，填脐中，汲水滴之。治下血，如断红丸，以北芪四君汤下。肠风血痔，同鲗鱼煅。是归阳以化阴也。同硫黄、焰硝，治伏暑。硫与矾降而归，硝升而散。腹胀痛，加滑石，是升降之中兼利滞热也。同姜、附涩剂，止滑泻不食，是收液归阳，以为阳生之本也。又治脱肛，阴蚀，阴挺，时症暴泻，皆解毒去垢之功。若淫热方盛，积滞正多，误用收涩，为害不一。

　　色白光明，起横櫺①者佳。研细，入瓦罐中，火煅半日，名枯矾。治齿痛，喉痹，绵包生矾含咽之。同硫黄、雄黄、白附、海金沙、陀僧，治汗斑。

---

　　① 櫺（líng 灵）：窗子、栏杆或门上雕有花纹的格子。《说文·木部》："櫺，楯间子也。"

## 胆 矾 即五胆

详石部。

## 绿 矾 即皂矾

酸涌，收涩，化痰，解毒，杀虫。主喉痹，功同白矾，而力差缓。煅赤醋淬，名矾红，又名绛矾，入血伐肝燥脾。酿鲫鱼烧灰服，止肠风下血；功胜白矾。同健脾消食药为丸，消肉食坚积；同苍术、酒曲、醋丸，治胀满黄肿；皆除垢腻之功胜也。又气寒，故利小便。

按：女劳黑疸，妇人白沃，经水不利，因瘵枳所致，应用矾红。若用白矾者，当临症审之。

浮青莹净者良。此铜之液，用醋制以平肝，胜于针铁，不必忌盐。但终身忌食荞麦，多食亦令人泻。又名青矾。治血症黄肿，固百草霜、炒面、砂糖为丸，姜汤下。痞虫食生物及土，猪胆汁为丸，米汤下。白秃。同苦楝子烧灰搽。

# 卷二十七　人部

## 发　灰—名血余灰

禀火气而上生，血之荣也。属心。须下生，肾气之外行也。眉侧生，肝气之荣也。又毛为肺合，肾华在发，是水精奉心肺化血所生。苦，温，无毒。兼达肝利窍，化瘀生新。治五癃，关格不通，水道不利，肺调水道，小肠为心腑，血行则窍通利。小儿惊，大人痉，血和则心肺之痰亦消。仍自还神化，服自己之发，则还归至阴，助水精上奉心神以化血也。令发不白，去淋痛，黄疸，水服。小儿惊热，鸡子黄同发煎硝服，并涂疥癫。血闷，血晕，血痢，崩带，金疮伤风，俱酒调下。咳嗽，亦瘀病。通经安产，小儿客忤。见生人致病，取来人发十条，以儿衣少许同烧，乳调下。入药煎膏，长肉消瘀。虽补阴，而散瘀功胜。胃虚人服之，则呕泻。

小儿胎发，更补血气，解胎毒，以纯阳未离也。剃发次之，取速长也。乱发须择无病人，去白的用。皂角水洗净，又用甘草水洗，盐水洗，晒干，入罐内，泥盐包煅，研细用。煅不透则反动血。

鼻衄，吹之；吐血、尿血，醋汤调；血淋，入麝饮调；便血，同鸡冠花、柏叶末，酒下；漏血，酒下；女劳、黄疸，同猪膏煎服；黄疸尿赤，水服；破伤中风，同首乌末服；疔肿，同鼠屎烧，针入疮内。同蜂房、蛇蜕煅服，收疮口。同棕灰、莲蓬灰，止诸窍出血。陈修园曰：用此胜于河车。增热为害，故曰还神。

## 头　垢梳上者名百齿霜。

乃相火之余气所结。咸走下，苦温开结。专祛胃中积垢，治吹乳，同白芷、川贝、半夏，或同胡椒为丸，酒下取汗。乳疖，单用酒下。**乳痈乳岩**，上方加山慈姑、橘叶、鼠屎、人甲、忍冬、蒲公英、山豆根、柴胡、连翘、夏枯。**淋闭，噎疾，劳复**，烧研，饮下。妇足疮，桐油调敷。臁疮，同枯矾、猪胆搽。下疳，蚕茧包烧搽。蛇、犬咬，蜂、蚁、蜈蚣螫，封之。小儿紧唇。涂之。

## 爪　甲

筋之余，肝胆之外候。性锐利，甘，咸，小毒。主催生，下胞衣，尿涩，转胞，淋疾，尿血，俱取自己甲烧灰，酒下。**鼻衄**，刀刮吹之。久下血，炒焦，同麝香、干姜、枯矾、败皮灰，粥饮下。**阴阳易**，男用女，女用男，同衣裆烧灰，酒下。**飞丝入目**，津唾调点。**破伤风**，烧研，酒下，或加南星、独活、丹砂。**乳蛾**，煅同硼砂、白矾、乌梅捣含，痰即出。目翳。刮末，和乳点。

## 牙　齿

乃肾之标，骨之余也。能入肾经，透毒而出。甘，咸，热，有毒。治痘黑陷，因风寒秽气，或服凉药血涩所致。和麝酒服，或同猪、犬、猫牙并用。此是劫剂，若伏热在心，昏冒不省，及气虚色白，痒揭不能作脓，热沸紫泡之症，正宜凉血、补虚、解毒，苟勿用之，则郁闷声哑，反成不救。**疽凹陷、沉黯不起**，服补托仍不起，同山甲末，以麻黄、归身煎酒下，或同川乌、硫黄，酒下。**漏疮出水**。同发灰、鸡内金灰、麝、轻粉少许，油调敷。煅退火毒用。

# 乳　汁

妇人之血，下为月经，上升成乳。血本于水，摄于冲任，鼓于脾胃，化于肺气。精与乳皆血所化，而血化俱由于气，故皆色白。故甘咸，平润，无毒。补五脏血液，功胜四物，以草木之气偏，治血病有余，补血衰则不及，岂若以血之所化者补之？即病因血成，亦可藉其滋达。润肺，除烦，利水，止咳嗽。凡血虚有热而消渴、肤燥，关格，筋挛，骨痿，肠胃秘涩，痰火上升，及中风不语，瘫痪疼痛，一切风火，老人便秘皆宜。又治目红昏，明目，目得血而能视，用点赤涩多泪。热者，黄连浸点。通经，日饮三合。已劳瘵。调木香、麝香服。但性寒滑，脏寒胃弱，痰不因风燥、火燥，勿用。

取不饮酒食辛及无孕乳最毒。无病妇人乳，白而稠者良。黄赤清稀、气腥秽者，不堪用。或磁盘盛晒用，茯苓粉收用，或水顿取粉尤良。法以锅烧水滚，银盘、磁盘盛乳，炖于滚水上，再浮冷水上，即成皮，刮取。或日晒，以冷水浮之，亦成皮，不然则久晒不干。取粉入参苓丸，大补气血。宜新用，久则油膻。

# 人中黄

浊阴皆归下窍，而此为脏腑转化之浊阴。入土既久，去浊留清。甘，寒，无毒。大解胃腑五脏实热，阴火燥痰上逆。治天行热狂，罐固煅，新汲水下。骨蒸，吐痰血，茜根汁、姜汁、竹沥下。托痘疹热毒，止烦渴，解中诸毒，毒中脏腑，以脏腑所化者治之，则脱化更神。况久得土气，毒入土而即化。消食积，饭为丸。恶疮。

截竹两头，留节，去青，旁钻一孔，入满甘草末，以葵扇柄塞孔。冬月浸粪缸中，至春取出洗，悬风干，取甘草用。同酒大黄等分，酒服，泻解一切食毒、温毒、发斑、恶疮、灾病。大泻后不可饮水，饮则毒邪不散。急用则以多年粪缸黄垢煅存性代之。

## 金 汁 即粪清

功同人中黄，而苦寒下泄更速。无甘草之缓也。凡温瘟昏热、中毒、恶疮、胎毒急症，一服立解。无痘疹之患。胎禀虚寒，色白者忌用。

以棕皮绵纸上铺黄土，淋粪滤汁，入新瓮，盆覆埋土中一年，清若泉，无秽气用，年久弥佳。野间残粪下土，筛敷痈疽，有如冰着背，涂丹毒并服。

## 干粪灰

咸，平，无毒。治大热狂渴，和泥浆水澄清饮。骨蒸热劳，入水中澄清。每旦饮一杯，晚服童便一杯，稍稍减服。或用新屎、童便各一升，饭五升，麹半斤，蜜封二七日取出，无秽气，每旦、午各服一杯，神妙之极。鼻衄，吹之。结热噎膈反胃，同阿魏、生姜点食，或入萝卜煅三炷香，黄酒下，神效。痘疮黑陷，或灰白陷，入麝，蜜调下。或同猪、狗、猫屎阴干，罐盛煅，和麝，蜜调下。刀伤血出。掺之。蜜调涂疔肿，痈疽发背，或加麝。阴疮，小儿唇紧。此以苦寒攻毒，用火化者，从治之法也。

干屎末，引痔瘘虫外出，绵包贴。治金疮肠出，粉之即入。蛇虫螫毒，涂之。蛊毒百毒，同屎尖煅，水调，顿服取汗，神验。药箭毒。涂之，并饮金汁。新屎涂疔肿、蛇咬、箭毒，更效。

# 人 尿 <small>一名还元水，饮自己尿名轮回酒。</small>

　　咸，寒，降泄走血，能引肺火下行从膀胱出，乃其旧路。凡阴虚骨蒸劳热，喉有瘀血咳嗽，<small>喉不容物，血渗入则咳，愈咳则愈渗。</small>用以滋阴，降火，消瘀甚速。滋阴利水，治肺痿，失音，吐衄，产后血晕，金疮打扑，受杖血闷欲死，败血入肺，<small>喉有血腥气，热饮一杯即愈，不伤脏腑。若用他药，恐无瘀，反有害。</small>除客邪，冲热，<small>葱头汤服取汗。</small>下胞衣，<small>散瘀之功。</small>消血癥。

　　但多服亦损胃滑肠，故食少作呕、便溏者勿用。伤寒少阴症下利厥逆，同猪胆加入白通汤，欲其直达下焦，而无拒格之患也。

　　取十二岁以下童便，少知识，无相火。不食荤腥酸毒者佳。去头尾，取中截清如水者热饮，以接生阳之气，则行速，冷则生气散矣。入姜汁、<small>行痰。</small>韭汁<small>散瘀。</small>更好。冬月用汤温之。<small>乘热洗目赤肿痛，大退邪热。李士材[1]曰：炼成秋石，真元之气渐失，不及童便多矣。中暑昏倒，以热尿灌之即活，或移阴处，掬热土拥脐上作窝，令人溺其中，此伤气，温脐以接元气也。</small>

# 人中白

　　咸入肾，平归肺，能使肾之水气留恋于肺，俾阴降化血以归经。《经》曰"肺之浊气，下注于经"是也。与尿之咸寒直达膀胱者稍别，徒以滋阴降火概之，又谓其泻肝，妄矣。下火化痰，活血止渴，去肝火生风，治鼻衄，<small>和绵灰，麝酒下。</small>皮肤汗血，诸窍

---

　　① 李士材：李中梓，字士材，号念莪，江苏南汇（今属上海）人。明末医学家，著有《内经知要》《医宗必读》《伤寒括要》《士材三书》《李中梓医案》等。

出血，方同上。**偏正头痛**，同地龙炒研，羊胆汁为丸，水化注鼻。
**水肿**，日三服，肺调水道也。**牙疳**，同铜绿、麝香贴。**口舌疳疮**，
同枯矾、冰片掺。**鼻瘜**，水服。**痘倒陷**，痘疹烦热，水酒下。**汤火
伤**，脚跟生漏，散血。

　　取蒙童、老僧尿器所积白垢，瓦煅用。但积垢之渣，既经
火煅，精华已失，止堪涤热行血，不能益阴。若用白垢置风露
中二三年，中外雪白，无臭气，研细，水飞，再研再飞数次，
则功近秋石。治传尸，劳热，肺痿，膈热，止渴。假日月之真
气，以益阴秘阳也。

## 阳秋石

　　尿，咸寒下降，得火炼转成咸温，是阴成于阳，去质存味，
见水则化归于无。乃水由气化之义。水火既济，滋阴精，降邪
火，又能归真阳，止虚热，故嘉谟言其返本还元，归根复命。而不
伤胃，为劳瘵、阴火咳嗽、痰血、骨蒸，不受参芪补益之仙品。
张石顽立三方，次第施治。或服或含，喘咳渐平，痰亦易出，以其水
火既济，升降合度也。先同韭汁炒黑，大黄等分，枣肉为丸服，清热
散瘀；次同川贝等分，甘草减半，枣肉为丸服，以止嗽消痰；后同人
参等分，炙甘减半，枣肉丸，以补气安神。**治遗精，白浊，尿数**，
同茯苓、菟丝，或加莲肉、芡实。**膏淋**，同鹿胶、桑蛸、茯苓、人
参。**噎食反胃**。白汤下。**润三焦**，三焦者，气之始终，肾与膀胱水
道之所将，水火升降，全藉三焦之气。**软坚块，明目，清心。**肿胀
用以代盐。

　　秋月取童便秋气下降之义。二三石，其锅先熬过油，洗净，

方不黏滞伤锅。入尿煎，以竹枝频搅，锅岸生垽①，用竹刀掠下，徐徐熬干。又焙燥，入阳城罐，上空二寸许，盏盖，盐、石膏封固，养火一周则渐生，轻盈如雪，或成五色，以铅罐密封藏阴处，不则风化成水，先哲云：此药要近火，或时养火三五日，功益大。观其轻盈如雪，煞有元妙。时珍乃以阳炼助阳，妄作浅甚。须复升养，仍结成霜，但少结实耳。俗法以皂荚汁搅澄，去清留垽煎熬，是亦用其渣魄，何异人中白哉！

又法：以秋石入河水秋露水更好。煮化，入阳城罐熬，将干，盏盖封固，打三炷香取出，再研，如前升打，盏上用水徐徐涂之。水不可多，多则不结；又不可少，少则不升。从辰至未取出，盏上升起者为秋冰，味淡而香，乃秋石之精英。滋肾水，固元阳，降痰火，壮筋骨，为虚劳之神丹。同乳粉、乳香、麝、蜜丸，每日乳汁下一丸，仍饮乳汁。其不升者，味咸苦，点肉食，亦有小补。

又法：用阳城罐入人中白一层，秋石一层，再又中白一层，秋石一层，次第安置。若得男中白、女中白，层次安之更妙。上余二寸，六一泥封固，三方打火，养七日，则粒粒丹红，交结盏上，功同秋冰，名既济元黍，俱无上之乘。藏贮俱如上法。

## 阴秋石

其淡者，性专淡渗。治暑气，热淋，沙石膏淋，尿秘，白浊，老人绝欲太早，淋沥涩痛，一服即安。服丹石热上冲，或脑生疮。以黄卷豆汤下。其咸者，治喘咳烦渴，不寐。滚水调下，即生津止渴。用以代盐，亦能补阴。然非阴分热极，不可轻投。

---

① 垽（yìn 印）：沉淀物；渣滓。《尔雅·释器》："澱谓之垽。"

倘尿数精滑，误用则益甚。

法：以秋月取童便入缸中，缸离底三寸，须艾烧一孔，杉木先塞之。冲河水搅，澄定去木塞，放去上水。每日增童便、河水，如前搅之，只留缸底的。积至月余，以重纸铺灰上晒干，去下重浊，取轻清者，为淡秋石。

又法：将铅球大小数十枚，俱两片合成，多钻孔，入尿桶浸。每日倾去宿尿，换尿浸之。经秋收取，置铅罐藏之，二者得水而凝，遇曝而润，去味留质，多年不变。为咸秋石。再加乳汁和匀，日晒夜露，干又加乳，四十九日足，收贮。此法得日精月华，略无寒渗之患。

但市中多伪造，有以食盐滤煮者，入滚腐浆中即结，入口必作渴；有以朴硝制者，入滚腐浆中起水纹，入腹必泻；有倾成锭式，入热水不化者，焰硝所制也，下咽令人发热。若真秋石，入滚豆腐浆中，不结腐花。又以水化之，入青菜叶有顷，色不萎，以之点眼不涩痛，方是。至阴秋石，入滚水有渣者，石膏之制也。一法朝服阳炼，午服阴炼，名阴阳二炼丹。治瘦弱，咳嗽，及病癫，腹鼓，喘满，垂危，皆效。

### 月经衣烧灰。

治热病劳复，卵缩入肠，肠痛欲死。女劳，黄疸，气短声沉。霍乱百药不效，虎伤，俱水酒下。惊痫，同青黛，冰下。不忌月事行房阴溃，油搽。箭镞入腹，酒下。解药箭毒。同屎汁饮。

世有取女子初经为红铅，以治劳损者，无论腥秽，亦觉难取，故置不论。

## 人　血

取本人所吐衄及所出之血，炒黑。治吐血，衄血，水服，并以纸捻蘸血点眼。左蛆点右，右点左。刀伤，水和服，并涂。血晕。醋和服。是以血导血归元也。

## 紫河车 即人胞

胎受肾精而成血脉，受命门心火而成气。《经》曰："胞之络系于肾。"又曰"胞脉属心，络于胞中。"又曰"命门者，女子系胞。"受脾气而固，藉肝气而始结。故甘，咸，温，无毒。补心肝血，生肾精，益命门脾气。治一切虚劳羸瘦，丹溪曰："治虚劳加骨蒸药，气虚加补气药，血虚加补血药。"是须随症加减，乃善其用。恍惚失志，癫痫，是以先天形气补后天气血。为劳损，喘嗽之妙品。治虚劳吐血，咳嗽，梦遗，能补阴，又可补阳。调经安产，以其包举胎元，大能固摄真气也。五损：一损肺，皮槁毛落；二损心，血脉衰少；三损脾，肌肉消脱；四损肝，筋缓不收；五损肾，骨痿不起。

吴球大造丸配入地、柏、二冬、杜、膝、龟版、砂仁、苓，一派滋腻之品，专为金水二脏立法。虽有人参鼓动元气，然非阴火亢极，妄用恐其伤中呕泄。后人去龟版，加归、杞、陈、术、姜、茴、侧柏、丹皮、骨皮，气虚再加参、芪，妇人去黄柏，再加香附，似为较妥。又方配苁蓉、地、萸、菟、苑、茯、杜、苓、杞、鹿、膝、骨脂、首乌、柏仁，以治血虚无子。或止以参、苓、淮山，合治劳嗽，骨蒸。可知用此味，尤须变通佐使也。

取初胎及无病妇人者，以银器插过，不变黑则无毒。用鲜米泔轻轻洗净，不动筋膜，此乃初结之真气。再于长流水浸一刻，以接生气。滚椒汤浸一刻，去腥。以蜂蜜和长流水入旧磁器内，隔水熬烂，先倾自然汁于药内，此天元正气汁也。乃捣烂和药，或和酒、枣、淮山煮食。炙焙用则损其精汁。崔氏云："胞衣宜藏密，深埋于天月德方。若为猪犬食，令儿癫狂；蚁食，令儿疮癣；鸟①食，令儿恶死；弃火中，令儿疮烂。近社庙、井、灶、厕皆忌。此铜山钟应之理。②"然则食之亦于儿欠利，苟非急症，毋轻用焉。或曰此阴阳两补之品，阴虚水涸者，勿得单服。

**胎衣汁** 以有盖盅埋地中，久化为水用，或同甘草末埋更佳。

胞衣本温，得土气化为辛凉，清胃，摄火归元。治小儿丹毒，诸热毒，发寒热狂妄，头上无辜发竖，虚痞等症，天行热病，饮之俱效。虚劳咽痛，久反胃。饮一盅当有虫出。

## 初生脐带

此人之命蒂，煅灰研。解本儿胎毒，和朱砂、乳汁饮。治脐汁不干。入归头、麝香。泻火以补气，治脐疮。

## 天灵盖 即脑囟骨

脑为诸阳之会，能辟一切阴邪不正之气。咸，温，有小毒。治阳虚，尸疰，痨虫攻脊，脊中隐隐痒痛，转侧不能自安，时畏寒，时发热，脉来弦细乏力。若阴虚，虫食脏腑，胸中嘈杂如饥，默默不知所苦，无处不苦，动则时咳时呕，静则善寐善忘，面上忽时哄热，脉多弦劲搏指，此又獭肝丸症，非天灵盖之所宜。方合槟榔、甘遂、麝香、安息、阿魏、辰砂为散，桃枝汤调五更服，不下再进。如不胜攻下者，止以酒炖，饮其酒数次，俟虫呕尽乃止。然以人

---

① 鸟：原作"乌"，据《本草纲目·人部·人胞》改。

② 胞衣……之理：语出《本草纲目·人部·人胞》引崔行功《小儿方》。

食人，究非仁人用心，不若以鹿茸代之。兹欲详其阴阳尸疰之别，故附载之耳，而修治仍不敢志。

## 陈帽纬

红花所染，甘苦而温。行血，活络，通经，血行风灭，故镇肝风抽搐，且以茧丝为之，补脾与膀胱之气，得乌梅监制，通血脉之中仍有收摄之妙。仲景之旋覆花汤用。

## 新　绛 即红绢

即是此义。取新红绢和血，青葱管利气，旋覆开降肺气，以治半产漏下，通因通用，实藉旋覆散结气，佐葱去积冷以安胎也。如再加血气之品，以治郁结伤中，胸胁疼痛等症，奇效。

## 旧衣带

咸，涩，温，无毒。久受人之精气，故补元气。治虚痨咳嗽，吐血便血，益肾养阴，通经利水。男病用女裤带，女病用男裤带。

# 附录　奇病症治

　　诸书所载皆详于常病及救急等方，而于奇病罕及焉，以其病不常见也。然世之有此，亦复不少，偶一遇之，莫不束手待毙，殊深惋惜。因汇而附之于后。

## 口生肉球

　　口生肉球，有根如线吐出，能饮食，捻之痛入心，亦名血余病。用麝香，水研服，三日根化即愈。

## 离魂症

　　卧时觉身外有一身，样无别，但不言语，名曰离魂。盖卧时则魂归于肝，肝虚邪袭，魂不归舍也。用人参、龙齿各三钱，赤茯一钱，水煎滤清，调飞砂一钱，睡时温服，每夜一服，三日后魂归气爽。

## 浑身虱阵

　　临睡，浑身虱出，约至四五升，随致血肉俱坏，每宿渐多，痒极难言。惟饮水卧床，昼夜啼哭，舌尖出血不止，身齿俱黑，唇肿鼻闭。用盐醋汤饮之，十日自愈。

## 毛窍出血

　　毛窍出血不止，血不出则皮胀如鼓，须臾口耳鼻目气胀，名脉溢。用姜汁饮之自安。

## 眉毛动摇症

目不能交睫，唤之不应，但能饮食。用大蒜捣汁，酒调服，立效。

## 伤寒狂走症

用鸡卵出过小鸡者，取壳煎汤服，即醒。

## 夜多恶梦症

用好面砂①大块者，带在头上，便解。

## 病后失精症

凡男子病后伤于交接，卵肿，或缩入肚内，绞痛欲死。取本妇阴毛烧灰为末服，仍取洗阴水饮之，立效。

## 反经上行症

妇人经时，眼血如狂。用红花、桃仁、归尾各等分，煎汤服数次，即愈。

## 应声虫症

腹中有虫，随人言语，名应声虫。服雷丸即愈。

## 失物望症

卧于床，四肢不动，只进饮食，好大言语，说喫物，谓之

---

① 面砂：据上下文意，应为"面纱"。

失说，名曰物望病。如说某肉，即以某肉与看不与食，失他物望也，睡中流出痰涎，即愈。

### 血溃症

眼内白眦俱黑，见物依旧，毛发直如铁条，不语如醉，名曰血溃。请医治之，百药不效，后遇一道人云此症可治，因拜求之。遂令用五灵脂，酒调下二钱，即愈。

### 伤寒并热霍乱症

气喘不能言，口中流涎、吐逆，齿皆动摇，气出转大，即闷绝，名伤寒并霍。用人黄、人参各五钱，水二碗煎全一碗服。

### 肉刺症

手足甲忽然长大，倒生肉刺如锥。食葵菜即愈。

### 猫眼疮症

面上及遍身生疮，似猫儿眼，有光彩，无脓血，但痛痒，久则透胫，名曰寒疮。多食鱼、鸡、韭、葱、蒜而愈。

### 气结坚硬症

口鼻中气出，盘旋不散，凝如黑云，十日渐至肩胸与肉相连，硬胜铁石，无由饮食，多因疟后得之。用泽兰水煎服，日饮三杯，五日而愈。一方用泽泻。

### 蛇光热症

头面发热，有光色，他人手近之如火灸，用蒜汁半两，酒调下，吐物如蛇，遂安。

## 生燎泡有石症

浑身生燎泡，如甘棠梨，破则出水，内有石一片，如指甲大，其泡复生，抽尽肌肉，不可治矣。急用三棱、莪术各五两为末，分三服，酒下。

## 交肠症

小便出屎，大便出尿，名曰交肠。用旧幞头①烧灰，酒下五分，即愈。

## 肾漏症

阳举不痿，精流无歇时，痛如针刺，为肾漏病。用韭菜子、破故纸各一两，研末，每服三钱，水下，日三服即止。

## 肉肿如蛇症

头面肉肿如蛇状，用湿岸上青苔一钱，水调涂，立消。

## 大肠出虫症

大肠内出虫不断，断而复生，行坐不得。用鹤虱末，水调服五钱，即愈。

## 眼中见禽症

眼前常见禽鸟飞，去捉之即无，乃肝胆经多痰。用枣仁、

---

① 幞（fú服）头：头巾。《广韵·烛韵》："幞，幞头，周武帝所制，裁幅巾出四脚以幞头，乃名焉。亦曰头巾。"

羌活、玄明粉、青葙子各一两，为末，每次水煎二钱，一日服三次。

## 小儿流水症

小儿出生如鱼泡，久如水晶，碎则流水。用陀僧研末掺之。

## 儿生无皮症

小儿初生，遍身无皮，俱是赤血肉。掘土坑卧一宿，长皮。或用白旱禾粉，干扑于身上，俟生乃止。

## 肉人症

自项至前阴后尻尾，皮肉裂开，如刀割一条，痛不可忍。一道人云是肉人症，教饮牛乳而愈。

## 断皮症

颈上生疮如樱桃，有五色，破则颈皮断。遂日饮牛乳自消。

## 厚皮症

一人大指忽麻木，皮厚如裹锅巴，一道人教以苦参用酒煎吃，外敷苦参末而愈。后见一女子，遍身患皮厚同上，即服苦参酒，外敷苦参数斤而愈。

## 四肢如石症

寒热不止，四肢如石，击之如钟磬声，日渐消瘦。用茱萸、木香各等分，水煎三服，即愈。

## 冷热相吞症

两足心凸肿，硬如铁钉，胫骨生碎孔流髓，身发寒战，惟思饮酒，此肝肾气冷热相吞。川炮为末敷之，内煎韭汤服之而愈。疑是川乌。

## 筋解症

四肢节脱，但有皮连，不能举动，名曰筋解。用黄芦酒浸一宿，焙为末，酒下二钱，多服即安。

## 人面疮症

昔人患人面疮于臂上，滴酒疮口则面赤，与肉物食之则肉胀，独与贝母则敛眉闭口，若苦楚状。乃煎贝母，以茅筒灌之，数日乃愈。

## 肺痿症

一妇人年二十余，胸生一窍，口中咳脓，与窍相应而出，此肺痿症也。用人参、黄芪、当归，加退热排脓之剂而愈。

## 伤胞症

妇人产后，有伤胞破，不能小便，常漏湿不干。用生丝绢一尺，剪碎，白牡丹根皮一钱，白及末一钱，水煎至绢烂如锡，空心炖服，不得作声，即效。

## 尸厥气走如雷症

一人尸厥，奄然死去，腹中气走如雷。用粉白一两，焰硝五钱，研细末，分三次服，好酒煎，觉烟起而止，温灌之，片时再服，即安。

## 疮如蛇症

疮生如蛇，出数寸，用红、黄涂之即消。

## 见狮子症

患疾见物如狮子。伊川教以手直前捕之。见其无物，久之自愈。

## 见莲花症

见满壁皆莲花。以礞石滚痰丸下之，立愈，此膈有痰精不上奉也。

## 肉线出症

妇人产后，水道出线一条，长三四尺，动之则疼痛欲绝。先服失笑散数服，次以带皮姜三斤捣烂，入清油二斤，煎油干为度。用绢兜起肉线，屈曲于水道旁，以前姜熏之，冷则熨之，一日夜缩其大半，二日尽入，再服失笑散、川芎汤，调理而愈。如肉线断，不可治矣，慎之。

## 灸火血出症

一人灸火至五壮，血出一缕，急如溺，手冷欲绝。以酒炒黄芩三钱，酒下即止。

## 头出蛆症

头皮肉，时有蛆出。以刀切破皮，用丝瓜叶揸①汁搽之，蛆尽而绝。

## 痘烂生蛆症

小儿痘烂生蛆。以柳条带叶铺地，将儿卧其上，蛆尽出，乃愈。

## 疽发有声症

渊疽发于筋下，久则一窍有声，如婴儿啼。灸汤陵泉，二壮而愈。

## 指节断落症

手指弯曲节间，痛不可忍，渐至断落。以蓖麻子二两，壳碎者俱不用，黄连四两贮瓶内，水二升浸之，夏春三日，秋冬五日，每早面东，以此水吞下蓖麻子一粒，加至四粒，微泄无害。忌食动风物，屡效。

## 脑风症

患头风症，耳内常鸣，头上有啾啾乌雀声，此头脑夹风也。用当归汤即愈。

## 舌出症

伤寒舌出寸余，连日不收。用梅花脑括舌上，应手而收，

---

① 揸（zhā 渣）：方言。抓、揉之意。

重者五钱，即愈。

## 木舌胀满症

木舌胀满，诸药不效，以挑针砭之五六度，肿减，三日方平，血出盈斗。

## 子母虫症

妇人忽生一对虫于地上能行，长寸余。自此以后，月生一对，以苦参加虫药为丸服之，又生一对，埋于土中，过数日发而视之，暴状如拳，名曰子母虫，从此绝根。

## 奶头裂症

一人奶头裂，寻秋后嫩茄子裂开头者，阴干，焙为末，水调服，立愈。愚尝以京胭脂涂之而愈。

## 红点症

一男子，每至秋冬，遍身发红点，作痒，此寒气收敛腠理，阳气不能发越，烘郁内作也。宜以人参败毒散解表，再以补中益气汤实表而愈，外以猪膏、川椒擦之。

## 紫泡症

因剥牛瞀①闷昏晕，遍身俱紫泡，急刺其泡，良久遂苏，更服败毒散而好。

---

① 瞀（mào 冒）：昏乱；眩惑。

## 脑疽头肿症

患脑疽，面目肿闭，头焮如斗，此膀胱湿热所致。以黄连消毒饮二剂，次服槐花酒二碗，顿退，以指按下，肿即复起，此脓已成也。于颈、额、肩、眉、颊各刺一吼①，脓汁并涌出，口目始开，更以托里散，加银花、连翘三十剂，即愈。

## 细丝瘤症

李叔和问东垣曰：中年得一子，一岁后，身生红丝瘤而死，四子皆然，何也？东垣曰：汝乃肾中伏火，精内有红丝故也，俗名胎瘤。取精观之，果如其言。遂以滋肾丸数剂，其妻服六味地黄丸，乃受胎生子，前症不复作矣。

## 产后身冷症

一妇产后，日食菜粥二十余碗，一月后，遍身冰冷，以指按其冷处，即冷从指下，上应至心，如是者二年，诸药不效。以八物汤加橘红，去地黄，入姜汁、竹沥一酒盅，十服乃温。

## 闻雷昏倒症

一小儿七岁，闻雷则昏倒，不知人事。以人参、归身、麦冬，少入五味子熬膏，尽一斤，后闻雷自若。

## 饮食别下症

饮食若别有咽喉，斜过膈下，经达左胁，而作痞闷，以手

----

① 吼：据文意，疑应作"孔"。

按之，则沥沥有声。以控涎丹十粒服之，少时痞处作热有声，泄下痰饮二升，饮食正达胃矣。

## 三阴交出血症

一妇人三阴交无故出血，射将绝，以指按其窍，缚以布条，昏倒不知人事。以人参一两灌之，即愈。

## 颈项连皮症

一人颈项与头相统，按之坚硬。用藜芦汤一剂，服下发痒，顷刻消散。

## 身发痒症

一人田间收稻，忽然痒入骨髓。用食盐九钱，煎泡三碗汤，每进一碗，探而吐之，三探三吐而愈。

## 盘肠产症

盘肠产者，临产子，肠先出而后子出，产后而肠不收。用醋半盏，冷水七分，调匀，喷妇面，三喷三收，此收肠之良方也。

## 产后下物如帕症

丹溪治一产妇，产后下一物如帕有尖，约重一斤，却喜血不尽虚。急食人参、归身各一钱，芪、术、升麻各五分，水煎，连服三贴，即收止。

## 喘呕烦乱症

一人病，如喘不喘，如呕不呕，如哕不哕，心中愦愦然无奈。医生用半夏半斤，生姜汁一升，水三升，先煎半夏至二升，入姜汁共煎至一升，少令四分服，日三服，夜一服，病止停服。

## 夏月中寒症

暑月行百里，渴饮山水，至晚以单席阴地上少睡，顷间，寒热吐泻，身如刀割而痛。医皆作暑治，进黄连香薷饮不效。予诊其脉，细紧而伏，此中寒也。众医俱笑，予以附子理中汤，大服乃愈。

## 冬天中暑症

冬月患恶寒发热，恶食干呕，大便欲去不去。诸医皆以虚弱，用涤痰二陈汤，不效。后请予治，脉虚无力，类乎伤暑，众以为不然。予究之，妇人曰：昨因天寒，取绵套之，因得此症。予曰：诚哉，伤暑也。汝之绵套，晒之盛暑，热收箱中，必有暑气，令体虚，得之易入，故病如是。妇曰：然。用黄连香薷饮，进二服，其病瘳矣。

噫！冬月中暑，夏月中寒，病亦鲜见。问切之功，活变之法，不可不知也。

## 红丝疮症

此症起于手者，顷刻红丝长至胸，疮起于足，顷刻红丝到乎腹，死在旦夕。起时，两头用绳线缚住红丝，即将疮头刺出毒血，嚼浮萍草敷之，即愈。

## 蚌珠症

患蚌珠，以河蚌、蛤水养净，对剖，取肉半个，贴患处，蚌肉热又换，贴数次即愈。又沼内蚌珠，取老蚌一个，水养净，轻轻取起，放于干处，俟其开口，即入冰片末数分，露一宿，化为水，倾入患处，以水盆盛接，再倾进之，三次即愈。如无蚌，用大田螺亦可，并治耳病及痔疮等症。

### 人面疮症

以精猪肉一斤，重三四两掺贝母末贴，每日一换，换时以猪肉、蜂窠煎汤洗，二十日后，用乳香、没药、白石脂、血竭、黄连、黄柏各一钱，螵蛸三分，共末，掺患处立愈。

### 舌胀满口症

用蒲黄、干姜各等分，为末，干擦即愈。

### 舌肿不能言症

用蓖麻子四十粒，纸上取油，纸燃烧烟熏舌，即消。若舌出血，熏中自止。

### 齿缝血条症

齿中出血如条，系上热下虚。内用防风、羌活、黄连、人参、茯苓、麦冬煎服，外用香附、青盐、百草霜、碎补等分为末，擦之。其香附用生姜汁制过。

### 出血汗症

血自毛孔中出，即肌衄，又名脉溢，乃虚极有火之症也。用人参、归身、黄芪服之，又建中汤、神砂妙香散皆宜。如抓伤血络，血出不止，以人参一两服之。毛孔节次血出不止，则皮胀如鼓，须臾口鼻胀合，又用生姜汁和井水各半服之，立愈。

## 水明内视症

一人闭目即内见脏腑，头眩心悸，三月不能寐。一医以大甘草作丸与服，数日渐瘥。人问其故，医曰：《内经》不云水明内视乎？甘草色黄，味甘，土也。吾以土克水，胜之。

## 意痛毛症

男女大脚指缝中生毛，拂着痛不可忍。用桐油煎服，乘热滴一点入于患处，毛即脱，忍少顷，无恙。

## 鼻绳症

鼻中出毛，昼夜长一二尺，渐渐粗圆如绳，痛不可忍，摘去更生，此因食猪、羊血过多而然也。用硇砂、乳香等分饭丸，水下十粒，早晚各一服，病去乃止。

## 灸疮肉飞症

艾灸讫，火痂便落，疮内鲜血，片片如硼砂样，腾空飞去，痛不可忍，此是血肉俱热之故。用大黄、朴硝为末，水调下，微痢即愈。

## 发斑发硬症

眼赤，鼻涨大，浑身出斑，发如铜、铁丝硬，乃热毒结于下焦也。用白矾、滑石各一两，水三碗煎至一碗半，不住口饮，数服乃愈。

## 黑丹症

人面忽生黑丹，如芥子状，不治，将遍身即死。鹿角烧灰存敷妙。

## 皮虫声症

皮肤如有虫行作声。雷丸入猪肉炙食。

## 腹中生蛇

人身干涸如柴，似有鳞甲是也。一味白芷为丸，日服五钱。一方雄黄一两，生甘二两，白芷五钱，端午日或天德、天医日为末，粽子米和丸，空心滚水下，后必腹痛，忍之，勿饮水。又有胃脘不时作痛，过饥更甚，尤畏大寒，日日作痛，以大蒜三两灌之，吐蛇长三尺而愈。

## 身中生蛇

人手足皮上现蛇形一条，痛不可忍，以刀刺之，出血如墨汁。用白芷末掺之，明日再刺再掺，即愈。须先刺头，后刺尾。

## 脊生蛇

一人背脊先疼甚，如有蛇钻毒刺光景，又无肿块，久则微肿，一条直立脊上，以刀轻轻破其皮，脊忽裂开，有蛇掸出二尺，善跳跃。以人参一两，附子一钱，半夏、南星各三钱煎服，外以生肌散敷之。

## 脐中蛇形

人有脐口，忽长出二寸，似蛇尾状，不痛不痒，非蛇也，乃任带之脉，痰气壅滞而成。用硼砂、冰片、麝各一分，儿茶二钱，白芷、雄黄各一钱，研细，将其尾刺出血，必然昏晕欲死，急以药点之，即化为黑水，急以白芷三钱煎服，自愈。不愈则是妖孽作祟，不可治矣。

## 孽龙症

人腹胁身上，忽长鳞甲，此孽龙化作人形，与人交合而生，迟治即死。用雷丸、大黄、白矾、铁衣、雄黄各三钱，研末，枣肉为丸，酒送下三钱，便下如人精一碗，再服三钱，鳞甲落矣。

## 奇报身痒症

遍身发痒，锥刺少息，再痒，刀割始快，再痒再割，流血不已。以石灰止之，血止又痒，甚至割无完肤而痒不止，此冤鬼之报也。用人参一两，或以黄芪二两代之，当归三两，荆芥三钱，煎服三剂，仍须悔过修德，方不再发。

## 身生鹊症

头上臂上，皮肤高起一块，或如瘤状，内作鸟鹊之声，遇天明及阴雨则啼，饥寒则疼痛，此不敬神圣之报也。刀破其皮，有鹊出，以生肌散敷之。

## 心窝人声疮

心窝生疮如碗大，变成数口，作人声，此忧郁而祟凭之也。银花、生甘各三两，人参五钱，茯神、白矾各三钱，煎服三剂。此补正安神消毒之中，加白矾以止鸣也。

## 心虚痰祟

人无故见鬼三头六臂，或如金甲神，或无头无手，或黑或白，或红或青，此心虚而痰作祟也。苍、白术各三两，半夏、大戟、山慈姑各一两，南星三钱，附子一钱，麝一钱，做成锭，姜汤下，吐出顽痰愈。功胜于紫金锭。

## 肉带围腰

腰间忽起肉痕一条，围至脐间，不痛不痒，久则饮食少，气血枯，颜色黯然，此房劳伤肾，不能与带任相和也。熟地、萸肉各一斤，杜仲、淮山各半斤，白术一斤，白芍六两，白果肉、炒故纸、归身、车前各三两，蜜丸，早晚各服一两，廿日始安，须忌房事。

## 应声虫

腹中有虫，能应人声。古有人将《本草》读之，至蓝叶，虫不应，服之即愈。然亦有脏毒为祟者，以甘草、白矾等分研，饮下二钱，即愈。

## 逐山魈狐精虫蛇作祟法

妖怪凭人，欲盗人之精气也。用生桐油搽前后二阴边，或以本人裤子包头，妖即去。盖妖最喜清洁，以不洁乱之，即不再犯。凡夜间魔魅压人，亦如法治之。

## 思肉不已

食讫复思，此肉瘕也。以白马尿三升，空心饮，当吐肉，不吐者死。

## 贪酒无度

无酒即叫呼不绝，全不进食，日就瘦弱或心痛，得酒稍止，明朝呕出黄水，夜变鱼腥臭，此酒瘕也。以药吐出青黄色蛇而愈，又或以手巾缚住手足，置酒一坛于口边，打开，使酒气冲入口中，令欲饮而不得饮，必吐瘕于坛中。

## 饮油方快

不饮则病，此误食发，化为发瘕也。以雄黄半两调水服，吐出虫蛇，烧之必有发气。有人心腹烦满，或腰痛牵心，每发即气欲绝，以油投之，吐一物，长三尺，头已成蛇，挂干，止一发耳，亦发瘕也。妇人心膈不利，痛初起，必发昏，口流涎沫，自言咽下，胃中常有雷声。用痰药吐之，得虫长数寸，断之，中有白发。按：妇人旧木梳，煅存性，调水服，极治发瘕。

## 鸡瘕吐痰

有好食白瀹鸡子过多，常吐冷痰，此鸡瘕也。以蒜一升煮食，吐出痰涎升大，裹一鸡雏，能行走。再服、再吐者，十三头而安。

## 食芹中蛟龙精毒

蛟龙带精，或生子于芹中，人误食之，变成龙瘕。病发即似痫，面青黄，腹满痛难忍。以饴糖二三升，日两度服，或用饴糖、粳米、杏仁、乳饼煮粥，日食三次，吐出蛟龙子乃安。

## 蛇瘕似膈噎

人常饥，食入至胸便吐，呻吟不已，心腹上有蛇形，此因蛇涎粘菜上，误食之。或因食蛇肉不消，致成蛇瘕。用赤头蜈蚣一条，炙末，分二服酒下；或蒜齑大酢三升，饮之；或以硝黄合而服之，得吐得利并愈。

## 食鳖即痛

或心下似有鳖形，转动作痛，此食鳖肉过饱不消，而成鳖瘕。以白马尿合童便饮之，即消。或用白雌鸡一只，勿与食，令饥过一宿，明日以猪脂煎饭喂之，取其屎，炒为末，水、酒任下，消尽后，杀鸡食之。

## 蛤精疾

脚跟肿痛，似有跳跃之意。此由濯足于山涧，或垂脚于海边而得，乃蛤精疾也。剖出蛤子，以生肌膏涂之。

## 口鼻流腥臭水

以碗盛之，其水有铁色，鱼虾走跃，此肉坏也。任意食鸡则愈。

## 腹如铁石

脐中出水，旋变虫行，绕身咂嗦，痛痒难堪。浓煎苍术汤浴之，以苍术末入麝香少许，水调服。

## 肉出如锥

遍身肉忽出如锥，痒痛不能饮食，此名血壅，不速治，溃而脓出。赤皮葱烧灰，和水洗，饮豉汤。

## 妇人鬼胎

腹大似坐胎，形容憔悴，面目瘦黄，骨干毛枯，此鬼胎也，气虚心淫，而鬼气凭之也。红花八两，大黄五钱，雷丸三钱，煎服，下血块如鸡肝无数，后以六君子调补。按：此症脉必涩，故以红花为君。若脉忽涩忽滑，宜加半夏、白矾。吾尝见有下如鸡卵十数枚，又闻有下如猪膏数斤者矣。

## 春药发毒

头角生疮，一起头重如山，次日即变青紫，三日青至身上即死，此由好吞春药，致热毒攻心，上侵太阳部位也。初起，见头重，急煎银花一斤尽饮，以解其毒。再用银花、元参各三两，归身二两，生甘一两，煎服七八日，方无溃烂之患。如脚大趾生疽，亦同治法。

## 痰祟头大

头面忽如斗大，看人小如三寸，少食呻吟，此痰作祟也。以瓜蒂散等吐之，俟肿消，见人如故，用六君子汤调理。

## 心闷面赤

心闷甚，面如朱，不能饮食，此好食鲤，生虫在胸中也。瓜蒂散加参、夏、甘、陈、黄连吐之，吐出虫，赤头而尾如鱼，须断酒色，否则三年后，必饱满而死。

## 腿肿如石

大腿坚如石，肿痛异常，以绳系足高悬，痛稍止，放下即痛如斫，腿中大响一声，前肿移入大臀，不可着席，此祟凭也。方用生甘一两解毒，白芍三两平肝止痛。

## 身生疙瘩核块

遍身生疙瘩，似蘑菇、香茵①、木耳，或内如核块，此湿热所生也。外用苍耳子草一斤，荆芥、苦参、白芷各三两，煎水一大盆，外以席围密，热熏温洗三日，再以参、苡各一两，术、茯各五钱，茵陈、芥子、半夏、泽泻、黄芩各三钱，附子一钱，煎服十剂，全消。

## 脚板生指

脚板下忽生二指，痛不可忍。用参一钱，硼砂一分，冰片三分，葱一两，为末，以刀轻刺指上，即出血水，敷些末于血上，随出随掺。三日，俟血水流尽，再用苡仁一两，白术五钱，人参、生甘、牛膝、萆薢、芥子各三钱，半夏一钱，煎服四五剂，指化为水矣，乃以生肌膏贴之。

## 身作蚯蚓声

皮肤手足，作蚯蚓声，亦水湿生虫耳。用蚯蚓粪，水调厚敷，再用苡、茯各一两，术五钱，生甘三钱，黄芩二钱，附子三分，防风五分，煎服。

## 手掌高突

手掌忽高一寸，不痛不痒又不渴，此阳明胃中郁火尽消。

---

① 茵：据文意，疑应作"菌"。

而流毒掌中，已成死肉，故不知痛痒。用附子一个，煎汤，日渍之，俟其作痛作痒，自然平复。或加轻粉一分，引入骨髓，更妙。忌内服附子，以引动胃火。

## 脚板红痛

脚板红如火，不可落地，经年不愈，此因好服壮阳药，立而行房，火毒下流也。熟地一两，钗斛、元参、沙参、麦冬各三钱，萸肉、茯苓、甘菊各钱半，丹皮、牛膝、泽泻、车前各一钱，萆薢七分，煎服十余剂，仍戒房事三月。

## 手足脱落

手指、脚趾脱下不死，因伤寒口渴，过饮冷水，水停不消，气血不行，遂湿伤四肢也，不治，则脚板手掌俱落矣。故人多饮冷水，见手足指出水，即用苡仁三两，白术一两，茯苓二两，车前五钱，玉桂一钱，煎服十余剂，得小便大利，方无后患。

## 指甲尽脱

手甲尽落，不痛不痒，此肾火虚人，房后以凉水洗手所致。用六味汤，加白芍、柴胡、碎补治之。

## 指缝流血出虫能飞

此湿热生虫，又带风邪，故能飞也。用北芪、熟地、苡仁各五钱，归、芍、芩、术、甘各三钱，参、柴、荆芥、川芎各一钱，煎服十数剂，此补气血而佐去湿、去风，虫自消也。

## 脚肚生肉块

似瘤非瘤，按之痛欲死，乃脾经湿郁火邪而成。内用术、茨、苡米各五钱，泽泻二钱半，参、苓、车、薜、白芥、白矾各钱半，牛膝、半夏、陈皮各一钱，煎服。二剂后，用蚯蚓粪炒一两，黄柏炒五钱，儿茶三钱，水银一钱，片、麝各五分，硼砂一分，研至水银不见星，醋调敷之，立消。此方凡有块者，用之皆效。

## 肠胃痒

自觉肠胃痒，无处抓搔，时欲置身无地，此火郁结也。以柴胡、黑栀、花粉各三钱，白芍一两，甘草二钱，煎服，升散其火即愈。

## 交肠症

粪从小便出，尿从大便出，曰交肠。以五苓散治之，或单用车前三两，煎服而愈，此夏天暑热症也。然吾曾治一产妇，得此症，用生化汤而愈，此瘀血阻其气化也。

## 尿出五色石

欲溺不溺，管痛如刀刺，多少用力，止溺一块，其色不一，此石淋也。由交感后入水，或入水后交感，水郁火煎而成也。法不用治石，而用补水，水足火消便愈。六味除丹、准各三两，加苡仁、麦冬、车前各五两，碎补二两，芡实八两，青盐一两，玉桂三钱，蜜丸，早晚滚水下一两。愚按此症，必加黄柏、升麻之类始应，历验多矣。

## 目睛忽垂至鼻

形如黑角，塞痛不可忍，或时大便出血，名曰肝胀。用羌活一味煎汁，服数盏愈。

## 眼见空中有五色物

此色欲过度所致，宜大补肾经。

## 眼中视物皆倒

此由酒后大吐，上焦反覆，肝叶胆腑倒逆而然，脉必左关浮促。用吐药再吐之，使肝胆正便愈。

## 截　肠

大肠头出而枯落也，初截寸余可治，若肠尽出不治。用盆盛麻油，坐上浸之，饮火麻仁汁数升。

## 筋有虫如蟹

虫如蟹，走于皮下，作声如小儿啼。急用雄黄、雷丸等分研末，掺猪肉上，火炙熟食。

## 腹破肠出臭秽

急以香油摸肠送入，煎人参、杞子淋之，皮自合，食羊肾粥十余日即愈。

## 产妇乳垂

有垂过小腹、痛不可忍者，芎、归各半斤，瓦器煎不时服。又各半斤，放炉火上，慢烧烟，令病人口鼻及乳常吸其烟，更用冷水磨蓖麻子一粒，涂顶心，未全缩再作服之、熏之。

## 身出斑毛发如铜

眼赤鼻张，大喘，名曰怪斑，此热毒所结也。用白矾、滑石各一两为末，水三碗煎，不停服。

## 骨麻症

自顶麻至心窝即死，自心麻至膝亦死。用人屎烧灰，豆腐浆调服。

## 皮内如波浪声

必痒不可忍，抓之血出，仍不解，名曰气奔。用苦杖、人参、青盐、细辛各一两，水煎，频饮尽便愈。

## 腕软处生红豆

腕软处生物如豆，色紫红，痛甚。用水银二两，白纸二张，揉热擦之，三日自落。

## 足步不正

足不酸痛，但不听用，忽左忽右，之玄而行，此筋软不能束骨也。以人参、北芪、白芍补肺，以苡仁、虎骨、龟版、杜仲壮筋骨，铁华粉制肝，蜜丸，早晚服。

## 咽喉生肉层层相叠

渐渐肿起，不痛，多日乃有窍，臭气自出，遂退饮食。用臭橘皮煎汤频服。

## 腹痛脐有黑圈

此误中百足尿毒也，圈未合口可治，合口不可治矣。以八角末调水服即解。

## 臂内滴冷水

肩井内有冷水一滴，随筋下流，至掌而变风飞出，旋又冷滴如初，周身似虫行蚁咬，用化痰药治之而愈。

## 诸厥客忤

客忤者，中恶之类也，多于道间门外得之。其人下虚，则心腹绞痛胀满，气冲心胸，阳气乱于上，则不知人，而气厥、血厥、痰厥、食厥诸症作矣，不速治，即杀人。至圣来复丹，通治诸厥危急，一切中恶。以百草霜五钱，盐一钱和研，温水下。又盐鸡子大青布包，烧赤，研酒下。又细辛、桂心末，纳口中。又苏合丸以姜汁，或酒调灌。又熟艾煎，取汁灌。

来复丹：阿黄、硝石各一两，同炒成砂，太阴元精石、五灵、青皮、陈皮各一两，醋为丸。此丸疏利三焦，分理阴阳，开中脘闭结，挥霍变乱。

## 卒　死

凡人乘年之衰，逢月之空，失时之和，为贼风所伤，其死暴。两颧赤，天庭黑，大如指拇，可预知其无病卒死。凡卒死者，口张目开，手散遗尿，为虚。又或见五色非常之鬼，而暴亡，皆自己精神不守，神光不聚所致，非鬼也。宜补气，以姜汁或温酒下来复丹。方见上条。目闭、口噤、手拳为实，宜表散者，以苏合香丸；宜疏通者，以备急丸，俱姜汁或酒下；口噤，化开灌之。救卒死，急取生夏末，或皂角末，吹入鼻中；又雄鸡冠血，滴鼻中，并屡涂其面；又牛黄或麝香一钱，温酒调灌，即苏。惊怖卒死者，以温酒灌即活。

凡卒死，不出一时，虽气闭绝、肢冷，而心腹温、鼻微温、目中神彩不转、口中无涎、舌与阴卵不缩者，皆可活。备急丸主诸卒死、暴疾百病，及中恶，客忤，鬼击，鬼打，面青口噤，奄忽气绝。大黄、干姜、巴豆霜等分，蜜丸，小豆大，每服三丸。八毒赤丸，一名鬼杖子，治一切邪祟，鬼疰，瘟疫，伤寒癫狂，不服水土，赤白痢，反胃积块，疟疾，诸腹痛。凡病非外感，又非内伤，或见鬼击，或得奇梦而致奇疾，皆宜冷水下五七丸，泄出清水或黄涎，即愈。雄黄、朱砂、白矾、附子、藜芦、丹皮、巴豆，各一两。蜈蚣，一条。蜜丸，如小豆大。

### 锁链毒

缧绁①曾经毙人，煅淬不透，用以拘人，则周身发泡流水，皮㿓②毫无空隙，名曰虏疮，不速治即毙命。用蜜煎升麻，拭摩而愈。

### 裹足脚烂

妇女裹足过紧，血脉受寒冰凝，两足指忽青黑紫烂，不知痛痒，渐延至跗胫踝间，有似脱疽。及落脚伤寒者，岂知血脉不运，则肌肉溃烂，脉必涩，余无病象。止服温通气血之剂，

---

① 缧绁（léixiè 雷泄）：捆绑犯人的绳索。
② 㿓（tà 踏）：表皮凸起。《集韵·曷韵》：“㿓，皮起。”

外用腊糟煎洗而愈。

## 青腿牙疳

一人患疟半年，大肉尽削后变黄疸，继而两膝肿痛如鹤膝，两腿青黑痛甚而冰冷，又上下牙龈红肿，形如榴子，日渐溃烂，满口热如火烙，舌亦红紫而痛，汤粥难下，外科皆以为下寒上热，束手无措。后得名医，遵《金鉴》青腿牙疳方治之而愈。

# 校注后记

## 一、作者简介及成书经过

《本草求原》系清代赵其光编，为岭南地区重要的本草学专著。赵其光，字寅谷，冈州（今广东省新会县）人，生平不详，在其子赵廷椿、其侄赵廷芬的共同校订协助下，经七年时间，几番易稿，著成《本草求原》，又名《增补四家本草原义》。由新会外海乡陈某资助，于清道光二十八年（1848）刊印出版。

## 二、版本流传

根据《中国中医古籍总目》记载，《本草求原》现存版本仅有两种，分别为清道光二十八年远安堂刻本和清养和堂刻本。清道光二十八年远安堂刻本藏于广州中医药大学图书馆。清养和堂刻本藏于南京中医药大学图书馆，残缺，仅存卷一至卷二十六。比较两个版本发现字体、内容、板式均极为相似。清养和堂刻本缺少封面，序末有"自题于养和堂"字样，疑或为同一版本。

## 三、主要内容

《本草求原》全书二十七卷，附奇病症治一卷。仿《本草纲目》体例对中药、食药、草药进行系统分类，卷一至卷六为草部，卷七至卷十一为木部，卷十二至卷十三为果部，卷十四为谷部，卷十五为菜部，卷十六为鳞部，卷十七为介部，卷十八为虫部，卷十九为禽部，卷二十为兽部，卷二十一为水部，卷二十二为火部，卷二十三为土部，卷二十四至二十六为金石部，卷二十七为人部。全书载中草药九百余种，良方、单方数万，附奇病症治一卷载各种奇难病证百余种。是岭南地区较为全面，载药较为丰富的本草学专著。

据本书序所载，赵其光撰写此书的目的是"使人人得而阅之，亦足为日用养生之一助"。且本书是为了对刘若金、徐大椿、叶桂、陈修园四位医家从医用药的论述进行追根寻源，"增其类，补其义"，故本书又名《增补四家本草原义》。

### 四、学术价值

1. 采杂众说，伸以己见

纵览全书，作者不仅熟读《黄帝内经素问》《灵枢经》《难经》等医学经典，对前朝的医贤之论，如张元素、李杲、王好古、朱震亨、李时珍等，亦如数家珍。作者对岭南中草药的文献学、临床学识见，主要溯源自刘若金、徐大椿、叶桂、陈修园四家，"增其类，补其义"。同时书中也引用了其他各家著作中的内容，如卷十《寓木部·茯苓》条下就有"淡渗而甘，不走真气"（李梴《医学入门·治湿门》）；"茯苓补虚，多在心脾"（李杲《珍珠囊补遗药性赋·平性》）；"酒浸同朱砂，能秘童元，开腠理"（王好古《汤液本草·木部》）；"苓得松之精灵，伏土中以结，得土位，中央有枢机旋转之功，故能旋转内外，交通上下"（张志聪《本草崇原·茯苓》）；"五味各有所属，甘属土，然土实无味"（徐大椿《神农本草经百种录·石斛》）等。此外，作者在多数药物条下"采杂众说，从长弃短，而伸以己见"。如大戟，"时珍谓其浸水青绿，能泻肝胆，是肾实泻子之法，非也"；萎蕤，"时珍用代参、芪，谬甚"；鱼生，"藏器以为温补起阳，谬甚"等。故本书不仅展现出作者自身深厚的学养，也保留了大量的资料。而从作者对一些医家观点的阐述评价中，可见其个人的独到见解，也体现了清中晚期的中医药水平。

2. 重视临床，不执一说

书中据证录药，强调临床应用，对每味药的性味、归经、功效、主治等都有所阐述。如凡例中所言："药先标其形色、气味、生禀，所以主治之功能于前，令人识其本原，而后以《本经》主治或《别录》主治继之；再又以各本草、各方书之症治继之。"文中还夹有大量的小字注文，用以补充说明及解释某些文意，如人参"以血化于心肺之阴，根于肾中之阳，而实本于中焦之汁，故补血先补脾肾，加葱白透阳于阴中，使滞血化而阴为阳守也。"后注以小字"仲景治下利亡阴，阳因以脱，大汗而厥，用通脉四逆亦有葱白，亦是此意。"

作者认为用药不可一味求稳当，序言中有"徒守不寒不热数十种，开口动言稳当，以为逢迎富贵之捷径，而为浅陋之庸医也。"凡例也再次强调"若偏执一说，则虚虚实实皆所不免。乃论者且谓古人之禀受皆厚，今人之气质尽薄，止守不寒不热者，以求稳当。岂古人寿皆百年，而今人尽皆夭折耶？此亦谬之甚者矣。"

3. 富有地域特色

作者生活于五岭以南的岭南地区，该地区具有炎热潮湿、草木繁茂、瘴疬虫蛇为害等独特的地理条件和气候环境因素，加之与中原的风土人情、生活习惯的不同，有其特有和多发的疾病，而岭南医家积极吸取民间的防治经验，充分利用当地的本草资源，与传统医药学相结合，形成了独一无二的岭南医学。本书亦富有岭南医学的特色，作者删去了《本草纲目》中不常用与不易得的药物，添加了"为世俗所常用，与食物生草便于采取，而确有专长殊效者"。其中，岭南民间特有的常用中草药就有几十种，如斑骨相思、鸡骨香、番柠檬等。首载药物超过十种，如山橙、油柑叶、入地金牛根、黄萝卜、橘络、鹰不泊、八角、白鹤藤、独行千里、鹿耳翎、蟛蜞菊、白扁鱼等。

草药因多在民间流传，一药多名的情况比较普遍，因此，作者在多味药下都列举了多个药名，大部分药名沿用至今。不少药名因受粤语方言的影响，较为通俗，如蛇泡簕、老虎利；有些只在岭南一带使用，如痴头婆[1]。

受岭南地区湿热气候及地理环境的影响，书中记载了大量外伤科疾病的治疗，包括痈疽、疔疮、瘰疬、疥癣，及蜘蛛、蛇蝎、蜈蚣咬伤等。多采用敷和洗的外用方式，并根据病情配以不同的辅料，如蜜、糖、酒、醋、盐、油等。同时结合内服药物，内外同治。

本书充分利用岭南地区的本草资源，符合当地的实际，增强了书的实用性和地域特色，展现了岭南本草的药用历史。

4. 科学分类，修订补充

作者有创见性地将草药分为山草、芳草、隰草、蔓草、水草、石草、毒草等类，与中药统一编排。同时，传承《生草药性备要》的学术经验，对岭南地区常用中草药的功效主治记述多有相同，如五爪龙、七叶一枝花、田基黄等[2]。但相较于《生草药性备要》对大多数药物记述语言的朴素简洁，作者对不少药物进行了修订和补充，且大都准确可靠。如卷七的《香木部·芦荟》，相比《生草药性备要》中的条目内容，不仅对性味作了调整，还增加了具体的临床主治、产地和真伪鉴别。本书可谓继《生草药性备要》之后，岭南本草的又一次大总结。

5. 记述药材真伪

作者在许多药物条下都说明了优质药物的产地，还结合当时市场实际，列举了二十余味药物的真伪区分，包括伪品的实际种类、制作方法。如以沙参、荠苨、桔梗根伪造人参，以盐制金莲根及草苁蓉伪充肉苁蓉，以车前、旋覆根、赤土染伪作紫菀根，以牛马旧革、鞍靴之类充阿胶，以荔核灰入酒拌伪充麝香，以熟铁砂飞粉伪充针粉等。对部分药物明确指出了真伪鉴别的要点，如防党参"根有狮子盘头者真，硬纹者伪"；藿香"出交、广，方茎有节，揉之如茴香者真，如薄荷者伪"。伪品的药效与真品不一，有些甚至有害，作者也予以枚举。如在金石部的阴秋石中，就有一段列举了多种伪品的伪造方法及危害："但市中多伪造，有以食盐滤煮者，入滚腐浆中即结，入口必作渴；有以朴硝制者，入滚腐浆中起水纹，入腹必泻；有倾成锭式，入热水不化者，焰硝所制也，下咽令人发热。"

这些药物的真伪鉴别，不仅让今人得以一窥当时的药材品质，也为我们研究中药的掺伪变迁提供了参考依据。

6. 收载奇病资料

书中所附奇病症治一卷，载各种奇难病症百余种。病症名称离奇古怪，如"蛇光热症""见狮子症""闻雷昏倒症"等，但记载的病症有其临床合理性。如厚皮症，"一人大指忽麻木，皮厚如裹锅巴，一道人教以苦参用酒煎吃，外敷苦参末而愈"，近似今日之硬皮病。[2]其中很多奇病的记载，留下了丰富的医学资料，有些至今仍具有参考意义。

综上所述，本书地域特色鲜明，收录了大量岭南地区特有的本草和疾病防治方法，部分药名、病症也颇具地区的语言风格。作者本于经典，兼取各家，据证录药，力求实用，对临床用药和药理都提出了自己的阐述和见解。书中所涉内容广博，对持不同学术观点的医家臧否犀利。本书是继《生草药性备要》之后对岭南本草的又一次总结，承上启下，使岭南本草研究得以一脉相承，较为全面地反映了清代道光以前的岭南本草学成就。本书不仅可为研究岭南医学史提供丰富的资料，对现代临床也有着一定的指导作用，是清代岭南地区一部重要的本草学著作。

### 参考文献

［1］刘小斌，郑洪. 岭南医学史（上）. ［M］. 广州：广东科技出版社，2010.

［2］刘小斌，郑洪. 岭南医学史（中）. ［M］. 广州：广东科技出版社，2012.

# 总 书 目

I

# 本　草